U0396762

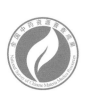

广西中药资源大典

GUANGXI ZHONGYAO ZIYUAN DADIAN

广西科学技术出版社

广西中药资源普查专家委员会 = 编著

缪剑华 余丽莹 刘演 = 总主编

○ **隆安卷**

林春蕊 蒙涛 许为斌 刘演 主编

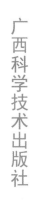

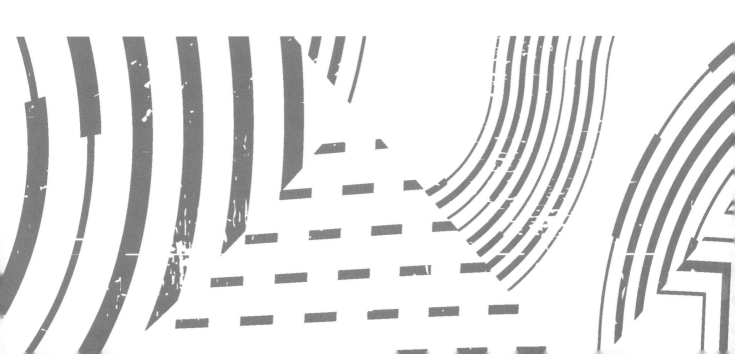

图书在版编目（CIP）数据

广西中药资源大典. 隆安卷/广西中药资源普查专家委员会编著. —南宁：广西科学技术出版社，2021.1
ISBN 978-7-5551-1208-2

Ⅰ.①广… Ⅱ.①广… Ⅲ.①中药资源—中药志—隆安县 Ⅳ.① R281.467

中国版本图书馆 CIP 数据核字（2019）第 180800 号

广西中药资源大典·隆安卷
广西中药资源普查专家委员会 编著

责任编辑：黎志海　张　珂　　　　　　封面设计：李寒林
责任印制：韦文印　　　　　　　　　　责任校对：夏晓雯

出 版 人：卢培钊
出版发行：广西科学技术出版社　　　　地　　址：广西南宁市东葛路 66 号
邮政编码：530023　　　　　　　　　　网　　址：http://www.gxkjs.com

经　　销：全国各地新华书店
印　　刷：广西民族印刷包装集团有限公司
地　　址：南宁市高新区高新三路 1 号　　邮政编码：530007

开　　本：890 mm×1240 mm　1/16
字　　数：730 千字　　　　　　　　　印　　张：31
版　　次：2021 年 1 月第 1 版　　　　　印　　次：2021 年 1 月第 1 次印刷
书　　号：ISBN 978-7-5551-1208-2
定　　价：248.00 元

《广西中药资源大典》编委会

总主编

缪剑华　余丽莹　刘　演

学术委员会

主 任 委 员： 黄璐琦　肖培根

副主任委员： 段金廒　赵润怀　缪剑华　朱　华
　　　　　　　李　锋　余丽莹

委　员（按姓氏笔画排序）：
　　　　　　　韦松基　韦家福　邓家刚　刘　演
　　　　　　　李　力　李　彤　范航清　林　江
　　　　　　　周　放　冼寒梅　莫运明　黄荣韶
　　　　　　　黄瑞松　梁士楚　梁学金　童万平
　　　　　　　温远光　赖茂祥　滕红丽　潘红平

隆安卷编委会

主　编：林春蕊　蒙　涛　许为斌　刘　演

副主编：杨金财　叶晓霞　韦素娟　李健玲

委　员（按姓氏笔画排序）：

　　　　　　　韦玉梅　朱运喜　刘　静　农素芸

牟光福　李述万　杨　平　吴　娟

邹春玉　沈晓琳　陆昭岑　陈海玲

林文宏　胡仁传　莫水松　宾祝芳

黄俞淞　黄歆怡　盘　波　彭日成

蒋日红　韩孟奇　覃　营　廖云标

　　主　审：韦发南

凡 例

一、《广西中药资源大典》是第四次全国中药资源普查广西普查成果著作，分为综合卷、县卷、专题卷和山脉卷。

二、综合卷为广西中药资源普查的总体情况总结分析及规划。

三、县卷按县（区、市）行政区划划分，共108卷；专题卷为广西新增普查的壮药卷、瑶药卷、海洋药卷，共3卷；山脉卷为十万大山卷、大明山卷、九万山卷、大瑶山卷、岑王老山卷，共5卷。

四、县卷总论内容为各县（区、市）自然地理概况、自然资源概况、药用资源多样性、药用资源应用、药用资源保护与管理等。

五、县卷各论中的植物药各科的排列，蕨类植物按秦仁昌1978年系统编排，裸子植物按郑万钧、傅立国1977年《中国植物志》系统编排，被子植物按哈钦松1926年、1934年系统编排。

六、县卷各论中药材条目内容包括药材名、基原、别名、形态特征、分布、性能主治、采收加工、附注等，依次著述，资料不全者项目从略，并附有药材基原植物的彩色照片。

1. 药材名为药用部位的名称，优先选择《中国药典》收载药物的药材名称，如无收载则依次参考《中华本草》《广西中药志》等权威本草著作及地方药志收录的药材名称。

2. 基原为该药材的原植物学名，附拉丁名，并注明药用部位。学名首选《中国药典》收载的学名，其次参考《中国植物志》中文版和英文版（FOC）。

3. 形态特征描述基原植物的主要特征。

4. 性能主治描述该药材的性味、作用及主治功能，参考《中国药典》《中华本草》《广西中药志》等权威典籍、本草著作、药志、标准等。

5. 采收加工主要描述该药材的采收时间、季节以及初加工的方法。

6. 附注根据资料整理情况而定，可以是标准收录情况、药材流通、民间使用及利用情况等。

7. 基原植物的彩色照片包含植株、花、果实、种子和药用部位等。

七、县卷总名录包括药用植物名录、药用动物名录、药用矿物名录。药用植物名录，按照门、科、属、种进行排序，种的内容包括中文名、别名、学名、凭证标本、功效、功效来源等。名录以第四次全国中药资源普查的结果为基础，同时通过搜索国家标本平台

（NSII）和中国数字植物标本馆（CVH）中收载的全国各标本馆的馆藏标本，筛选分布地在县域内的凭证标本进行比对和补充。

1. 一般植物不写药材名。

2. 学名按照《中国药典》、地方标准、《中国植物志》、FOC的优先顺序进行排列。如FOC有修订，且确为行业热议的类群或物种，如苦苣苔科、新发表的物种按照旧的分类方法进行排序。

3. 凭证标本格式为采集人、采集号和馆藏标本馆缩写。

4. 功效记录用药部位及其作用特征。

八、药用动物名录，属于广西新增普查范围涉及的县域的，则以第四次全国中药资源普查结果为准，如不涉及则整理第三次全国中药资源普查的结果。按门、纲、目、种进行排序，内容包括中文名、学名、功效来源。

九、药用矿物名录，内容包括药材名（按拼音首字母排序）、主含成分、功效、功效来源等。

十、通用参考书籍未列入参考文献，通用参考书籍为《中国药典》（2020年版）、《中华本草》、《广西中药志》、《中国植物志》中文版和英文版。参考文献格式按照《信息与文献　参考文献著录规则》（GB/T 7714—2015）的要求著录。

前　言

　　中药资源是中药产业和中医药事业发展的重要物质基础，也是关系国计民生的战略资源。20世纪60年代、70年代、80年代，我国先后开展了3次全国性的中药资源普查。除矿物药外，中药资源作为可再生性资源，具有周期长、分布地域广、动态性强的特点，易受人为因素及自然力的影响，蕴藏量易发生变化，为此，国家中医药管理局于2011年组织开展第四次全国中药资源普查，旨在通过新一轮的普查来摸清中药资源的家底，形成中药资源调查、研究、监测和服务体系。

　　中医药的传承与发展全靠丰富的中药资源支撑。广西地跨北热带、南亚热带和中亚热带，地形地貌复杂，水热条件优越，土壤类型多样，为各类生物的生存繁衍提供了有利的因素，孕育了丰富的中药资源，中药产业发展潜力巨大。根据第三次全国中药资源普查结果统计，广西中药物种已记载有4623种，其中药用植物4064种，中药物种不仅数量位居我国第二，而且道地药材也十分丰富，民族特色突出鲜明。广西2012年启动第四次中药资源普查，先后分6批对全区108个县（市、区）组织开展了普查，并在对普查成果全面总结的基础上，组织编写《中国中药资源大典》系列重要著作《中国中药资源大典·广西卷》，同时，还组织编写《广西中药资源大典》县域卷。

　　隆安县是广西启动中药资源普查的第一批县域，自2012年实施至2017年通过国家验收，历时5年完成了全县中药资源文献整理、药用物种种类调查、重点物种资源量调查、栽培药用植物调查、药材市场流通及传统知识调查、中药发展规划编制、数据汇总上传、标本提交等工作。隆安县中药资源调查取得了丰硕的成果，记载到中药资源2132种，药用资源总数比第三次中药资源普查增加939种，全面摸清了隆安县中药资源的家底，在此基础上，隆安县中药资源普查队组织编写了《广西中药资源大典·隆安卷》（以下简称《隆安卷》）。

　　《隆安卷》包含总论、各论与总名录三部分。总论介绍隆安县的自然地理、人文资源、社会经济、药用资源等情况；各论收录314种区域内重要的药用植物的药材名、基原、形态特征、分布、性能主治及采收加工等信息，并附有彩色照片；总名录共收录隆安县中药资源2132种，其中药用植物1874种、药用动物249种、药用矿物9种。《隆安卷》是一部首次全面反映隆安县中药资源现状的学术专著，可作为了解隆安中药资源的工具书。《隆安卷》的编研出版，对于推广中药资源普查成果，传承和发展民族医药传统文化，深入开展中药资源研究、保护与利用，服务本地区中药产业高质量发展具重要意义。

隆安县中药资源普查工作的开展以及《隆安卷》的编写，是由国家中医药管理局、广西壮族自治区中医药管理局立项，广西壮族自治区中国科学院广西植物研究所作为技术依托单位，联合隆安县卫生健康局、隆安县中医医院等单位共同完成；在实施过程中还得到了中国科学院植物研究所、中国科学院华南植物园、中国科学院昆明植物研究所、上海辰山植物园、广西师范大学、广西药用植物园、广西中医药研究院、隆安县林业局、隆安县农业农村局等单位及人员的大力支持，在此谨致以衷心的感谢！在野外考察和编研资料整理过程中，还得到国家自然科学基金项目（31560088、41661012）、广西植物功能物质与资源持续利用重点实验室项目（ZRJJ2015-6）、桂林市科技重大专项（20180102-4）等的资助。

中药资源涉及种类多，内容广泛，鉴于编者的知识水平有限，书中错误和遗漏之处在所难免，敬请读者批评指正。

编著者

2020年12月

目 录

总名录

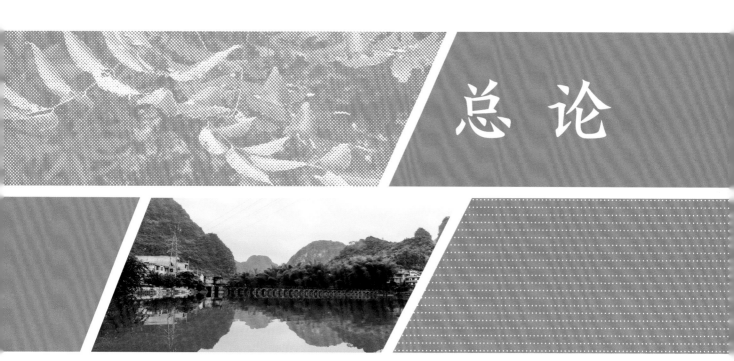

总 论

第一章　自然地理概况

一、地理位置

隆安县位于广西中部偏西南，右江下游两岸，南宁市西北部。地处东经107°21′~108°6′、北纬22°51′~23°21′，处在北回归线南缘。东邻武鸣区和西乡塘区，西连天等、大新两县，南同崇左市江州区及扶绥县接壤，北与平果县交界，区域界线总长423.95 km。县境东西最大横距77 km，南北最大纵距56 km，全县总面积2306 km²。

隆安县城驻城厢镇，因县城周围屯落形似蝴蝶，村名又多冠以花字，故又称蝶城。1958年，隆安县与武鸣县合并称武隆县。1959年，恢复隆安县建制，属南宁地区。2003年划归南宁市管辖。2006年至今辖城厢、南圩、雁江、那桐、乔建、丁当等6个镇，布泉、都结、屏山、古潭4个乡和1个华侨农场。

至今，隆安县已成为大西南出海通道的重要交通枢纽，具有沿江、沿首府、沿铁路的区位优势。隆安县距南宁市80 km，距南宁吴圩国际机场50 km，右江纵贯县域的中部平原，航道穿过境内约107 km，南昆高速铁路和南百高速公路两大交通主干线贯穿县城而过，到广西北部湾的距离也处于2小时的交通圈。独一无二的水路、公路、铁路和航空的"四位一体"对外交通枢纽，使隆安县区位优势更加明显，成为"一带一路"重要位点。

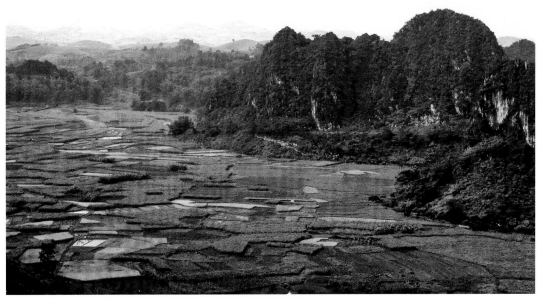

隆安县那桐田园风光

二、地质地形

隆安县地处桂西南岩溶山地。地质以早古生代和三叠纪地层为主，经历早古生代、晚古生代、中生代和新生代的发展时期，至新生代第四纪（距今250万年），形成东北部、西部、西南部向中部逐步倾斜的地势。境内两面高山环绕，中部沿右江河谷地势较低，呈北西至南东方向孤峰残丘带状平原，西南面的都结、布泉、屏山一带为峰丛洼地、峰林谷地，整个地势略向东南方向倾斜，东北面由碎峭岩组成的中低山和低山丘陵，中部为谷地和峰残丘平原，右江从西北向东南方向流经县城斜贯中部。

县境地貌有丘陵、岩溶、低山和台地等主要类型，其中丘陵占有48.29%，岩溶地占31.5%，平原台阶占12.44%，中低山占1.6%。县内多山，海拔高度500 m以上的山丘约有150座，而境内山脉大致分东、西、南三支。其中西部为境内的主干山脉，呈大面积的岩溶地貌，石山林立，群峰叠翠；南部为西大明山余脉，其中小明山海拔973 m，常年云雾缭绕，为县境最高点；东北部土山丘陵和石山兼而有之，海拔一般在250~450 m；中部右江沿岸河谷地势低平，海拔一般在100~200 m，以平原、台地、低丘为主，并有石灰岩孤峰和残丘点缀其间。

隆安县为典型山区县，除有著名的西大明山脉土岭逶迤外，其余岩溶石山广布，山清水秀，洞奇石美，造就了广西龙虎山自然保护区的"岩溶绿洲"的美誉，明代地理学家徐霞客曾慕名到访考察，成为他为中国西南岩溶地貌的科学成因做出卓越贡献的佐证之一。

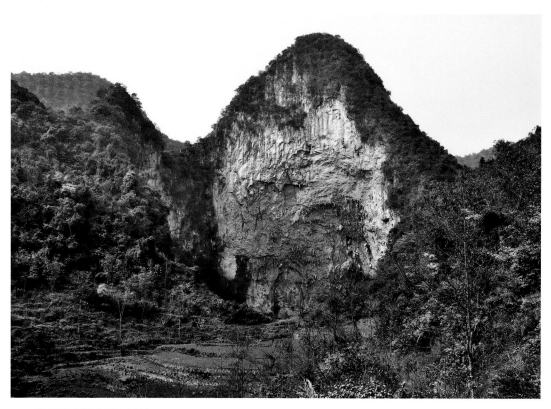

隆安县都结乡玉良天坑

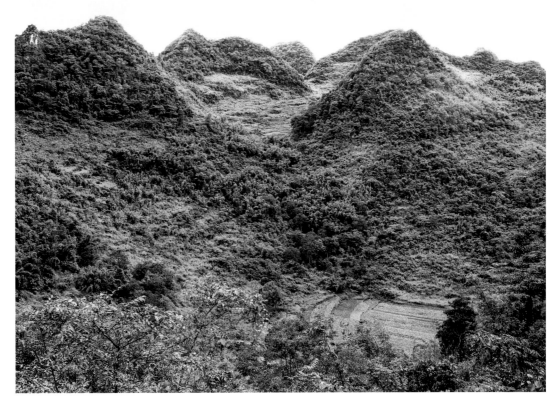

隆安县布泉乡峰丛洼地地貌

三、气候

隆安县位于北回归线以南，属南亚热带季风气候。受季风环流影响，境内湿润多雨，干、湿季节明显，太阳辐射强，年均日照时数1596 h，其中最多的7月达201 h。隆安县年平均气温21.8 ℃，其中1月最低，月平均气温13.5 ℃；7月最高，月平均气温28 ℃。年均无霜期350天。受地形影响，气温分布特点为由东北和西南向中部右江递增，右江河谷各地气温较高，东北、西部山区较低，相差1~1.5 ℃。受季风影响，各年气候差异较大，平均气温小于10 ℃的月份并不罕见，不少年份的冬季较为短暂。

隆安县年降水量1227~1691 mm，年均降水日数150天。降水量年际变化大，年内分配极不均匀，汛期为5~9月，一般可占全年降水量的70%~85%，12月至翌年3月较少，降水量占全年的10%左右。全县受地形影响较明显，水量分布特点为南部多于北部，山区多于平原。总体而言，隆安境内气候温和，日照充足，水量充沛，暑多寒少，为秋春相连，四季宜耕的地方。

四、土壤类型

隆安县属地带性砖红壤性红壤区。成土母质主要为第四纪红土、砂页岩风化物、河流冲积物、石灰岩风化物、页岩风化物、紫色砂页岩风化物等6种。土壤类型：红土赤红壤，分布于9个乡镇，面积约为14.66 hm²；砂页岩赤红壤，分布遍全县，面积约为24.08 hm²；石灰岩土，分布各乡镇，面积约为3480.53 hm²；紫色土，主要分布于雁江、丁当、屏山3乡镇，面积约为736.07 hm²；水稻土，分布于平原、丘陵及山区，以右江两岸河谷平原最多，从西北到东南呈带状分布，面积约为12.96 hm²。

隆安县土地总面积23.07×10⁴ hm²，其中耕地面积6.24×10⁴ hm²，园地面积1.71×10⁴ hm²，林地面积10.49×10⁴ hm²，草地面积0.27×10⁴ hm²，城镇村及工矿用地面积0.56×10⁴ hm²，交通运输用地面积0.28×10⁴ hm²，水域及水利设施用地面积0.57×10⁴ hm²，其他土地面积2.95×10⁴ hm²。

按土地类型的分布，隆安县大致为3个区块，一是以都结、布泉两乡为代表的西部石山地区，岩溶地貌广袤，耕地面积偏少，水资源和水域亦较少，而以旱地为主，交通不便，缺乏可开发的荒地；二是以敏阳为代表的东北部丘陵地区，林地面积比例较大，耕地、水域、交通占地少，可开发的荒地也欠缺；三是以那桐、丁当镇为代表的中部沿江河谷地区，地势平坦，水力资源较充足，交通便利，耕地面积比例大，部分为灌溉水田，为全县粮食、甘蔗种植主产区，可开发的荒草地充裕。

五、水文

隆安县境内河流众多，主要属珠江流域西江水系，流域面积在50 km²以上的河流共16条，其中流域面积在100 km²以上的河流共9条。境内共有右江、渌水江、罗兴江、丁当河、龙翔河、旺林江、驮玉河、杨湾河等24条地表河。在东北、西北和西南山区，多属岩溶地质，积水难泻，渗地成泉，计有18条地下河，以布泉、布朗泉和大龙潭等涌泉流量较大。

右江是县内水运大动脉，江面宽度为100~300 m，落差10.5 m，年均流量448.6 m³/s。右江在县境内全长88 km，自平果县城对岸入境后，以西北至东南方向斜贯穿县域中部，流经雁江、城厢、南圩、乔建、那桐、丁当等6个乡镇的22个行政村，接纳县内17条支流，进入那桐境后汇流成九曲十三湾流往南宁市注入邕江。

隆安县水资源非常丰富，已建成中小型水库38座，利于农业灌溉和水电发展。全县水资源总量1.522×10⁹ m³，其中地表水1.128×10⁹ m³、地下水3.94×10⁸ m³。而全县水能蕴藏量近1.2×10⁵ kW，目前建有金鸡滩水利枢纽工程和9座水电站等，金鸡滩水电站总装机容量7.2×10⁴ kW，年发电量3.34×10⁸ kW·h。

第二章 自然资源概况

一、植被资源

隆安县地处南亚热带区域，天然植被富亚热带特色。南部小明山为亚热带常绿季雨阔叶林，东北部为针阔叶混交林，东部台阶地和丘陵土岭为松林与散生草灌丛，西部都结和布泉石山区为石山植被，小林至宝塔一带为石灰岩残丘植被。

亚热带常绿季雨阔叶林，群落优势种有山樟、银荷木、大沙叶、杜英、黄杞、鸭脚木、野砂仁、露兜等，然而由于长期人为生产活动的破坏，原林相破碎，已演替为次生林和灌丛草坡，或现呈大面积栽培的杉木人工林。而原生为针阔叶杂木林的，也由于长期烧山、垦荒而演变为残灌草坡，后经飞播造林、封山育林，现为大面积栽培的桉树林或杉木林。

台阶地与丘陵土岭的原生灌草丛，常见代表种有桃金娘、铁芒萁、野牡丹、五节芒、画眉草、菅草等，多见于城厢、那桐、丁当等镇，现大部分已开垦栽培为大面积的香蕉林或甘蔗林。

石山植被，多为石山藤灌丛和石山阔叶乔木林，常见藤灌丛有龙须藤、云香竹、红背山麻杆、番石榴、鱼胆木等，石山乔木有蚬木、金丝李、菜豆树、肥牛树等。由于特殊的石山土层构造，其生态系统极为脆弱，在人为和自然等因素下极易造成水土流失，从而导致石漠化加速，仅在龙虎山自然保护区及边远村屯附近的风水山仍保存有较好的森林植被。

据2014年统计全县森林覆盖率58.35%，属国家级生态示范区。全县林业用地面积1.366×10^5 hm²，其中有林地面积8.64×10^4 hm²，活立木总蓄积量3.273×10^6 m³。公益林面积8.66×10^4 hm²，蓄积量3.775×10^5 m³，分别占林业用地面积的66.7%，活立木总蓄积量的22.1%。

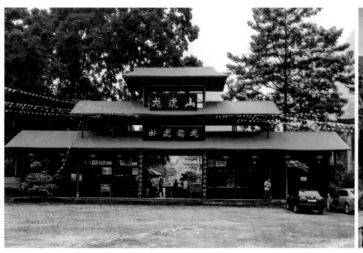
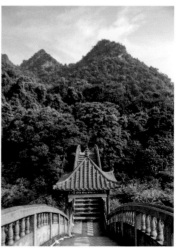

广西龙虎山自然保护区

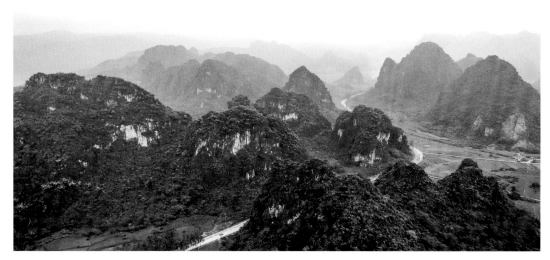

隆安县屏山乡喀斯特地貌

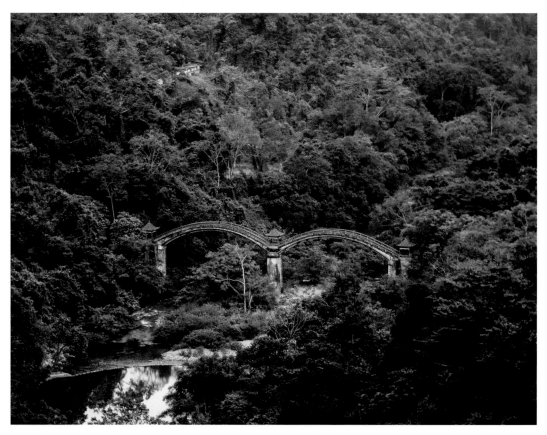

广西龙虎山喀斯特森林植被

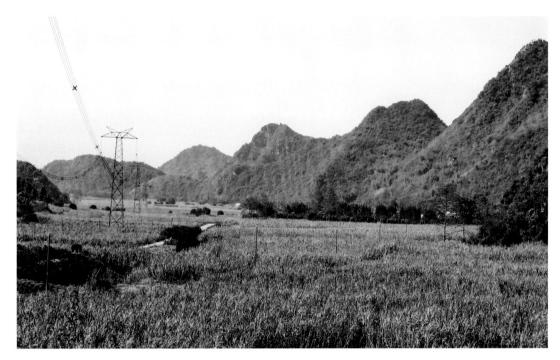

隆安县右江河谷小平原地貌

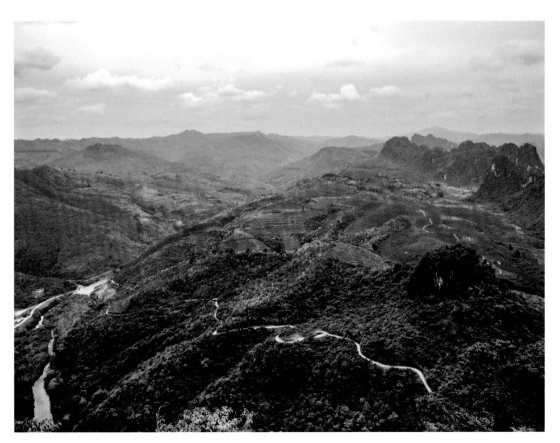

隆安县丘陵土岭的灌草丛植被

二、植物资源

　　隆安县地处北回归线以南，气候温和，植物资源丰富多样。境内主要以龙虎山自然保护区植物资源最为丰富，它属于桂西南石灰岩山地东北边缘的部分，是广西北热带石灰岩季雨林保存较好的区域之一，被誉为"北回归线附近的岩溶绿洲"，是天然的物种库和基因库。据近年调查，该保护区已发现的植物有1200种（含变种和变型），隶属178科690属，其中蕨类植物含有26科43属103种，裸子植物3科3属4种，被子植物149科644属1093种。蕨类植物以凤尾蕨科、卷柏科、水龙骨科、铁角蕨科、金星蕨科、叉蕨科和铁线蕨科为优势科，种子植物以大戟科、桑科、菊科、兰科、蝶形花科、芸香科、茜草科、禾亚科、樟科、马鞭草科和蔷薇科为优势科。

　　隆安县的经济作物主要有香蕉、甘蔗、荔枝、龙眼、木薯、板栗、八角、淮山、火龙果、百香果等。常见用材树种有松、杉、樟、桉、栲、榕、苦楝、香椿、枫香、荷木、山乌桕等。常见编织和纤维用竹种有刺竹、毛竹、篙竹、粉单竹、吊丝竹、云香竹等。常见的鞣料植物有桃金娘、黑面神、余甘果、盐肤木、化香、野柿等。饲料植物中牲畜饲料树种有肥牛树、构树、银合欢，常见牧草有竹节草、狗牙根、野古草、圆果雀稗、画眉草、孔颖草等。观赏植物野生花卉主要有龙船花、野蔷薇、野牡丹、金花茶、野百合和兰科植物等。

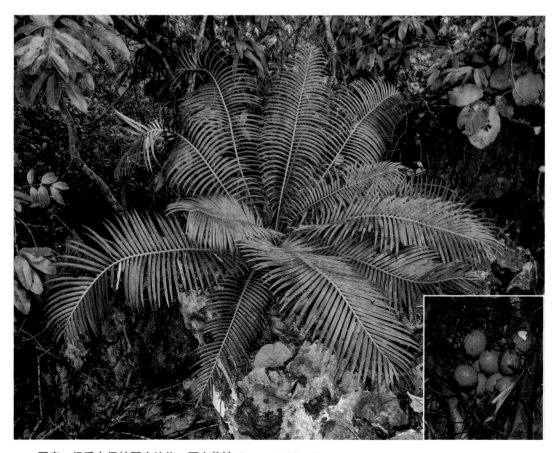

国家一级重点保护野生植物：石山苏铁 *Cycas spiniformis*

　　隆安县的珍稀保护植物资源较为丰富，特有现象突出。境内属国家一级保护植物有石山苏铁、宽叶苏铁，国家二级保护植物有金毛狗、樟树、毛瓣金花茶、蒜头果、金丝李、花榈木、任豆、蚬木、格木、海南椴、剑叶龙血树、水蕨；属广西重点保护野生植物有白桂木、苏木、岩黄连、广西地不容等，以及同色兜兰、毛唇芋兰、洛氏蝴蝶兰、中越鹤顶兰、阔叶沼兰等47种兰科植物。广西或隆安的特有植物有异序马蓝、紫荆叶羊蹄甲、桂南山姜、长穗开口箭、李树刚柿、隆安蜘蛛抱蛋、隆安沿阶草、隆安秋海棠、龙虎山秋海棠（伞叶秋海棠）等，在此值得一提的是李树刚柿，是广西植物研究所2014年发表的新物种，为石灰岩地区优良的适生用材树种。

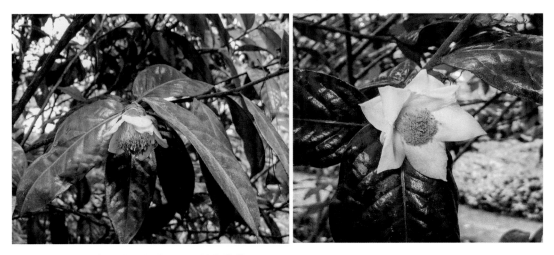

国家二级重点保护野生植物：毛瓣金花茶 *Camellia pubipetala*

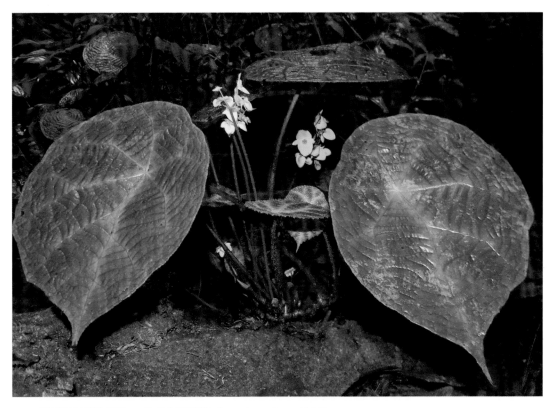

广西特有野生植物：龙虎山秋海棠 *Begonia umbraculifolia*

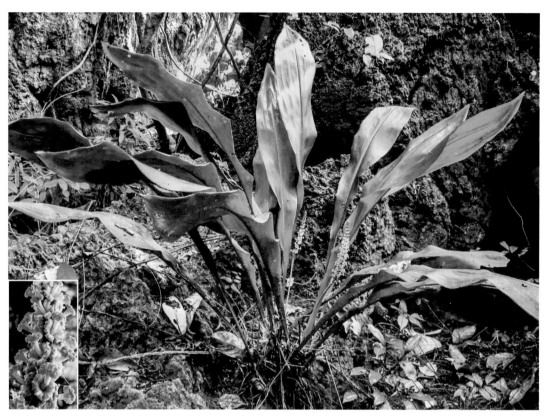

广西特有野生植物：长穗开口箭 *Tupistra longispica*

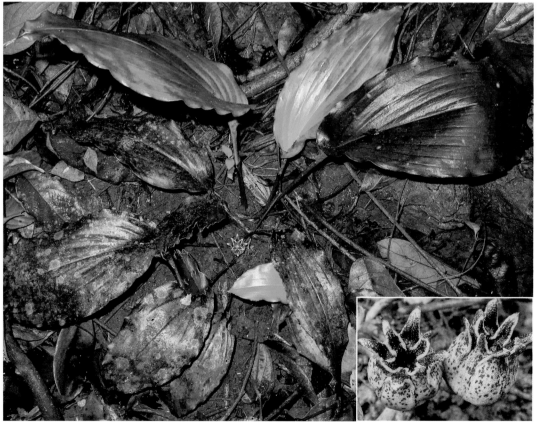

广西特有野生植物：隆安蜘蛛抱蛋 *Aspidistra longanensis*

第三章　人文资源概况

一、历史文化

隆安于明嘉靖十二年（1533年）置县，时任两广总督王守仁上书嘉靖皇帝设县，嘉靖皇帝准奏并赐名"隆安"，寓"帝业隆盛、社稷安宁"之意。县治城厢镇，因县城周围屯落形似蝴蝶，村名又多冠以花字，故又称蝶城。崇祯十一年（1638年），明代地理学家徐霞客前来旅游和考察，路经都结、县城、榜山、那桐等地，所著《徐霞客游记》有隆安风土人情的记述。在19世纪30年代中国革命战争时期，隆安县为邓小平同志创建的左右江革命根据地之一。

隆安县历史悠久，蕴藏着丰富文物古迹。境内独具特色的人文景观如榜山文塔、惠迪公祠、福颜孔明井、鹭鸶九门桥、白鹤岩等，承载着跨越数百年的历史，文化内涵深厚。而先后在县域内发现的大龙潭大石铲遗址、鲤鱼坡贝丘遗址、谷红岭遗址等，为研究壮族地区史前人类生产、生存演变等提供了珍贵的史料。2014年发现的娅怀洞遗址，延续时间长，出土了大量新、旧石器时代不同时期的文物，特别是石制品数量巨大，文化面貌独特，对于研究广西史前文化具有重大意义。

壮族人民把水稻田叫作"那"，"那"文化就是壮族人民的稻作文化。隆安县境内相继出土的大石铲、牙璋、遗骨等新、旧石器时代文物，均见证了隆安县悠久的稻作文化。尤其娅怀洞遗址的发现进一步说明隆安是壮族地区乃至中国稻作文化的最集中展示地，在壮族乃至中国稻作文化中具有突出的地位。2013年隆安县成为"中国那文化之乡"，2015年，隆安县壮族"那"文化稻作文化系统、"中国'那'文化之乡"入选中国第三批重要农业文化遗产，成为广西唯一入选的重要农业文化遗产，使隆安县的壮族"那"文化魅力灿烂绽放。

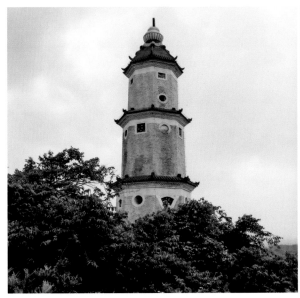
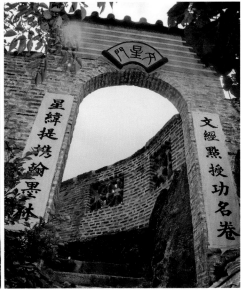

隆安县的标志性人文景观——榜山文塔

二、民俗文化

隆安县古属"百越"之地，是壮族聚居的地方。隆安县的民族有壮、汉、瑶、京、毛南、侗等12个，其中壮族人口最多，占全县总人口的96%。全县各民族人口的分布呈互相交错杂居的状况，壮族在县内分布最广，城镇、乡村均有壮族聚居。

隆安县壮族风情古朴浓郁，除国家法定的节日外，农历三月初三当地民间一直流传着山歌对唱、抢花炮等习俗，隆重热闹。逢节日，布泉乡、都结乡、屏山乡、南圩镇、丁当镇、乔建镇等相继举行壮族"三月三"歌圩节，唱着动听的山歌，演绎着纯朴的壮乡风情，热情好客的壮族人民迎来四方宾朋。因此以歌会友、以歌叙情、以歌传情、以歌联姻成为隆安人民重要的生活内容，展现了壮族传统文化独特的魅力。

隆安县壮族人民不同时节对农田的劳作衍生出许多流传于当地的、以稻作农耕文化为母体的节日，如每年农历四月初八"农具节"、五月十三"稻神祭"、五月二十六"谷母节"和六月初六"芒那节"，隆安民间均自发举行系列活动，纪念稻作起源和稻神诞辰。其中壮族"稻神祭"被评为自治区级非物质文化遗产，"稻神祭"传统民俗节日在隆安县相传已传承了上千年，通过祭农具、招稻神、驱田鬼、祈丰年、求平安等活动，表达壮乡人民祈求"五谷丰登、六畜兴旺"的美好愿望。

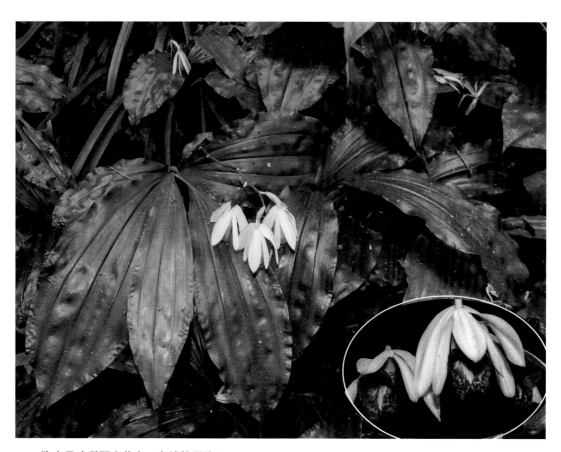

隆安县珍稀野生花卉：中越鹤顶兰*Phaius tonkinensis*

三、民族植物应用

隆安县壮族人民在长期的生活劳作过程中，其起居饮食、风俗习惯、传统文化等均与周边的植物产生密切联系，息息相关。壮族民众在认识和利用植物过程中积累了丰富的实践经验，在饮食方面有独特的民族特色，常用的野菜有一点红、野茼蒿、落葵、马齿苋、龙葵、香椿、赤苍藤、假蒟、白簕等，常见的野果有山荔枝、苹婆、桃金娘、余甘子、南酸枣、龙荔等，隆安地处桂西南，气候炎热，百姓历来喜好饮用凉茶消暑，凉茶来源主要为积雪草、鱼腥草、金银花、蒲公英、绞股蓝、金钱草等有清热解毒、生津止渴、祛火除湿等功效的植物。

隆安县壮家人在三月三、社日、中元节及孩子满月、新居落成等喜庆日子，都喜爱蒸煮五色糯米饭，常用的自然染色材料有红丝线、观音草、枫香叶、艾草、密蒙花、姜黄、苏木等植物，染色的方法、工艺流传至今。而为了方便识别和采摘，一些草本植物已普遍栽培于家家户户的庭院中。壮族染色植物的应用与传承对该地区的植物多样性研究与开发具有重要意义。

此外，在隆安县的民俗文化中也体现了壮族民众对植物的应用与保护。流传于屏山、布泉、都结等地的民歌曲调"采稔恋歌"，传唱描述采摘稔果（桃金娘）的趣事，从另一侧面反映了壮族先民对野生植物的利用状况；在隆安县民间口头流传的歇后语"蚬木吹火筒——不通情理"，从中体现壮族先民对蚬木木材性能的了解与利用；而在三月三和端午节，当地壮族居民在家门口插上一枝精心挑选的枫叶，认为枫叶能除邪驱鬼，给人带来吉利与平安，这种对植物的崇拜与敬畏在一定程度上促进了植物资源的保护。

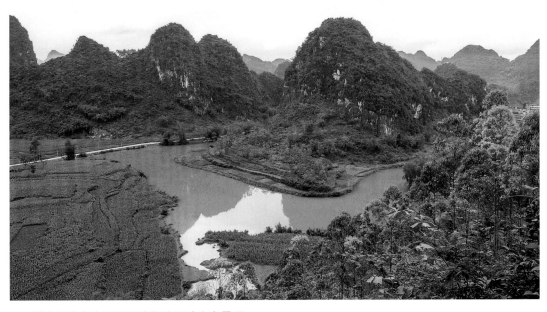

隆安县布泉乡更望湖喀斯特湿地生态景观

第四章　社会经济条件

一、经济发展

隆安县牢固树立和贯彻新发展理念，全力推进稳增长、促改革、调结构、惠民生、防风险等各项工作，经济运行总体平稳。2020年，全县完成生产总值99.39亿元，同比增长3.0%；组织财政收入完成5.36亿元，同比增长1.8%。年末金融机构人民币各项存贷款余额241.37亿元，比上年增长22.3%；其中，存款余额142.61亿元，比上年增长20.1%；各项贷款余额98.76亿元，比上年增长25.5%。固定资产投资同比增长1.8%；全部工业总产值同比增长3.5%，工业增加值同比增长7.5%；农林牧渔及服务业总产值67.81亿元，比上年增长3.6%；社会消费品零售总额12.34亿元，同比下降27.6%。全县居民人均可支配收入18985元，比上年增长6.5%。按常住地分，城镇居民人均可支配收入30044元，比上年增长2.9%；农村居民人均可支配收入13958元，比上年增长8.4%。

二、产业结构

近年来，隆安县认真落实稳增长政策，服务企业和项目，扶持发展实体经济。2020年三次产业中，第一产业增加值42.05亿元，同比增长3.7%；第二产业增加值22.46亿元，同比增长5.3%；第三产业增加值34.87亿元，同比增长0.5%。三次产业增加值比重为42.3∶22.6∶35.1。与2019年相比，第一产业比重上升1.7个百分点，第二产业比重下降0.9个百分点，第三产业比重下降0.8个百分点。

农业坚持稳定粮食生产，大力发展香蕉、火龙果、糖料蔗、雁江香米、桂西牛、叮当鸡等特色产业，2020年全年农作物播种面积6.38万公顷，其中粮食种植面积3.45万公顷；经济作物种植面积2.93万公顷，其中甘蔗种植面积7996公顷；油料种植面积1447公顷；其他农作物种植面积4300公顷，其中蔬菜种植面积1.45万公顷。积极推进现代特色农业示范区建设，创建"那之乡"火龙果、丁当镇德清三红蜜柚2个县级示范区和丁当镇东三柑橘、南圩镇百朝社区蔬菜2个乡级示范区，以基地为抓手，大力发展现代特色农业，种植香蕉11.7万亩、火龙果7.26万亩、柑橘14.2万亩，培育市级以上农业产业化龙头企业21家，"隆安香蕉"获得国家地理标志，"隆安火龙果"荣获"中国品牌农业神农奖"。

工业拉动全县增长的主要行业有酒、饮料和精制茶制造业、造纸和纸制品业、橡胶和塑料制品业、非金属矿物制品业、有色金属冶炼和压延加工业、通用设备制造、电力、热力生产和供应业等行业，2020年累计完成产值21.82亿元，同比增长14.5%，产值占规模以上总产值比重为32.6%，拉动规模以上工业产值增长4.3个百分点。2020年末全县拥有规模以上工业企业52家，其中工业产值超亿元的企业19家。

隆安通过中国·隆安"那"文化旅游节，举办各种民俗文化活动，展示优秀历史文化，辐射带动生态旅游产业快速发展，以实现"产业兴、服务优、基础强、环境美"为目标，持续推进幸福乡村活动，加快城乡一体化发展进程，实现乡村振兴。仅2019年就接待游客14.5万人次。2020年壮乡民居、壮乡文化广场、连片香蕉林、万亩火龙果基地等吸引了众多区内外游客，不断加快传统服务业转型，促进生产性服务业发展，全力推动服务业提质提速。

三、人口概况

隆安县是一个以壮族为主的多民族聚居县，有壮族、汉族、瑶族、苗族、侗族等12个民族，少数民族人口总量大，比例高，其中壮族人口占96%。全县各民族人口的分布呈互相交错杂居的状况。从县域乡镇规模来看，全县乡镇规模大小不一，城厢镇、南圩镇和那桐镇规模较大，人口有5万~7万人；雁江镇、布泉乡、屏山乡和古潭乡规模较小，人口在3万人以下；其余乡镇人口有3万~5万人。此外，隆安县各乡镇人口中，大部分为本地村民，非农业人口比重低。

2020年末，全县年末户籍人口42.19万人，同比减少2556人，全县人口出生率10.09‰，比上年下降1.12个千分点；人口自然增长率3.17‰，比上年下降0.45个千分点。常住人口32.55万人，同比增加0.36万人，增长1.1%，其中城镇常住人口11.04万人，同比增加0.47万人，增长4.3%，城镇化率33.93%，比上年提高1.09个百分点。

四、城镇化建设

隆安县的城镇建设统一规划管理，分县城总体规划和乡镇总体规划，按照"旧城抓改造、新城抓开发、网路抓提升"的思路，发展以"那文化"为核心的特色文化休闲观光旅游业，建设广西扶贫移民发展试点县、"那文化"生态城，扎实开展城市建设规划管理，新建、扩建了大批重点基础设施项目，基础产业和城乡基础设施建设加快发展，逐步向高起点、高标准、高要求发展。

近年来，隆安县的新型城镇化建设不断完善，大县城开发总体规划建设中，向东，做好城东片区和宝塔医药产业园区建设工作；向南，积极开发隆南大道，有序推进总投资7亿元的"那"城项目建设；向西，着重推进保障性安居工程小区建设；向北，着重推进扶贫搬迁创业园建设。"东渐西扩，南延北张"为隆安县实施大县城开发的总体发展蓝图逐渐变成现实，建设美丽宜居的蝶城提供了强大的推动力。

隆安县积极探索城镇化建设与扶贫开发相结合，以做好重大惠民工程来推进隆安扶贫攻坚事业前进。将特色产业发展和乡村旅游齐头并进，将农业产业、传统文化、"美丽乡村"建设与生态农业观光深度融合，旅游业发展带动乡镇建设。同时加快推进县乡道提级改造和行政村水泥路建设，全县10个乡镇已全部通三级以上公路，118个行政村在2015年底已全部实现硬化，截至2017年底20户以上自然村屯通屯道路硬化率达95%。如今硬化路延伸到了群众家门口，村村通公路，为村民提供了快捷安全出行和生产生活运输便利，为当地经济发展注入新的活力。

五、环境保护

　　隆安县将环境保护和生态平衡纳入国民经济和城乡建设发展规划，坚持生态惠民、生态利民、生态为民，始终把生态环境的建设与保护放在重要位置，合理开发利用土地、矿产、森林、河流等自然资源，环境保护管理监测、环境污染治理等方面取得较快发展，城乡整体环境质量保持在良好状态。全面推行河长制，严格执行"水十条""土十条""气十条"，2017年完成划定饮用水水源保护区工作，县级饮用水源地水质达标率为100%，辖区主要河流考核断面水质评价为Ⅱ类，县城空气质量达标天数比例为95.6%，全县森林覆盖率达57.9%，绿色资源丰富，人居环境适宜，为全县改革开放、经济建设和人民生活提供了良好的发展环境。

　　随着近年乡村振兴战略的有力实施，隆安县广大农村地区在产业兴旺、生态宜居、乡风文明、治理有效、生活富裕等方面展开有益实施发展战略。积极推广沼气池建设，全县沼气池已建成37200座，沼气池入户率64%，年产沼气$1.12×10^7$ m³，实现了村容整洁，家居清洁，节能降耗减排，发展循环农业、生态农业的目标。坚持统筹城乡发展，"美丽乡村"建设活动深入推进，建设镇级污水处理项目4个、处理设施中转站16个。当前那桐镇岜帽屯"乡土特色示范村"项目竣工验收，布泉乡布泉社区发达屯、雁江镇雁江社区塘铺屯的示范村项目开工建设，那桐镇定江村获"全国文明村"称号。

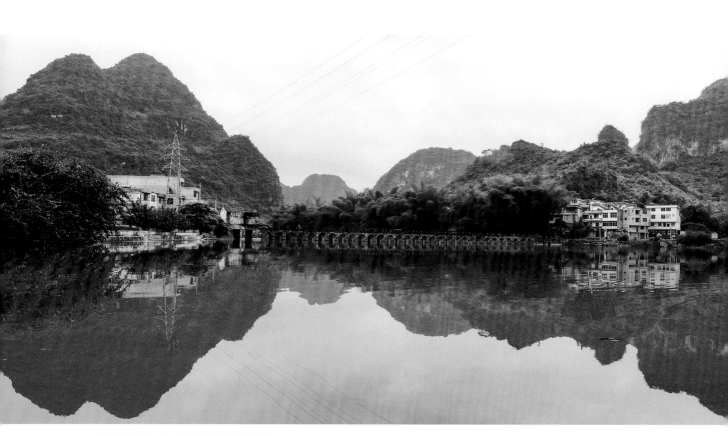

隆安县布泉乡玉龙湖宜居生态景观

第五章　药用资源多样性

一、药用植物资源

　　隆安县位于广西中部偏西南，居右江下游两岸，地处北回归线南缘，属南亚热带季风气候，境内除了有西大明山的亚热带常绿季雨阔叶林，还有广西龙虎山自然保护区的北热带石灰岩季雨林，复杂的地理环境和温暖湿润的气候孕育了种类繁多的药用植物资源。

　　通过2010~2017年对隆安县各乡镇的野外调查、标本采集与鉴定、市场和访问调查，并查阅国内各大标本馆标本与参考相关文献资料，统计出隆安县共有药用植物1874种（包括种下单位，下同），隶属243科987属。其中非维管药用植物31科38属48种，包括药用菌类23科30属40种，药用苔藓植物8科8属8种；维管药用植物213科949属1826种，包括药用蕨类35科57属122种，药用裸子植物7科9属12种，药用被子植物171科883属1692种。隆安县药用植物与广西药用植物比较见表5-1，在科和属的比较水平中，均达广西总数的65%以上，而药用植物种类则达广西总种数的46%。

表5-1　隆安县药用植物与广西药用植物比较

类别	科	属	种
隆安县药用植物	243	987	1874
广西药用植物	324	1512	4064
隆安县药用植物占广西药用植物比重（%）	75.0	65.3	46.1

　　广西药用植物数据来源：《广西中药资源名录》。

　　隆安县药用植物资源主要以药用维管植物为主，占药用植物总种数的97.5%，而菌类和苔藓类药用植物仅占总种数的2.5%。但菌类药效在增强免疫力、抗肿瘤、抗病毒、抗衰老等方面普遍得到认可，例如竹荪、茯苓、猴头蘑、灵芝、黑皮鸡枞、银耳等珍稀食药用菌深受市场欢迎，特别是广西灵芝产业的发展潜力巨大。

　　隆安县药用维管植物与广西药用植物相应类群的比较见表5-2。在科的水平比较中，蕨类、裸子和被子药用植物均占广西总科比例的75%以上；在属的水平比较中，三者均占广西总属比例的50%以上；在种的水平比较中，药用裸子植物占广西总数的比例较低，约为35%，而药用蕨类和药用被子植物均占广西总种比例的45%以上。隆安县药用维管植物按性状统计，草本类821种，灌木类363种，藤本类335种，乔木类307种，其中草本类占优势，达总种数的45.0%，其余各类占总种数的比例依次为19.8%、18.4%和16.8%。

表5-2 隆安县药用维管植物分类群数量统计

分类群		隆安县	广西	占广西比例（%）
药用蕨类植物	科	35	46	76.1%
	属	57	88	64.8%
	种	122	225	54.2%
药用裸子植物	科	7	9	77.8%
	属	9	17	52.9%
	种	12	34	35.3%
药用被子植物	科	171	212	80.7%
	属	883	1326	66.6%
	种	1692	3680	46.0%

广西药用植物数据来源：《广西中药资源名录》。

（一）野生药用植物资源

1. 分布特点

隆安县地处北回归线南缘，属南亚热带季风气候区，水热条件优越，野生药用植物资源具有典型的热带性质，县境内分布药材以南亚热带植物为主，主要有砂仁、郁金、八角、千年健、两面针、鸡血藤、剑叶龙血树、鸦胆子、木蝴蝶、高良姜等著名的南药。

隆安县药用植物资源受境内地貌、气候、土壤等自然环境的制约，同时也受到人类活动的影响，其分布与植被分布规律基本一致，药材蕴藏主要集中在隆安县南部、西部、东北部三面山脉及其周边区域。在海拔为500~1000 m的隆安县南部，为以小明山为主的亚热带常绿季雨阔叶林，主要分布八角、砂仁、郁金、大叶钩藤、多花黄精、土茯苓、山栀子、鸭脚木、草珊瑚、石韦、玉叶金花等药材；在海拔为500~700 m的隆安县东北部，为针阔叶混交林，主要分布朱砂根、山鸡椒、金樱子、千里光、菝葜、断肠草等药材；而隆安县西部为大面积的岩溶地貌，大部分以石山灌木丛为主，仅在龙虎山自然保护区或村寨附近遗存的风水林还保存有原始的石山常绿阔叶林，主要生长毛两面针、山豆根、苏木、绞股蓝、地枫皮、香清藤、萝芙木、岩黄连、天冬、水田七、凹脉马兜铃、山银花、金果榄、美登木等岩溶药材。而隆安县中部及东部地势平坦，人为活动干扰较大，主要以次生灌木丛和人工林为主，药用植物种类相对较少。

龙虎山自然保护区的岩溶森林植被及生态系统保存较完好，以保存珍贵岩溶药用植物为主，植物种类较丰富，特有现象突出，区内保存有毛瓣金花茶、蒜头果、长穗开口箭、千年健、广西九里香、剑叶龙血树、青天葵、鸡血藤、小环草（美花石斛）、隆安蜘蛛抱蛋等珍贵岩溶药材。

2. 种类组成

隆安县野生药用植物共计229科862属1638种，其中野生药用菌类20科25属33种，野生药用苔藓类8科8属8种，野生药用维管植物201科829属1597种。在野生药用维管植物中，药用蕨类植物35科57属122种，药用裸子植物5科5属7种，药用被子植物161科767属1468种（表5-3），其中被子植物在科、属、种的水平上的数量均为最多，占总科数的80.1%、总属数的92.5%、总种数的91.9%，为绝对优势。

表5-3　隆安县野生药用维管植物分类群数量统计

分类群	科	属	种
野生药用蕨类植物	35	57	122
野生药用裸子植物	5	5	7
野生药用被子植物	161	767	1468
合计	201	829	1597

从隆安县野生药用维管植物科内种的数量结构进行统计分析（表5-4）。统计结果按4个等级划分，即科内只含1个种的科为单种科；科内含2~10个种的科为寡种科；科内含11~20个种的科为中等种科；科内含大于20个种的科为多种科。结果表明，含1种的有57科，含2种的有34科，含1~2种的科占总科数的45.3%，占总种数的7.8%。多种科中优势科依次为菊科（91种）、蝶形花科（72种）、大戟科（71种）、茜草科（55种）、禾本科（42种）、兰科（41种）、桑科（36种）、马鞭草科（35种）。

表5-4　隆安县野生药用维管束植物科内种的数量结构统计

类型	科数	占野生总科数比例	含种数	占野生总种数比例	代表科
单种科（1种）	57	28.40%	57	3.60%	蚌壳蕨科、松叶蕨科、百部科、白花丹科、车前科、木通科、檀香科、蛇菰科
寡种科（2~10种）	93	46.30%	371	23.20%	海金沙科、槲蕨科、杜鹃花科、桔梗科、山茶科、漆树科、十字花科、忍冬科、冬青科、马兜铃科
中等种科（11~20种）	34	16.90%	504	31.60%	百合科、紫金牛科、蓼科、天南星科、梧桐科、桑寄生科、姜科、伞形科
多种科（>20种）	17	8.40%	665	41.60%	唇形科、樟科、芸香科、萝藦科、防己科、蔷薇科、葫芦科、兰科、葡萄科、菊科、大戟科、茜草科
合计	201	100%	1597	100%	—

从属的统计表明，含1种的有511属，含2种的有153属，含1~2种的属占总属

数（829属）的80.1%，占总种数的51.2%。优势属依次为榕属（26种），蓼属（14种），卷柏属、大青属和薯蓣属均为12种，紫珠属、花椒属、紫金牛属、蒿属、铁线莲属、凤尾蕨属和悬钩子属均为10种。由以上统计数据分析可知，药用植物涉及的科和属比较多，在各科属中的分布是相对分散的，反映了隆安县药用植物组成类群的丰富性。

3. 资源分析

从植物性状分析，按草本、灌木、藤本（木质藤本与草质藤本）和乔木4大类统计，草本植物705种、灌木326种、藤本310种、乔木256种，其中草本占总种数比例最大，达44.1%，灌木和藤本均约占总种数的20%，而乔木占比例相对较少，为16.0%。草本类主要有蕨类植物、菊科、兰科、百合科、禾本科、苦苣苔科、秋海棠科、蓼科等植物；灌木类主要有桑寄生科、番荔枝科、紫金牛属、大青属、紫珠属、玉叶金花属等植物；木质藤本类主要有萝藦科、葡萄科、钩藤属、忍冬属、素馨属等植物，草质藤本主要有葫芦科、胡椒科等植物；乔木类主要有芸香科、樟科、楝科、冬青科等植物。

表5-5 隆安县野生药用维管束植物的药用部位统计

类型	入药部位	使用频次	占总频次比例	代表物种
全草（株）类	全草、全株	761	47.6%	垂穗石松、岩黄连、千里光、匙羹藤、苎叶蒟、朝天罐、珠子木
根及根茎类	根、根状茎、块根、块茎、鳞茎、球茎	344	21.5%	槲蕨、仙茅、黄精、单叶石仙桃、广西地不容、土茯苓、何首乌、藤黄檀、千斤拔、朱砂根、五指毛桃
叶类	叶、嫩叶、叶芽、茎叶、枝叶、叶鞘	194	12.1%	五月艾、板蓝、苦丁茶、三桠苦、庐山石韦、大叶紫珠、千里香、白背叶、九节木、扶芳藤、黄牛木
果及种子类	果实、果皮、种子、种仁、假种皮、种子油	108	6.8%	砂仁、山鸡椒、巴豆、金樱子、橄榄、鸦胆子、马槟榔、木鳖子、决明、火麻仁、龙眼肉、望江南
藤茎类	茎、藤茎、心材、茎髓	95	6.0%	钩藤、牛大力、龙须藤、定心藤、香青藤、苏木、宽筋藤、苦树、扁担藤、买麻藤、四方藤、榼藤
皮类	根皮、树皮、茎皮	65	4.1%	救必应、刺桐、地枫皮、紫薇、麻疯树、肉桂、四方木皮（中国无忧花）、水蛇麻、穿破石
花类	花、花序、花蕾	24	1.5%	木棉花、山银花、茉莉花、密蒙花、野菊、木槿花
其他	虫瘿、树汁、松香	6	0.4%	盐肤木、马尾松、小盘木、粉单竹

从药用部分分析，根据最主要的药用部位可划分为8大类（表5-5），其中全草（株）类、根及根茎类占绝大多数，分别占总数的47.6%和21.5%，尤其全草（株）类药材约占总药材数的一半，其余的依次分别为叶类、果及种子类、藤茎类、皮类、花类等，药用部位的多样化也反映了隆安县药用植物资源的丰富多样。但是对于全草（株）类、根及根茎类的药材，在采收时应兼顾药用植物资源的繁衍更新，保证资源的可持续利用。

（二）栽培药用植物

1. 种植种类

为了解隆安县药用植物资源的利用状况，对县内1822种药用维管植物进行了野生与栽培类型的统计，隆安县栽培药用植物计76科172属229种，占总种数的12.6%。此类栽培物种仅一小部分是专为药材而栽培，大部分物种除具有药用功效外，还主要是用于食用、观赏、材用等，如十字花科菜类、葫芦科瓜类、蝶形花科豆类、禾亚科等多为药食两用功效的物种。

隆安县地处右江下游，土地资源充足、气候环境优越，适用多种药用植物生长，该县近年来因地制宜，推进中药材种植业，主要种植种类有八角、砂仁、郁金、姜黄、田七、草珊瑚、薄荷、穿心莲、扶芳藤、何首乌、两面针、牛大力、栀子、千斤拔、山豆根、铁皮石斛、鸦胆子、金银花等20余种中药材。

2. 种植历史

隆安县栽培历史较长的药材有砂仁、八角、金银花等，在屏山乡一带砂仁的种植有近40年的栽培历史，而八角和金银花等药材种植有20多年历史。郁金、姜黄、田七等药材种植有10~15年历史，两面针、千斤拔、牛大力、穿心莲、山豆根等药材栽培有5~10年历史。近年隆安县结合市场需求而种植的有栀子、铁皮石斛、鸦胆子、扶芳藤、何首乌、薄荷、黄蜀葵等药材。

3. 种植现状

隆安县近年来以产业调整和新农村建设为契机，借助精准扶贫攻坚，抓住中草药材的广阔市场发展前景，依托宝塔医药产业园医药产业平台，采用"公司+基地+合作社+农户"的运作形式，各乡镇积极开展中药材种植业，引导农民脱贫致富。

2014年布泉乡龙会村和乔建镇龙床村等地种植山豆根、穿心莲、草珊瑚、铁皮石斛等达7万亩。城厢镇的村民种植黄蜀葵、砂仁、田七、穿心莲等5000亩。栀子为药食兼用植物，亦为提取天然黄色色素原料，栽培2~3年即开花结果，每年11月可采收，可连续结果采收20年，2015年全县共种植6520亩栀子，涉及布泉乡、雁江镇等6个乡镇27个村3520户。2017年雁江镇渌龙村大力发展砂仁、牛大力、八角等中草药品种，中草药种植已经成为渌龙村农民脱贫致富的一个主要种植产业，目前全村种植砂仁1300多亩，牛大力600多亩，中草药种植总面积突破2000亩。其他的品种如千斤拔、两面针、何首乌、扶芳藤、郁金、姜黄、薄荷、鸦胆子等在各乡镇有零星种植。

4.发展趋势

中药材是中医药事业传承和发展的物质基础，是关系国计民生的战略性资源，保护和发展中药材，对于深化医药卫生体制改革、提高人民健康水平，具有十分重要的意义。近年来中药材种植受到国家和地方政策鼓励，家种品种供应量持续增加，商务部发布2017年中药材流通市场分析报告认为，当前野生药材产能不足，需求稳定增长，药食同源品种发展势头强劲，成为增长主力。

隆安县借助全力打造特色农业产业基地的东风，建立以促进增收脱贫为核心的中药材产业扶贫机制，因地制宜发展适宜品种药材种植，为调整农业结构、增加农民收入、促进生态文明建设、打赢脱贫攻坚战的重要举措。目前，乔建镇、雁江镇、布泉乡和屏山乡已形成一定规模的中草药种植合作社，在政府积极政策助推下，进一步加强技术指导和示范推广，引导中药材科学种植，提高产量，保证质量，形成中药材从繁育、种植到深加工的生物医药产业链，带动隆安县经济快速、可持续发展。

（三）珍稀濒危及特有药用植物

1.珍稀濒危物种

依据国家重点保护野生植物名录（第一批，1999年国家林业局和农业部公布）及广西壮族自治区重点保护野生植物名录（第一批，2010年广西壮族自治区人民政府公布），对隆安县分布的重点保护野生药用植物进行统计（表5-6）。隆安县分布的重点保护野生药用植物共64种，隶属22科48属，其中药用蕨类植物3种，药用裸子植物2种，药用被子植物59种；国家一级重点保护野生植物2种，国家二级重点保护野生植物9种，自治区级重点保护植物53种，其中兰科植物41种。

对隆安县重点保护野生药用植物进行了濒危等级的初步评估（表5-6）。根据《中国物种红色名录》（第一卷），结合IUCN濒危植物红色名录分级标准体系（3.1版）及IUCN物种红色名录标准在地区水平的应用指南（3.0版），隆安重点保护野生药用植物划分4个等级：极危（CR）、濒危（EN）、易危（VU）、近危（NT）。其中评为极危（CR）的有15种，包括七指蕨、水蕨、地枫皮、蝴蝶果及流苏石斛等兰科植物；评为濒危（EN）的有16种，包括花榈木、蒜头果、毛瓣金花茶等物种；评为易危（VU）和近危（NT）的分别为11种和21种。

表5-6 隆安县重点保护野生植物

序号	科名	中文名	学名	保护等级	濒危程度
1	苏铁科	宽叶苏铁	*Cycas balansae*	国家一级	易危（VU）
2	苏铁科	石山苏铁	*Cycas spiniformis*	国家一级	易危（VU）
3	蚌壳蕨科	金毛狗	*Cibotium barometz*	国家二级	易危（VU）
4	七指蕨科	七指蕨	*Helminthostachys zeylanica*	国家二级	极危（CR）
5	水蕨科	水蕨	*Ceratopteris thalictroides*	国家二级	极危（CR）
6	八角科	地枫皮	*Illicium difengpi*	国家二级	极危（CR）

续表

序号	科名	中文名	学名	保护等级	濒危程度
7	樟科	樟	*Cinnamomum camphora*	国家二级	近危（NT）
8	椴树科	蚬木	*Excentrodendron tonkinense*	国家二级	易危（VU）
9	苏木科	格木	*Erythrophleum fordii*	国家二级	易危（VU）
10	蝶形花科	花榈木	*Ormosia henryi*	国家二级	濒危（EN）
11	铁青树科	蒜头果	*Malania oleifera*	国家二级	濒危（EN）
12	防己科	广西地不容	*Stephania kwangsiensis*	广西重点	近危（NT）
13	马兜铃科	凹脉马兜铃	*Aristolochia impressinervia*	广西重点	近危（NT）
14	紫堇科	岩黄连	*Corydalis saxicola*	广西重点	易危（VU）
15	大风子科	大叶龙角	*Hydnocarpus annamensis*	广西重点	近危（NT）
16	山茶科	金花茶	*Camellia petelotii*	广西重点	濒危（EN）
17	山茶科	毛瓣金花茶	*Camellia pubipetala*	广西重点	濒危（EN）
18	藤黄科	金丝李	*Garcinia paucinervis*	广西重点	濒危（EN）
19	红树科	锯叶竹节树	*Carallia diplopetala*	广西重点	近危（NT）
20	大戟科	蝴蝶果	*Cleidiocarpon cavaleriei*	广西重点	极危（CR）
21	云实科	苏木	*Caesalpinia sappan*	广西重点	近危（NT）
22	桑科	白桂木	*Artocarpus hypargyreus*	广西重点	近危（NT）
23	百合科	剑叶龙血树	*Dracaena cochinchinensis*	广西重点	近危（NT）
24	兰科	多花脆兰	*Acampe rigida*	广西重点	濒危（EN）
25	兰科	花叶开唇兰	*Anoectochilus roxburghii*	广西重点	易危（VU）
26	兰科	梳帽卷瓣兰	*Bulbophyllum andersonii*	广西重点	易危（VU）
27	兰科	密花石豆兰	*Bulbophyllum odoratissimum*	广西重点	易危（VU）
28	兰科	银带虾脊兰	*Calanthe argenteostriata*	广西重点	极危（CR）
29	兰科	密花虾脊兰	*Calanthe densiflora*	广西重点	极危（CR）
30	兰科	云南叉柱兰	*Cheirostylis yunnanensis*	广西重点	濒危（EN）
31	兰科	尖喙隔距兰	*Cleisostoma rostratum*	广西重点	近危（NT）
32	兰科	红花隔距兰	*Cleisostoma williamsonii*	广西重点	近危（NT）
33	兰科	纹瓣兰	*Cymbidium aloifolium*	广西重点	濒危（EN）
34	兰科	硬叶兰	*Cymbidium mannii*	广西重点	近危（NT）
35	兰科	流苏石斛	*Dendrobium fimbriatum*	广西重点	极危（CR）
36	兰科	重唇石斛	*Dendrobium hercoglossum*	广西重点	极危（CR）
37	兰科	聚石斛	*Dendrobium lindleyi*	广西重点	极危（CR）
38	兰科	美花石斛	*Dendrobium loddigesii*	广西重点	濒危（EN）
39	兰科	铁皮石斛	*Dendrobium officinale*	广西重点	濒危（EN）
40	兰科	蛇舌兰	*Diploprora championii*	广西重点	极危（CR）
41	兰科	半柱毛兰	*Eria corneri*	广西重点	濒危（EN）
42	兰科	足茎毛兰	*Eria coronaria*	广西重点	极危（CR）
43	兰科	滇金石斛	*Flickingeria albopurpurea*	广西重点	极危（CR）
44	兰科	地宝兰	*Geodorum densiflorum*	广西重点	濒危（EN）
45	兰科	高斑叶兰	*Goodyera procera*	广西重点	近危（NT）
46	兰科	毛葶玉凤花	*Habenaria ciliolaris*	广西重点	近危（NT）
47	兰科	鹅毛玉凤花	*Habenaria dentata*	广西重点	近危（NT）
48	兰科	线瓣玉凤花	*Habenaria fordii*	广西重点	近危（NT）
49	兰科	见血青	*Liparis nervosa*	广西重点	近危（NT）
50	兰科	钗子股	*Luisia morsei*	广西重点	濒危（EN）
51	兰科	阔叶沼兰	*Malaxis latifolia*	广西重点	极危（CR）

续表

序号	科名	中文名	学名	保护等级	濒危程度
52	兰科	毛唇芋兰	*Nervilia fordii*	广西重点	易危（VU）
53	兰科	毛叶芋兰	*Nervilia plicata*	广西重点	濒危（EN）
54	兰科	羽唇兰	*Ornithochilus difformis*	广西重点	极危（CR）
55	兰科	同色兜兰	*Paphiopedilum concolor*	广西重点	濒危（EN）
56	兰科	阔蕊兰	*Peristylus goodyeroides*	广西重点	极危（CR）
57	兰科	中越鹤顶兰	*Phaius tonkinensis*	广西重点	濒危（EN）
58	兰科	石仙桃	*Pholidota chinensis*	广西重点	近危（NT）
59	兰科	单叶石仙桃	*Pholidota leveilleana*	广西重点	近危（NT）
60	兰科	云南石仙桃	*Pholidota yunnanensis*	广西重点	近危（NT）
61	兰科	独蒜兰	*Pleione bulbocodioides*	广西重点	易危（VU）
62	兰科	绶草	*Spiranthes sinensis*	广西重点	近危（NT）
63	兰科	琴唇万代兰	*Vanda concolor*	广西重点	近危（NT）
64	兰科	越南香荚兰	*Vanilla annamica*	广西重点	极危（CR）

2. 特有物种

特有植物是指其自然分布的地理区域狭窄或异常狭窄的植物种类，它是生物多样性保护研究的重要对象，对于认识一个地区植物区系的特点、发生、发展和演变都具有十分重要的意义。在隆安县复杂多样的植物种类当中含有数量可观的特有植物，其中不少的特有植物还是珍贵稀有的药材、林木或工业原料。对隆安县特有植物的研究，对该县药用资源的开发、利用和保护，对了解当地植物区系的历史发展和现状有着十分重要的意义。统计显示，隆安县药用植物中，中国特有植物256种，隶属91科184属，其中裸子植物2种，被子植物254种；广西特有植物34种，隶属23科25属，其中毛瓣金花茶、桂南山姜、隆安蜘蛛抱蛋为隆安县特有植物（表5-7）。

表5-7　隆安县特有药用植物

序号	科名	中文名	学名	特有程度
1	八角科	地枫皮	*Illicium difengpi*	广西特有
2	青藤科	香青藤	*Illigera aromatica*	广西特有
3	防己科	马山地不容	*Stephania mashanica*	广西特有
4	马兜铃科	凹脉马兜铃	*Aristolochia impressinervia*	广西特有
5	远志科	长毛华南远志	*Polygala chinensis* var. *villosa*	广西特有
6	西番莲科	蝴蝶藤	*Passiflora papilio*	广西特有
7	葫芦科	扁果绞股蓝	*Gynostemma compressum*	广西特有
8	葫芦科	广西绞股蓝	*Gynostemma guangxiense*	广西特有
9	山茶科	毛瓣金花茶	*Camellia pubipetala*	广西特有
10	大戟科	鸡尾木	*Excoecaria venenata*	广西特有
11	荨麻科	基心叶冷水花	*Pilea basicordata*	广西特有
12	卫矛科	密花美登木	*Maytenus confertiflorus*	广西特有
13	卫矛科	广西美登木	*Maytenus guangxiensis*	广西特有
14	芸香科	毛叶两面针	*Zanthoxylum nitidum* var. *tomentosum*	广西特有
15	柿科	山榄叶柿	*Diospyros siderophylla*	广西特有
16	紫金牛科	狭叶紫金牛	*Ardisia filiformis*	广西特有
17	木犀科	白萼素馨	*Jasminum albicalyx*	广西特有
18	茜草科	长叶螺序草	*Spiradiclis oblanceolata*	广西特有
19	茜草科	匙叶螺序草	*Spiradiclis spathulata*	广西特有

续表

序号	科名	中文名	学名	特有程度
20	忍冬科	三脉叶荚蒾	*Viburnum triplinerve*	广西特有
21	菊科	广西斑鸠菊	*Vernonia chingiana*	广西特有
22	苦苣苔科	肥牛草	*Chirita hedyotidea*	广西特有
23	苦苣苔科	弄岗唇柱苣苔	*Chirita longgangensis*	广西特有
24	苦苣苔科	线叶唇柱苣苔	*Chirita linearifolia*	广西特有
25	苦苣苔科	条叶唇柱苣苔	*Chirita ophiopogoides*	广西特有
26	苦苣苔科	龙州半蒴苣苔	*Hemiboea longzhouensis*	广西特有
27	苦苣苔科	红苞半蒴苣苔	*Hemiboea rubribracteata*	广西特有
28	爵床科	贵港水蓑衣	*Hygrophila salicifolia* var. *longihirsuta*	广西特有
29	姜科	桂南山姜	*Alpinia guinanensis*	广西特有
30	百合科	隆安蜘蛛抱蛋	*Aspidistra longanensis*	广西特有
31	百合科	长瓣蜘蛛抱蛋	*Aspidistra longipetala*	广西特有
32	百合科	石山蜘蛛抱蛋	*Aspidistra saxicola*	广西特有
33	百合科	长穗开口箭	*Tupistra longispica*	广西特有
34	棕榈科	粗棕竹	*Rhapis robusta*	广西特有
35	松科	马尾松	*Pinus massoniana*	中国特有
36	柏科	侧柏	*Platycladus orientalis*	中国特有
37	木兰科	显脉木兰	*Lirianthe fistulosa*	中国特有
38	木兰科	含笑花	*Michelia figo*	中国特有
39	八角科	八角	*Illicium verum*	中国特有
40	番荔枝科	石密	*Alphonsea mollis*	中国特有
41	番荔枝科	藤春	*Alphonsea monogyna*	中国特有
42	番荔枝科	瓜馥木	*Fissistigma oldhamii*	中国特有
43	番荔枝科	凹叶瓜馥木	*Fissistigma retusum*	中国特有
44	番荔枝科	中华野独活	*Miliusa sinensis*	中国特有
45	樟科	琼楠	*Beilschmiedia intermedia*	中国特有
46	樟科	红叶木姜子	*Litsea rubescens*	中国特有
47	樟科	石山楠	*Phoebe calcarea*	中国特有
48	毛茛科	钝齿铁线莲	*Clematis apiifolia* var. *argentilucida*	中国特有
49	毛茛科	曲柄铁线莲	*Clematis repens*	中国特有
50	毛茛科	还亮草	*Delphinium anthriscifolium*	中国特有
51	毛茛科	两广锡兰莲	*Naravelia pilulifera*	中国特有
52	木通科	尾叶那藤	*Stauntonia obovatifoliola* subsp. *urophylla*	中国特有
53	防己科	江南地不容	*Stephania excentrica*	中国特有
54	防己科	广西地不容	*Stephania kwangsiensis*	中国特有
55	马兜铃科	通城虎	*Aristolochia fordiana*	中国特有
56	马兜铃科	广西马兜铃	*Aristolochia kwangsiensis*	中国特有
57	马兜铃科	变色马兜铃	*Aristolochia versicolor*	中国特有
58	马兜铃科	地花细辛	*Asarum geophilum*	中国特有
59	胡椒科	硬毛草胡椒	*Peperomia cavaleriei*	中国特有
60	胡椒科	海南蒟	*Piper hainanense*	中国特有
61	胡椒科	山蒟	*Piper hancei*	中国特有
62	胡椒科	大叶蒟	*Piper laetispicum*	中国特有
63	金粟兰科	全缘金粟兰	*Chloranthus holostegius*	中国特有
64	紫堇科	岩黄连	*Corydalis saxicola*	中国特有
65	紫堇科	大叶紫堇	*Corydalis temulifolia*	中国特有
66	白花菜科	马槟榔	*Capparis masaikai*	中国特有
67	蓼科	愉悦蓼	*Polygonum jucundum*	中国特有
68	凤仙花科	大叶凤仙花	*Impatiens apalophylla*	中国特有
69	凤仙花科	丰满凤仙花	*Impatiens obesa*	中国特有
70	山龙眼科	网脉山龙眼	*Helicia reticulata*	中国特有

续表

序号	科名	中文名	学名	特有程度
71	海桐花科	狭叶海桐	*Pittosporum glabratum* var. *neriifolium*	中国特有
72	大风子科	毛叶南岭柞木	*Xylosma controversum* var. *pubescens*	中国特有
73	西番莲科	圆叶西番莲	*Passiflora henryi*	中国特有
74	葫芦科	短序栝楼	*Trichosanthes baviensis*	中国特有
75	秋海棠科	紫背天葵	*Begonia fimbristipula*	中国特有
76	秋海棠科	秋海棠	*Begonia grandis*	中国特有
77	秋海棠科	癞叶秋海棠	*Begonia leprosa*	中国特有
78	山茶科	米碎花	*Eurya chinensis*	中国特有
79	山茶科	细枝柃	*Eurya loquaiana*	中国特有
80	野牡丹科	叶底红	*Bredia fordii*	中国特有
81	野牡丹科	红敷地发	*Phyllagathis elattandra*	中国特有
82	使君子科	风车子	*Combretum alfredii*	中国特有
83	红树科	旁杞木	*Carallia pectinifolia*	中国特有
84	藤黄科	大苞藤黄	*Garcinia bracteata*	中国特有
85	藤黄科	岭南山竹子	*Garcinia oblongifolia*	中国特有
86	藤黄科	金丝李	*Garcinia paucinervis*	中国特有
87	椴树科	黄麻叶扁担杆	*Grewia henryi*	中国特有
88	杜英科	薄果猴欢喜	*Sloanea leptocarpa*	中国特有
89	梧桐科	桂火绳	*Eriolaena kwangsiensis*	中国特有
90	梧桐科	翻白叶树	*Pterospermum heterophyllum*	中国特有
91	梧桐科	粉苹婆	*Sterculia euosma*	中国特有
92	锦葵科	云南黄花稔	*Sida yunnanensis*	中国特有
93	锦葵科	梵天花	*Urena procumbens*	中国特有
94	金虎尾科	贵州盾翅藤	*Aspidopterys cavaleriei*	中国特有
95	大戟科	山麻杆	*Alchornea davidii*	中国特有
96	大戟科	海南山麻杆	*Alchornea rugosa* var. *pubescens*	中国特有
97	大戟科	绿背山麻杆	*Alchornea trewioides* var. *sinica*	中国特有
98	大戟科	重阳木	*Bischofia polycarpa*	中国特有
99	大戟科	石山巴豆	*Croton euryphyllus*	中国特有
100	大戟科	水柳	*Homonoia riparia*	中国特有
101	大戟科	珠子木	*Phyllanthodendron anthopotamicum*	中国特有
102	鼠刺科	毛脉鼠刺	*Itea indochinensis* var. *pubinervia*	中国特有
103	蔷薇科	桃	*Amygdalus persica*	中国特有
104	蔷薇科	毛叶木瓜	*Chaenomeles cathayensis*	中国特有
105	蔷薇科	石斑木	*Rhaphiolepis indica*	中国特有
106	蔷薇科	单瓣月季花	*Rosa chinensis* var. *spontanea*	中国特有
107	蔷薇科	悬钩子蔷薇	*Rosa rubus*	中国特有
108	蔷薇科	锈毛莓	*Rubus reflexus*	中国特有
109	苏木科	火索藤	*Bauhinia aurea*	中国特有
110	蝶形花科	毛叶猪腰豆	*Afgekia filipes* var. *tomentosa*	中国特有
111	蝶形花科	亮叶崖豆藤	*Callerya nitida*	中国特有
112	蝶形花科	西南杭子梢	*Campylotropis delavayi*	中国特有
113	蝶形花科	藤黄檀	*Dalbergia hancei*	中国特有
114	蝶形花科	降香	*Dalbergia odorifera*	中国特有
115	蝶形花科	亮叶中南鱼藤	*Derris fordii* var. *lucida*	中国特有
116	蝶形花科	干花豆	*Fordia cauliflora*	中国特有
117	蝶形花科	中华胡枝子	*Lespedeza chinensis*	中国特有
118	蝶形花科	褶皮黧豆	*Mucuna lamellata*	中国特有
119	蝶形花科	花榈木	*Ormosia henryi*	中国特有
120	蝶形花科	菱叶鹿藿	*Rhynchosia dielsii*	中国特有
121	蝶形花科	密花豆	*Spatholobus suberectus*	中国特有
122	金缕梅科	杨梅蚊母树	*Distylium myricoides*	中国特有
123	金缕梅科	红花檵木	*Loropetalum chinense* var. *rubrum*	中国特有

续表

序号	科名	中文名	学名	特有程度
124	杨柳科	响叶杨	*Populus adenopoda*	中国特有
125	桦木科	华南桦	*Betula austrosinensis*	中国特有
126	壳斗科	茅栗	*Castanea seguinii*	中国特有
127	壳斗科	细叶青冈	*Cyclobalanopsis gracilis*	中国特有
128	榆科	青檀	*Pteroceltis tatarinowii*	中国特有
129	榆科	银毛叶山黄麻	*Trema nitida*	中国特有
130	桑科	白桂木	*Artocarpus hypargyreus*	中国特有
131	桑科	藤构	*Broussonetia kaempferi* var. *australis*	中国特有
132	桑科	珍珠榕	*Ficus sarmentosa* var. *henryi*	中国特有
133	荨麻科	细梗紫麻	*Oreocnide frutescens* subsp. *insignis*	中国特有
134	荨麻科	广西紫麻	*Oreocnide kwangsiensis*	中国特有
135	荨麻科	盾叶冷水花	*Pilea peltata*	中国特有
136	冬青科	海南冬青	*Ilex hainanensis*	中国特有
137	冬青科	毛冬青	*Ilex pubescens*	中国特有
138	卫矛科	短梗南蛇藤	*Celastrus rosthornianus*	中国特有
139	卫矛科	罗甸沟瓣	*Glyptopetalum feddei*	中国特有
140	翅子藤科	无柄五层龙	*Salacia sessiliflora*	中国特有
141	茶茱萸科	瘤枝微花藤	*Iodes seguinii*	中国特有
142	铁青树科	蒜头果	*Malania oleifera*	中国特有
143	山柚子科	茎花山柚	*Champereia manillana* var. *longistaminea*	中国特有
144	桑寄生科	桑寄生	*Taxillus sutchuenensis*	中国特有
145	桑寄生科	大苞寄生	*Tolypanthus maclurei*	中国特有
146	桑寄生科	棱枝槲寄生	*Viscum diospyrosicola*	中国特有
147	鼠李科	光枝勾儿茶	*Berchemia polyphylla* var. *leioclada*	中国特有
148	鼠李科	铜钱树	*Paliurus hemsleyanus*	中国特有
149	鼠李科	贵州鼠李	*Rhamnus esquirolii*	中国特有
150	鼠李科	薄叶鼠李	*Rhamnus leptophylla*	中国特有
151	鼠李科	梗花雀梅藤	*Sageretia henryi*	中国特有
152	鼠李科	皱叶雀梅藤	*Sageretia rugosa*	中国特有
153	鼠李科	海南翼核果	*Ventilago inaequilateralis*	中国特有
154	葡萄科	异叶地锦	*Parthenocissus dalzielii*	中国特有
155	葡萄科	闽赣葡萄	*Vitis chungii*	中国特有
156	芸香科	酸橙	*Citrus aurantium*	中国特有
157	芸香科	柠檬	*Citrus limon*	中国特有
158	芸香科	小黄皮	*Clausena emarginata*	中国特有
159	芸香科	三桠苦	*Melicope pteleifolia*	中国特有
160	芸香科	豆叶九里香	*Murraya euchrestifolia*	中国特有
161	芸香科	九里香	*Murraya exotica*	中国特有
162	芸香科	广西九里香	*Murraya kwangsiensis*	中国特有
163	芸香科	四数九里香	*Murraya tetramera*	中国特有
164	芸香科	裸芸香	*Psilopeganum sinense*	中国特有
165	芸香科	毛竹叶花椒	*Zanthoxylum armatum* var. *ferrugineum*	中国特有
166	芸香科	石山花椒	*Zanthoxylum calcicola*	中国特有
167	芸香科	蚬壳花椒	*Zanthoxylum dissitum*	中国特有
168	芸香科	刺壳花椒	*Zanthoxylum echinocarpum*	中国特有
169	无患子科	黄梨木	*Boniodendron minius*	中国特有
170	无患子科	复羽叶栾树	*Koelreuteria bipinnata*	中国特有
171	七叶树科	七叶树	*Aesculus chinensis*	中国特有
172	七叶树科	程香仔树	*Loeseneriella concinna*	中国特有
173	清风藤科	贵州泡花树	*Meliosma henryi*	中国特有
174	漆树科	黄连木	*Pistacia chinensis*	中国特有

续表

序号	科名	中文名	学名	特有程度
175	漆树科	滨盐肤木	*Rhus chinensis* var. *roxburghii*	中国特有
176	五加科	台湾毛楤木	*Aralia decaisneana*	中国特有
177	五加科	长刺楤木	*Aralia spinifolia*	中国特有
178	五加科	三叶罗伞	*Brassaiopsis tripteris*	中国特有
179	五加科	鹅掌藤	*Schefflera arboricola*	中国特有
180	柿科	崖柿	*Diospyros chunii*	中国特有
181	柿科	油柿	*Diospyros oleifera*	中国特有
182	柿科	信宜柿	*Diospyros sunyiensis*	中国特有
183	紫金牛科	九管血	*Ardisia brevicaulis*	中国特有
184	紫金牛科	月月红	*Ardisia faberi*	中国特有
185	紫金牛科	广西密花树	*Myrsine kwangsiensis*	中国特有
186	安息香科	赛山梅	*Styrax confusus*	中国特有
187	马钱科	醉鱼草	*Buddleja lindleyana*	中国特有
188	木犀科	女贞	*Ligustrum lucidum*	中国特有
189	木犀科	多毛小蜡	*Ligustrum sinense* var. *coryanum*	中国特有
190	木犀科	木犀榄	*Olea europaea*	中国特有
191	萝藦科	柳叶白前	*Cynanchum stauntonii*	中国特有
192	萝藦科	尖叶眼树莲	*Dischidia australis*	中国特有
193	萝藦科	催吐鲫鱼藤	*Secamone minutiflora*	中国特有
194	萝藦科	吊山桃	*Secamone sinica*	中国特有
195	茜草科	展枝玉叶金花	*Mussaenda divaricata*	中国特有
196	茜草科	粗毛玉叶金花	*Mussaenda hirsutula*	中国特有
197	茜草科	广州蛇根草	*Ophiorrhiza cantoniensis*	中国特有
198	茜草科	中华蛇根草	*Ophiorrhiza chinensis*	中国特有
199	茜草科	白毛鸡矢藤	*Paederia pertomentosa*	中国特有
200	茜草科	云南九节	*Psychotria yunnanensis*	中国特有
201	茜草科	毛钩藤	*Uncaria hirsuta*	中国特有
202	忍冬科	南方荚蒾	*Viburnum fordiae*	中国特有
203	菊科	长穗兔儿风	*Ainsliaea henryi*	中国特有
204	菊科	小蓟	*Cirsium chinense*	中国特有
205	菊科	蒲公英	*Taraxacum mongolicum*	中国特有
206	菊科	异叶黄鹤菜	*Youngia heterophylla*	中国特有
207	龙胆科	穿心草	*Canscora lucidissima*	中国特有
208	报春花科	石山细梗香草	*Lysimachia capillipes* var. *cavaleriei*	中国特有
209	报春花科	独山香草	*Lysimachia dushanensis*	中国特有
210	五膜草科	直序五膜草	*Pentaphragma spicatum*	中国特有
211	紫草科	上思厚壳树	*Ehretia tsangii*	中国特有
212	茄科	珊瑚豆	*Solanum pseudocapsicum* var. *diflorum*	中国特有
213	旋花科	丁公藤	*Erycibe obtusifolia*	中国特有
214	苦苣苔科	华南半蒴苣苔	*Hemiboea follicularis*	中国特有
215	苦苣苔科	半蒴苣苔	*Hemiboea subcapitata*	中国特有
216	苦苣苔科	大叶石上莲	*Oreocharis benthamii*	中国特有
217	苦苣苔科	石上莲	*Oreocharis benthamii* var. *reticulata*	中国特有
218	爵床科	南岭爵床	*Justicia leptostachya*	中国特有
219	马鞭草科	尖萼紫珠	*Callicarpa loboapiculata*	中国特有
220	马鞭草科	海南赪桐	*Clerodendrum hainanense*	中国特有
221	马鞭草科	广东大青	*Clerodendrum kwangtungense*	中国特有
222	马鞭草科	尖齿臭茉莉	*Clerodendrum lindleyi*	中国特有
223	马鞭草科	滇桂豆腐柴	*Premna confinis*	中国特有
224	马鞭草科	狐臭柴	*Premna puberula*	中国特有
225	唇形科	筋骨草	*Ajuga ciliata*	中国特有
226	唇形科	肉叶鞘蕊花	*Coleus carnosifolius*	中国特有

续表

序号	科名	中文名	学名	特有程度
227	唇形科	香茶菜	*Isodon amethystoides*	中国特有
228	唇形科	显脉香茶菜	*Isodon nervosus*	中国特有
229	唇形科	石生鸡脚参	*Orthosiphon marmoritis*	中国特有
230	唇形科	四棱草	*Schnabelia oligophylla*	中国特有
231	芭蕉科	大蕉	*Musa × paradisiaca*	中国特有
232	姜科	长柄山姜	*Alpinia kwangsiensis*	中国特有
233	姜科	多花山姜	*Alpinia polyantha*	中国特有
234	姜科	砂仁	*Amomum villosum*	中国特有
235	姜科	温郁金	*Curcuma wenyujin*	中国特有
236	百合科	野百合	*Lilium brownii*	中国特有
237	百合科	长茎沿阶草	*Ophiopogon chingii*	中国特有
238	百合科	多花黄精	*Polygonatum cyrtonema*	中国特有
239	菝葜科	粉背菝葜	*Smilax hypoglauca*	中国特有
240	天南星科	磨芋	*Amorphophallus konjac*	中国特有
241	石蒜科	文殊兰	*Crinum asiaticum* var. *sinicum*	中国特有
242	薯蓣科	七叶薯蓣	*Dioscorea esquirolii*	中国特有
243	薯蓣科	山薯	*Dioscorea fordii*	中国特有
244	薯蓣科	马肠薯蓣	*Dioscorea simulans*	中国特有
245	棕榈科	矮棕竹	*Rhapis humilis*	中国特有
246	仙茅科	短葶仙茅	*Curculigo breviscapa*	中国特有
247	兰科	线瓣玉凤花	*Habenaria fordii*	中国特有
248	兰科	独蒜兰	*Pleione bulbocodioides*	中国特有
249	竹亚科	粉单竹	*Bambusa chungii*	中国特有
250	竹亚科	撑篙竹	*Bambusa pervariabilis*	中国特有
251	竹亚科	车筒竹	*Bambusa sinospinosa*	中国特有
252	竹亚科	佛肚竹	*Bambusa ventricosa*	中国特有
253	竹亚科	吊丝竹	*Dendrocalamus minor*	中国特有
254	竹亚科	苦竹	*Pleioblastus amarus*	中国特有
255	竹亚科	箬竹	*Pseudosasa hindsii*	中国特有
256	禾亚科	高粱	*Sorghum bicolor*	中国特有

（四）常用药材及道地药材

通过调查走访和文献研究，隆安县常见药材有567种，隶属142科394属，其中被《中华人民共和国药典》（2020年版）收录的有201种，隶属86科170属；被《广西中药材标准》（第一册、第二册）和《广西壮族自治区壮药质量标准》（第一卷、第二卷、第三卷）收录有的368种（其中壮药标准收录319种），隶属115科281属，壮药资源丰富多样。隆安县常用药材按药用功效进行归纳，大致为清热药、补益药、解表药、温里药等15类（表5-8），其中清热药、祛湿药、补益药、化痰止咳平喘药、活血化瘀药等占的比例比较大。

道地药材是在特定自然条件、生态环境的地域内所产的药材，为中药材中的精品。中医与中药唇齿相依，道地药材的使用，使中医临床的疗效得到彰显。隆安地处南亚热带区域，为典型的岩溶石山区县，盛产的中药材富有亚热带岩溶特色。隆安县道地药材有砂仁、地枫皮、八角、两面针、山豆根、苏木、青天葵、千年健、鸡骨草、钩藤、鸡血藤、岩黄连、美登木等。

表5-8　隆安县常用药材的药用功效分类表

序号	功效类别	常用药材
1	清热药	金果榄、山豆根、扛板归、栀子、山银花、千里光、半边莲、野菊花、板蓝、淡竹叶、水田七、土太片、筋骨草、地胆草、穿心莲、三叶青、金线风
2	祛湿药	伸筋草、香青藤、宽筋藤、牛大力、四方藤、穿破石、杜仲藤、半枫荷、七叶莲、了刁竹、络石藤、佩兰、桑寄生、三叉苦、四方木皮、千年健
3	补益药	绞股蓝、何首乌、黄精、桂党参、仙茅、山药、扶芳藤、猫豆、铁皮石斛
4	化痰止咳平喘药	枇杷叶、百部、石吊兰、聚石斛、青天葵、桑白皮、栝蒌皮、水半夏、柿叶
5	利湿药	海金沙、石韦、广东金钱草、虎杖、金钱草、积雪草、车前草、火炭母
6	温里药	肉桂、八角、荜澄茄、吴茱萸、生姜、姜黄、郁金、乌药
7	活血化瘀药	九龙藤、鸡血藤、牛膝、苏木、朱砂根、槲蕨、走马胎、半枝莲、铁包金
8	解表药	石胡荽、黄荆、土细辛、葛根、紫苏叶、桂枝、苍耳子、桑叶、薄荷、石荠苎
9	理气药	陈皮、荔枝核、枳实、枳壳、降香、砂仁、五月艾、四数九里香
10	止血药	侧柏、田七、艾纳香、茜草、白茅根、断血流、艾叶、朝天罐、石上柏
11	驱虫药	使君子、苦楝皮、鸦胆子、仙鹤草、南瓜子、青蒿、鹤虱、豨莶、蛇床子
12	息风止痉药	钩藤、大叶钩藤、毛钩藤、萝芙木、土防风、畦畔莎草
13	收涩药	金樱子、盐肤木（五倍子）、番石榴、锡叶藤、菟丝子、羊开口
14	泻下药	巴豆、商陆、大戟、牵牛子、羊蹄、火麻仁、蓖麻子、乌桕根
15	开窍药	石菖蒲、皂荚、香樟

二、药用动物资源

动物药是中国传统医药学中的重要组成部分，其应用有着悠久的历史。最早的书籍《神农本草经》已载收僵蚕、地龙等动物药67种，对其应用及疗效均有明确记载；《本草纲目》中动物药增至440种，并将其分为虫、鳞、介、禽、兽、人各部；时至今日，《中国药用动物志》（2013年版）更是收载了多达2341种的动物药，在临床各科广为使用。

隆安县复杂的地理环境和气候孕育了丰富的动物资源，因自然环境变化和一些人为捕杀，当前县内野生动物有所减少。据统计，龙虎山自然保护区保存有野生脊椎动物215种，含两栖类10种、爬行类39种、鸟类131种、哺乳类35种，其中国家一级保护动物有黑叶猴、熊猴、林麝、蟒蛇4种，国家二级保护动物有猕猴、虎纹蛙、蛤蚧、蛇雕、松雀鹰、鸢、冠斑犀鸟、穿山甲、水獭、小灵猫、大灵猫、斑林狸、山瑞鳖等22种。依据第三次和第四次全国中药资源普查统计，隆安县有药用动物共249种，隶属于15纲46目115科。主要有蛤蚧、穿山甲、赤麂、池鹭、斑鸠、土鳖虫、大斑芫菁、黑蚂蚁及各类鱼类、蛇类等药用动物。

动物药大多数为药食同原，既可药用，又可食用，且动物药因具有活性强、资源广、疗效高的特点而深受欢迎。但动物类药材一般不具有再生性，没有了动物资源，也就不会再有动物药材。因此，必须合理开发利用药用动物资源，实施可行的药用动物资源保护措施，不断完善野生动物驯养和繁殖，利用法律制度实现野生动物的保护和合理利用的良性发展，特别是对动物等级高、药用价值大的野生哺乳动物，保障资源的可持续发展与利用。

三、药用矿物资源

中国的矿物入药由来已久，最早的本草学专著《神农本草经》收载矿物药46种。明代李时珍所著的《本草纲目》，仅金石部就收载矿物药161种，另附录72种，书中对每一种矿物的来源、产地、形态、功效都做了详细说明。矿物药在我国因药源常备、疗效显著，历代医药业者均非常重视其临床应用，其在医疗、养生和保健等方面发挥着重大的作用。

隆安县地处华南准台地，右江褶断区越北隆起褶皱束的北缘，红水河褶皱束的南侧。大致经历了加里东期、印支至燕山期、喜山期3个较为明显的构造发展阶段，各阶段产生的不同规模、不同性质、不同序次的构造形迹，组成了错综复杂的构造格架，形成了丰富而多样的矿产资源。矿物药是地质矿产资源的一部分，隆安县记录有伏龙土、黄土、石膏、钟乳石、钟乳鹅管石、石灰、金矿、银矿、寒水石等矿物药。

从药材的来源来看，矿物药不能与植物药、动物药同样看待，后两者一般可以依靠人工栽培、人工驯养来不断补充或增加，而矿物药资源是经过漫长而复杂的地质作用形成的，储藏量固定，资源不可再生。因此，杜绝矿物药的滥采滥挖，提倡爱护和珍惜使用，并不断促进矿物药应用研究的传承和发展。

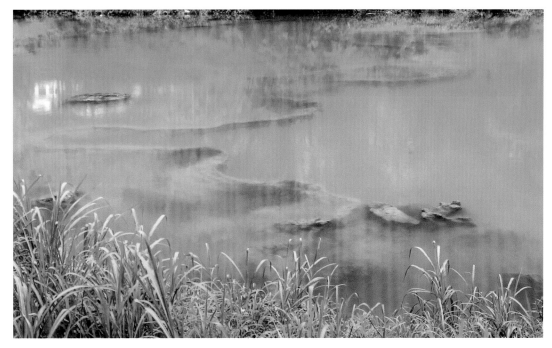

隆安布泉乡喀斯特地下河景观

第六章　药用资源应用

一、市场流通

　　隆安县中药材资源极为丰富，历来为两面针、苏木、砂仁、青天葵、鸡血藤和香青藤等南药药材的优质产区。县志记载早在20世纪80年代初，国家在隆安境内大量收购道地中药材，包括砂仁、金银花、金钱草、土太片、木棉朵、益母草和鸡血藤等，其中砂仁、金银花有部分为栽培，其余多为野生药材，且年收购量较大，如1980年金钱草年收购量达31 t，益母草年收购量达21 t，1985年木棉朵年收购量近21 t。隆安县成为桂中南地区重要的药材集散地。

　　随着自然生态环境的变化与人民需求的发展，中药材的市场供求亦有所变化。现今，隆安县中药材的市场流通主要为两方面，一是零散收购野生药材，在城厢、南圩、布泉、都结、屏山等乡镇有长期定点收购药材的店铺，当地药农会自发在不同的季节采集不同的药材拿到收购站出售；二是批量收购栽培药材，依据市场的供需要求，公司与农户或合作社与农户联合种植药材的，由公司或合作社批量回收或共同销售药材。收购的药材大部分销往外地，其中以广西玉林市中药材市场为主，少部分运往广州、安徽、福建等地，还有部分是供给区内各制药公司或当地民医自用。

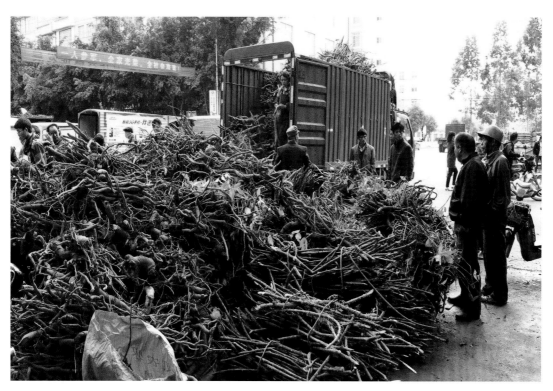

隆安县药材收购现场

　　2013年隆安县市场上的主流药材情况如表6-1所示。其中收购量较大的有肿节风和两面针，年平均收购量约600 t，其次是八角、鸡血藤、山银花、金樱果和砂仁等药材，年平均收购量约300 t。此外，市场中交易量较小的还有断肠草、绞股蓝、当归藤、丁公藤、田基黄、土甘草、羊开口、青蒿、白花蛇舌草、黑墨草、王不留行、生地、穿破石等药材。在这些收购的药材中，八角、砂仁、牛大力、穿心莲、铁皮石斛、肿节风和山银花为栽培药材，而两面针、鸡血藤、黄藤、四方藤、钩藤、千斤拔、骨碎补、寄生和黑吹风等药材主要还是来自野生资源。在长期收购药材中，野生资源被大量采挖而迅速减少，影响了可持续利用，因此对于一些珍稀药材，应合理采挖使用，并开展人工栽培或寻求可替代药材来满足市场的需求。

表6-1　隆安县市场上的主流药材

序号	药材名	中文名	学名	药用部位	年均收购量（t）
1	肿节风	草珊瑚	*Sarcandra glabra*	全株	600
2	两面针	两面针	*Zanthoxylum nitidum*	根	600
3	八角	八角	*Illicium verum*	果实	300
4	鸡血藤	密花豆	*Spatholobus suberectus*	藤茎	300
5	山银花	忍冬属	*Lonicera spp.*	花蕾	300
6	金樱果	金樱子	*Rosa laevigata*	果实	300
7	砂仁	砂仁	*Amomum villosum*	果实	300
8	穿心莲	穿心莲	*Andrographis paniculata*	地上部分	200
9	黄连藤	天仙藤	*Fibraurea recisa*	藤茎	200
10	过江龙	榼藤子	*Entada phaseoloides*	藤茎	150
11	千斤拔	千斤拔	*Flemingia prostrata*	根	60
12	四方藤	翼茎白粉藤	*Cissus pteroclada*	藤茎	55
13	钩藤	钩藤属	*Uncaria spp.*	藤茎	50
14	土茯苓	土茯苓	*Smilax glabra*	块根	50
15	骨碎补	槲蕨	*Drynaria roosii*	块根	35
16	寄生	桑寄生科	*Loranthaceae*	全株	30
17	猫豆	黧豆	*Mucuna pruriens* var. *utilis*	种子	30
18	铁皮石斛	铁皮石斛	*Dendrobium officinale*	茎	30
19	黑吹风	香青藤	*Illigera aromatica*	藤茎	20

二、传统知识

壮族有着悠久灿烂的历史文化，特色壮医药也是壮族传统文化的重要组成部分，为壮族人民的生存繁衍和健康发展做出了重要的贡献。壮医药具有鲜明的民族性、传统性和地域性特点，20世纪80年代初开始研究发掘整理，壮医药总结了"阴阳为本，三气同步"的天人自然观，"脏腑气血骨肉、谷道水道气道、龙路火路"的生理病理观，"毒虚致百病"的病因病机论，逐步形成了一套较为系统的、具有民族及区域特色的壮医药理论体系。

隆安县素为壮族聚居的地方，壮族人口占全县总人口的96%，境内壮族民风淳朴，壮医药特色浓郁。县内各乡镇拥有多名民间壮医，他们不仅为人民防病治病，其行医用药过程中积累和总结的宝贵经验还为壮医药的传承和发展起到重要作用，如隆安县老壮医潘振香在诊治体内癌瘤病时，主要是从面部望诊中得知疾病由阴转阳或由阳转阴，以为预后的依据。正是在如此诸多的老壮医诊病识证的方法经验中总结出了壮医在对疟、瘴、蛊、毒、风、湿等病症的防治上，主张辨病与辨证相结合，以辨病为主的基本方法，他们的诊断病证的经验技能为壮医理论提供了支撑。

此次调查隆安县药用植物资源中，收录于《广西壮族自治区壮药质量标准》的有319种，占收录植物类壮药的71.8%，壮药种类丰富多样，县境内分布著名的壮药有玉桂、八角、何首乌、鸡骨草、广豆根、山银花、莪术、青天葵、石斛、千年健等。喜用新鲜药材为壮医用药的特色之一，内服鲜药多取其滋阴清热之功，外敷鲜药多赖其拔毒解毒之功。善用毒药和解毒药为壮医另一特色，隆安县药用资源中不乏有毒植物，如断肠草、丁公藤、水田七、曼陀罗、两面针、通城虎、海芋、商陆等，以及动物药蜈蚣、斑蝥、毒蛇等，这些有毒药在特定的环境下，通过适当的方法如泡制后使用，不仅最大程度降低了对人体的毒副作用，且药物充分表现出显著的治疗效果，一直广泛用于内外妇儿五官皮肤科多种疾病的治疗与防治。

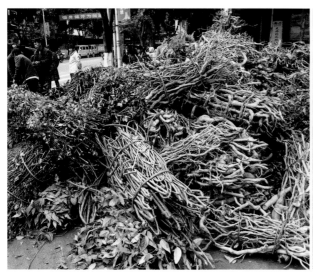 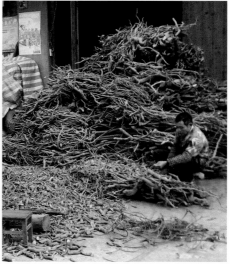

隆安县药农处理收购药材

壮医的诊疗方法也独具特色，隆安县民间传统医疗方法有刮痧、夹痧、挑痧、拔罐疗法、推拿按摩疗法及草药外敷等，其在治疗伤风感冒、风湿骨痛、跌打损伤等病痛方面疗效甚佳。通过走访隆安县的民医得知，他们普遍擅长治疗肝炎、骨折、毒蛇咬伤等病症，常常使用当地周边野生植物资源加工或炮制药材进行治疗，其中治疗骨折一味主药即红药（弄岗唇柱苣苔），为广西特有的岩溶药材，常生长在隆安西南部石灰岩地区，体现了壮医药简便易行、起效迅速、价廉高效的特点，具有重要的医疗和文化价值。

三、开发利用

隆安县药用植物资源丰富多样，为开发利用提供了物质基础与基本保障。在20世纪60~70年代，隆安县合作医疗所以中草药为主进行治疗，坚持自采、自种、自制、自用中草药的方针，据不完全统计，隆安县人民医院1972年曾有自制中草药水、片、丸、膏、丹等69个品种，1975年自制55个品种，1987年研制草药绞股蓝糖浆，这些利用当地丰富中草药资源制作的药剂不仅降低了成本、减轻患者负担，而且在一定程度上也缓解了当时农村严重缺医少药的困境。

在中草药栽培方面，20世纪80年代初隆安县有砂仁、八角、山银花等大宗药材栽培。近年来，随着科研成果及成果推广的发展，隆安县因地制宜引进中药材产业化开发项目，建设濒危药材组培苗生产中心，年产濒危药材种苗约3亿株（丛）。同时结合市场的需求，采用"公司+基地+合作社+农户"的模式，在全县推广种植广西特色中药材，各乡镇开展了山豆根、穿心莲、扶芳藤、草珊瑚、牛大力、千斤拔、鸦胆子、何首乌等热销药材的栽培，尤其药食兼用的铁皮石斛、栀子等栽培得到快速发展，较大程度地增加了农民收入。

近年在国家政策扶持下，隆安县依托境内宝塔医药产业园的平台建设，与广西宝塔医药产业发展有限公司、广西鸿博药业有限公司等机构合作，形成了药物种苗繁育、规范化种植、生产加工等产业链和生物医药产业化基地。将充分加速与有关科研机构、高校、行业协会等的合作交流，拓展研发中药、壮药饮片及成药和医院制剂、养生食品、保健酒等产品，养生保健、旅游休闲服务等项目，逐步建成西南地区最具技术和产业竞争力的新兴产业园区，对推进广西中医药民族医药产业现代化和可持续发展起到了积极的作用。

第七章　药用资源保护与管理

一、保护与管理现状

1. 相关政策措施的实施保障

中药资源作为中国的特色资源，成为关系国计民生的国家战略资源。为保护和合理利用药用资源，国家颁布了《中华人民共和国中医药条例》《中华人民共和国野生植物保护条例》，国务院出台了《野生药材资源保护管理条例》，广西也实施了《广西壮族自治区发展中医药壮医药条例》《广西壮族自治区药用野生植物资源保护办法》，这一系列法律、法规的出台，使药用野生资源的保护与利用进入了有法可依的新阶段，为野生药用资源保护与管理提供了有力措施和保障。近年隆安县党委、政府在《隆安县中医药壮瑶医药发展规划（2016—2020年）》中，明确提出推进隆安县中药壮瑶药资源保护和发展，通过林业、卫生、环保等部门的认真组织实施，在应用中产生了较好的效果，不断促进对隆安县药用资源的有效保护和合理利用。

2. 药用资源自然保护区的建立

隆安县为加强野生药用资源保护，1980年根据原广西壮族自治区卫生厅的建议，县党委、政府批准成立龙虎山自然（天然药用动植物）保护区，由县卫生局主管。龙虎山自然保护区位于西大明山山脉的北坡，是桂西南石灰岩山地东北边缘的部分，发展至今总面积2255.7 hm²，以猕猴、石山苏铁、毛瓣金花茶等珍贵野生动植物及石灰岩生态系统为主要保护对象。广西龙虎山自然保护区是国家为数不多的以药用动植物资源为主要保护对象的保护区，在广西也仅此一家，现保护区内药用植物有鸡血藤、金果榄、青天葵、黄精、石斛等700多种，珍贵药用动物有乌猿、猕猴、蛤蚧、穿山甲等，保护区内严禁采挖药用植物、狩猎野生动物、毁林开荒及放牧烧火等行为，对县内药用物种资源的保护与可持续利用发挥了重要作用。

3. 道地珍稀药材的繁育栽培

人工引种栽培或驯化药用动植物，不仅在保障中药材生产和市场供应中发挥重大作用，而且在保护中药资源方面也发挥了一定的作用。隆安县依托宝塔医药产业园基地平台，建设濒危药材组培苗生产中心和育种育苗繁育基地，并采用"公司+基地+农户"形式，主要推广铁皮石斛、山豆根、穿心莲、栀子、草珊瑚、牛大力等广西道地药材种植，并建立多个濒危药材种植示范基地和标准化种植基地。大力发展中药材规范化种植不仅解决中药材市场资源利用紧缺的问题，而且在隆安县石漠化生态环境的改善、贫困地区人民脱贫致富、实现中药资源保护和持续利用等方面起到促进作用。

二、存在的主要问题

1. 过度采收，野生资源锐减

虽然中药资源的保护在就地保护、迁地保护、人工种植方面做了大量工作，但是随着市场对中药材需求的急剧增加，且长期以来对合理开发利用的认识不足，药材资源尤其是野生药材资源受到了严重破坏。如药用部位为心材的名贵中药材苏木，以及利用根状茎或藤茎的中药资源如两面针、鸡血藤、桫藤等，过度采挖使得资源的再生能力受到严重损害，加上一些物种还存在繁殖障碍或生长障碍等问题，资源量急剧减少。一些具有观赏性的药用植物也劫数难逃，如同色兜兰、地宝兰、梳帽卷瓣兰、石斛等许多兰花种类也遭到过度采挖，导致其野生种群数量锐减、种群更新困难而成为稀缺，仅在保护区内偶见其踪迹。

2. 生态恶化，部分资源流失

隆安县岩溶石山区约占全县土地总面积的30%，石漠化面积不断增加，水土流失加剧，植物再生能力降低乃至消失。隆安县部分山地资源实行分林到户，随着人们对生活水平要求的不断提高，桉树林、杉木林、经济水果林等人工植被不断增加，使天然植被面积不断减少。野生植物的栖息地缩小，部分药用植物生存受到威胁，造成一定程度的野生资源流失。且种植区内一些农药、杀虫剂、除草剂等化学试剂的使用，也严重污染生态环境，对周边药用植物的生长造成影响，在人工林下普遍没有野生药用植物的分布。

3. 科技引导不足，资源利用不高

隆安县药用物种数量多，野生药用植物达1600多种，但常用药材仅近500种，利用效率不高，资源丰富的优势尚未充分发挥。同时隆安县药用物种数量丰富，但蕴藏量少，加上过度利用等原因，资源提供已难以为继，如蛤蚧、穿山甲、青天葵、石斛等，亟待进行保护、种养、替代药物研发、药物合成、开发新药源等保护开发的相关研究。此外，中药材生产技术相对落后，重产量轻质量，滥用化肥、农药、生长调节剂现象较为普遍，导致中药材品质下降，影响中药质量和临床疗效，损害中医药信誉。

三、发展策略与建议

1. 加强中药资源动态监测与技术服务体系的建设

隆安县将配合自治区建立广西中药壮瑶药资源动态监测网络，协助建立中药资源信息库，在基本掌握隆安县药用资源本底数据情况的基础上，开展对县域内中药资源信息的收集和监测，加速中医药资源监测信息和技术服务体系的建设。通过实时掌握各地中药材产量、流通量、质量和价格的变化情况，分析中药资源动态变化趋势，为促进区域经济发展和指导农民进行中药材种植、销售等提供服务，提升中药产业信息化水平和政府服务能力，逐步解决中药产业发展信息不对称的问题，服务中药产业和地方经济发展。

2. 加强中药资源保护与利用研究的科技支撑

依托宝塔医药工业园产业建设，加强与西南濒危药材资源开发国家工程实验室、西南特色民族药物开发国家地方联合工程研究中心，以及区内外相关科研院校合作，进一步发挥中医药科技创新的支撑与引领作用，促进民族药的开发利用，大力发展中药材精深加工，提高中药材综合利用率；积极寻找新的中药品种及替代品，扩大药源，缓解某些具有特定功效的药用植物资源压力。同时，综合运用传统繁育方法与基因组学、分子生物学等现代生物技术，培育一批抗逆性强、品质优良、质量稳定的药材品种，在创新中形成新特色、新优势。

3. 加强道地药材种养殖与溯源体系的建设

道地药材是独特资源、特色产业，要立足根本保地道，以实现药材的可持续发展。隆安县鼓励由大企业带动，调整中药材生态农业的种植结构，加强对中药材种植养殖的科学引导，建立一批道地药材如鸡血藤、广豆根、绞股蓝、牛大力、何首乌等的良种繁育基地、规范化种养殖基地。同时推进质量管理，加强追溯体系建设，以中药材种植环节为重点，完善投入品管理、档案记录、产品检测、合格证准出等制度，探索构建覆盖全产业链各环节的追溯体系，以维护道地药材的质量稳定性，保证道地药材的优质、安全、可持续生产供应。

4. 加强中药资源绿色发展与生态环境保护

中药资源的开发利用与生态环境保护息息相关，生态环境是中药资源分布和质量的决定因素，生态环境一旦遭到破坏，中药资源必将受到生存威胁。必须加强法制建设，依法保护管理野生药材资源，做到有法必依、执法必严、违法必究，杜绝滥采乱挖、滥捕乱猎。强化尊重自然、顺应自然、保护自然的理念，综合运用安全投入、信息技术和绿色防控等措施，保护环境和生物多样性，促进中药材生产与生态协调发展。积极探索隆安县石漠化地区中药材种植生态经济示范区建设，推进中药材生产与产业扶贫、休闲旅游、美丽乡村建设相结合，提高产业综合效益和竞争力，确保经济与生态协调发展。

5. 加强中医药传统文化宣传与提高保护意识

以隆安壮族"那"文化为载体，深入挖掘壮医药文化特色，宣传中医药壮医文化价值和理念。以广西龙虎山自然保护区为基地，发展中医药休闲、康养产业，推进医药文化旅游示范区建设，提高民众保护意识。实施中医药壮瑶医药健康文化素养提升工程，丰富传播内容和方式，拓展大中药大健康产业链。倡导"看中医、吃中药""治未病"的特色理念，进一步促进基层中医药事业的健康发展，为城乡居民提供"简、便、验、廉"的中医药民族医药特色诊疗服务。

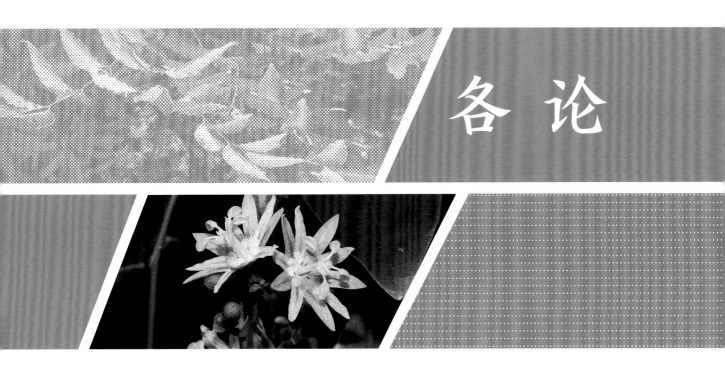

各 论

松叶蕨

【**基原**】为松叶蕨科松叶蕨*Psilotum nudum* (L.) Beauv. 的全草。

【**别名**】松叶兰、铁扫把、竹寄生、石刷把。

【**形态特征**】小型蕨类，高15~51 cm。根茎横行，圆柱形，仅具假根，二叉分枝。地上茎直立，无毛或鳞片，下部不分枝，上部多回二叉分枝。枝三棱形，密生白色气孔。叶为小型叶，二型；不育叶鳞片状三角形，无脉；孢子叶二叉形。孢子囊单生于孢子叶叶腋，球形，2瓣纵裂，常3个融合为三角形的聚囊。孢子肾形。

【**分布**】附生于树干或岩石缝中。产于我国西南至东南。

【**性能主治**】全草味甘、辛，性温。有活血止血、通经、祛风除湿的作用。主治风湿痹痛，妇女经闭，吐血，跌打损伤，风疹。

【**采收加工**】夏、秋季采收，洗净，鲜用或晒干。

【**附注**】植株必须依靠共生菌吸收养分，若生境没有共生菌则无法生长，故野生资源量稀少。

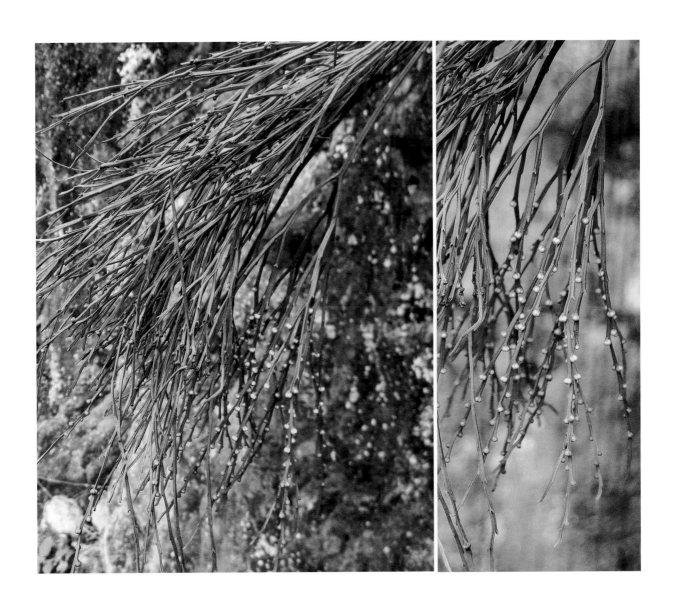

伸筋草

【基原】为石松科垂穗石松*Palhinhaea cernua* (L.) Franco et Vasc. 的全草。

【别名】铺地蜈蚣、灯笼草、小伸筋。

【形态特征】蔓生草本。主茎高20~50 cm。主茎上的叶螺旋状排列，线形，先端尖锐；孢子叶覆瓦状排列，阔卵形。孢子囊穗单生于小枝顶端，短圆柱形，熟时通常下垂；孢子囊圆肾形，生于小枝顶部，成熟则开裂，放出黄色孢子。

【分布】生于林下、林缘及灌木丛下阴处或岩石上。产于广西、广东、云南、贵州、四川、湖南、福建、台湾、江西、浙江等地。

【性能主治】全草味苦、辛，性温。具有祛风散寒、除湿消肿、舒筋活血、止咳、解毒的作用。主治风寒湿痹，关节酸痛，四肢软弱，水肿，跌打损伤，黄疸，咳嗽，疮疡，疱疹，烧烫伤。

【采收加工】夏季采收，连根拔起，去除泥土、杂质，晒干。

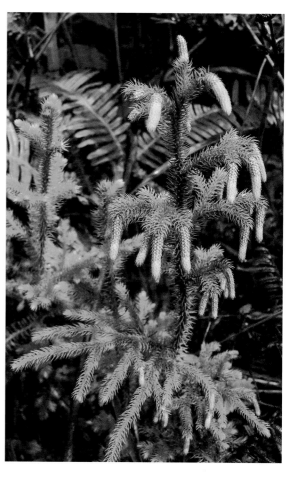

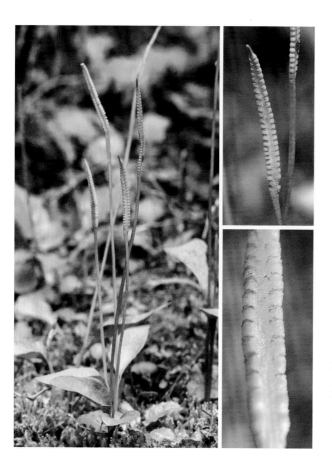

瓶尔小草

【基原】为瓶尔小草科瓶尔小草*Ophioglossum vulgatum* L. 的全草。

【别名】一支枪、一枝箭、矛盾草。

【形态特征】植株高10~26 cm。根状茎短而直立，具1簇肉质粗根。不育叶1片，卵状长圆形，长4~6 cm，宽1.5~2.4 cm，先端钝尖，基部略下延，无柄，微肉质到草质，全缘，网脉明显；孢子叶于初夏从不育叶腋间抽出，长9~18 cm。

【分布】生于林下、路边、岩石缝中。产于广西、贵州、云南、四川、湖北等地。

【性能主治】全草味微甘、酸，性凉。有清热解毒、消肿止痛的作用。主治小儿肺炎，疔疮肿毒，毒蛇咬伤；外用治急性结膜炎，角膜薄翳，眼睑缘炎。

【采收加工】夏、秋季采收，鲜用或晒干。

江南卷柏

【基原】为卷柏科江南卷柏*Selaginella moellendorffii* Hieron. 的全草。

【别名】石柏、岩柏草、打不死。

【形态特征】直立草本，高20～65 cm。具横走的地下根状茎和游走茎，茎上生鳞片状淡绿色的叶。主茎呈红色或禾秆色，茎枝光滑无毛。上部茎生叶二型，侧叶斜展，卵状至卵状三角形；中叶疏生，斜卵圆形，边缘具细齿和白边。孢子囊穗紧密，单生于枝顶，四棱柱形。

【分布】常生于林下或石灰岩灌木丛中。产于广西、广东、云南、贵州、重庆、福建、安徽、甘肃等地。

【性能主治】全草味微甘，性平。有清热利尿、活血消肿的作用。主治急性传染性肝炎，胸胁腰部挫伤，全身浮肿，血小板减少。

【采收加工】夏、秋季采收，洗净，鲜用或晒干。

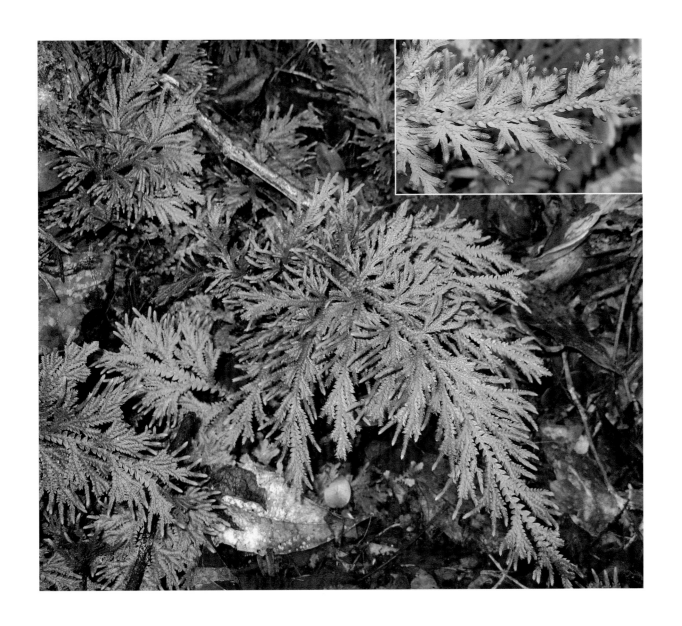

狗脊

【基原】为蚌壳蕨科金毛狗*Cibotium barometz* (L.) J. Sm. 的干燥根状茎。

【别名】金猫头、金毛狗、黄狗头。

【形态特征】大型草本植物，高可达3 m。根状茎横卧，粗大，顶端生出1丛大叶，柄长可达120 cm，基部密被金黄色长毛。叶大型，密生，三回羽状深裂；羽片长披针形，裂片边缘有细齿。孢子囊群生于小脉顶端，囊群盖棕褐色，横长圆形，形如蚌壳。

【分布】生于林中阴处或山沟边。产于广西、广东、云南、海南、湖南、贵州、四川、浙江等地。

【性能主治】根状茎味苦、甘，性温。有祛风湿、补肝肾、强腰膝的作用。主治风湿痹痛，腰膝酸软，下肢无力。

【采收加工】秋、冬季采挖，除去泥沙，干燥；去硬根、叶柄及金黄色茸毛，切厚片，干燥，为"生狗脊片"；或蒸后晒至六七成干，切厚片，干燥，为"熟狗脊片"。

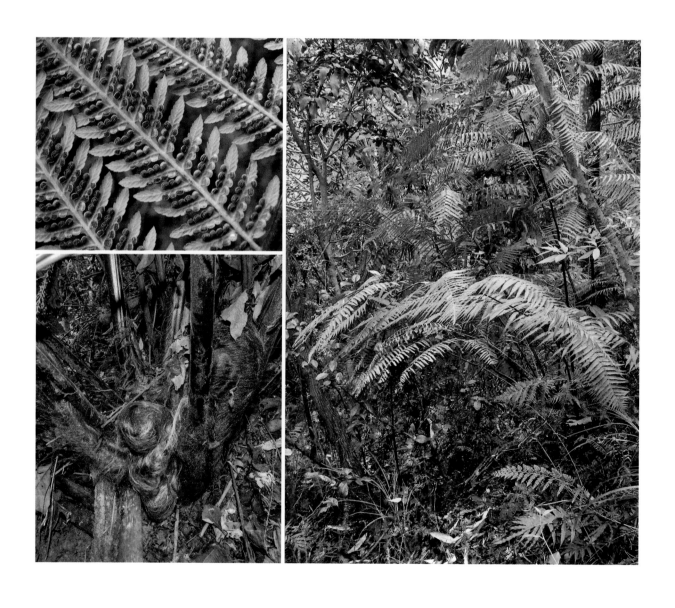

金花草

【基原】为鳞始蕨科乌蕨*Odontosoria chinensis* J. Sm. 的全草。

【别名】大叶金花草、小叶野鸡尾。

【形态特征】植株高30~70 cm。根状茎横走，密生深褐色钻形鳞片。叶近生；叶片纸质，两面无毛，长卵形或披针形，四回羽状深裂；羽片15~20对，互生，密接，有短柄，斜展，卵状披针形。孢子囊群小，生在裂片先端或1条小脉顶端；囊群盖灰棕色，倒卵形或长圆形。

【分布】生于林下或灌木丛中阴湿地。产于广西、海南、四川、湖南、湖北、福建、浙江等地。

【性能主治】全草味苦，性寒。有清热解毒、利湿的作用。主治感冒发热，咳嗽，扁桃体炎，腮腺炎，肠炎，痢疾，肝炎，食物中毒，农药中毒；外用治烧烫伤，湿疹。

【采收加工】全年均可采，夏、秋季较佳，洗净，鲜用或晒干。

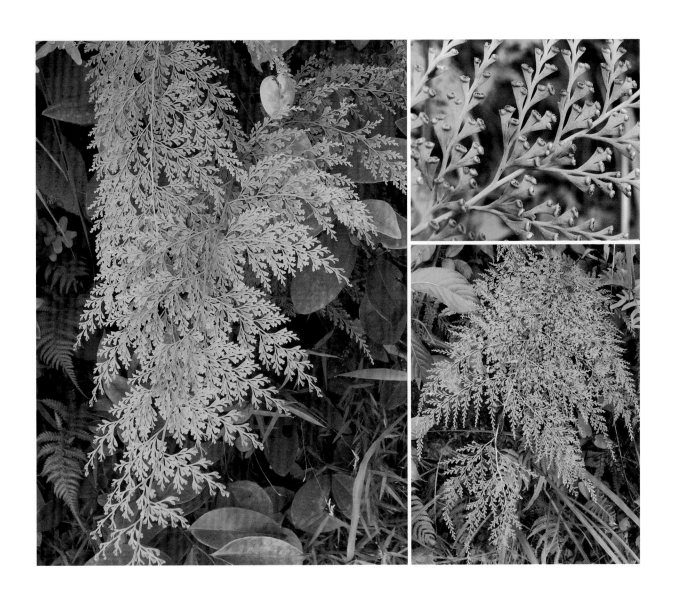

凤尾草

【基原】为凤尾蕨科井栏凤尾蕨*Pteris multifida* Poir.的全草。

【别名】井栏边草、井边凤尾、井栏草。

【形态特征】多年生草本。根状茎短而直立，先端被黑褐色鳞片。叶多数，密而簇生，二型；不育叶卵状长圆形，一回羽状，羽片常3对，线状披针形，边缘有不整齐的尖齿；孢子叶狭线形，其上部几对的羽片基部下延，在叶轴两侧形成狭翅。孢子囊群沿叶缘连续分布。

【分布】生于井边、沟边，墙缝及石灰岩缝隙中。产于全国各地。

【性能主治】全草味淡、微苦，性寒。有清热利湿、凉血止血，解毒止痢的作用。主治痢疾，胃肠炎，肝炎，泌尿系感染，感冒发烧，咽喉肿痛，白带异常，崩漏，农药中毒；外用治外伤出血，烧烫伤。

【采收加工】全年均可采收，洗净，鲜用或晒干。

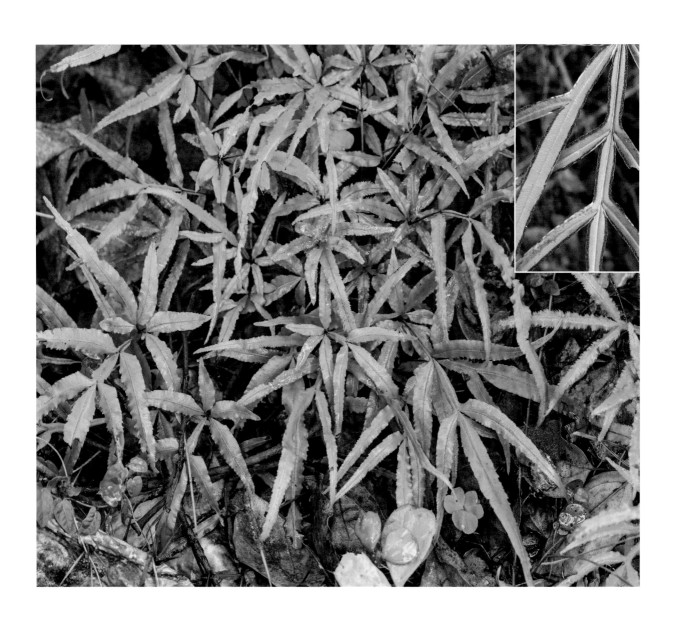

半边旗

【**基原**】为凤尾蕨科半边旗*Pteris semipinnata* L. 的全草。

【**别名**】半边蕨、半边莲、半凤尾草。

【**形态特征**】多年生草本，植株高30~80 cm。根状茎长而横走，先端及叶柄基部被褐色鳞片。叶柄四棱，叶近簇生，二回半边羽状深裂；顶生羽片阔披针形至长三角形，裂片6~12对，对生；侧生羽片4~7对，半三角形而略为镰刀状，不育叶缘有细齿。孢子囊群线形，连续排列于叶缘。

【**分布**】生于疏林或路旁的酸性土。产于广西、广东、云南、贵州、四川、湖南、江西等地。

【**性能主治**】全草味苦、辛，性凉。有清热解毒、消肿止痛的作用。主治细菌性痢疾，急性肠炎、黄疸型肝炎，结膜炎；外用治跌打损伤，外伤出血，疮疡疖肿，湿疹，毒蛇咬伤。

【**采收加工**】全年均可采收，洗净，鲜用或晒干。

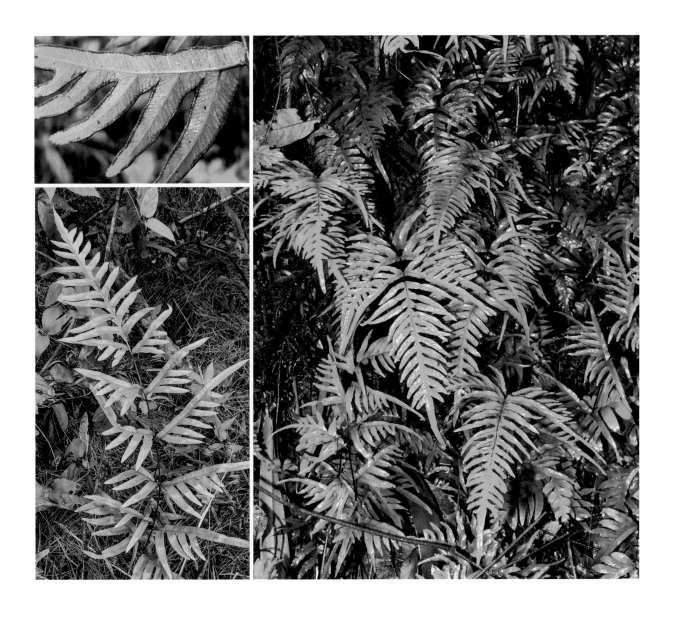

毛轴碎米蕨

【基原】为中国蕨科毛轴碎米蕨 *Cheilosoria chusana* (Hook.) Ching et K. H. Shing 的全草。

【别名】献鸡尾、舟山碎米蕨、细凤尾草。

【形态特征】多年生草本，植株高18~30 cm。根状茎短而直立，被栗黑色披针形鳞片。叶簇生；叶柄、叶轴深棕色，叶柄和叶轴的腹面两侧隆起的狭边上有粗短毛；叶片草质，二回羽状细裂，顶部渐尖，羽片10~15对，近对生，略斜上。孢子囊群生于叶边小脉顶端。

【分布】生于林下石壁上或村边墙上。产于广西、湖南、湖北、贵州、四川、江苏、浙江、安徽、江西、河南、甘肃、陕西等地。

【性能主治】全草味微苦，性寒。有清热利湿、解毒的作用。主治湿热黄疸，泄泻，痢疾，小便涩痛，咽喉肿痛，痈肿疮疖，毒蛇咬伤。

【采收加工】全年均可采收，鲜用或晒干。

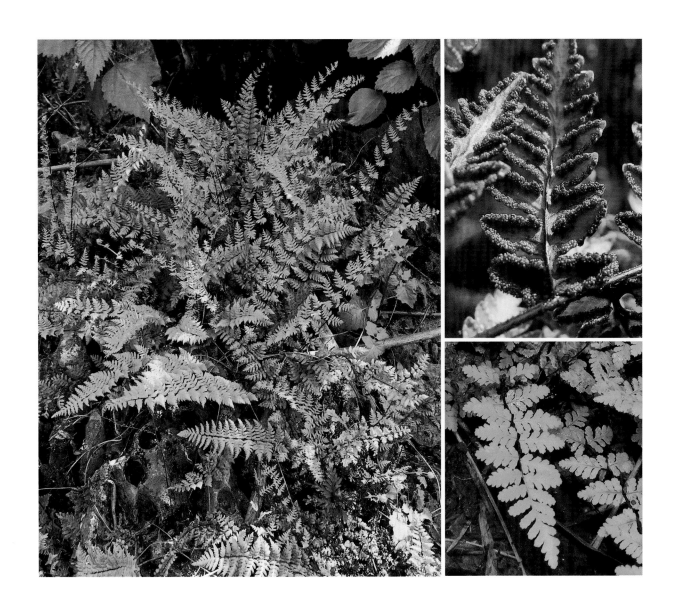

扇叶铁线蕨

【基原】为铁线蕨科扇叶铁线蕨*Adiantum flabellulatum* L. 的全草。

【别名】乌脚鸡、黑脚蕨、铁线草。

【形态特征】多年生草本，植株高20~70 cm。根状茎短而直立，密被棕色的钻状披针形鳞片。叶簇生；叶柄亮紫黑色，叶轴、羽轴均呈黑褐色；叶片扇形，二回至三回掌状二叉分枝，羽片斜方状椭圆形至扇形，有短柄。孢子囊群每羽片有2~5个，横生于裂片上缘和外缘，以缺刻分开。

【分布】生于阳光充足的酸性土壤。产于广西、广东、海南、贵州、云南、四川、台湾、福建、江西、浙江等地。

【性能主治】全草味微苦，性凉。有清热利湿、解毒、祛瘀消肿的作用。主治感冒发热，肝炎，痢疾，泌尿系结石，跌打肿痛；外用治疗疮，烧烫伤，虫蛇咬伤。

【采收加工】全年均可采收，洗净，晒干。

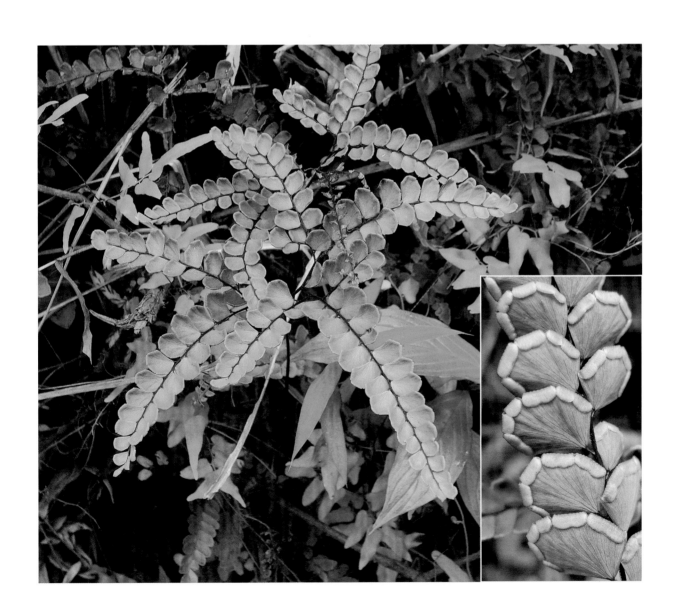

小贯众

【基原】为鳞毛蕨科贯众*Cyrtomium fortunei* J. Sm. 的根状茎、叶柄残基。

【别名】昏鸡头、鸡脑壳、鸡公头。

【形态特征】植株高25~50 cm。根状茎直立，密被棕色鳞片。叶簇生；叶柄禾秆色，密生棕色鳞片；叶片长圆状披针形，一回羽状；侧生羽片7~16对，互生，披针形，多少上弯成镰状，先端渐尖，少数成尾状；顶生羽片狭卵形。孢子囊群遍布羽片背面；囊群盖圆形。

【分布】生于林下或石灰岩缝中。产于广西、广东、云南、江西、福建、台湾、湖南、江苏、山东、河北、甘肃等地。

【性能主治】根状茎、叶柄残基味苦，性微寒；有小毒。有清热平肝、解毒杀虫、止血的作用。主治头晕目眩，高血压，痢疾，尿血，便血，崩漏，白带，钩虫病。

【采收加工】全年均可采收，秋季较好，除去须根和部分叶柄，晒干。

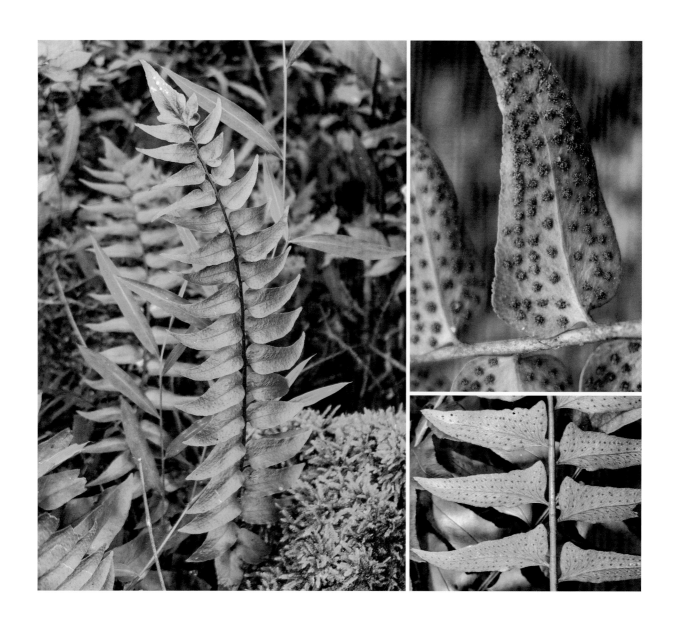

肾蕨

【基原】为肾蕨科肾蕨*Nephrolepis cordifolia* (L.) C. Presl 的根状茎、叶或全草。

【别名】马骝卵、石黄皮、蜈蚣草。

【形态特征】附生或土生植物。根状茎直立，被淡棕色鳞片，根下有球茎，肉质多汁。叶丛生；叶柄暗褐色，密被淡棕色鳞片；叶片披针形，光滑，无毛，一回羽状；羽片多数，无柄，互生，覆瓦状排列，披针形。孢子囊群生于羽片两缘的小脉顶端；囊群盖肾形，褐棕色。

【分布】生于石山溪边、路旁或林下。产于广西、广东、海南、云南、湖南、福建、浙江等地。

【性能主治】根状茎、叶或全草味甘、淡、涩，性凉。有清热利湿、通淋止咳、消肿解毒的作用。主治感冒发热，肺热咳嗽，黄疸，淋浊，小便涩痛，泄泻，痢疾，带下，疝气，乳痈，瘰疬，烫伤，刀伤，淋巴结炎，体癣，睾丸炎。

【采收加工】全年均可挖取根状茎，去除鳞片，洗净，鲜用或晒干。夏、秋季采叶或全草，洗净，鲜用或晒干。

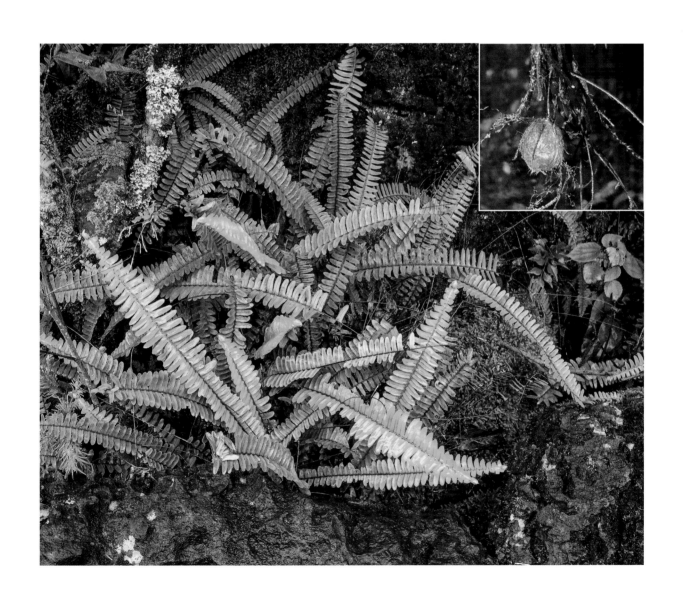

肉质伏石蕨

【基原】为水龙骨科肉质伏石蕨Lemmaphyllum carnosum (Wall.) C. Presl 的全草。

【别名】伏石蕨、瓜子草、抱树莲。

【形态特征】小型附生草本。根状茎细长横走，淡绿色，疏生鳞片。叶远生，二型；不育叶近圆形至阔卵状披针形，中部最宽，向两端渐狭，先端钝尖，基部楔形并下延，具柄或无柄；孢子叶舌形或披针形，干后边缘反卷。孢子囊群长线形，位于中脉两侧。

【分布】生于林下树干或岩石上。产于广西、贵州、云南、四川等地。

【性能主治】全草味微苦、辛，性凉。有清热止咳、活血散瘀、解毒消肿的作用。主治小儿发热，肺热咳嗽，淋巴结核，风湿痹痛，骨折，中耳炎，毒蛇咬伤。

【采收加工】全年均可采收，洗净，鲜用或晒干。

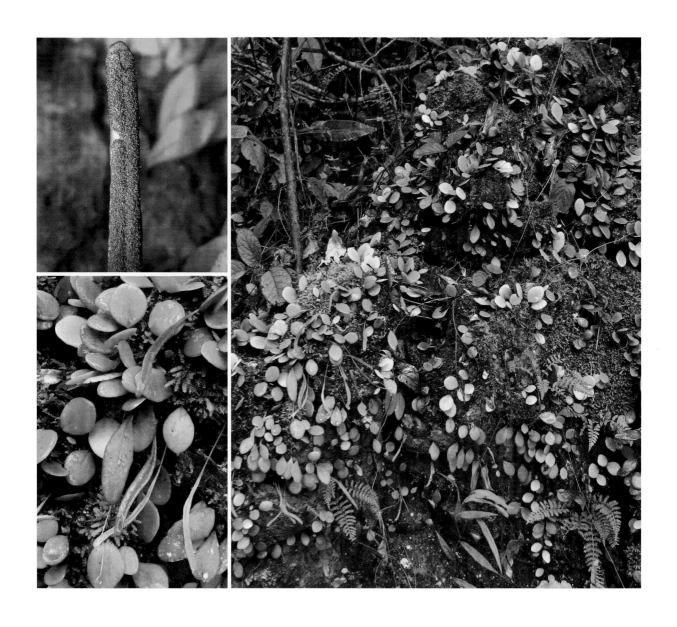

江南星蕨

【基原】为水龙骨科江南星蕨*Microsorum fortunei* (T. Moore) Ching 的全草。

【别名】七星剑、斩蛇剑、一包针、大叶骨牌草。

【形态特征】植株高约50 cm。根状茎长而横走，肉质，顶部被棕褐色鳞片。叶远生，厚纸质，直立；叶片带状披针形，顶端长渐尖，基部渐狭，下延于叶柄并形成狭翅，全缘，有软骨质的边；中脉两面明显隆起，侧脉不明显。孢子囊群大，圆形，靠近主脉各成1行或不整齐的2行排列。

【分布】生于山坡林下、溪边树干或岩石上。产于广西、湖南、陕西、江苏、安徽、福建等地。

【性能主治】全草味苦，性寒。有清热利湿、凉血解毒的作用。主治热淋，小便不利，痔疮出血，瘰疬结核，痈肿疮毒，毒蛇咬伤，风湿疼痛，跌打骨折。

【采收加工】全年均可采收，洗净，鲜用或晒干。

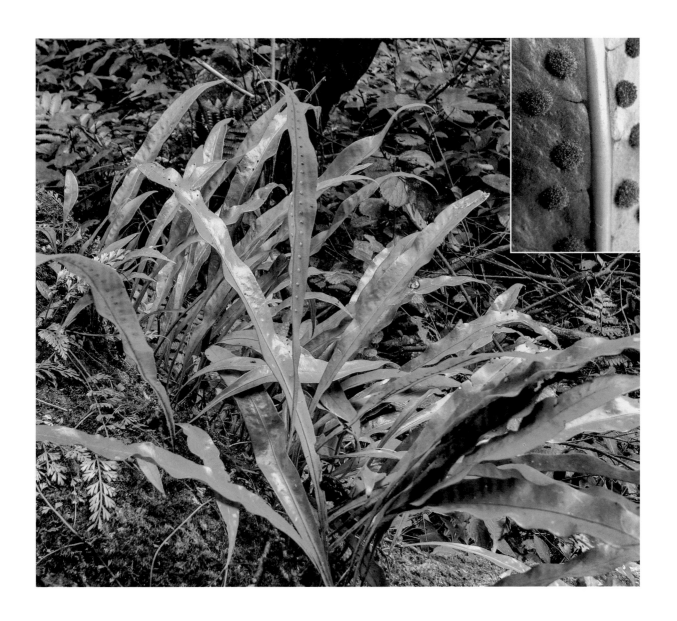

庐山石韦

【基原】为水龙骨科庐山石韦*Pyrrosia sheareri* (Baker) Ching 的叶。

【别名】石皮、金星草。

【形态特征】植株高20~50 cm。根状茎粗壮，横卧，密被线状棕色鳞片。叶近生，一型；叶柄基部密被鳞片；叶片椭圆状披针形，先端钝圆，基部近圆截形或心形。孢子囊群不规则排列于侧脉间，密被于基部以上的叶片背面，无盖；成熟时孢子囊开裂，呈砖红色。

【分布】生于林中岩石上。产于广西、湖南、湖北、四川、浙江、福建、台湾、江西等地。

【性能主治】叶味苦、甘，性微寒。有利尿通淋、清肺止咳、凉血止血的作用。主治热淋，血淋，石淋，小便不通，淋沥涩痛，肺热喘咳，吐血，鼻出血，尿血，崩漏。

【采收加工】全年均可采收，除去根状茎和根，阴干或晒干。

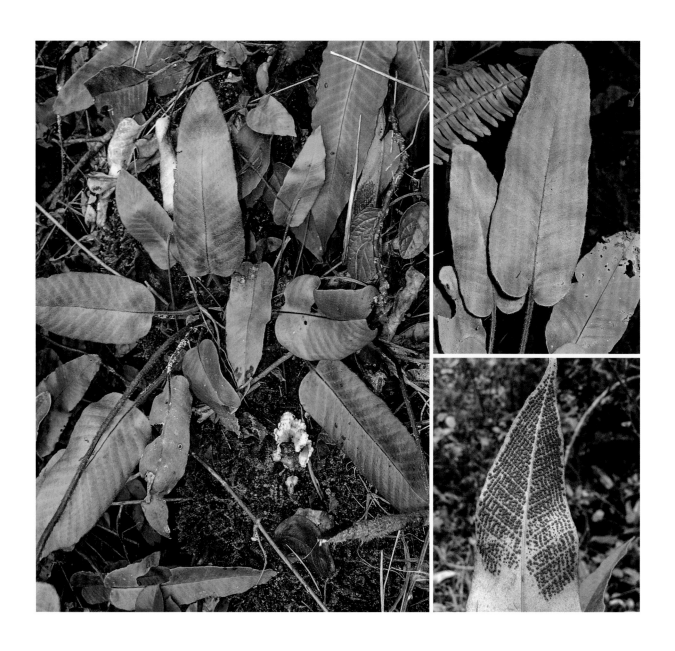

中越石韦

【基原】为水龙骨科中越石韦*Pyrrosia tonkinensis* (Giesenh.) Ching 的全草。

【别名】毛石韦、小石韦、舌鹅草。

【形态特征】植株高10~40 cm。根状茎粗短而横卧，密被棕色披针形鳞片。叶近生，一型；叶片线状，长渐尖头，下半部两边近平行沿主脉下延几到着生处，背面密被星状毛。孢子囊群通常聚生于叶背上半部，在主脉两侧成多行排列，无盖，熟时孢子囊开裂，呈砖红色。

【分布】附生于林下树干上或岩石上。产于广西、广东、海南、贵州、云南。

【性能主治】全草味微苦，性凉。有清肺热、利尿通淋的作用。主治肺热咳嗽，湿热淋症。

【采收加工】全年均可采收，除去杂质，洗净，鲜用或晒干。

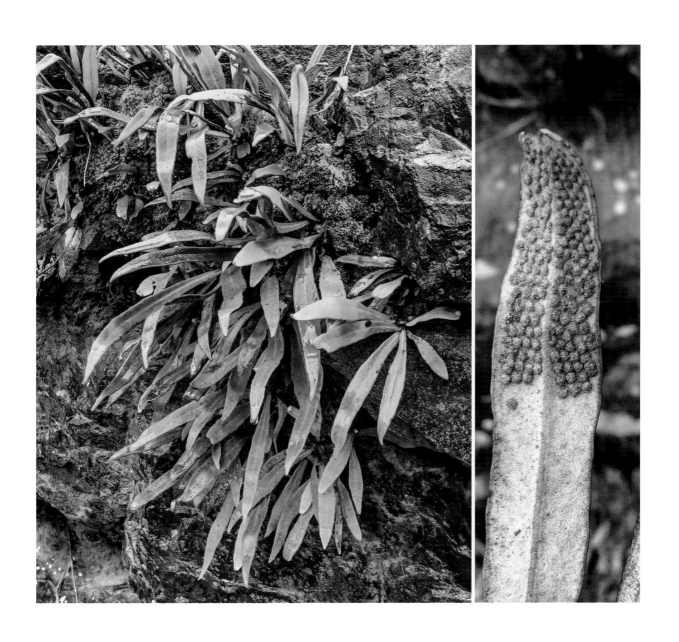

骨碎补

【基原】为槲蕨科槲蕨*Drynaria roosii* Nakaike 的根状茎。

【别名】骨碎补、猴子姜、飞蛾草。

【形态特征】附生草本，植株高25~40 cm。根状茎横走，粗壮肉质，为扁平的条状或块状，密被鳞片。叶二型；营养叶枯棕色，厚干膜质，覆盖于根状茎上；孢子叶高大，绿色，中部以上深羽裂，裂片7~13对，披针形。孢子囊群生于内藏小脉的交叉处，在主脉两侧各有2~3行。

【分布】附生于树干或岩石上。产于广西、广东、海南、云南、江西、湖北、江苏等地。

【性能主治】根状茎味苦，性温。有疗伤止痛、补肾强骨、消风祛斑的作用。主治跌仆闪挫，筋骨折伤，肾虚腰痛，筋骨痿软，耳鸣耳聋，牙齿松动；外用治斑秃，白癜风。

【采收加工】全年均可采挖，除去泥沙，干燥，或再燎去鳞片。

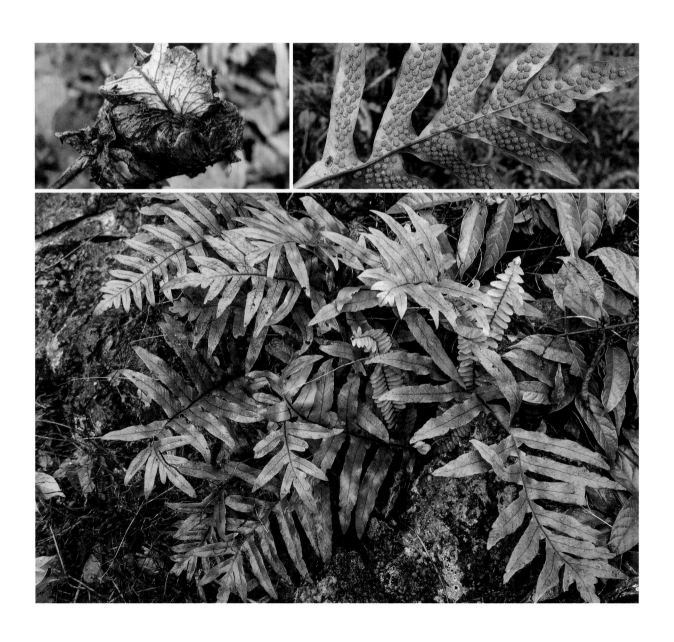

买麻藤

【基原】为买麻藤科买麻藤*Gnetum montanum* Markgr. 的藤茎。

【别名】麻骨钻、麻骨风、接骨藤。

【形态特征】常绿木质藤本，藤茎长达10 m。小枝圆或扁圆，光滑，稀具细纵皱纹。叶片革质，长圆形或长圆状披针形，基部圆形或宽楔形。雄花序一回至二回三出分枝，雌花序有3~4对分枝。种子有长2~5 mm短柄，熟时黄褐色或红褐色。花期4~6月，种子10~12月成熟。

【分布】生于山地林中，缠绕于树上。产于广西、广东、云南等地。

【性能主治】藤茎味苦，性微温。有祛风活血、消肿止痛、化痰止咳的作用。主治风湿性关节炎，腰肌劳损，筋骨酸软，跌打损伤，支气管炎，溃疡病出血，小便不利，蜂窝组织炎。

【采收加工】全年均可采收，切段，晒干。

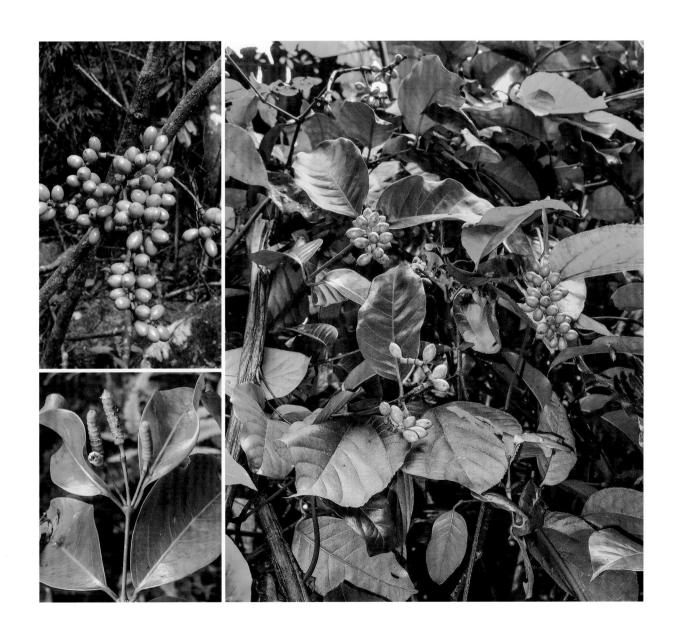

八角茴香

【基原】为木兰科八角*Illicium verum* Hook. f. 的果实。

【别名】唛角、大茴香、大料。

【形态特征】乔木。树皮深灰色。叶不整齐互生，近轮生或松散簇生；叶片革质或厚革质、倒卵状椭圆形、倒披针形或椭圆形，在阳光下可见密布透明油点。花粉红色至深红色，常具不明显的半透明腺点。聚合果，饱满平直。正造果3~5月开花，9~10月成熟，春造果8~10月开花，翌年3~4月成熟。

【分布】产于广西西南部和南部、广东西部、云南东南部和南部、福建南部。

【性能主治】果实味辛，性温。有温阳散寒、理气止痛的作用。主治寒疝腹痛，肾虚腰痛，胃寒呕吐，脘腹冷痛。

【采收加工】秋、冬季果实由绿色变黄色时采摘，置沸水中略烫后干燥或直接干燥。

【附注】野生资源极少见，通常为人工大面积栽培，果为著名的调味香料。

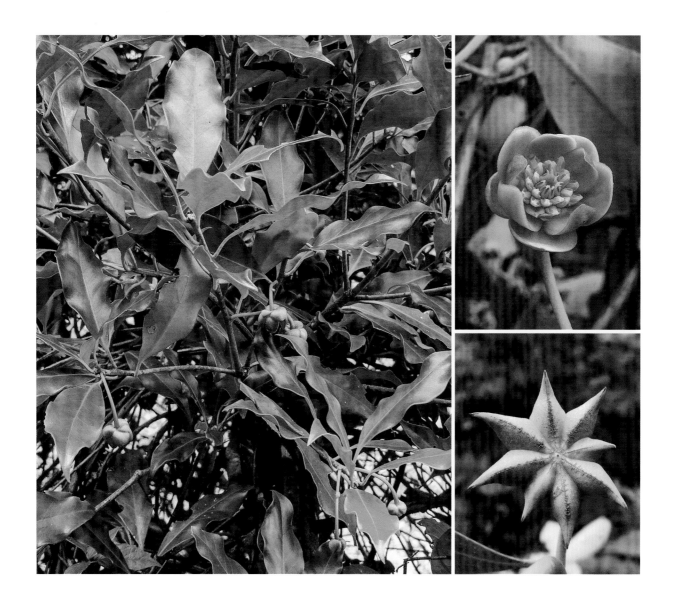

黑老虎

【基原】为五味子科黑老虎 *Kadsura coccinea* (Lem.) A. C. Smith 的根。

【别名】大钻、大叶钻骨风、过山风。

【形态特征】藤本，全株无毛。叶片革质，长圆形至卵状披针形，基部宽楔形或近圆形，全缘。花单生于叶腋，稀成对，雌雄异株。聚合果近球形，红色或暗紫色；小浆果倒卵形，外果皮革质，不显出种子。种子心形或卵状心形。花期4~7月，果期7~11月。

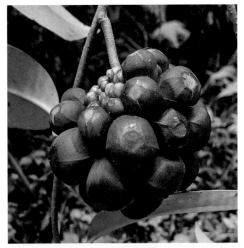

【分布】生于林中。产于广西、广东、香港、云南、贵州、四川、湖南。

【性能主治】根味辛、微苦，性温。有行气活血、祛风止痛的作用。主治胃痛，腹痛，风湿痹痛，跌打损伤，痛经，产后瘀血腹痛，疝气痛。

【采收加工】全年均可采收，洗净，干燥。

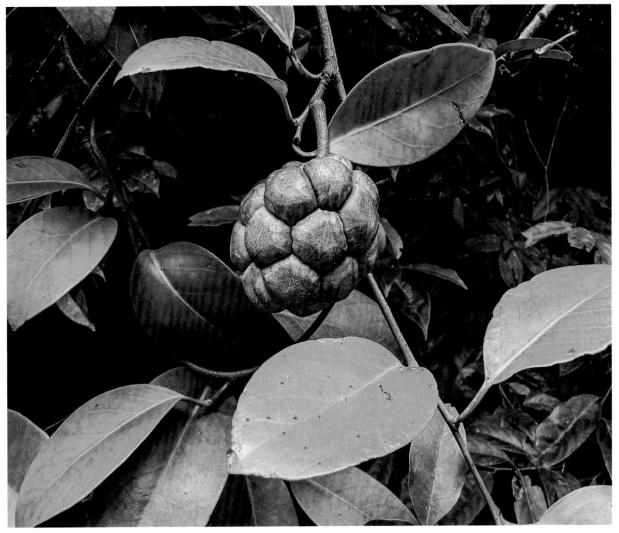

鹰爪花

【基原】为番荔枝科鹰爪花*Artabotrys hexapetalus* (L. f.) Bhandari 的果实。

【别名】鹰爪兰、鹰爪、鹰爪果。

【形态特征】攀缘灌木，无毛或近无毛。叶片长圆形或阔披针形，顶端渐尖或急尖，基部楔形，腹面无毛。花1~2朵，淡绿色或淡黄色，芳香；花瓣长圆状披针形，长3~4.5 cm，外面基部密被柔毛；心皮长圆形，柱头线状长椭圆形。果卵圆状，数个群集于果托上。花期5~8月，果期5~12月。

【分布】多见于栽培，少数为野生。产于广西、广东、云南、浙江、江西、福建、台湾等地。

【性能主治】果实味辛、微苦，性寒。有清热解毒、散结的作用。主治瘰疬。

【采收加工】秋季果实成熟时采收，鲜用或晒干研粉。

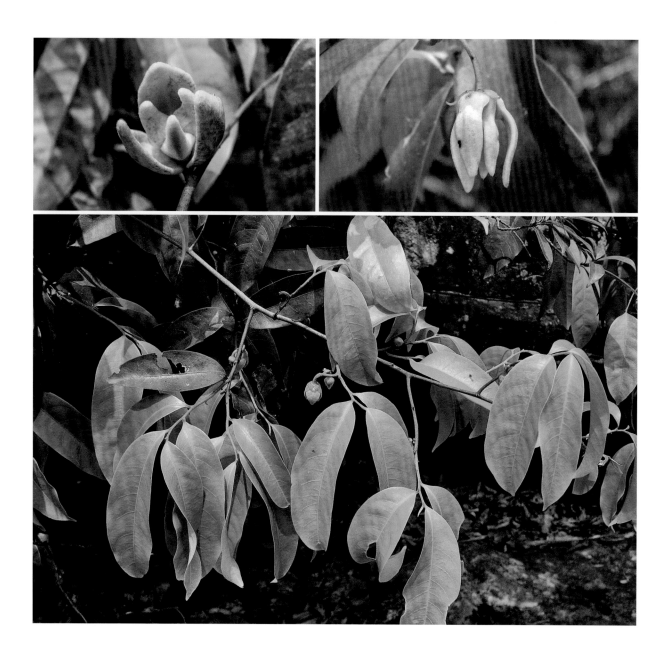

假鹰爪

【基原】为番荔枝科假鹰爪*Desmos chinensis* Lour. 的根、叶。

【别名】鸡爪风、串珠酒饼、鸡香木。

【形态特征】直立或攀缘灌木，有时上枝蔓延，除花外，全株无毛。叶片薄纸质或膜质，长圆形或椭圆形，少数为阔卵形，顶端钝或急尖，基部圆形或稍偏斜，腹面有光泽，背面粉绿色。花黄白色，单朵与叶对生或互生。果有柄，念珠状，长2~5 cm。种子圆形。花期夏季至冬季，果期6月至翌年春季。

【分布】生于丘陵山坡、林缘灌木丛中或低海拔旷地、荒野及山谷中。产于广西、广东、云南和贵州。

【性能主治】叶味辛，性温；有小毒。有祛风利湿、化瘀止痛、健脾暖胃、截疟杀虫的作用。主治风湿痹痛，产后瘀滞腹痛，水肿，消化不良，脘腹胀痛，疟疾，风疹，跌打损伤，疥癣。根主治风湿骨痛，疟疾。

【采收加工】夏、秋季采收，晒干。

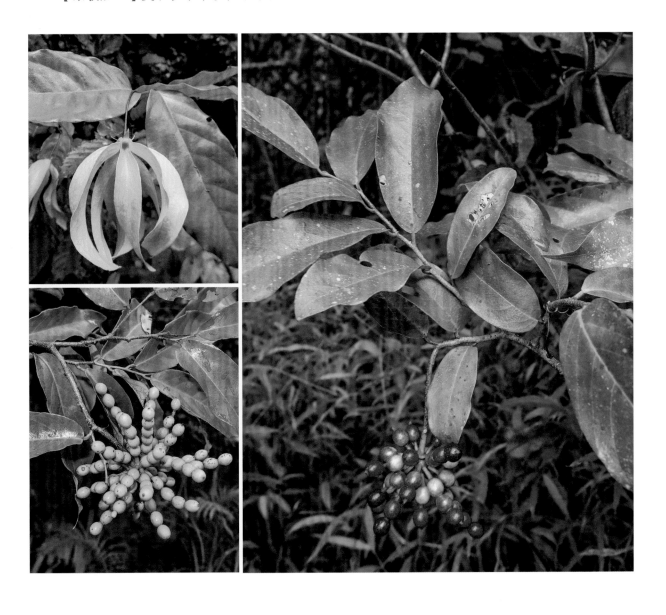

黑风藤

【基原】为番荔枝科黑风藤*Fissistigma polyanthum* (Hook. f. et Thomson) Merr. 的藤茎。

【别名】通气香、大力丸、牛耳风。

【形态特征】攀缘灌木。根黑色，撕裂后有强烈香气。枝条灰黑色或褐色，被短柔毛，老时渐无毛。叶近革质；叶片长圆形或倒卵状长圆形，先端急尖或圆形。花小，花蕾圆锥状，顶端急尖，常3~7朵聚集成密伞状花序。果圆球状，直径1.5 cm，被黄色短柔毛，果柄长达2.5 cm。花期几乎全年，果期3~10月。

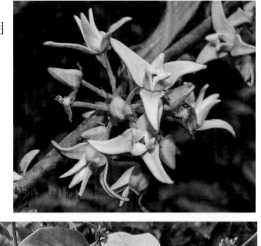

【分布】常生于山谷和路旁林下。产于广西、广东、贵州、云南和西藏等地。

【性能主治】有通经络、强筋骨、健脾温中的作用。主治跌打损伤，风湿性关节炎，类风湿性关节痛，感冒，月经不调。

【采收加工】全年均可采收，晒干。

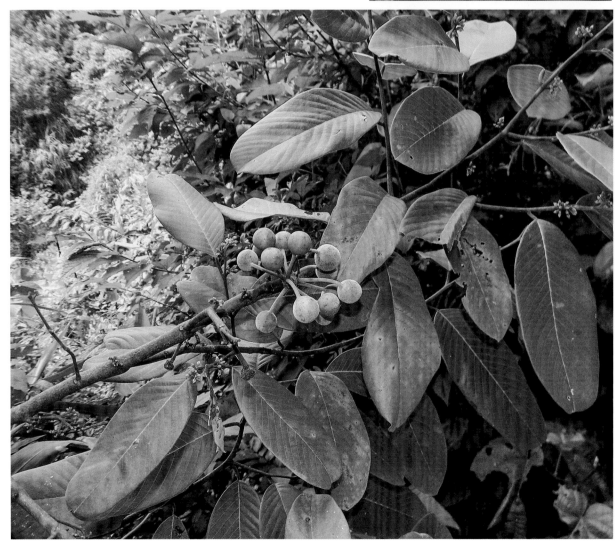

陵水暗罗

【基原】为番荔枝科陵水暗罗 *Polyalthia nemoralis* A. DC. 的根。

【别名】落坎薯、黑皮根。

【形态特征】灌木或小乔木。小枝被疏短柔毛。叶片革质，长圆形或长圆状披针形，基部急尖或阔楔形，两面无毛，干时蓝绿色。花白色，单生，与叶对生；花梗短，长约3 mm；花瓣长圆状椭圆形，长6~8 mm，外面被紧贴柔毛。果卵状椭圆形，直径8~10 mm，幼时绿色，熟时红色。花期4~7月，果期7~12月。

【分布】生于低海拔至中海拔的山地林中阴湿处。产于广西、广东南部至海南岛。

【性能主治】根味甘，性平。有补益脾胃、滋肾固精的作用。主治慢性胃炎，脾胃亏损，食欲不振，四肢无力，遗精。

【采收加工】全年均可采收，洗净，切片，晒干。

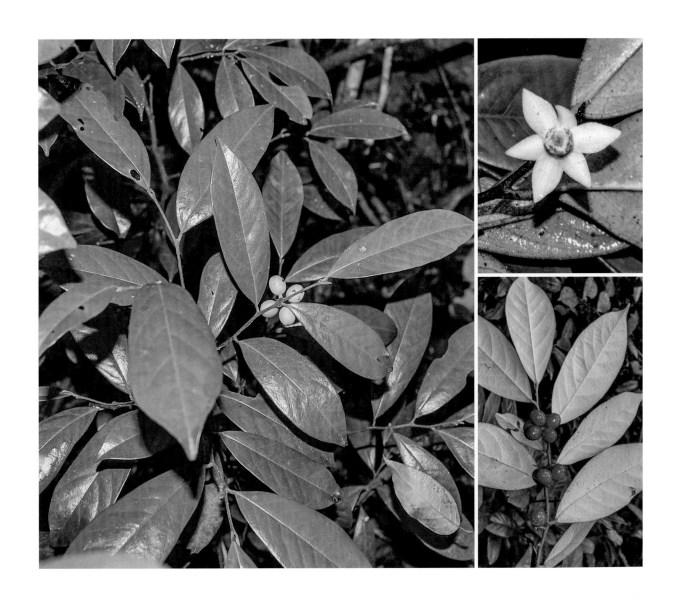

樟

【基原】为樟科樟*Cinnamomum camphora* (L.) Presl 的根、树皮、果。

【别名】樟子、香樟。

【形态特征】常绿大乔木，树冠广卵形。枝、叶及木材均有樟脑气味；树皮黄褐色，有不规则的纵裂。叶互生；叶片卵状椭圆形，具离基三出脉。花绿白色或带黄色；花被片外面无毛或被微柔毛，内面密被短柔毛，花被筒倒锥形。果卵球形或近球形，紫黑色。花期4~5月，果期8~11月。

【分布】常生于山坡或沟谷中。产于我国南方及西南各地区。

【性能主治】根、树皮味辛，性温。有温中止痛、祛风除湿的作用。主治胃脘疼痛，风湿痹痛，皮肤瘙痒。果实味辛，性温。有祛风散寒、温胃和中、理气止痛的作用。主治脘腹冷痛，寒湿吐泻，气滞腹胀，脚气。

【采收加工】春、秋季采挖根，洗净，切片，晒干。11~12月采摘成熟果实，晒干。

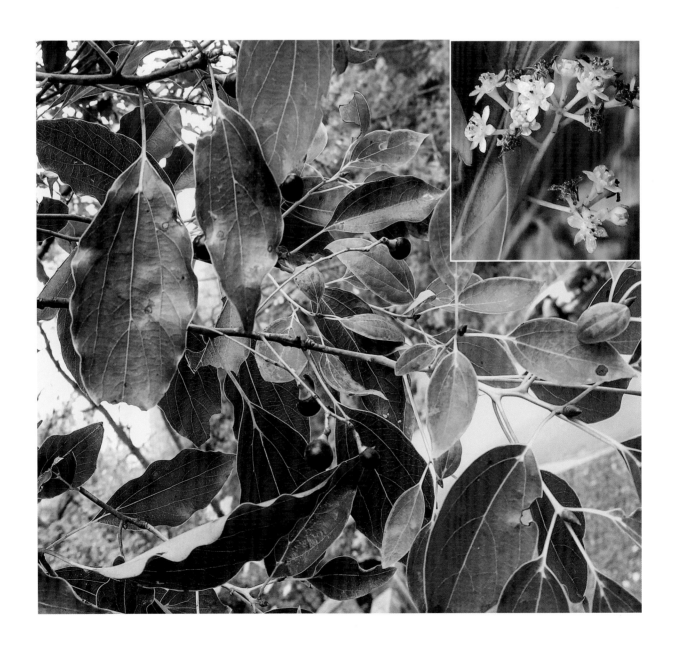

荜澄茄

【基原】为樟科山鸡椒*Litsea cubeba* (Lour.) Per. 的果实。

【别名】山苍子、山香椒、豆豉姜。

【形态特征】落叶灌木或小乔木。幼树树皮黄绿色，光滑，老树树皮灰褐色。小枝细长，绿色，无毛，枝、叶具芳香味。叶互生；叶片披针形或长圆形，纸质，腹面深绿色，背面粉绿色，两面均无毛。伞形花序单生或簇生。果幼时绿色，熟时黑色。花期2~3月，果期7~8月。

【分布】生于向阳的山地、灌木丛中、林缘路旁。产于广西、广东、云南、湖南、四川、浙江、福建、台湾等地。

【性能主治】果实味辛，性温。有温中散寒、行气止痛的作用。主治胃寒呕逆，脘腹冷痛，寒疝腹痛，寒湿瘀滞，小便浑浊。

【采收加工】秋季果实成熟时采收，除去杂质，晒干。

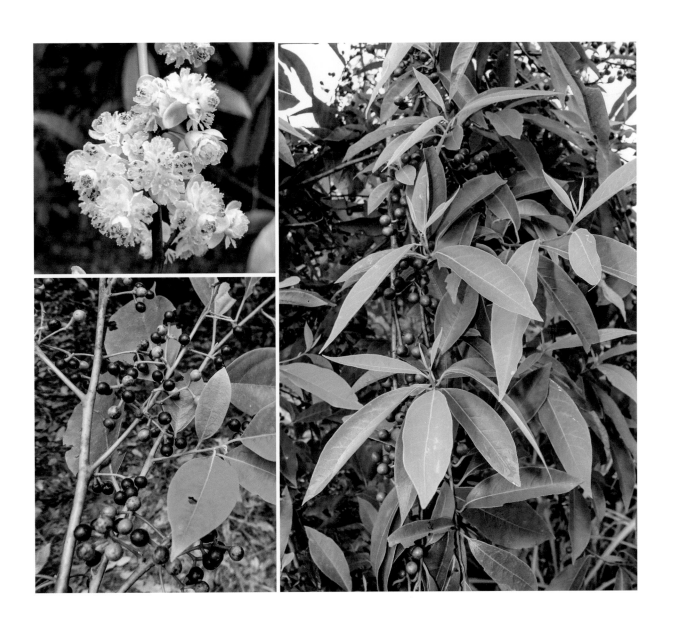

潺槁树

【基原】为樟科潺槁木姜子*Litsea glutinosa* (Lour.) C. B. Rob. 的根、皮、叶。

【别名】青胶木、树仲、油槁树。

【形态特征】常绿小乔木或乔木。树皮灰色或灰褐色，内皮有黏质。小枝灰褐色，幼时有灰黄色茸毛。顶芽卵圆形，鳞片外面被灰黄色茸毛。叶互生；叶片倒卵形、倒卵状长圆形或椭圆状披针形。伞形花序生于小枝上部叶腋，单生或几个聚生于短枝上。果球形。花期5~6月，果期9~10月。

【分布】生于山地林缘、溪旁、疏林或灌木丛中。产于广西、广东、云南、福建等地。

【性能主治】根、皮、叶味苦、甘，性凉。有清湿热、消肿毒、止血、止痛的作用。根主治腹泻，跌打损伤，腮腺炎，糖尿病。皮、叶主治腮腺炎，疮疖痈肿，乳腺炎初起，跌打损伤，外伤出血。

【采收加工】夏、秋季采收，根洗净，切片晒干；叶、皮多鲜用。

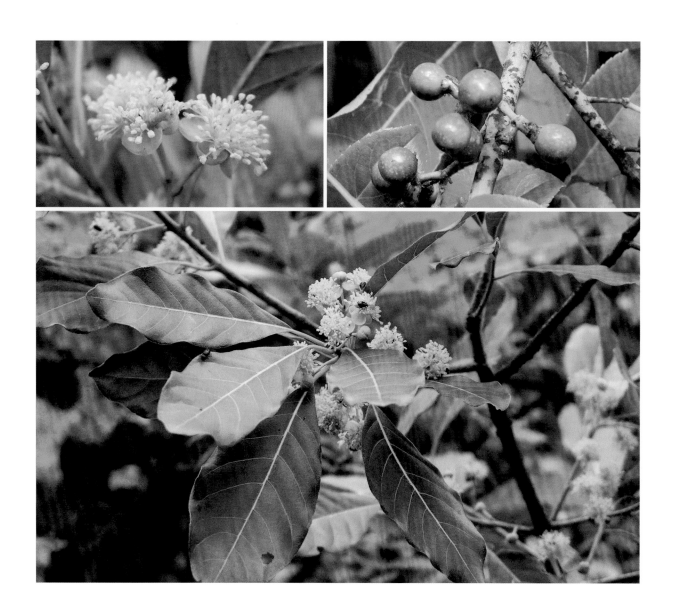

红花青藤

【基原】为青藤科红花青藤*Illigera rhodantha* Hance 的根或茎藤。

【别名】毛青藤、三姐妹藤。

【形态特征】藤本。茎具沟棱,幼枝被金黄褐色茸毛。指状复叶互生,有小叶3片;叶柄密被金黄褐色茸毛。聚伞花序组成的圆锥花序腋生,狭长,密被金黄褐色茸毛;萼片紫红色,花瓣与萼片同形。果具4翅,翅较大的舌形或近圆形。花期6~11月,果期12月至翌年4~5月。

【分布】生于山谷密林或疏林、灌木丛中。产于广西、广东、云南。

【性能主治】根或茎藤味甘、辛,性温。有祛风止痛、散瘀消肿的作用。主治风湿性关节疼痛,蛇虫咬伤,跌打肿痛。

【采收加工】种植后2~3年,于夏、秋季采收,洗净,切段晒干。

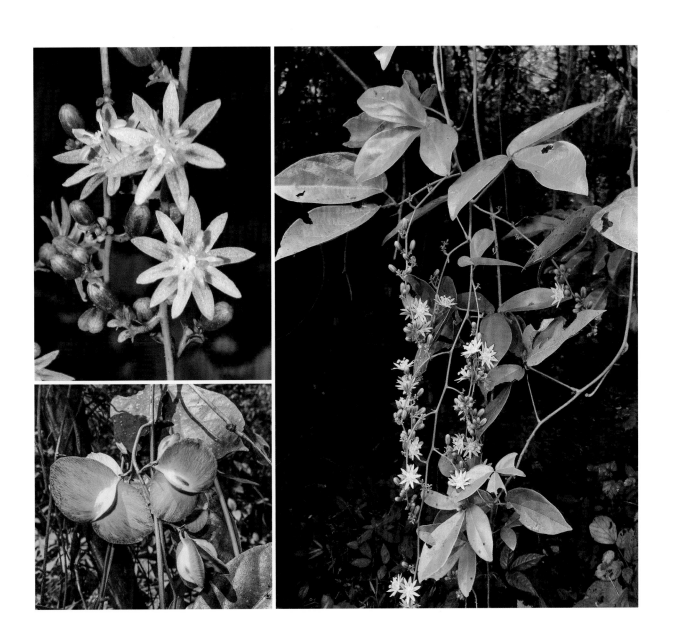

山木通

【基原】为毛茛科小木通Clematis armandii Franch. 的藤茎。

【别名】淮通、淮木通、川木通。

【形态特征】木质藤本。三出复叶；小叶片革质，卵状披针形、长椭圆状卵形至卵形，两面无毛。聚伞花序或圆锥状聚伞花序，腋生或顶生；萼片开展，白色，偶带淡红色，长圆形或长椭圆形，大小变异极大。瘦果扁，卵形至椭圆形，疏生柔毛。花期3~4月，果期4~7月。

【分布】生于山坡、山谷、路边灌木丛中、林边或水沟旁。产于广西、广东、福建、湖南、湖北、贵州、云南、四川、陕西、甘肃等地。

【性能主治】藤茎味苦，性寒。有清热利尿、通利尿通淋、清心除烦、通经下乳的作用。主治淋证，水肿，心烦尿赤，口舌生疮，经闭乳少，湿热痹痛。

【采收加工】春、秋季采收，除去粗皮，晒干，或趁鲜切薄片晒干。

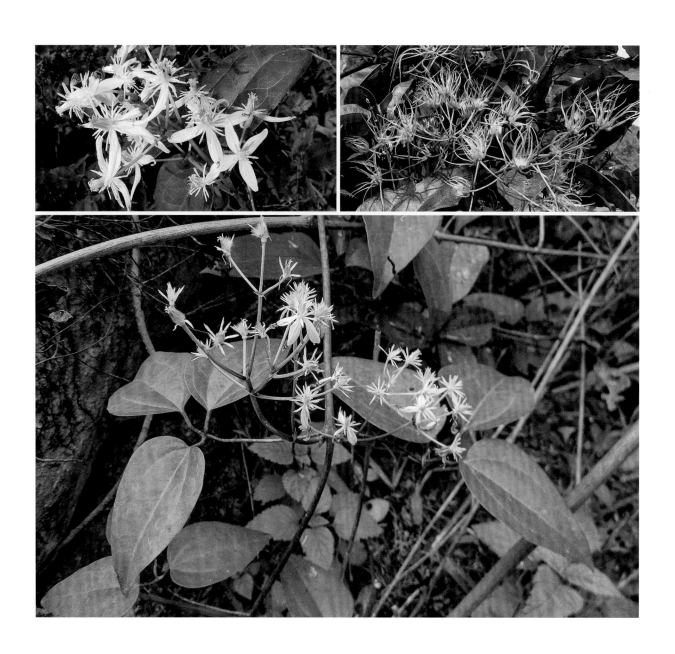

威灵仙

【基原】为毛茛科威灵仙*Clematis chinensis* Osbeck 的根及根状茎。

【别名】铁脚威灵仙、百条根、老虎须。

【形态特征】木质藤本。茎、小枝近无毛或疏生短柔毛。一回羽状复叶有5片小叶；小叶纸质，窄卵形至披针形，全缘，两面近无毛。常为圆锥状聚伞花序，多花，腋生或顶生；萼片4片，开展，白色，长圆形或长圆状倒卵形。瘦果卵形至宽椭圆形，有柔毛。花期6~9月，果期8~11月。

【分布】生于山坡、山谷灌木丛中或沟边、路旁草丛中。产于广西、广东、贵州、四川、湖南、湖北、浙江、江苏、河南、陕西、江西、福建、台湾。

【性能主治】根及根状茎味辛、咸，性温。有祛风除湿、通经络的作用。主治风湿痹痛，肢体麻木，筋脉拘挛，屈伸不利。

【采收加工】秋季采挖，去除泥沙，晒干。

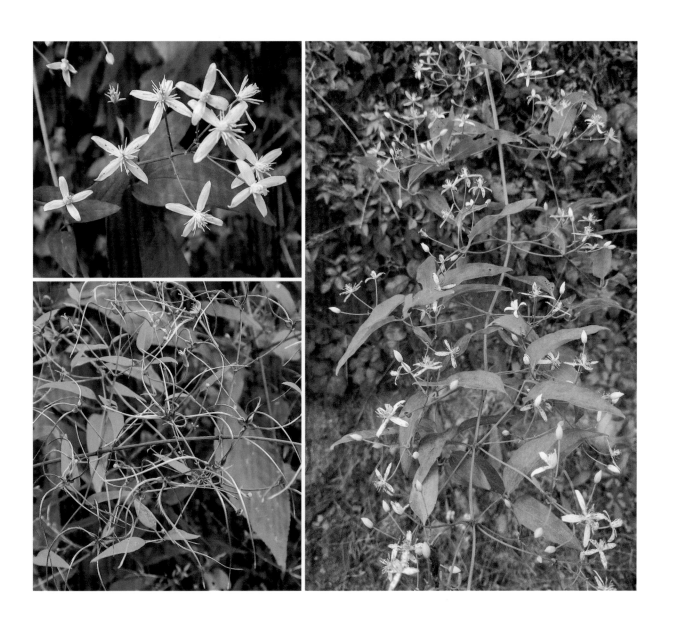

柱果铁线莲

【基原】为毛茛科柱果铁线莲*Clematis uncinata* Champ. ex Benth. 的根及叶。

【别名】铁脚威灵仙、黑木通、一把扇。

【形态特征】藤本。干时常带黑色，除花柱有羽状毛及萼片外面边缘有短柔毛外，其余光滑。一回至二回羽状复叶；小叶片纸质或薄革质，宽卵形、卵形、长圆状卵形至卵状披针形。圆锥状聚伞花序腋生或顶生，多花；萼片4片，白色。瘦果圆柱状钻形，无毛。花期6~7月，果期7~9月。

【分布】生于山地、山谷、溪边的灌木丛中或林边，或石灰岩灌木丛中。产于广西、广东、云南、贵州、四川、湖南、江西、福建、台湾等地。

【性能主治】根及叶味辛，性温。有祛风除湿、舒筋活络、镇痛的作用。根主治风湿关节痛，牙痛，骨鲠喉。叶外用治外伤出血。

【采收加工】夏、秋季采集，根和叶分别晒干。

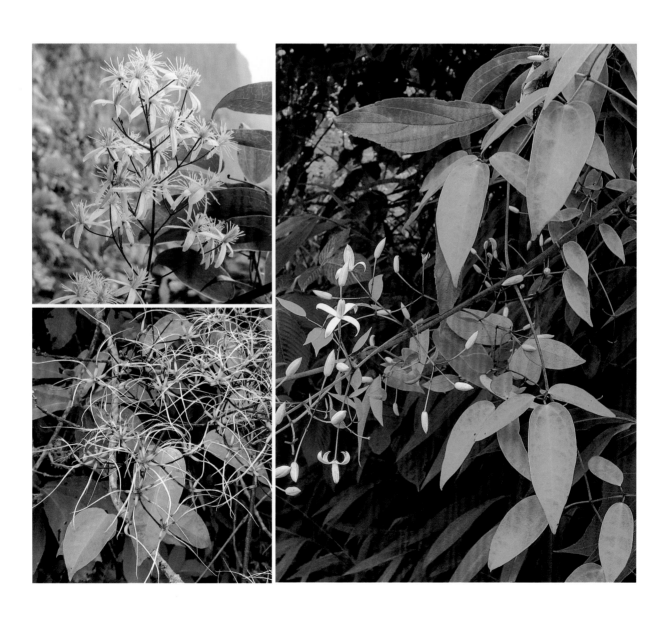

还亮草

【基原】为毛茛科还亮草*Delphinium anthriscifolium* Hance var. *anthriscifolium* 的全草。

【别名】芫荽七、牛疔草、还魂草。

【形态特征】一年生草本。叶二回至三回近羽状复叶，间或三出复叶，近基部叶在开花时常枯萎；叶片菱状卵形或三角状卵形，羽片2~4对。总状花序具2~15花；花瓣紫色，无毛。蓇葖果长1.1~1.6 cm。种子扁球形，上部有螺旋状生长的横膜翅。花期3~5月，果期4~7月。

【分布】生于丘陵或低山的山坡草丛或溪边草地。产于广西、广东、贵州、湖南、江西、福建、浙江、江苏、安徽、河南、山西南部。

【性能主治】全草味辛、苦，性温；有毒。有祛风除湿、通络止痛、化食、解毒的作用。主治风湿痹痛，半身不遂，食积腹胀，荨麻疹，痈疮癣癞。

【采收加工】夏、秋季采收，洗净，切段，鲜用或晒干。

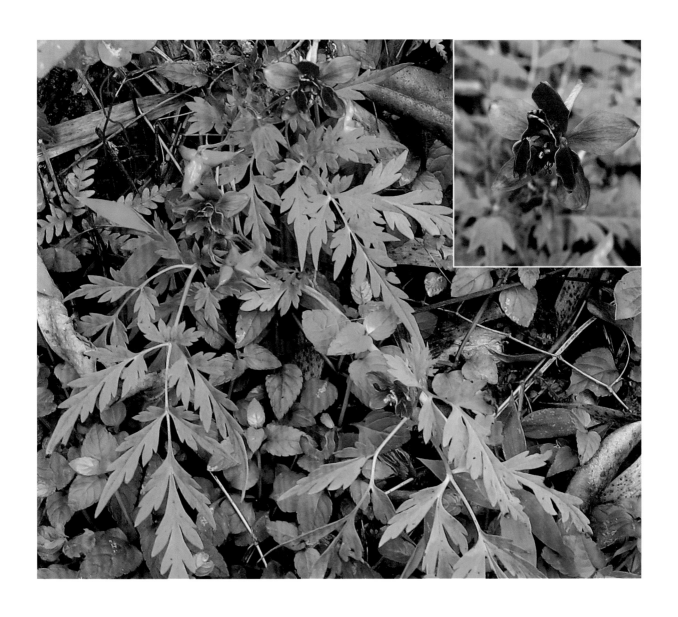

茴茴蒜

【基原】为毛茛科茴茴蒜*Ranunculus chinensis* Bunge 的全草。

【别名】鸭脚板、山辣椒、青果草。

【形态特征】一年生草本。茎直立，多分枝，中空，密生展开的淡黄色糙毛。基生叶与下部叶为三出复叶；叶片宽卵形至三角形，3全裂，裂片有粗齿牙或再分裂。花序疏生，多花；花瓣5片，宽卵圆形，黄色，雄蕊多数。瘦果扁平。花果期5~9月。

【分布】生于平原与丘陵的水湿草地。产于广西、广东、云南、贵州、四川、湖南、湖北等地。

【性能主治】全草味辛、苦，性温；有小毒。有消炎退肿、截疟、杀虫的作用。主治肝炎，肝硬化腹水，疟疾，疮癣，银屑病。

【采收加工】夏季采收，常鲜用或晒干。

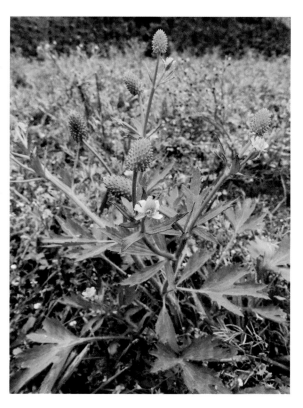

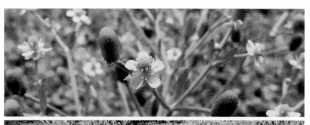

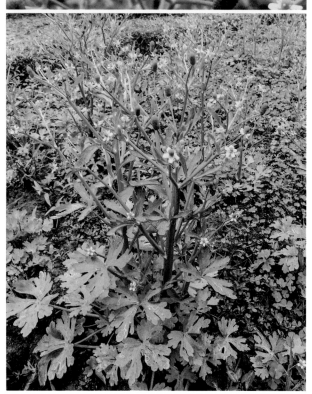

石龙芮

【基原】为毛茛科石龙芮*Ranunculus sceleratus* L. 的全草、果实。

【别名】水堇、姜苔、鲁果能。

【形态特征】一年生草本。叶片肾状圆形，基部心形，裂片倒卵状楔形，无毛；茎生叶多数，下部叶与基生叶相似；上部叶3全裂，无毛。聚伞花序有多数花；花瓣5片，等长或稍长于花萼，基部有短爪。聚合果长圆形；瘦果倒卵球形，无毛，喙短至近无。花果期5~8月。

【分布】生于河沟边或路边湿地。产于全国各地。

【性能主治】全草味苦、辛，性寒；有毒。有清热解毒、消肿散结、止痛、截疟的作用。主治痈疖肿毒，毒蛇咬伤，痰核瘰疬，风湿关节肿痛，牙痛，疟疾。果实味苦，性平。有和胃、益肾、明目、祛风湿的作用。主治心腹烦满，肾虚遗精，阳痿阴冷，风寒湿痹。

【采收加工】在开花末期5月左右采收全草，鲜用或阴干备用。果实夏季采收，晒干。

金线风

【基原】为防己科粉叶轮环藤*Cyclea hypoglauca* (Schauer) Diels 的根、藤茎。

【别名】金线风、凉粉藤、金锁匙。

【形态特征】藤本。老茎木质，小枝纤细，除叶腋有簇毛外其他部位无毛。叶片阔卵状三角形至卵形，顶端渐尖，基部截平至圆，边全缘而稍反卷，两面无毛或背面被稀疏而长的白毛。花序腋生，雄花序为间断的穗状花序状，花序轴常不分枝或有时基部有短小分枝，纤细而无毛。核果红色，无毛。花期5~7月，果期7~9月。

【分布】生于林缘和山地灌木丛中。产于广西、广东、海南、湖南、江西、福建、云南。

【性能主治】根、藤茎味苦，性寒。有清热解毒、祛风止痛、利水通淋的作用。主治风热感冒，咳嗽，咽喉肿痛，尿路感染及尿路结石，风湿疼痛，疮疡肿毒，毒蛇咬伤。

【采收加工】全年均可采收，去须根或枝叶，洗净，切段，晒干。

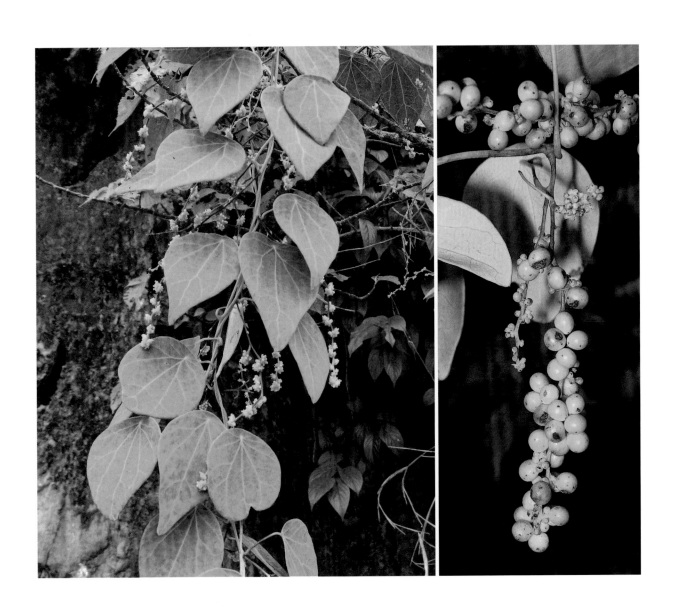

苍白秤钩风

【基原】为防己科苍白秤钩风*Diploclisia glaucescens* Bl. 的藤茎、根茎。

【别名】蛇总管、追骨风、穿墙风。

【形态特征】木质大藤本。茎长可达20余米或更长。叶柄自基生至明显盾状着生，通常比叶片长很多；叶片厚革质，背面常有白霜。圆锥花序狭而长，常几个至多个簇生于老茎和老枝上，多少下垂；花淡黄色，微香。核果黄红色，长圆状狭倒卵圆形，下部微弯。花期4月，果期8月。

【分布】生于林中。产于广西、云南、广东、海南各地。

【性能主治】藤茎微苦，性寒。有清热解毒、祛风除湿的作用。主治风湿骨痛，咽喉肿痛，胆囊炎，痢疾，尿路感染，毒蛇咬伤。根茎味苦，性凉。有祛风除湿、活血止痛、利尿解毒的作用。主风湿痹痛，跌扑损伤，小便淋涩，毒蛇咬伤。

【采收加工】藤茎全年均可采收，割取藤茎，晒干，或采鲜茎用。根茎四季均可采收，以秋季为佳。挖取根部及割取老茎，除去泥土，砍成10~30 cm长的小段，晒干。民间亦有采鲜根或鲜茎叶用者。

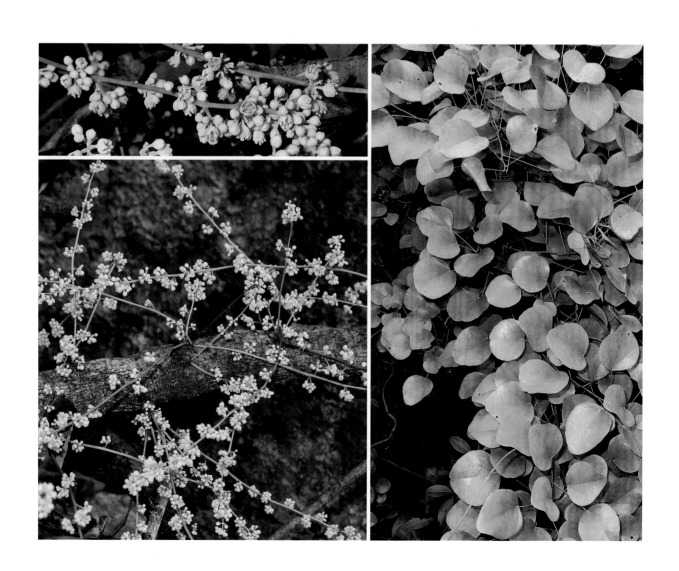

细圆藤

【基原】为防己科细圆藤*Pericampylus glaucus* (Lam.) Merr. 的藤茎或叶。

【别名】铁线藤、小广藤、黑风散。

【形态特征】木质藤本。小枝通常被灰黄色茸毛，有条纹，老枝无毛。叶片三角状卵形至三角状近圆形，有小突尖，基部近截平至心形，边缘有圆齿或近全缘，两面被茸毛或腹面被疏柔毛至近无毛，很少两面近无毛。聚伞花序伞房状，被茸毛。核果红色或紫色，果核径5~6 mm。花期4~6月，果期9~10月。

【分布】生于林中、林缘和灌木丛中。广布于长江流域以南各地，尤以广西、广东、云南较常见。

【性能主治】藤茎或叶味苦，性凉。有清热解毒、息风止痉、扶除风湿的作用。主治疮疡肿毒，咽喉肿痛，惊风抽搐，风湿痹痛，跌打损伤，毒蛇咬伤。

【采收加工】全年均可采收，晒干。

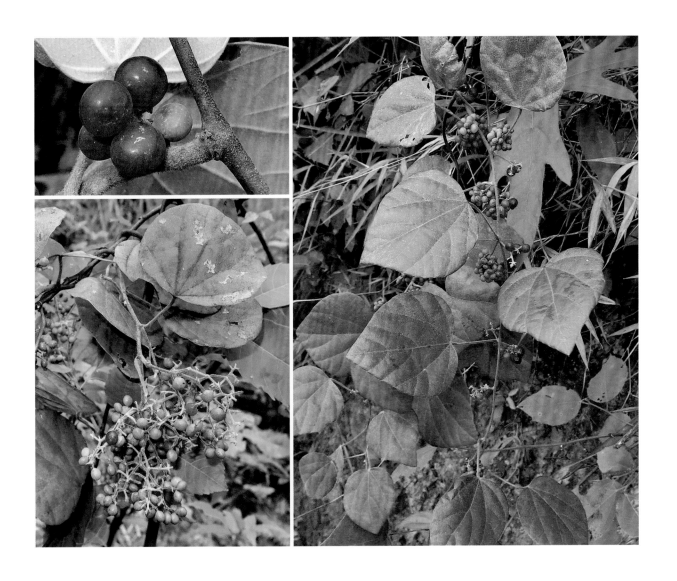

山乌龟

【基原】为防己科广西地不容*Stephania kwangsiensis* H. S. Lo 的块根。

【别名】金不换、地乌龟、吊金龟。

【形态特征】草质、落叶藤本。叶片纸质，三角状圆形至近圆形，全缘或有时有角状粗齿，两面无毛，干时背面常变紫红色或有时变紫黑色，掌状脉上密覆小乳突。复伞形聚伞花序腋生，小聚伞花序很多，伞房状密集于伞梗的近顶部。核果红色；果核倒卵圆形。花期5~6月，果期6~8月。

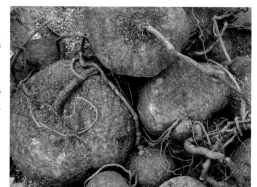

【分布】生于石灰岩地区的石山上。产于广西西北部至西南部、云南东南部。

【性能主治】块根味苦，性寒。有散瘀止痛、清热解毒的作用。主治胃痛，痢疾，咽痛，跌打损伤，疮疖痈肿，毒蛇咬伤。

【采收加工】全年均可采挖，洗净，切片，晒干。

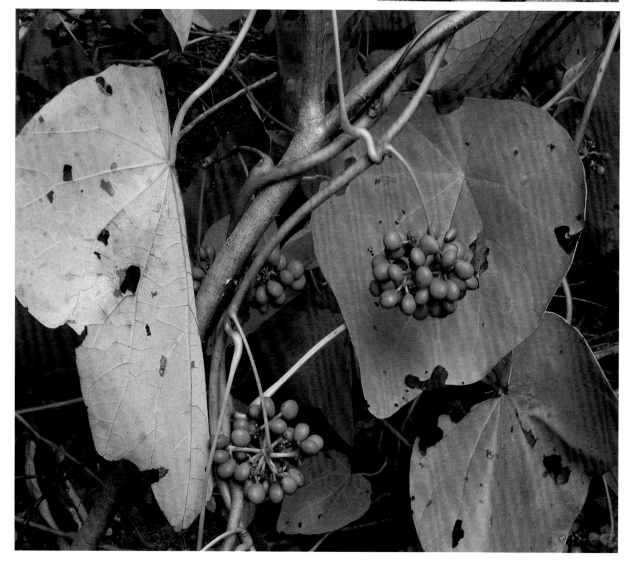

金果榄

【基原】为防己科青牛胆*Tinospora sagittata* (Oliv.) Gagnep. 的块根。

【别名】山慈姑、金牛胆、地苦胆。

【形态特征】草质藤本。具连珠状块根，膨大部分常为不规则球形，黄色。叶片纸质至薄革质，披针状箭形或有时披针状戟形，通常仅在脉上被短硬毛，有时腹面或两面近无毛。花序腋生，常数个或多个簇生，聚伞花序或分枝成疏花的圆锥状花序。核果红色，近球形；果核近半球形。花期4月，果期秋季。

【分布】生于林下、林缘、竹林及草地上。产于广西、广东、海南、贵州、湖南、四川、江西、福建、湖北、陕西、西藏。

【性能主治】块根味苦，性寒。有清热解毒、利咽、止痛的作用。主治咽喉肿痛，痈疽疔毒，泄泻，痢疾，脘腹热痛。

【采收加工】秋、冬季采挖，除去须根，洗净，晒干。

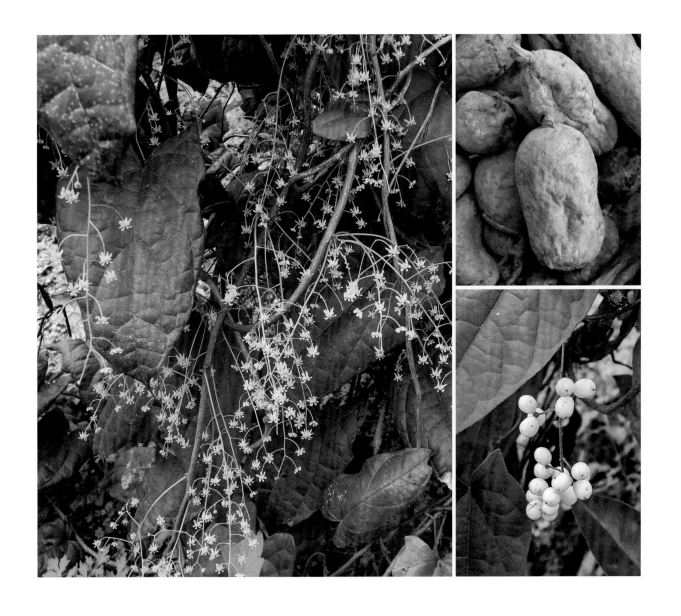

宽筋藤

【基原】为防己科中华青牛胆*Tinospora sinensis* (Lour.) Merr. 的茎。

【别名】伸筋藤、无地根、青筋藤。

【形态特征】藤本。枝稍肉质，嫩枝绿色，有条纹，被柔毛。叶片纸质，阔卵状近圆形，全缘，两面被短柔毛，背面甚密。总状花序先叶抽出，雄花序长1~4 cm或更长，单生或有时几个簇生。核果红色，近球形；果核半卵球形，背面有棱脊和许多小疣状突起。花期4月，果期5~6月。

【分布】生于林中，也常见栽培。产于广西、广东、云南等地南部。

【性能主治】藤茎味微苦，性凉。有祛风止痛、舒筋活络的作用。主治腰肌劳损，风湿痹痛等病症。

【采收加工】全年均可采收，洗净，切厚片，鲜用或晒干。

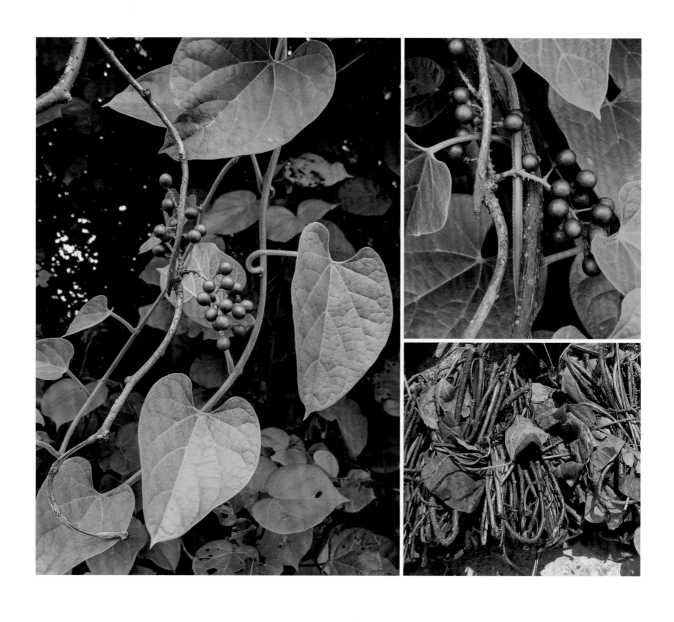

凹脉马兜铃

【基原】为马兜铃科凹脉马兜铃 *Aristolochia impressinervia* C. F. Liang 的全株。

【别名】穿石藤。

【形态特征】草质藤本，被短柔毛。叶片纸质或革质，卵状披针形或披针形，先端长渐尖，背面密被短茸毛，基出脉3~5条，网脉在背面明显隆起，网眼清晰。总状花序聚伞状，腋生，有花3~7朵。蒴果倒卵形或近球形，6棱，熟时由基部向上6瓣开裂。种子心形至三角状心形。花期5~6月，果期8~10月。

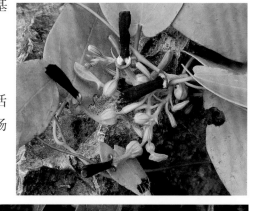

【分布】生于石灰岩石山山顶疏林下。产于广西。

【性能主治】全株味苦、辛，性温。有祛风通络、活血止痛的作用。主治风湿痹痛，胃痛，跌打瘀肿疼痛，肠炎，小儿麻痹症后遗症。

【采收加工】夏、秋季采收，切段，晒干。

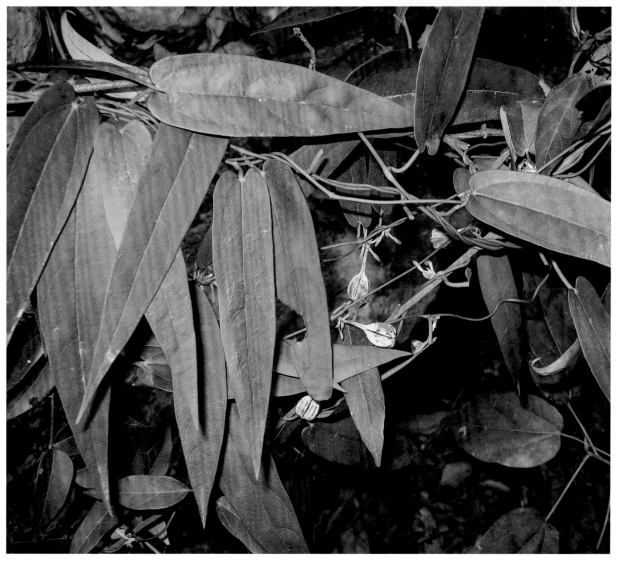

广西马兜铃

【基原】为马兜铃科广西马兜铃 *Aristolochia kwangsiensis* Chun et How ex C. F. Liang 的块根。

【别名】土大黄、金银袋、大总管、大百解薯。

【形态特征】木质大藤本。块根椭圆形或纺锤形，常数个相连。嫩枝、叶背、叶柄、花和果均密被污黄色粗糙长毛。叶片极大，圆卵形。总状花序腋生，花2~3朵，花被檐部开展为3片红紫色唇瓣，上面被暗红色的皮刺状突起。蒴果暗黄色，长圆柱形。种子卵形，栗褐色。花期4~5月，果期8~9月。

【分布】生于山谷林中。产于广西、广东、云南、贵州、四川、湖南、浙江、福建等地。

【性能主治】块根味苦，性寒；有小毒。有理气止痛、清热解毒、止血的作用。主治痉挛性胃痛，腹痛，急性胃肠炎，胃及十二指肠溃疡，痢疾，跌打损伤，疮痈肿毒，外伤出血。

【采收加工】夏、秋季采挖，洗净，鲜用或切片晒干。

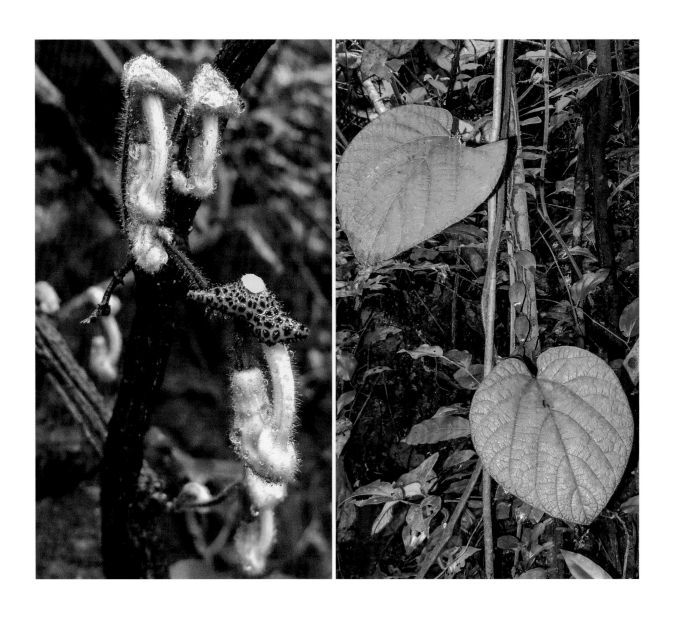

变色马兜铃

【基原】为马兜铃科变色马兜铃*Aristolochia versicolor* S. M. Hwang 的块根。

【别名】山总管、百解薯、银袋、白金果榄。

【形态特征】木质藤本。块根圆锥形或长圆形，常数个相连，表面灰棕色，切面白色，故得名"银袋"。叶片倒披针形，基部狭耳形，背面粉绿色。花单生或2朵聚生叶腋；花蕾时黄色，开花后紫红色，无斑纹，有网状脉纹，内面无毛，外面密被棕色丝质长柔毛。蒴果椭圆状，6棱。花期4~6月，果期8~10月。

【分布】生于山坡灌木丛、山谷石砾间和林缘较阴湿处。产于广西、广东、云南。

【性能主治】块根味苦，性寒。有清热解毒、消肿止痛的作用。主治肠炎腹泻，菌痢，咽喉肿痛，腮腺炎，瘰疬，乳痈，湿疹。

【采收加工】夏、秋、冬季采挖，洗净，切段，晒干。

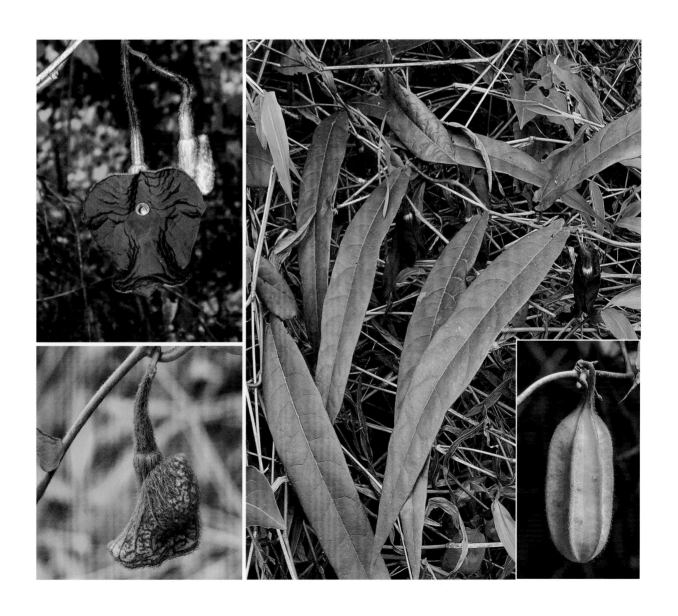

大块瓦

【基原】为马兜铃科地花细辛*Asarum geophilum* Hemsl. 的根、根状茎或全草。

【别名】花叶细辛、摘耳根、矮细辛。

【形态特征】多年生草本。全株散生柔毛。根状茎横走。叶片圆心形或宽卵形，基部心形，叶面散生短毛或无毛，背面初被密生黄棕色柔毛。花紫色，常向下弯垂，有毛；花被与子房合生部分球状或卵状，表面密生紫色点状毛丛。果卵状，棕黄色，直径约12 mm，具宿存花被。花期4~6月。

【分布】生于密林下或山谷湿地。产于广西、广东、贵州南部。县域内屏山乡、南圩镇、布泉乡有分布。

【性能主治】根、根状茎、全草味辛，性温。有疏风散寒、宣肺止咳、消肿止痛的作用。主治风寒头痛，鼻渊，痰饮咳喘，风寒湿痹，毒蛇咬伤。

【采收加工】4~5月挖取全草，去除泥土，置通风处，阴干。

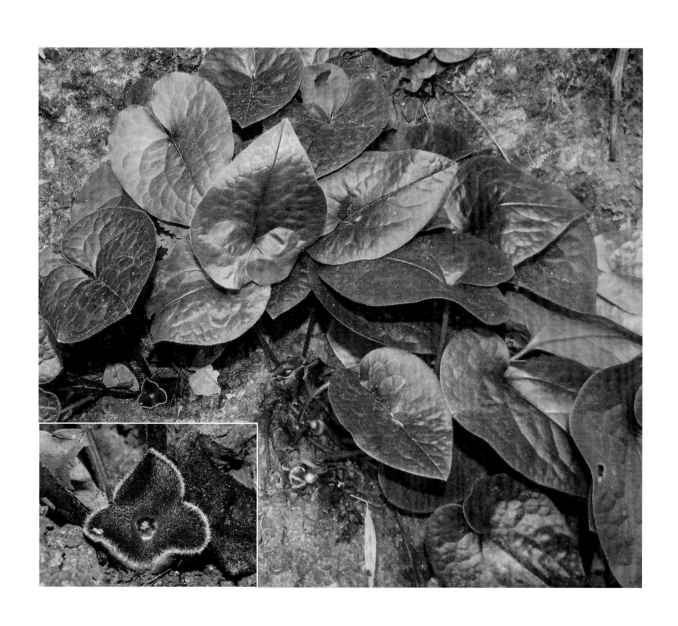

石蝉草

【基原】为胡椒科石蝉草*Peperomia blanda* (Jacq.) Kunth 的全草。

【别名】胡椒草、石瓜子、三叶稔。

【形态特征】肉质草本。茎直立或基部匍匐，分枝，被短柔毛，下部节上常生不定根。叶对生或3~4片轮生；叶片膜质或薄纸质，有腺点，椭圆形、倒卵形或倒卵状菱形，两面被短柔毛。穗状花序腋生和顶生；总花梗被疏柔毛；苞片圆形，盾状，有腺点。浆果球形，顶端稍尖。花期4~7月及10~12月。

【分布】生于林谷、溪旁或湿润岩石上。产于我国西南部各省区至台湾。

【性能主治】全草味辛，性凉。有清热解毒、化瘀散结、利水消肿的作用。主治肺热咳喘，麻疹，疮毒，癌肿，烧烫伤，跌打损伤，肾炎水肿。

【采收加工】夏、秋季采收，晒干。

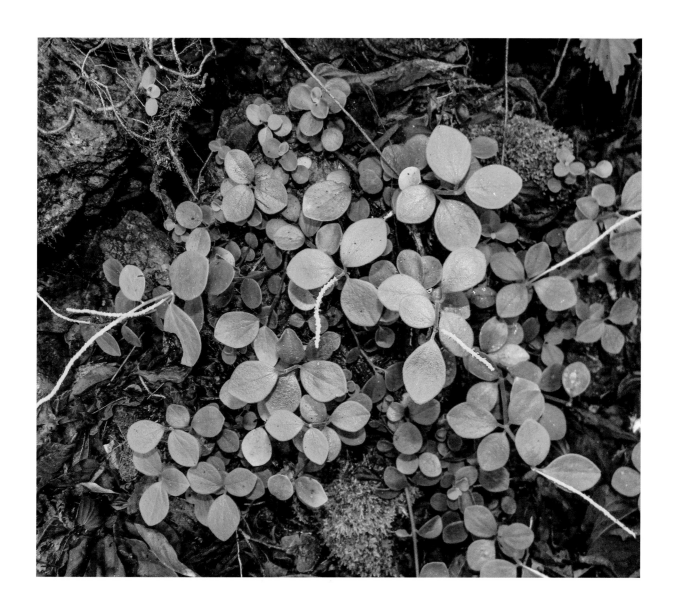

海风藤

【基原】为胡椒科风藤*Piper kadsura* (Choisy) Ohwi 的全株。

【别名】爬岩香、风藤、巴岩香。

【形态特征】木质藤本。茎有纵棱，幼时被疏毛，节上生根。叶片具白色腺点，卵形或长卵形，基部心形，腹面无毛，背面通常被短柔毛；叶脉5条，基出或近基部发出。花单性，雌雄异株，聚集成与叶对生的穗状花序；花序梗与叶柄等长；子房球形，柱头3~4裂，线形，被短柔毛。浆果球形。花期5~8月。

【分布】生于低海拔林中，攀缘于树上或石上。产于广西、台湾、福建、浙江等地。

【性能主治】全株味辛、苦，性温。有祛风湿、通经络、止痹痛的作用。主治风寒湿痹，肢节疼痛，筋脉拘挛，屈伸不利。

【采收加工】夏、秋季采割，除去根、叶，晒干。

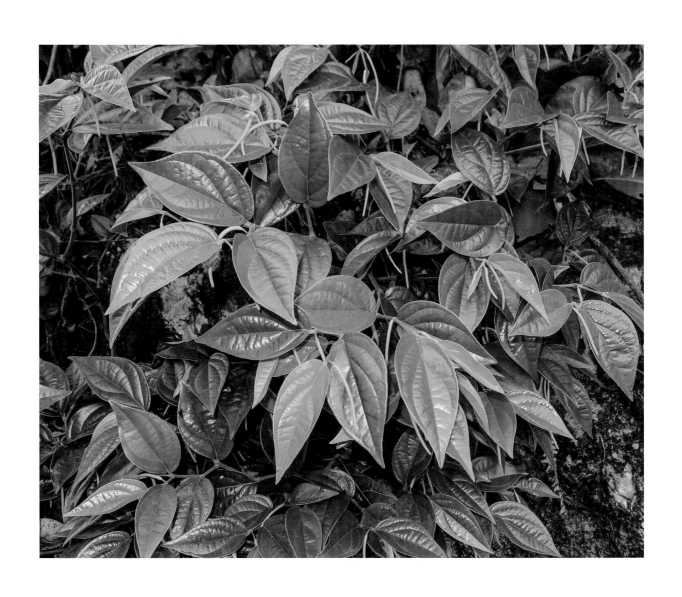

裸蒴

【基原】为三白草科裸蒴*Gymnotheca chinensis* Decne. 的全草或叶。

【别名】还魂草、狗笠耳、水折耳。

【形态特征】无毛草本。茎纤细，匍匐，节上生根。叶片纸质，无腺点，肾状心形，顶端阔短尖或圆，全缘或有不明显的细圆齿。花序单生，花序梗与花序等长或略短；花序两侧具阔棱或成翅状； 苞片倒披针形；花药长圆形，纵裂；花丝与花药近等长或稍长，基部较宽。果未见。花期4~11月。

【分布】生于水旁或林谷中。产于广西、广东、湖南、湖北、云南、贵州及四川等地。

【性能主治】全草或叶味苦，性温。有消食、利水、活血、解毒的作用。主治食积腹胀，痢疾，泄泻，水肿，小便不利，带下，跌打损伤，疮肠肿毒，蜈蚣咬伤。

【采收加工】夏、秋季采挖，洗净，鲜用或晒干。

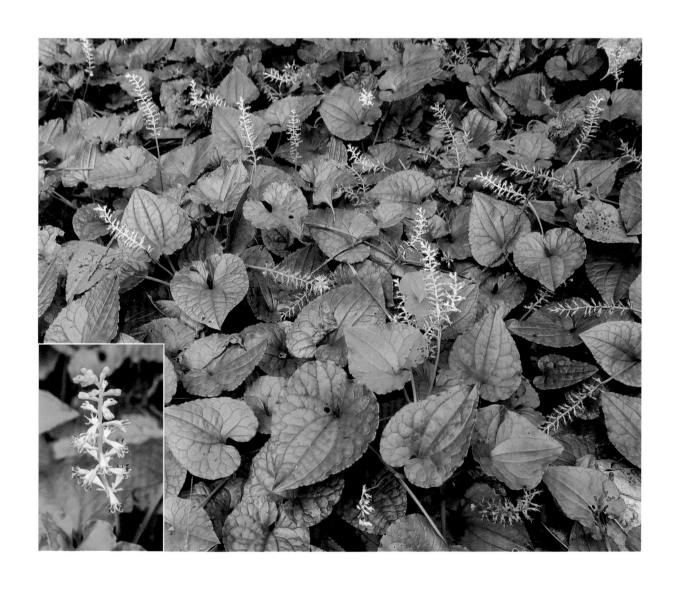

三白草

【基原】为三白草科三白草 *Saururus chinensis* (Lour.) Baill. 的根茎或全草。

【别名】水木通、五路白、三点白。

【形态特征】湿生草本。茎粗壮，有纵长粗棱和沟槽，下部伏地，常带白色，上部直立，绿色。叶片纸质，密生腺点，阔卵形至卵状披针形，顶端短尖或渐尖，基部心形或斜心形，两面均无毛。花序白色，总花梗无毛，但花序轴密被短柔毛；苞片近匙形，无毛或有疏缘毛，被柔毛。花期4~6月。

【分布】生于沟边、塘边或溪旁。产于广西、广东、山东、河南、河北等地。

【性能主治】根茎或全草味甘、辛，性寒。有利尿消肿、清热解毒的作用。主治小便不利，淋沥涩痛，白带异常，尿路感染，肾炎水肿；外用治疮疡肿毒，湿疹。

【采收加工】根茎秋季采挖；全草全年均可采挖，洗净，晒干。

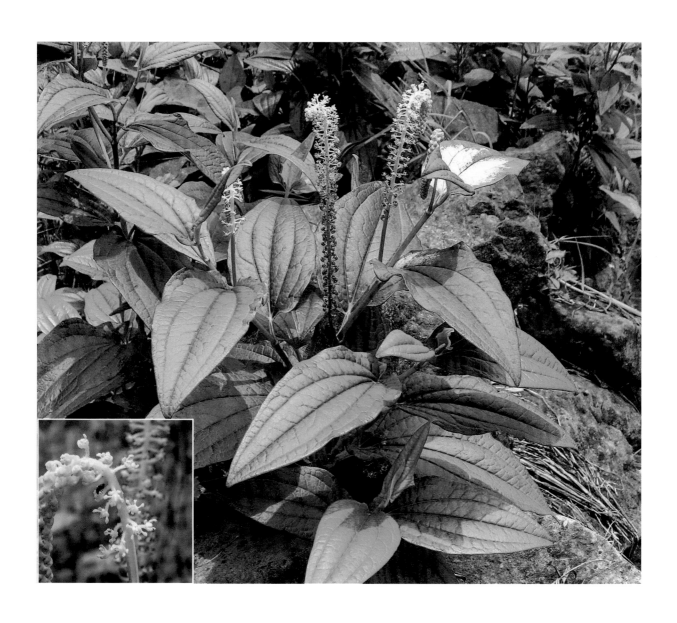

四块瓦

【基原】为金粟兰科全缘金粟兰 *Chloranthus holostegius* (Hand.-Mazz.) C. Pei & San 的根或全草。

【别名】黑细辛、四叶对。

【形态特征】多年生草本。根状茎横生，下部节上对生2片鳞状叶。叶对生；叶片纸质，通常4片生于茎顶，呈轮生状，宽椭圆形或倒卵形，边缘有齿，齿端有1个腺体，两面无毛。穗状花序顶生；花白色；苞片三角形或近半圆形，通常顶端数齿裂。核果近球形或倒卵形，绿色。花期4~5月，果期6~8月。

【分布】生于山坡、沟谷密林下或灌木丛中。产于广西、云南、贵州、四川。

【性能主治】根或全草味微苦、涩，性温。有祛风除湿、散瘀消肿、止痛的作用。主治风湿痹痛，风寒感冒，跌打损伤，瘰疬，疮疖肿痛。

【采收加工】秋季采收根、叶，洗净晒干。

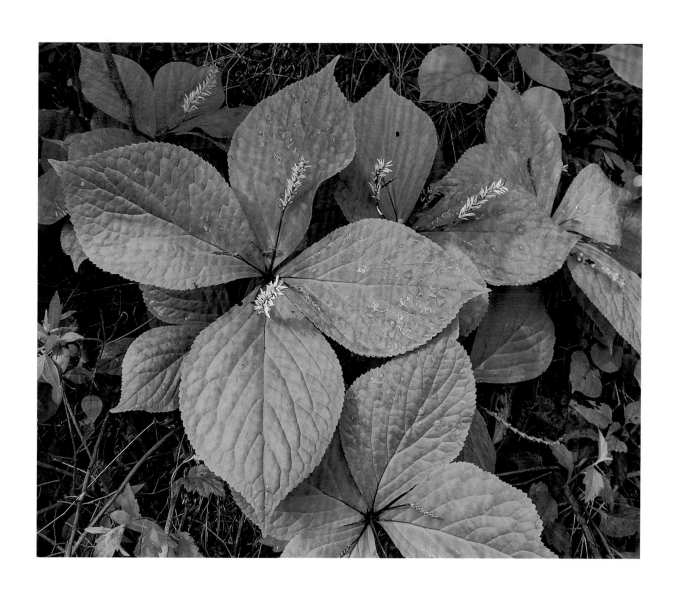

肿节风

【基原】为金粟兰科草珊瑚*Sarcandra glabra* (Thunb.) Nakai 的全株。

【别名】九节茶、九节风、接骨莲。

【形态特征】常绿小灌木。叶片革质，椭圆形、卵形至卵状披针形，边缘具粗锐齿，齿尖有1个腺体，两面均无毛；叶柄基部合生成鞘状。穗状花序顶生，通常分枝，多少成圆锥花序状；花黄绿色；子房球形或卵形，无花柱。核果球形，直径3~4 mm，熟时亮红色。花期6月，果期8~10月。

【分布】生于山谷林下阴湿处。产于广西、广东、云南、贵州、四川、湖南、江西、福建、台湾、安徽、浙江。

【性能主治】全株味苦、辛，性平。有清热凉血、活血消斑、祛风通络的作用。主治血热紫斑、紫癜，风湿痹痛，跌打损伤。

【采收加工】夏、秋季采收，除去杂质，晒干。

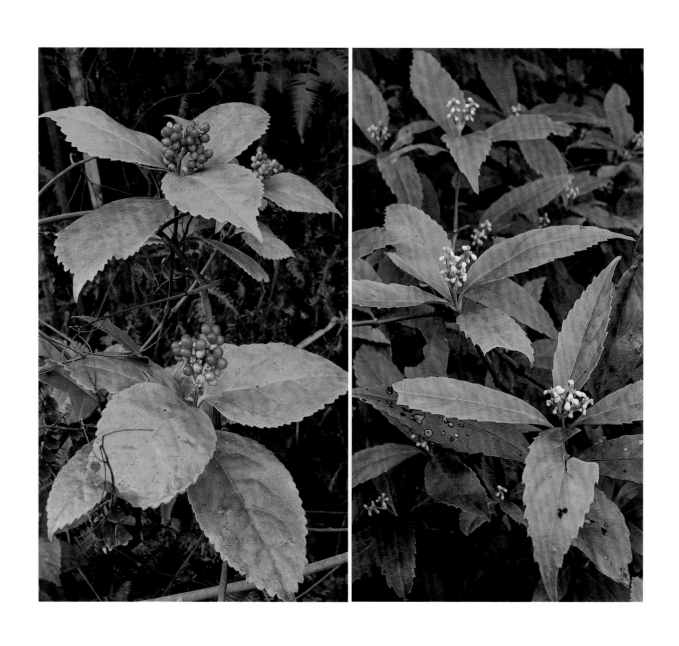

岩黄连

【基原】为紫堇科石生黄堇*Corydalis saxicola* Bunting 的全草。

【别名】岩胡、岩连、土黄连。

【形态特征】淡绿色易萎软草本。具粗大主根和单头至多头的根状茎。茎分枝或不分枝；枝条与叶对生，花葶状。基生叶具长柄，叶片约与叶柄等长，一回至二回羽状全裂，末回羽片楔形至倒卵形。总状花序，多花，先密集，后疏离；花金黄色，平展；萼片近三角形，全缘。蒴果线形，下弯，具1列种子。

【分布】生于石灰岩缝隙中。产于广西、云南、贵州、四川、浙江、陕西等地。

【性能主治】全草味苦，性凉。有清热解毒、利湿、止痛止血的作用。主治肝炎，口舌糜烂，火眼，痢疾，腹泻，腹痛，痔疮出血。

【采收加工】秋后采收，除去杂质，洗净，晒干。

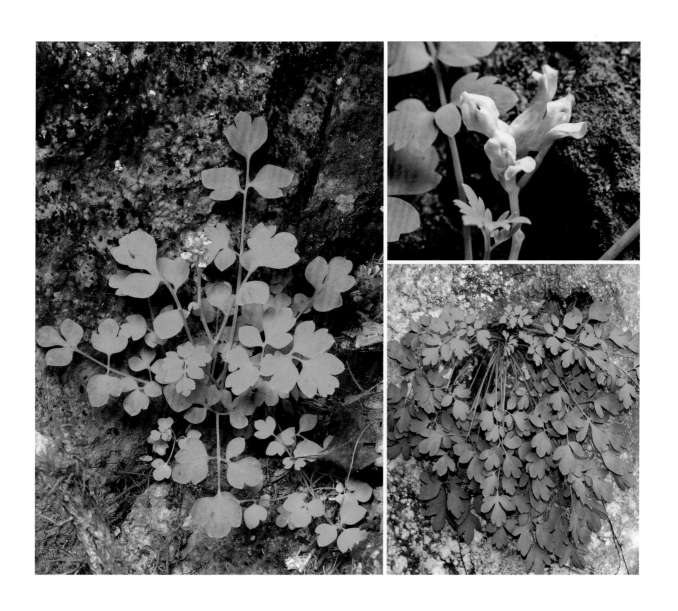

七星莲

【基原】为堇菜科七星莲 *Viola diffusa* Ging. 的全草。

【别名】蔓茎堇、七星草、黄瓜草。

【形态特征】一年生草本。全体被糙毛或白色柔毛，或近无毛，花期生出地上匍匐枝。匍匐枝先端具莲座状叶丛，通常生不定根。基生叶丛生，呈莲座状，或于匍匐枝上互生；叶片卵形或卵状长圆形，边缘具钝齿及缘毛。花较小，淡紫色或浅黄色。蒴果长圆形，顶端常具宿存的花柱。花期3~5月，果期5~8月。

【分布】生于山地林下、林缘、草坡、溪谷旁、岩石缝隙中。产于广西、云南、四川、浙江、台湾等地。

【性能主治】全草味苦、辛，性寒。有清热解毒、散瘀消肿的作用。主治疮疡肿毒，肺热咳嗽，百日咳，黄疸型肝炎，带状疱疹，烫伤，跌打损伤，毒蛇咬伤。

【采收加工】夏、秋季挖取，洗净，去除杂质，鲜用或晒干。

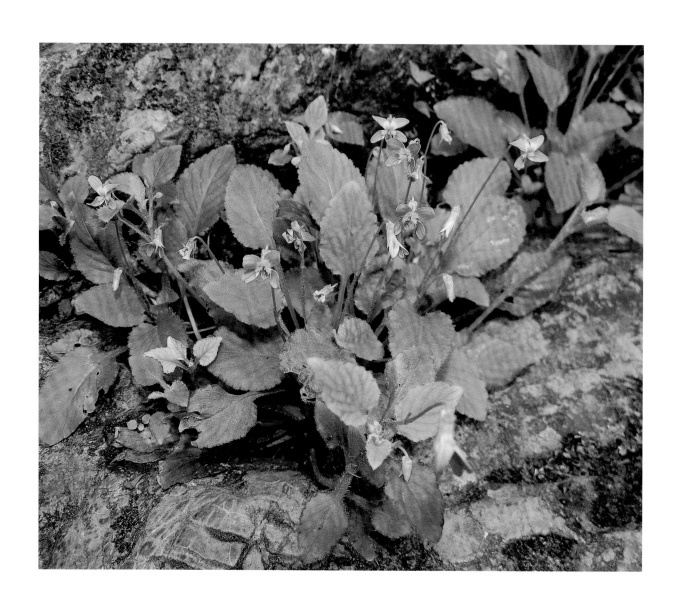

华南远志

【基原】为远志科华南远志*Polygala chinensis* L. 的全草。

【别名】大金牛草、肥儿草、蛇总管。

【形态特征】一年生直立草本。主根粗壮，橘黄色，茎基部木质化，分枝圆柱形，被卷曲短柔毛。叶互生；叶片纸质，倒卵形、椭圆形或披针形，全缘，微反卷，绿色，疏被短柔毛。总状花序腋上生，稀腋生；花小而密集，花瓣淡黄色或白带淡红色。蒴果倒心形，边缘有短毛。花期4~10月，果期5~11月。

【分布】生于山坡草地或灌木丛中。产于广西、广东、云南、福建、海南。

【性能主治】全草味辛、甘，性平。有祛痰、消积、散瘀、解毒的作用。主治咳嗽咽痛，小儿疳积，跌打损伤，瘰疬，痈肿，毒蛇咬伤。

【采收加工】春、夏季采收，切段晒干。

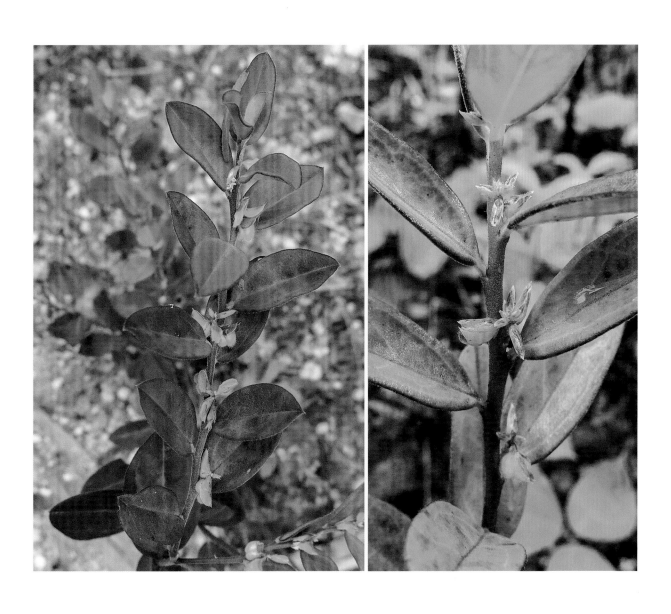

落地生根

【基原】为景天科落地生根 *Bryophyllum pinnatum* (L. f.) Oken 的根及全草。

【别名】土三七、叶生根、叶爆芽。

【形态特征】多年生草本。羽状复叶；小叶长圆形至椭圆形，先端钝，边缘有圆齿；圆齿底部容易生芽，芽长大后落地即成新植株。圆锥花序顶生；花冠高脚碟形，基部稍膨大，向上成管状；裂片卵状披针形，淡红色或紫红色。蓇葖包在花萼及花冠内。种子小，有条纹。花期1~3月。

【分布】生于山坡、沟边、路旁湿润的草地上，或栽培作观赏花卉。产于广西、广东、云南、福建、台湾。

【性能主治】根及全草味苦、酸，性寒。有解毒消肿、活血止痛、拔毒的作用。主治痈疮肿毒，乳腺炎，丹毒，外伤出血，跌打损伤，烧烫伤，骨折。

【采收加工】全年均可采，多鲜用。

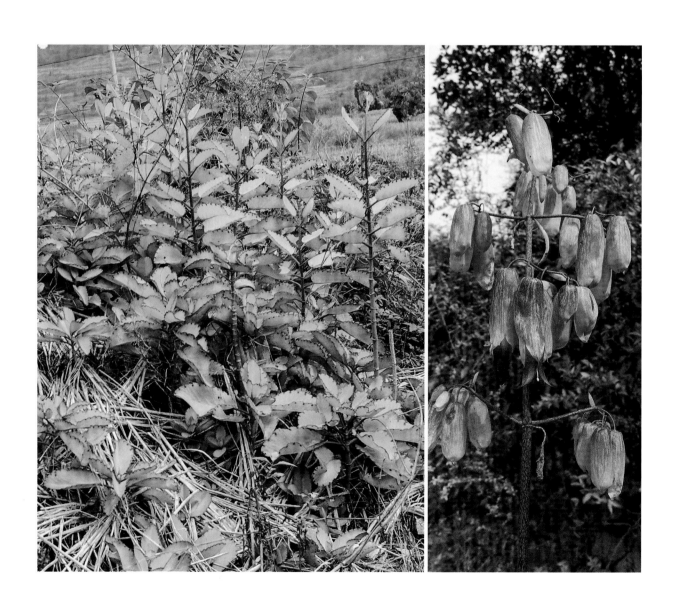

马齿苋

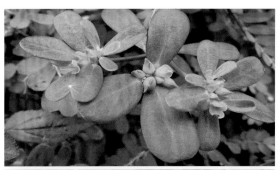

【基原】为马齿苋科马齿苋*Portulaca oleracea* L. 的全草。

【别名】马苋、马齿菜。

【形态特征】一年生铺地草本。茎平卧或斜倚，伏地铺散，多分枝，淡绿色或带暗红色。叶互生，有时近对生；叶片扁平，肥厚，倒卵形，似马齿状，全缘，腹面暗绿色，背面淡绿色或带暗红色，中脉微隆起。花无梗，常3~5朵簇生枝端，花瓣黄色。蒴果卵球形，盖裂。花期5~8月，果期6~9月。

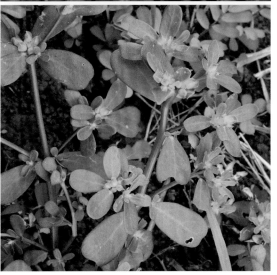

【分布】喜肥沃土壤，耐旱亦耐涝，生命力强，生于菜园、农田、路旁。产于我国南北各地。

【性能主治】全草味酸，性寒。有清热解毒、凉血止痢、除湿通淋的作用。主治热毒泻痢，热淋，赤白带下，崩漏，痔血，疮疡痈疖，瘰疬，湿癣。

【采收加工】8~9月割取全草，洗净泥土，拣去杂质，晒或炕干，亦可鲜用。

土人参

【基原】为马齿苋科土人参*Talinum paniculatum* (Jacq.) Gaertn. 的根。

【别名】假人参、土洋参、土参

【形态特征】一年生肉质草本。主根棕褐色，粗壮，有分枝，皮黑褐色，断面乳白色。叶互生或近对生；叶片稍肉质，倒卵形或倒卵状长椭圆形。圆锥花序顶生或腋生；花小；花瓣粉红色或淡紫红色，长椭圆形或倒卵形。蒴果近球形。种子多数，黑褐色或黑色。花期6~8月，果期9~11月。

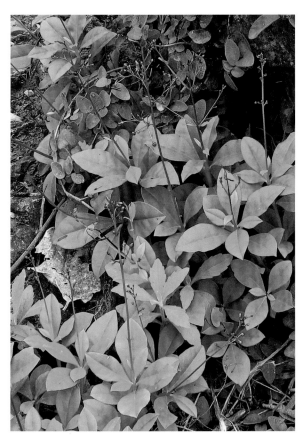

【分布】生于田野、路边、山坡沟边等阴湿处。产于广西、广东、贵州、云南、四川、浙江、安徽等地。

【性能主治】根味甘、淡，性平。有补气润肺、止咳、调经的作用。主治气虚芝倦，食少，泄泻，肺痨咳血，眩晕，潮热，盗汗，自汗，月经不调，带下，产妇乳汁不足。

【采收加工】8~9月采挖，晒干或蒸熟晒干。

何首乌

【基原】为蓼科何首乌 *Fallopia multiflora* (Thunb.) Haraldson 的块根。

【别名】首乌、赤首乌、铁秤砣。

【形态特征】多年生草本。块根肥厚，黑褐色。茎缠绕，多分枝，具纵棱，无毛，下部木质化。叶片卵状心形，全缘。花序圆锥状，顶生或腋生；苞片三角状卵形，具小突起，每苞内具2~4朵花；花被5深裂，白色或淡绿色，果时增大，近圆形。瘦果卵形，黑褐色。花期8~9月，果期9~10月。

【分布】生于山谷路边、灌木丛中、山坡及沟边石隙。产于广西、贵州、四川、河南、江苏、湖北等地。

【性能主治】块根味苦、甘、涩，性微温。有解毒、消痈、截疟、润肠通便的作用。主治疮痈，瘰疬，风疹瘙痒，久疟体虚，肠燥便秘。

【采收加工】秋、冬季叶枯萎时采挖，削去两端，洗净，个大的切成块，干燥。

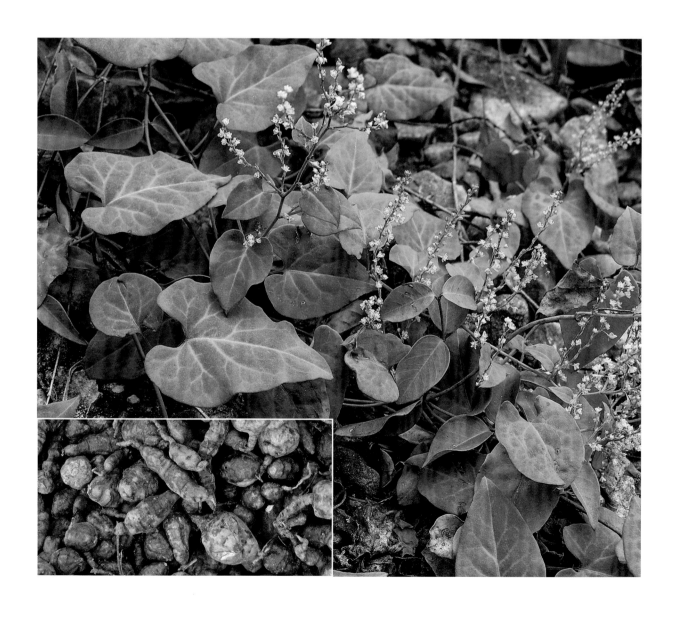

火炭母

【基原】为蓼科火炭母*Polygonum chinense* L. 的全草。

【别名】火炭毛、乌炭子、运药。

【形态特征】多年生草本。茎直立，通常无毛。叶片卵形或长卵形，边缘全缘，两面无毛，有时背面沿叶脉疏生短柔毛。花序头状，通常数个排成圆锥状，顶生或腋生；花序梗被腺毛；花被5深裂，白色或淡红色，裂片卵形，果时增大，呈肉质，蓝黑色。瘦果宽卵形，黑色。花期7~9月，果期8~10月。

【分布】生于山谷湿地、山坡草地。产于陕西南部、甘肃南部、华东、华中、华南和西南。

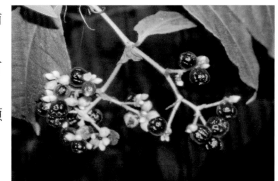

【性能主治】全草味酸、涩，性凉；有毒。有清热解毒、利湿止痒、明目退翳的作用。主治痢疾，肠炎，扁桃体炎，咽喉炎；外用治角膜薄翳，子宫颈炎，霉菌性阴道炎，皮炎湿疹。

【采收加工】夏、秋季采挖，除去泥沙，晒干。

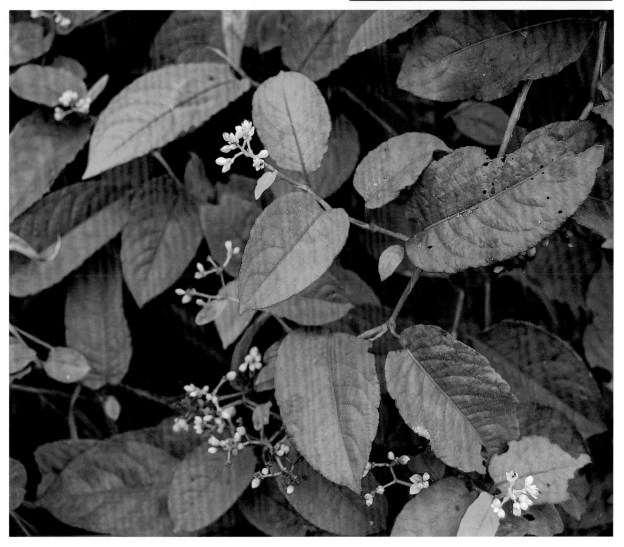

扛板归

【基原】为蓼科扛板归*Polygonum perfoliatum* L. 的全草。

【别名】刺犁头、蛇不过。

【形态特征】一年生草本。茎攀缘，多分枝，沿棱具稀疏的倒生皮刺。叶片三角形，薄纸质，腹面无毛，背面沿叶脉疏生皮刺。总状花序短穗状，不分枝顶生或腋生；花被5深裂，白色或淡红色，果时增大，呈肉质，深蓝色。瘦果球形，黑色，包于宿存花被内。花期6~8月，果期7~10月。

【分布】生于田边、路旁、山谷湿地。产于广西、广东、云南、贵州、四川、海南、湖南等地。

【性能主治】全草味酸、苦，性平。有清热解毒、利湿消肿、散瘀止血的作用。主治疔疮痈肿，痄腮，乳腺炎，感冒发热，肺热咳嗽，泻痢，淋浊，带下，疟疾，风火赤眼，便血，蛇虫咬伤。

【采收加工】在夏秋季采收。鲜用或晾干。

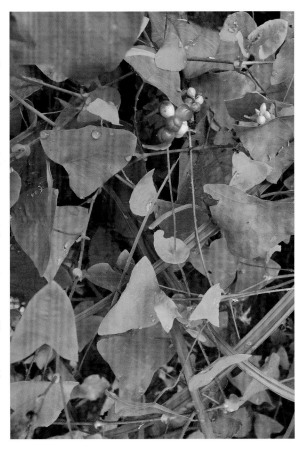

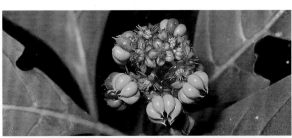

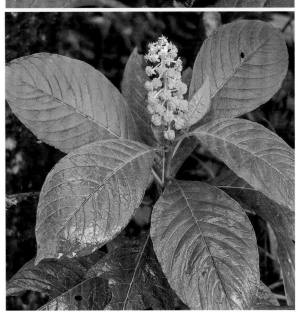

商陆

【基原】为商陆科商陆*Phytolacca acinosa* Roxb. 的根。

【别名】土冬瓜。

【形态特征】多年生草本。根肥大，肉质，倒圆锥形，外皮淡黄色或灰褐色，内面黄白色。茎直立。叶片薄纸质，椭圆形、长椭圆形或披针状椭圆形。总状花序顶生或与叶对生，密生多花；花白色后渐变为淡红色。浆果扁球形，深红紫色或黑色。花期5~8月，果期6~10月。

【分布】生于沟谷、山坡林下、林缘路旁。产于除东北、内蒙古、青海、新疆外的各地区。

【性能主治】根味苦，性寒；有毒。有逐水消肿、通利二便的作用；外用解毒散结。主治水肿胀满，二便不通；外用治痈肿疮毒。

【采收加工】秋季至翌年春季采挖，除去须根和泥沙，切成块或片，晒干或阴干。

牛膝

【基原】为苋科牛膝*Achyranthes bidentata* Blume 的根。

【别名】怀牛膝、山苋菜、对节草。

【形态特征】多年生草本。根圆柱形，土黄色。茎有棱角或四方形，绿色或带紫色，有白色贴生或开展柔毛。叶片椭圆形或椭圆状披针形，先端尾尖，两面有贴生或开展柔毛。穗状花序顶生及腋生，有白色柔毛；花多数，密生。胞果矩圆形，黄褐色，光滑。种子矩圆形，黄褐色。花期7~9月，果期9~10月。

【分布】生于山坡林下。产于除东北外的全国各地。

【性能主治】根味苦、甘、酸，性平。有逐瘀通经、补肝肾、强筋骨、利尿通淋、引血下行的作用。主治闭经，痛经，腰膝酸痛，筋骨无力，淋证，水肿，头痛，眩晕，牙痛，口疮，鼻出血。

【采收加工】冬季茎叶枯萎时采挖，除去须根及泥沙，晒至干皱后将顶端切齐，晒干。

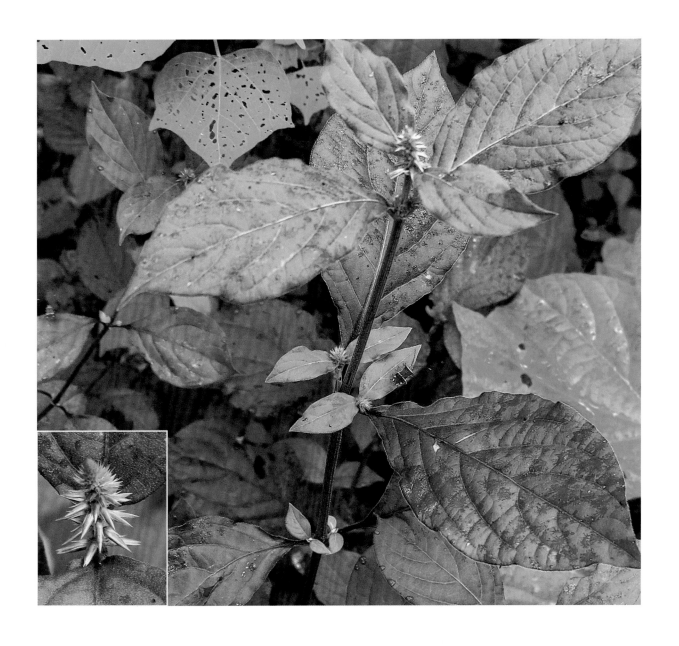

青葙子

【基原】为苋科青葙Celosia argentea L.的成熟种子。

【别名】野鸡冠花、狗尾花、狗尾苋。

【形态特征】一年生草本。全体无毛；茎直立，有分枝，绿色或红色，具显明条纹。叶片矩圆披针形、披针形或披针状条形，少数卵状矩圆形，绿色常带红色。花多数，密生，在茎端或枝端成单一、无分枝的塔状或圆柱状穗状花序。胞果小，包裹在宿存花被片内。花期5~8月，果期6~10月。

【分布】生于平原、田边、丘陵、山坡。分布于全国各地。

【性能主治】种子味苦、辛，性寒。有清虚热、除骨蒸、解暑热、截疟、退黄的作用。主治温邪伤阴，夜热早凉，阴虚发热，骨蒸劳热，暑邪发热，疟疾寒热，湿热黄疸。

【采收加工】秋季果实成熟时采割植株或摘取果穗，晒干，收集种子，除去杂质。

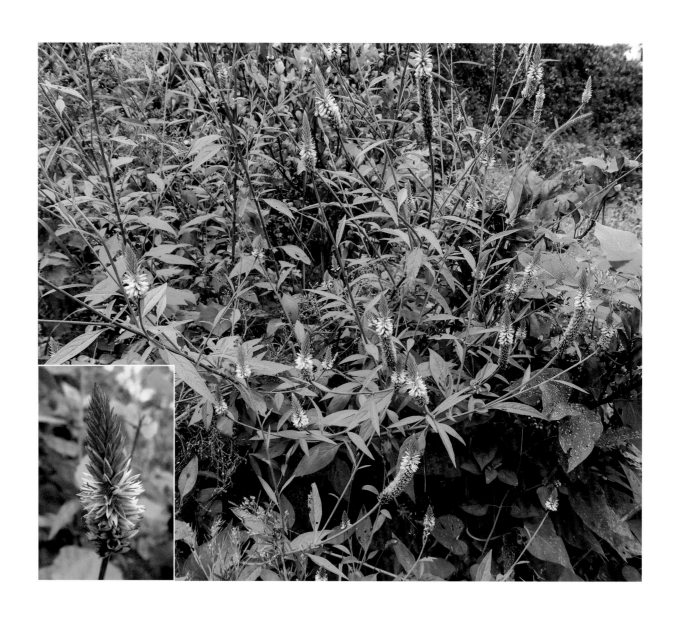

浆果苋

【基原】为苋科浆果苋*Deeringia amaranthoides* (Lam.) Merr. 的全株。

【别名】川牛膝、苋菜藤、地苓苋。

【形态特征】攀缘灌木。茎长2~6 m，多下垂分枝。叶片卵形或卵状披针形，顶端渐尖或尾尖，基部宽楔形、圆形或近截形，常不对称，两面疏生长柔毛，后变无毛。总状花序腋生及顶生，再形成多分枝的圆锥花序；花被片椭圆形，淡绿色或带黄色，果时带红色。浆果近球形，红色，有3条纵沟。种子扁压状肾形，黑色，光亮。花果期10月至翌年3月。

【分布】生于山坡林下或灌木丛中。产于广西、广东、云南、贵州、四川、西藏、台湾等地。

【性能主治】全株味淡，性平。有祛风利湿、清热解毒的作用。主治风湿性关节炎，风湿腰腿痛，痢疾，泄泻。

【采收加工】全年均可采收，洗净，鲜用或晒干。

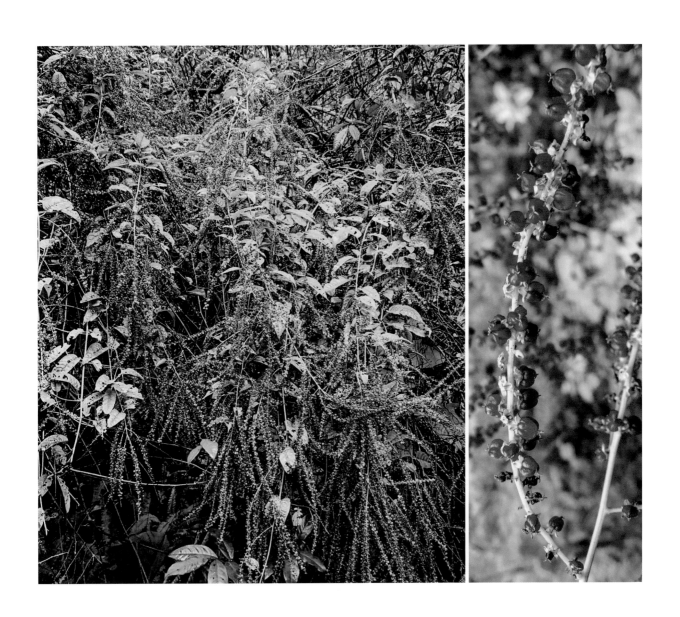

白花柴

【基原】为亚麻科米念芭*Tirpitzia ovoidea* Chun et How ex Sha 的枝茎、叶。

【别名】白花树、翠容叶。

【形态特征】灌木。叶片革质或厚纸质，全缘，腹面绿色，背面浅绿色，干后腹面灰绿色，背面淡黄色；腹面中脉微凹或平坦，背面突起。聚伞花序在茎和分枝上部腋生；花瓣5片，白色，旋转排列成管状。蒴果卵状椭圆形。种子褐色，具膜质翅，翅倒披针形，稍短于蒴果。花期5~10月，果期10~11月。

【分布】生于山谷、疏林中、岩石上、石灰岩山顶、山坡阳处灌木丛中、密林石上。产于广西。

【性能主治】枝茎、叶味微甘，性平。有活血散瘀、舒筋活络的作用。主治跌打损伤；鲜叶捣烂加酒炒热外敷治骨折；鲜叶捣烂外敷治外伤出血；鲜叶适量，水煎外洗治疮疖。

【采收加工】全年均可采收，鲜用或晒干。

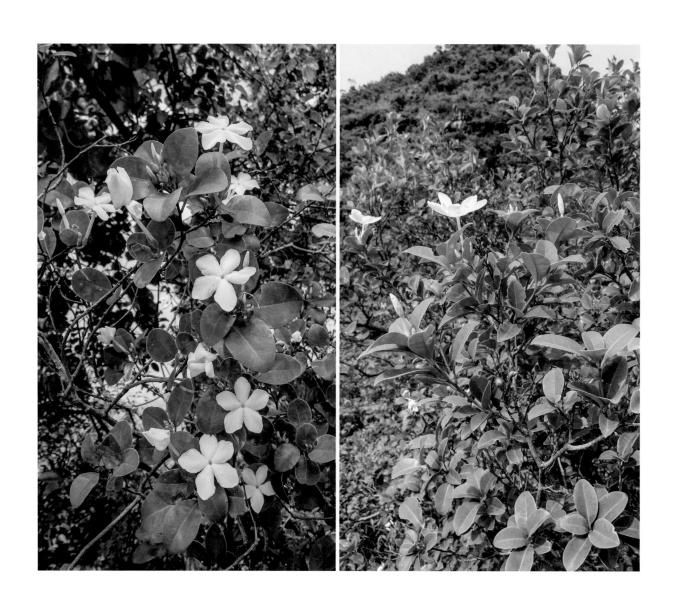

感应草

【基原】为酢浆草科感应草*Biophytum sensitivum* (L.) DC. 的种子。

【别名】罗伞草、降落伞、一把伞。

【形态特征】一年生草本。植株不分枝，基部木质化，被糙直毛。叶片多数，叶聚生于茎顶端；叶轴纤细，被糙直毛；小叶片矩圆形或倒卵状矩圆形而稍弯斜。花数朵聚于花序梗顶端呈伞形花序；花瓣5片，黄色，长于萼片。蒴果椭圆状倒卵形，被毛。种子褐色，卵形，具带状排列的小瘤体。花果期7~12月。

【分布】生于路旁、山坡草地和林下阴湿处。分布于广西、广东、云南、贵州和台湾。

【性能主治】种子味甘、苦，性平。有解毒、消肿、愈创的作用。主治痈肿疔疮，创伤。

【采收加工】秋季果实成熟时采收，打下种子，晒干。

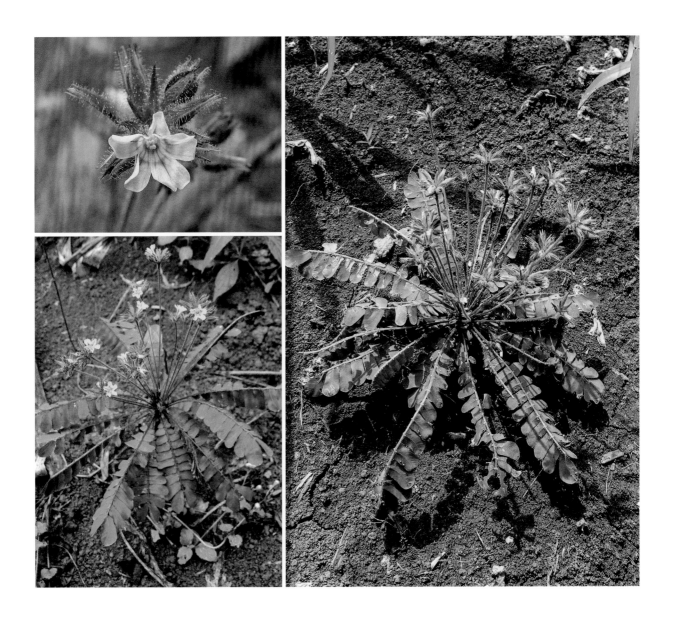

毛草龙

【基原】为柳叶菜科毛草龙*Ludwigia octovalvis* (Jacq.) P. H. Raven 的全草。

【别名】锁匙筒、水仙桃、针筒草。

【形态特征】多年生粗壮直立草本。有时基部木质化，甚至亚灌木状，常被伸展的黄褐色粗毛。叶片披针形至线状披针形，两面被黄褐色粗毛。萼片4片，卵形，两面被粗毛；花瓣黄色，倒卵状楔形。蒴果圆柱状，绿色至紫红色，被粗毛，成熟时迅速并不规则地室背开裂。种子多数。花期6~8月，果期8~11月。

【分布】生于田边、湖塘边、沟谷旁及开旷湿润处。产于广西、广东、云南、海南、江西、福建、台湾、香港、浙江。

【性能主治】全草味苦、微辛，性寒。有清热利湿、解毒消肿的作用。主治感冒发热，小儿疳热，咽喉肿痛，口舌生疮，高血压，水肿，湿热泻痢，淋痛，白浊，带下，乳痈，疔疮肿毒，痔疮，烫火伤，毒蛇咬伤。

【采收加工】夏、秋季采收地上部分，洗净，鲜用或晒干。

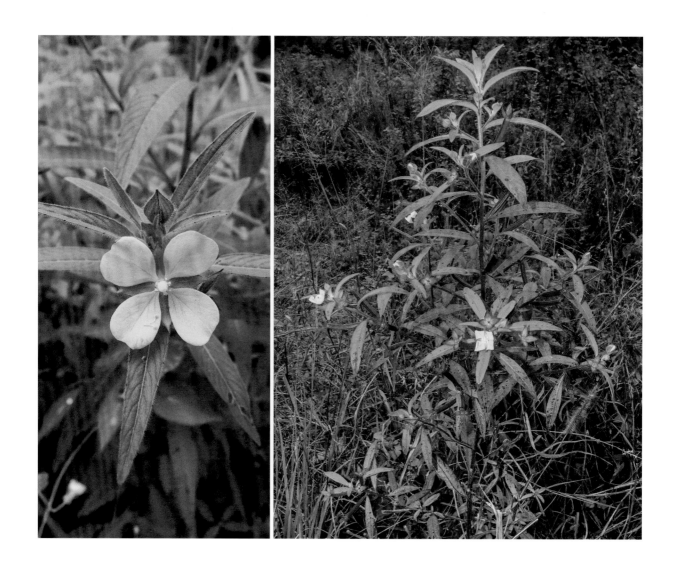

了哥王

【基原】为瑞香科了哥王 *Wikstroemia indica* (L.) C. A. Mey. 的根和茎叶。

【别名】九信菜、九信药、鸡仔麻。

【形态特征】灌木。小枝红褐色，无毛。叶对生；叶片纸质至近革质，倒卵形、椭圆状长圆形或披针形，干时棕红色，无毛，侧脉细密。花黄绿色，数朵组成顶生头状总状花序，花序梗长5~10 mm，无毛，花梗长1~2 mm；花近无毛，裂片4枚，宽卵形至长圆形。果椭圆形，成熟时红色至暗紫色。花果期夏季至秋季。

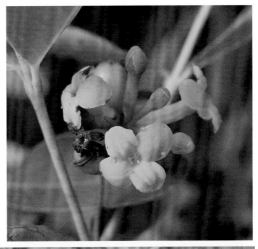

【分布】生于开旷林下或石山上。产于广西、广东、四川、湖南、浙江、江西、福建、台湾。

【性能主治】根和茎叶味苦、辛，性寒；有毒。有消热解毒、化痰散结、消肿止痛的作用。主治痈肿疮毒，瘰疬，风湿痛，跌打损伤，蛇虫咬伤。

【采收加工】秋季采根，茎叶全年均可采收，洗净，切段，鲜用或晒干。

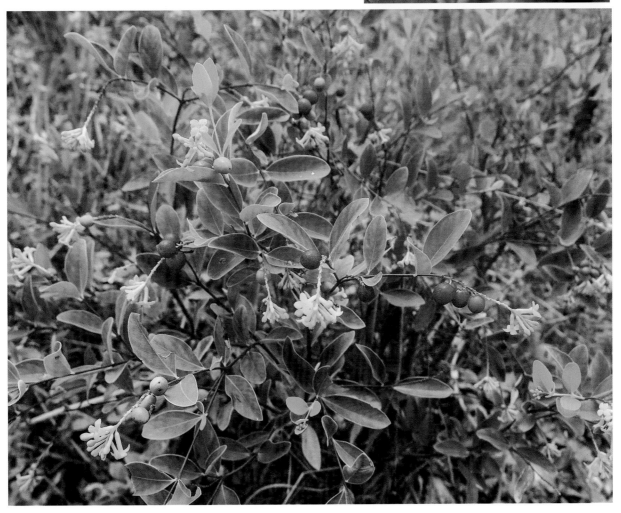

狭叶海桐

【基原】为海桐花科狭叶海桐*Pittosporum glabratum* var. *neriifolium* Rehd. & Wils. 的果实或全株。

【别名】黄栀子、斩蛇剑、金刚摆。

【形态特征】常绿灌木，高1.5 m。嫩枝无毛。叶散生或聚生于枝顶，呈假轮生；叶片狭披针形或披针形，长6~18 cm或更长，宽1~2 cm，无毛。伞形花序顶生，有花多朵，花淡黄色，有香气；花梗细长，长约1 cm，有微毛；花瓣5片，长8~12 mm；雄蕊比花瓣短；子房无毛。蒴果，3爿裂开。种子红色。花期3~5月，果期6~11月。

【分布】生于山地林下或林缘。产于广西、广东、江西、湖南、湖北、贵州等地。

【性能主治】果实或全株味微甘，性凉。有清热利湿的作用。主治黄疸，子宫脱出。

【采收加工】秋季采收，晒干。

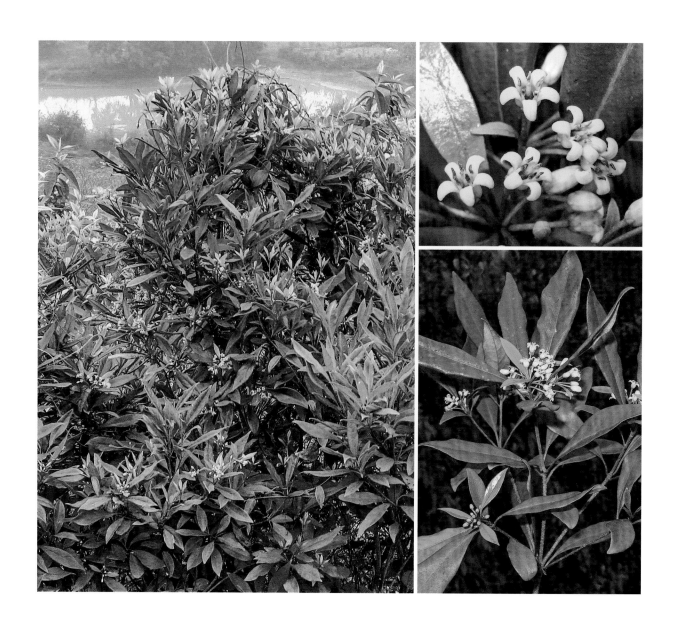

蒴莲

【基原】为西番莲科异叶蒴莲Adenia heterophylla (Bl.) Koord. 的根。

【别名】软骨青藤、软骨风、过江龙。

【形态特征】草质藤本。茎圆柱形，光滑，具条纹。叶片卵形到披针形，膜质到革质；成熟叶基部宽截形或宽心形，不裂或2~3裂，边缘全缘到具齿，先端锐尖到渐尖；叶柄长1~10 cm，被微毛，顶端与背面基部之间具2个圆而扁平的腺体。植株雌雄同株或雌雄异株。聚伞花序有1~2朵花。蒴果下垂或弯曲，具长梗，倒卵球形，猩红色。花果期全年。

【分布】生于山坡、山谷疏林下潮湿处。产于广西、广东、云南、海南等地。

【性能主治】根味甘、微苦，性凉。有祛风通络、益气升提的作用。主治胃脘痛，风湿痹痛，子宫脱垂。

【采收加工】冬季挖取根部，洗去泥土，晒干。

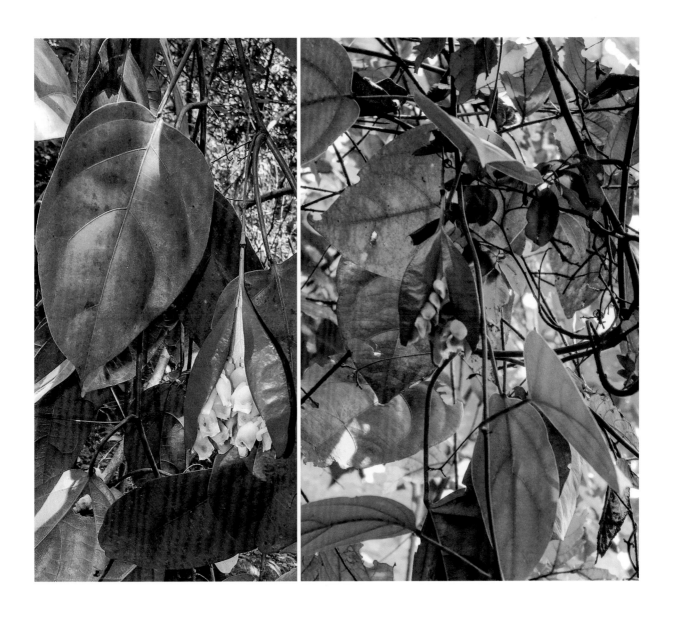

蝴蝶藤

【基原】为西番莲科蝴蝶藤Passiflora papilio H. L. Li 的全草。

【别名】羊角断、蝙蝠藤、半边叶。

【形态特征】草质藤本。茎细弱，具条纹。叶片革质，蝙蝠形，长2.5~3.5 cm，宽6~10 cm，腹面橄榄绿色，光滑，背面微被白粉并密被细短柔毛，有腺体2~8个，基部截平，先端叉状2裂；叶柄近基部具2个杯状腺体。聚伞花序近无柄，成对生于卷须两侧，有5~8朵花，被棕色柔毛；花黄绿色。浆果球形。种子多数，三角状椭圆形，顶端具尖头。花期4~5月，果期6~7月。

【分布】生于石山林下。产于广西。

【性能主治】全草味苦、甘，性平。有活血止血、祛湿止痛、清热解毒的作用。主治吐血，便血，产后流血不止，功能性子宫出血，胃痛，风湿关节炎，毒蛇咬伤。

【采收加工】秋季挖取全株，洗净，切段，晒干。

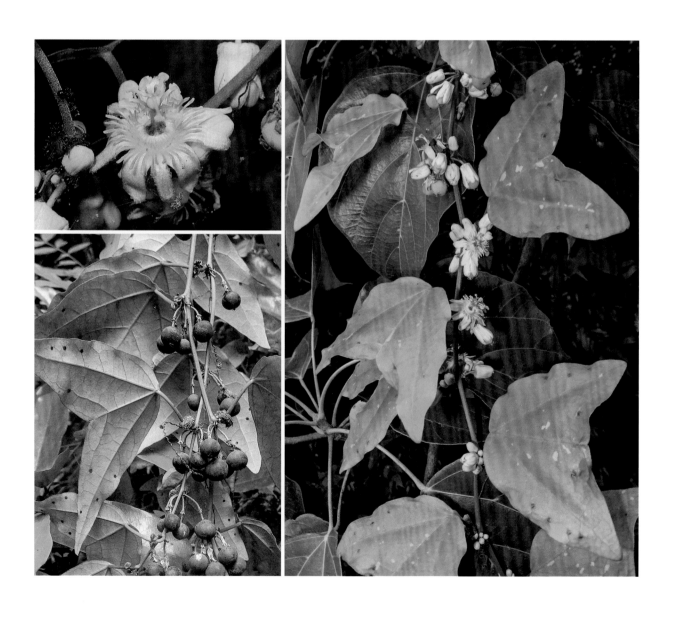

绞股蓝

【基原】为葫芦科绞股蓝Gynostemma pentaphyllum (Thunb.) Makino 的全草。

【别名】盘王茶、五叶参。

【形态特征】常绿草质藤本。茎细弱，具纵棱及槽。叶膜质或纸质，鸟足状，具5~7片小叶；小叶片卵状长圆形或披针形，中央小叶长3~12 cm，宽1.5~4 cm，侧生叶较小，先端急尖或短渐尖，基部渐狭，边缘具波状齿或圆齿。卷须纤细，二歧，稀单一。花雌雄异株；雄花圆锥花序；花绿白色；雌花圆锥花序远较雄花之短小，花萼及花冠似雄花。果肉质不裂，球形，熟后黑色。种子卵状心形。花期3~11月，果期4~12月。

【分布】生于沟谷林下、山坡或灌木丛中。产于我国南部。

【性能主治】全草味苦、微甘，性寒。有清热解毒、止咳祛痰、益气养阴、延缓衰老的作用。主治胸膈痞闷，痰阻血瘀，心悸气短，眩晕头痛，健忘耳鸣，自汗乏力，高脂血症，单纯性肥胖，老年咳嗽。

【采收加工】夏、秋季采收，除去杂质，洗净，晒干。

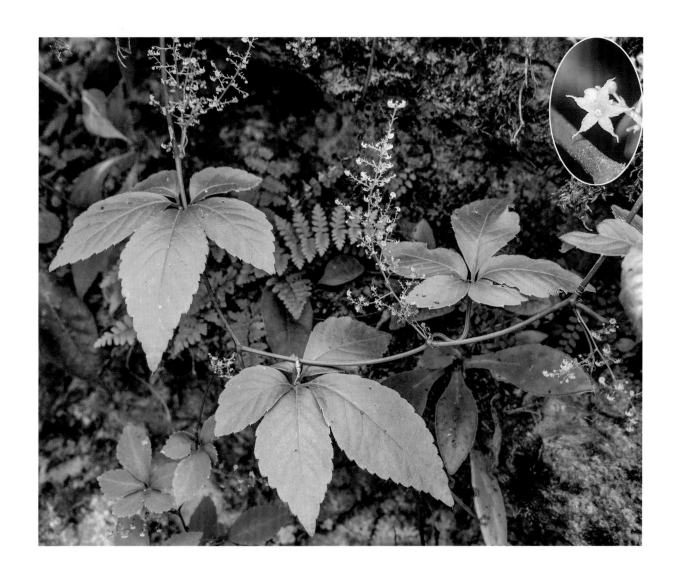

木鳖子

【基原】为葫芦科木鳖子*Momordica cochinchinensis* (Lour.) Spreng. 的成熟种子。

【别名】木鳖、木鳖瓜。

【形态特征】多年生粗壮大藤本。具块状根。叶柄具2~4个腺体；叶片卵状心形或宽卵状圆形，质稍硬，3~5中裂至深裂，边缘有波状小齿或稀近全缘。卷须颇粗壮，光滑无毛，不分歧。雌雄异株；花冠黄色，基部有齿状黄色腺体。果实卵形，顶端有1个短喙，熟时红色，具刺尖的突起。种子卵形或方形，干后黑褐色，具雕纹。花期6~8月，果期8~10月。

【分布】生于山沟、疏林或路旁，野生或栽培。产于广西、广东、湖南、江苏、江西、贵州、云南、四川等地。

【性能主治】成熟种子味苦、微甘，性凉；有毒。有散结消肿、攻毒疗疮的作用。主治疮疡肿毒，乳痈，瘰疬，痔漏，干癣，秃疮。

【采收加工】冬季采收成熟果实，剖开，晒至半干，除去果肉，取出种子，干燥。

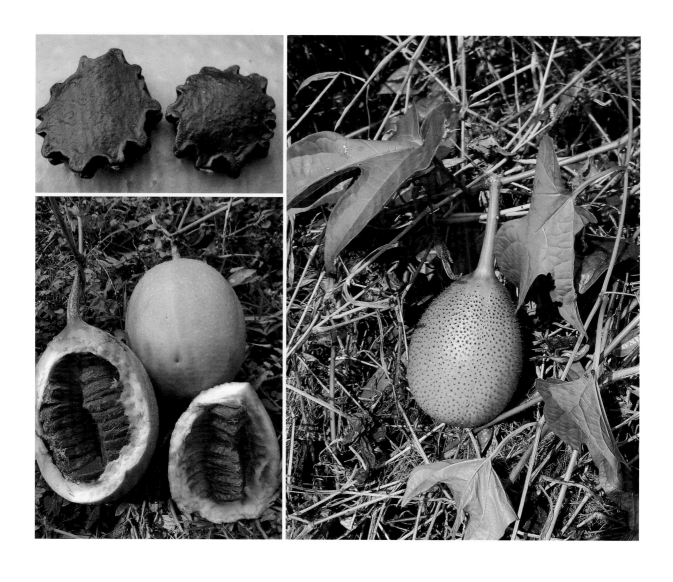

马𤗵儿

【基原】为葫芦科马𤗵儿*Zehneria indica* (Lour.) Keraudren 的根或叶。

【别名】老鼠拉冬瓜、老鼠瓜、山冬瓜。

【形态特征】攀缘或平卧草本。茎、枝纤细，疏散。叶片膜质，三角状卵形、卵状心形或戟形，不分裂或3~5浅裂，长3~5 cm，宽2~4 cm，边缘微波状或有疏齿。雌雄同株；雄花单生或稀2~3朵生于短的总状花序上；雌花在与雄花同一叶腋内单生或稀双生。果实长圆形或狭卵形，成熟后橘红色或红色。种子灰白色，卵形。花期4~7月，果期7~10月。

【分布】生于山坡、村边草丛、路旁灌木丛中。产于广西、广东、云南、江苏、福建等地。

【性能主治】根或叶味甘、苦，性凉。有清热解毒、消肿散结的作用。主治咽喉肿痛，结膜炎；外用治疮疡肿毒，睾丸炎，皮肤湿疹。

【采收加工】夏季采叶，秋季挖根，洗净，鲜用或晒干。

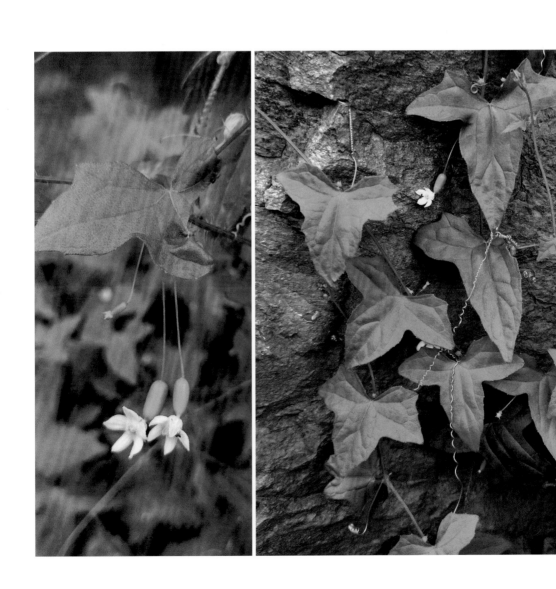

红孩儿

【基原】为秋海棠科裂叶秋海棠*Begonia palmata* D. Don 的全草。

【别名】红天葵、鸡爪莲、半边莲。

【形态特征】多年生具茎草本植物，高可达50 cm。根状茎匍匐，节膨大，茎直立，有明显沟纹。叶片轮廓和大小变化较大，通常斜卵形，长5~16 cm，宽3.5~13 cm，不规则浅裂，边缘被紫红色小齿和缘毛，背面淡绿或淡紫色；叶柄被褐色长毛。聚伞花序；花粉红色或白色。蒴果具不等的3翅。花期6~8月及10~12月，果期7~11月。

【分布】生于林下、溪谷边阴湿处。产于长江以南各地。

【性能主治】全草味甘、酸，性寒。有清热解毒、化瘀消肿的作用。主治肺热咳嗽，疔疮痈肿，痛经，闭经，风湿热痹，跌打肿痛，蛇蛟伤。

【采收加工】夏、秋季挖取全草，洗净，晒干。

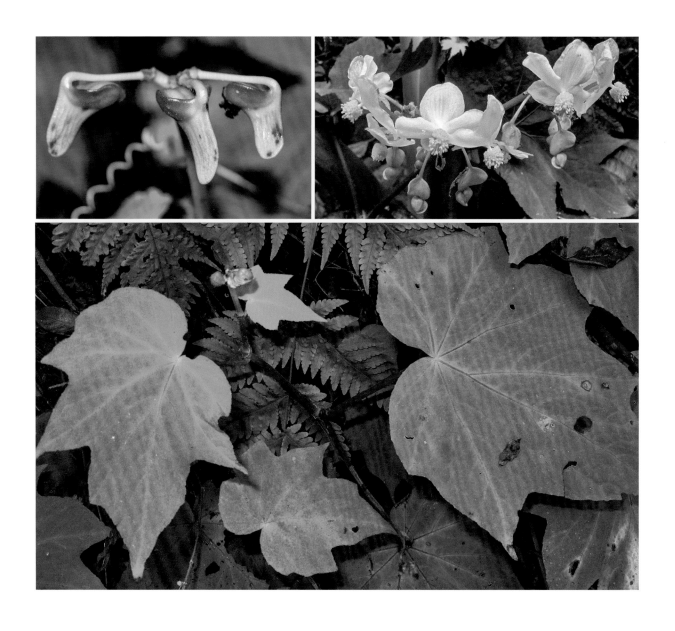

水东哥

【**基原**】为水东哥科水东哥*Saurauia tristyla* DC. 的根或叶。

【**别名**】水牛奶、红毛树、鼻涕果。

【**形态特征**】灌木或小乔木。小枝淡红色，粗壮，被爪甲状鳞片。叶片倒卵状椭圆形，长10~28 cm，宽4~11 cm，顶端偶有尖头，基部阔楔形，叶缘具刺状齿，稀为细齿。花序被茸毛和钻状刺毛，分枝处有苞片2~3枚；苞片卵形；花粉红色或白色；花瓣卵形，顶部反卷；花柱3~4枚，下部合生。果球形，白色，绿色或淡黄色。花果期3~12月。

【**分布**】生于丘陵、低山山地林下或灌木丛中。产于广西、广东、贵州、云南等地。

【**性能主治**】根或叶味微苦，性凉。有疏风清热、止咳、止痛的作用。主治风湿咳嗽，风火牙痛，麻疹发热，尿路感染，白浊，白带异常，疮疖痈肿，骨髓炎，烫伤。

【**采收加工**】根全年均可采收。春、秋季采叶，鲜用或晒干。

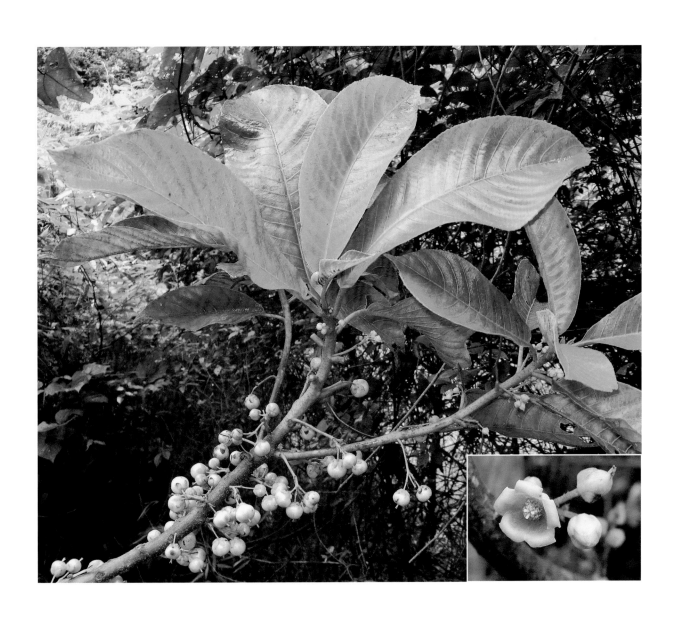

子楝树

【基原】为桃金娘科子楝树*Decaspermum gracilentum* (Hance) Merr. et Perry 的叶。

【别名】米碎叶、桑枝、米碎木。

【形态特征】灌木至小乔木。嫩枝被灰褐色或灰色柔毛，有钝棱。叶片纸质或薄革质，椭圆形，有时为长圆形或披针形，长4~9 cm，宽2~3.5 cm，先端急锐尖或渐尖，基部楔形，初时两面有柔毛，以后变无毛，背面黄绿色，有细小腺点。聚伞花序腋生，长约2 cm，有时为短小的圆锥状花序；花序梗有紧贴柔毛；花白色，3朵。浆果直径约4 mm，有柔毛，有种子3~5粒。花期3~5月。

【分布】生于山坡疏林或密林下。产于广西、广东等地。

【性能主治】叶味辛、苦，性平。有理气化湿、解毒杀虫的作用。主治湿滞脘腹胀痛，痢疾，湿疹，疥癣，脚气。

【采收加工】全年均可采收，鲜用或晒干。

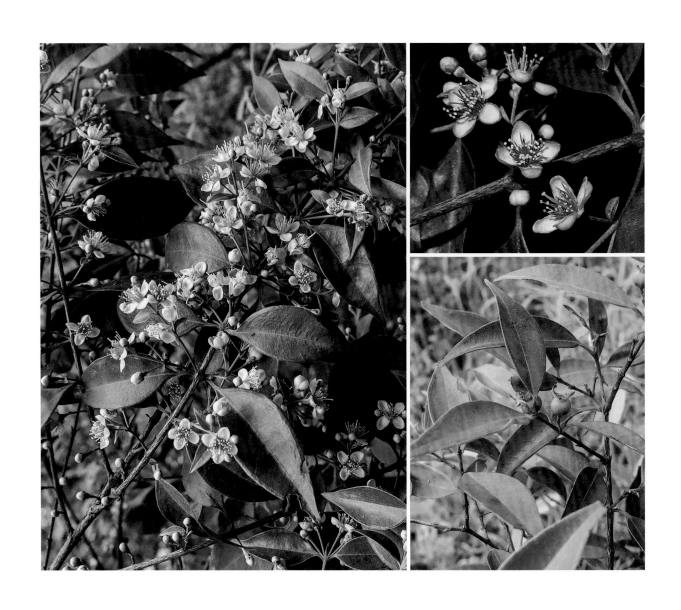

桃金娘

【基原】为桃金娘科桃金娘*Rhodomyrtus tomentosa* (Ait.) Hassk. 的根、叶、花、果实。

【别名】金丝桃、山稔子、山菍。

【形态特征】灌木，高1~2 m。叶对生；叶片革质，椭圆形或倒卵形，先端圆或钝，常微凹入，有时稍尖，基部阔楔形，离基三出脉，网脉明显。花有长梗，常单生，紫红色；花瓣5片，倒卵形；雄蕊红色；子房下位，3室。浆果卵状壶形，成熟时紫黑色。种子每室2列。花期4~5月。

【分布】生于丘陵坡地、灌木丛中。产于广西、广东、海南、云南、贵州、湖南、福建等地。

【性能主治】根味辛、甘，性平。有理气止痛、利湿止泻、益肾养血的作用。主治脘腹疼痛，消化不良，泻痢，崩漏，跌打伤痛，风湿痹痛，肾虚腰痛，膝软，烫火伤。叶味甘，性平。有利湿止泻、生肌止血的作用。主治泄泻，痢疾，关节痛，胃痛，乳痛，疮肿，外伤出血，毒蛇咬伤。花味甘、涩，性平。有收敛止血的作用；主治咳血，咯血，鼻出血。果实味甘、涩，性平。有养血止血、涩肠固精的作用。主治血虚体弱，吐血，便血，带下，痢疾，烫伤，外伤出血。

【采收加工】根、叶全年均可采收，鲜用或晒干。花4~5月采收，鲜用或阴干。果实秋季成熟时采收，晒干。

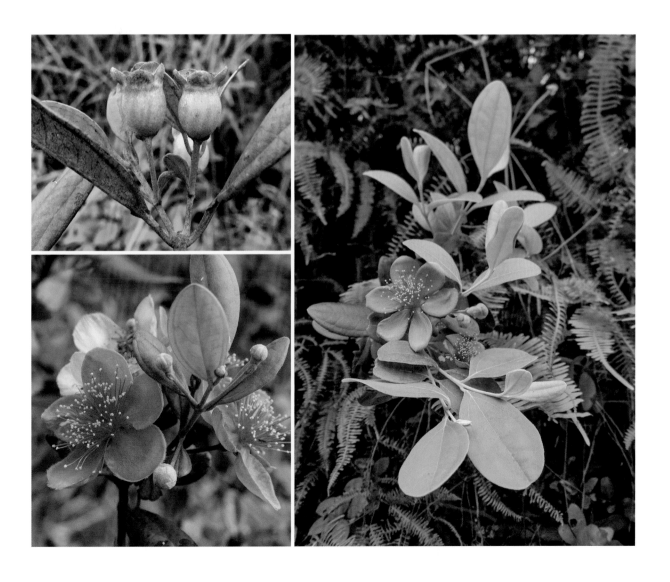

毛菍

【基原】为野牡丹科毛菍 *Melastoma sanguineum* Sims 的根、叶或全株。

【别名】红狗杆木、雉头叶、黄狸胆。

【形态特征】大灌木。茎、小枝、叶柄、花梗及花萼均被平展的长粗毛，毛基部膨大。叶片坚纸质，卵状披针形至披针形，顶端长渐尖或渐尖，基部钝或圆形，长8~22 cm，宽2.5~8cm，全缘，基出脉5条，两面被隐藏于表皮下的糙伏毛。伞房花序顶生；苞片背面被短糙伏毛，以脊上为密，具缘毛；花瓣粉红色或紫红色。果杯状球形。花果期几乎全年，通常在8~10月。

【分布】生于坡脚、沟边、湿润的草丛或矮灌木丛中。产于广西、广东等地。

【性能主治】根味微苦、涩，性平。有消食止泻、消肿止血的作用。主治水泻，痢疾，风湿痹痛，便血，咯血，崩漏，跌打肿痛，外伤出血，蛇咬伤。叶或全株味苦、涩，性凉。有解毒止痛、生肌止血的作用。主治痧气腹痛，痢疾，便血，月经过多，疮疖，跌打肿痛，外伤出血。

【采收加工】根冬季采挖，洗净，切片，晒干。叶或全株夏季采收，鲜用。

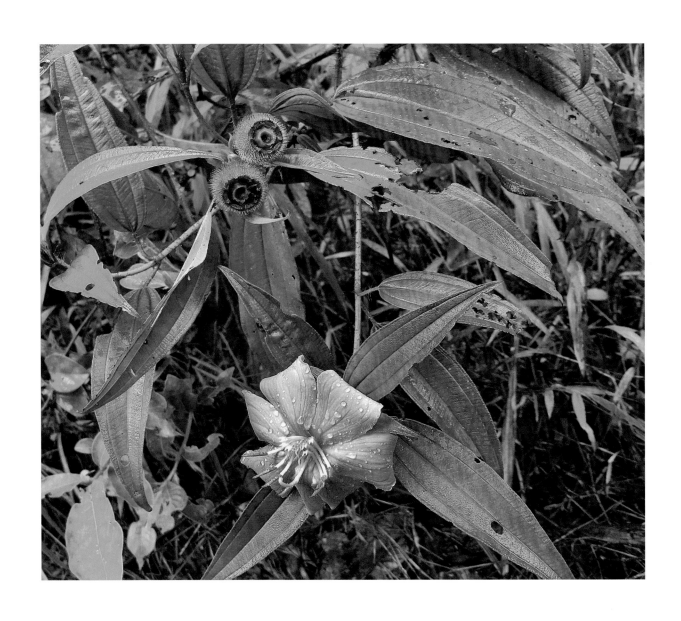

天香炉

【基原】为野牡丹科金锦香*Osbeckia chinensis* L. 的全草或根。

【别名】金香炉、大香炉、天吊香。

【形态特征】直立草本或亚灌木，高20~60 cm。茎四棱形，具紧贴的糙伏毛。叶片坚纸质，线形或线状披针形，顶端急尖，基部钝或几圆形，长2~5 cm，宽3~15 mm，全缘，两面被糙伏毛。头状花序顶生，有花2~8（10）朵，无花梗；花瓣4片，淡紫红色或粉红色，倒卵形。蒴果紫红色，卵状球形，4纵裂。花期7~9月，果期9~11月。

【分布】生于草坡、路旁、田埂或疏林向阳处。产于广西以东、长江流域以南各地。

【性能主治】全草或根味辛、淡，性平。有化痰利湿、祛瘀止血、解毒消肿的作用。主治咳嗽，哮喘，痢疾，泄泻，吐血，咯血，便血，经闭，风湿骨痛，跌打损伤。

【采收加工】夏、秋季采挖全草，或去掉地上部分留根，洗净，鲜用或晒干。

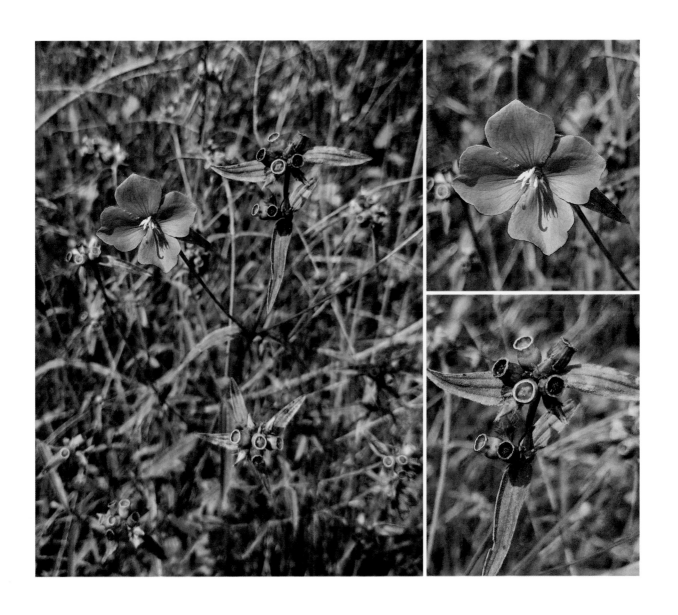

使君子

【基原】为使君子科使君子*Quisqualis indica* L. 的成熟果实。

【别名】留求子、四君子。

【形态特征】攀缘状灌木，高2~8 m。叶对生或近对生，脱落后叶柄基部残存成坚硬的刺状体；叶片膜质，卵形或椭圆形，长5~11 cm，宽2.5~5.5 cm，先端短渐尖，基部钝圆，腹面无毛，背面有时疏被棕柔毛。花萼管细长，长5~9 cm；花瓣初为白色，后转淡红色至红色。果橄榄形，具5条锐棱，横切面为等边五角形，熟时外果皮脆薄，呈青黑色或栗色。花期5~6月，果期8~9月。

【分布】生于平地、山坡、路旁或灌木丛中。产于广西、广东、福建、台湾（栽培）、江西、湖南、贵州、云南、四川等地。

【性能主治】果实味甘，性温。有杀虫消积的作用。主治蛔虫病，蛲虫病，虫积腹痛，小儿疳积。

【采收加工】秋季果皮变紫黑色时采收，除去杂质，干燥。

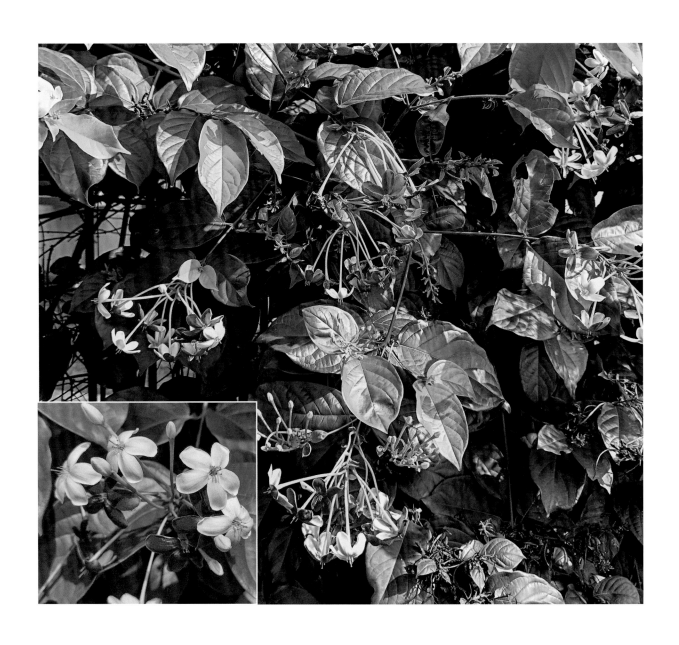

黄牛茶

【基原】为金丝桃科黄牛木 *Cratoxylum cochinchinense* (Lour.) Blume 的茎叶、根或树皮。

【别名】黄芽木、雀笼木。

【形态特征】灌木或小乔木，高2~10 m。幼枝略扁，枝、叶无毛。叶片椭圆形至长椭圆形或披针形，长3~10.5 cm，宽1~4 cm，先端骤然锐尖或渐尖，基部钝形至楔形，两面无毛，腹面绿色，背面粉绿色，有透明腺点及黑点。聚伞花序腋生或腋外生及顶生；花瓣基部无鳞片。蒴果椭圆形。种子每室6~8粒，基部具爪，一侧具翅。花期4~5月，果期10~11月。

【分布】生于丘陵或山地的山坡次生林或灌木丛中。产于广西、广东、云南等地。

【性能主治】茎叶、根或树皮味甘淡、微苦，性凉。有清热解毒、化湿消滞、祛瘀消肿的作用。主治感冒，中暑发热，泄泻，黄疸，跌打损伤，痈肿疮疖；嫩叶作清凉饮料，能解暑热烦渴。

【采收加工】叶春、夏季采收，鲜用或晾干。根、树皮全年均可采收，洗净切碎，鲜用或晒干。

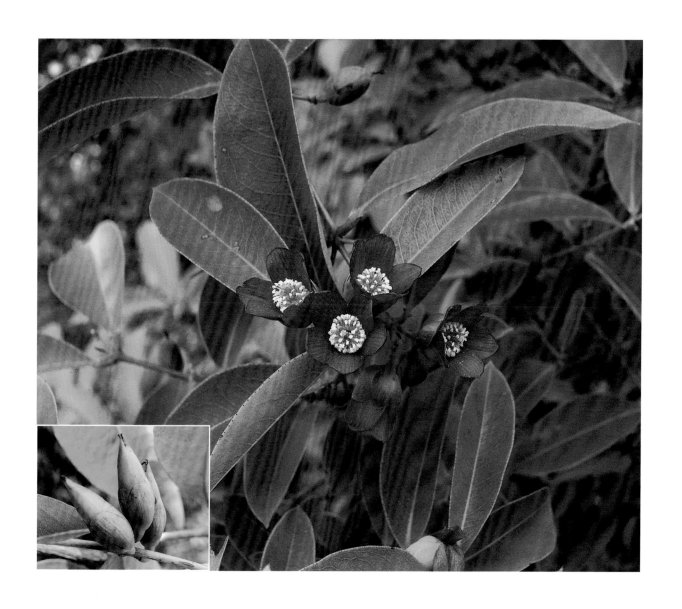

元宝草

【基原】为金丝桃科元宝草*Hypericum sampsonii* Hance 的全草。

【别名】对月草、大叶对口莲、穿心箭。

【形态特征】多年生草本。叶对生；叶片基部合生为一体，茎贯穿其中心，披针形至长圆形或倒披针形，长2.5~8 cm，宽1~3.5 cm，两面均散生黑色斑点和透明油点。花序顶生，多花，伞房状；花瓣淡黄色，椭圆状长圆形，边缘有无柄或近无柄的黑腺体。蒴果卵形，散布卵珠状黄褐色囊状腺体。花期6~7月，果期8~9月。

【分布】生于路旁、山坡、草地、灌木丛、田边、沟边等处。产于陕西至江南各省。

【性能主治】全草味辛、苦，性寒。有凉血止血、清热解毒、活血调经、祛风通络的作用。主治吐血，咯血，血淋，月经不调，痛经，白带异常，跌打损伤，风湿痹痛，腰腿痛；外用治头癣，口疮，目翳。

【采收加工】夏、秋季采收，洗净，鲜用或晒干。

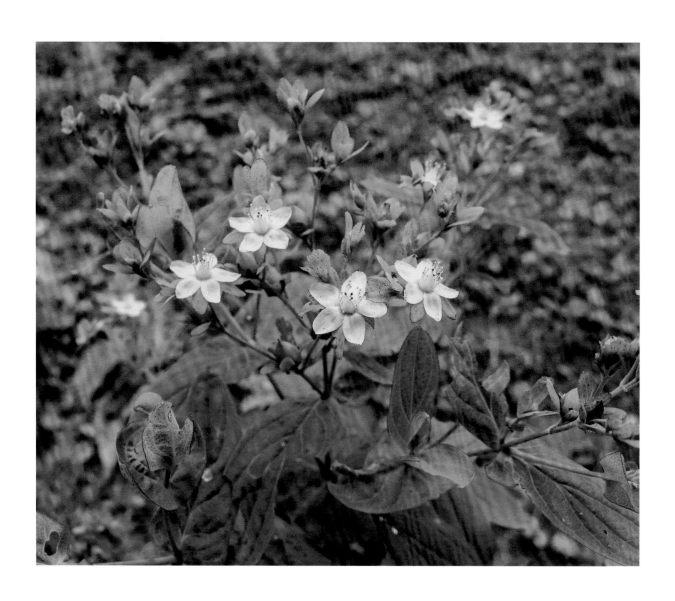

木竹子

【基原】为藤黄科木竹子Garcinia multiflora Champ. ex Benth. 的树皮、果实。

【别名】山枇杷、多花山竹子、查牙桔。

【形态特征】乔木，稀灌木。叶片卵形，基部楔形或宽楔形。花杂性，同株；雄花序成聚伞状圆锥花序式，花序梗和花梗具关节；萼片2大2小；花瓣橙黄色；雌花序有雌花1~5朵。果卵圆形至倒卵圆形，熟时黄色，盾状柱头宿存。花期6~8月，果期11~12月，偶有花果并存。

【分布】生于山坡疏林或密林中，沟谷边缘或次生灌木丛中。产于广西、广东、湖南、贵州、云南、海南、台湾、福建、江西等地。

【性能主治】树皮味苦、酸，性凉。有清热解毒、收敛生肌的作用。主治消化性溃疡，肠炎，口腔炎，牙周炎，下肢溃疡，湿疹，烫伤。果实味甘，性凉。有清热、生津的作用。主治胃热津伤，呕吐，口渴，肺热气逆，咳嗽不止。

【采收加工】树皮全年均可采收，砍伐茎干，剥取内皮，切碎，晒干或研成粉。果实冬季成熟时采收，鲜用。

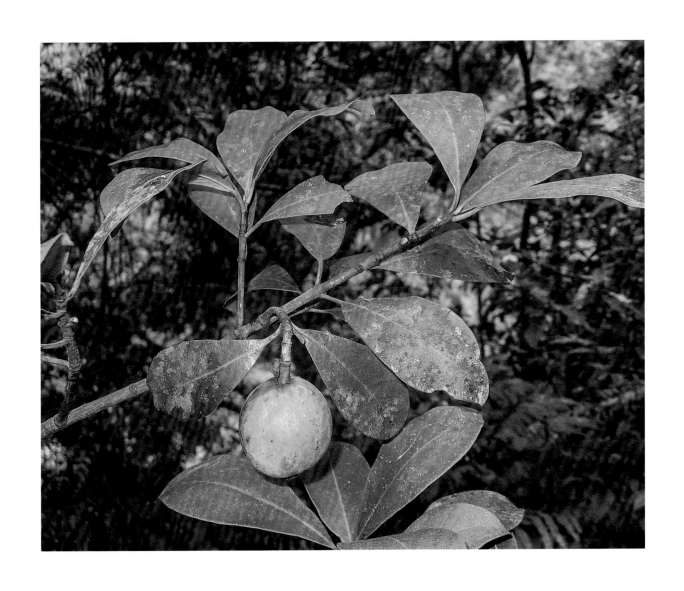

破布叶

【基原】为椴树科破布叶 *Microcos paniculata* L. 的叶。

【别名】烂布渣、布包木、破布树。

【形态特征】灌木或小乔木。嫩枝有毛。叶片薄革质，卵状长圆形，长8~18 cm，宽4~8 cm，先端渐尖，基部圆形，两面初时有极稀疏星状柔毛，以后变秃净，三出脉的两侧脉从基部发出，向上行超过叶片中部，边缘有细齿。顶生圆锥花序长4~10 cm，被星状柔毛；花瓣长圆形，长3~4 mm，下半部有毛。核果近球形或倒卵形，长约1 cm。花期6~7月。

【分布】生于山坡疏林或林缘。产于广西、广东、云南。

【性能主治】叶味淡、微酸，性平。有清热利湿、健胃消滞的作用。主治感冒，中暑，食滞，消化不良，腹泻，蜈蚣咬伤。

【采收加工】夏、秋季采收带幼枝的叶，晒干。

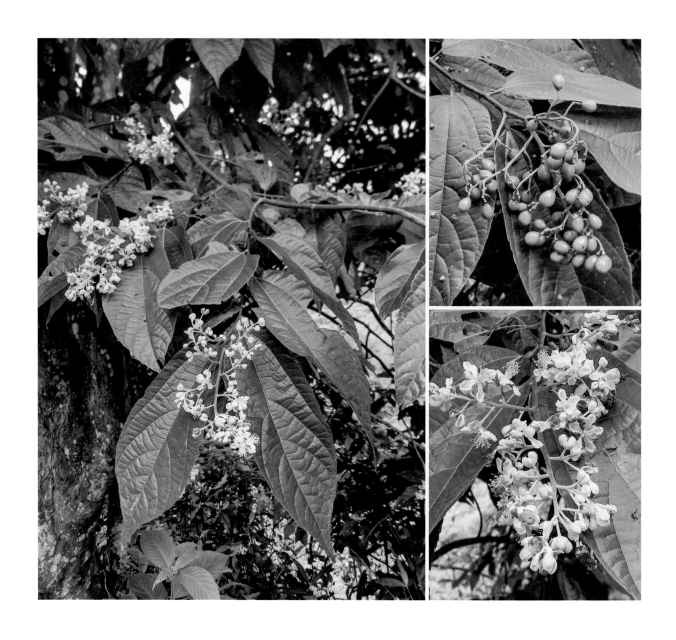

勾刺蒴麻

【基原】为椴树科长勾刺蒴麻Triumfetta pilosa Roth 的根和叶。

【别名】狗屁藤、牛虱子、小桦叶。

【形态特征】木质草本或亚灌木。嫩枝被黄褐色长茸毛。叶片厚纸质，卵形或长卵形，长3~7 cm，先端渐尖或锐尖，基部圆形或微心形，腹面有稀疏星状茸毛，背面密被黄褐色厚星状茸毛，边缘有不整齐的齿。聚伞花序1个至数个腋生；花瓣黄色，与萼片等长；雄蕊10枚；子房被毛。蒴果具长刺，刺被毛，先端有勾。花期夏季。

【分布】生于路旁、田边及灌木丛阳处。产于广西、广东、贵州、四川等地。

【性能主治】根和叶味甘、微辛，性温。有活血行气、散瘀消肿的作用。主治月经不调，症积疼痛，跌打损伤。

【采收加工】秋、冬季挖根，洗净，切片，晒干。春季采叶，晒干。

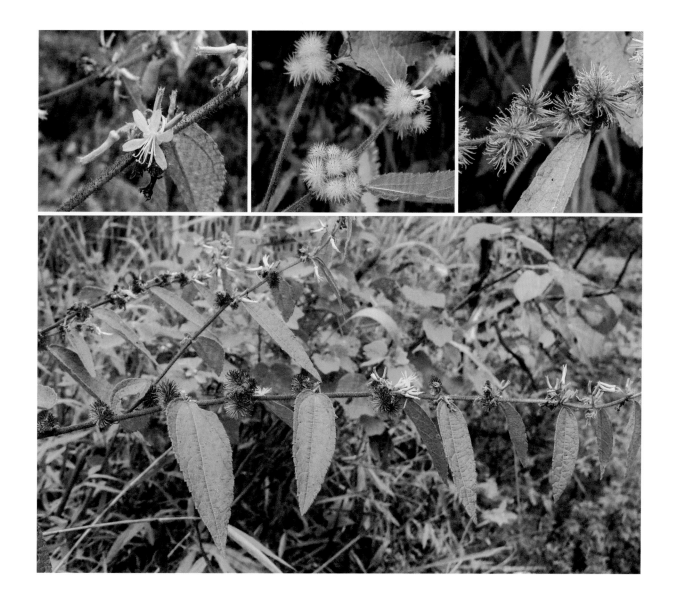

昂天莲

【基原】为梧桐科昂天莲*Ambroma augustum* (L.) L. f. 的根。

【别名】鬼棉花、水麻、假芙蓉。

【形态特征】灌木。小枝幼时密被星状茸毛。叶片心形或卵状心形，有时3~5浅裂，长10~22 cm，宽9~18 cm，腹面无毛或被稀疏的星状柔毛，背面密被短茸毛。聚伞花序有花1~5朵；花瓣5片，红紫色；发育的雄蕊15枚，每3枚集合成一群；子房矩圆形，花柱三角状舌形。蒴果倒圆锥形，具5纵翅，边缘有长茸毛。花期春夏季。

【分布】生于山谷沟边或林缘。产于广西、广东、贵州、云南等地。

【性能主治】根味微苦、辛，性平。有通经活血、消肿止痛的作用。主治月经不调，疮疡疖肿，跌打损伤。

【采收加工】秋、冬季挖取根部，洗去泥沙，切片，鲜用或晒干。

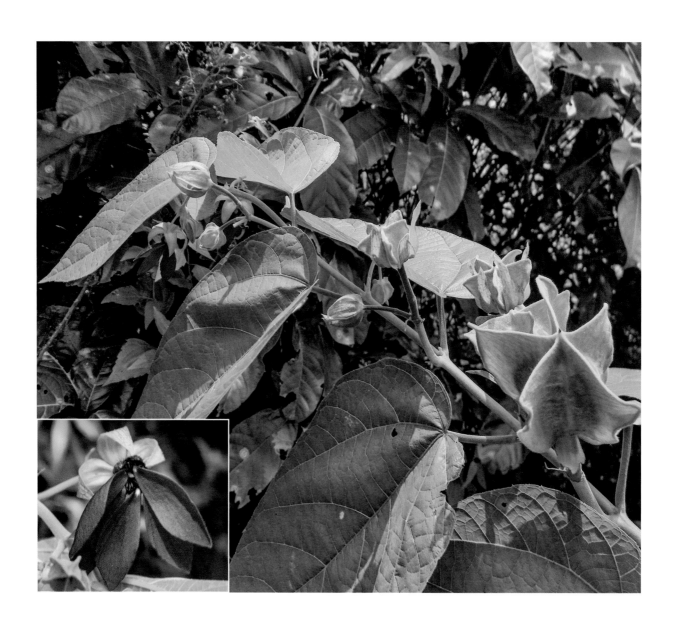

刺果藤

【基原】为梧桐科刺果藤*Byttneria grandifolia* DC. 的根、茎。

【别名】大胶藤、牛蹄麻、鸡冠麻。

【形态特征】木质大藤本。小枝的幼嫩部分略被短柔毛。叶片广卵形、心形或近圆形，长7~23 cm，宽5.5~16 cm，顶端钝或急尖，基部心形。花淡黄白色，内面略带紫红色；花瓣与萼片互生，顶端2裂并有长条形的附属体；子房5室，每室有胚珠2个。蒴果圆球形或卵状圆球形，具短而粗的刺，被短柔毛。花期春、夏季。

【分布】生于山坡、山谷疏林中或溪边。产于广西、广东、云南等地。

【性能主治】根、茎味辛、苦，性微温。有祛风湿、强筋骨的作用。主治风湿痹痛，腰肌劳损，跌打骨折。

【采收加工】夏、秋季采收，洗净，鲜用或晒干。

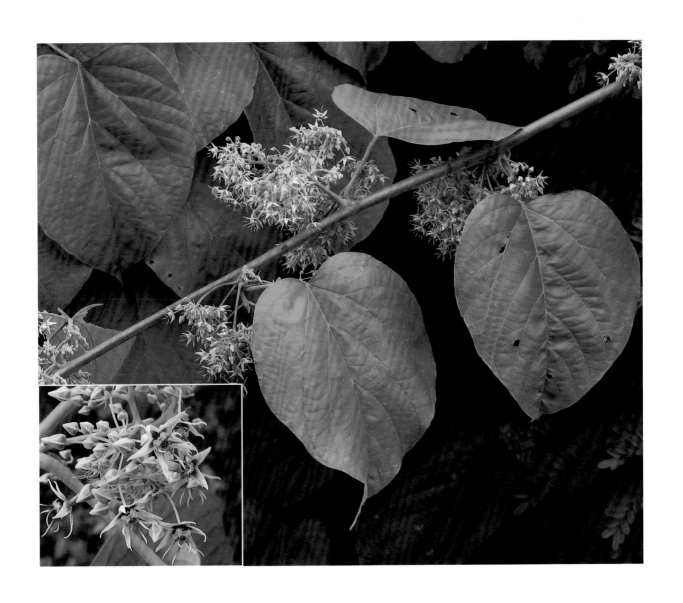

细齿山芝麻

【基原】为梧桐科细齿山芝麻*Helicteres glabriuscula* Wall. 的根。

【别名】野芝麻棵、地磨薯、野芝麻根。

【形态特征】灌木，高达1.5 m。枝柔弱，幼时密被星状柔毛。叶片偏斜状披针形，长3.5~10 cm，宽1.5~3 cm，顶端渐尖，基部斜心形，边缘有小齿，两面均被稀疏的星状短柔毛。聚伞花序腋生，具花2~3朵；花序轴只有叶长的一半，萼管状；花瓣5片，紫色或蓝紫色，为萼长的2倍。蒴果长圆柱形，密被长柔毛，顶端有短喙。花期几乎全年。

【分布】生于山坡灌木丛、草丛中。产于广西、贵州、云南等地。

【性能主治】根味苦，性寒。有截疟、清热解毒的作用。主治疟疾，感冒发热，麻疹，痢疾，毒蛇咬伤。

【采收加工】夏、秋季采收，洗净，切片，晒干。

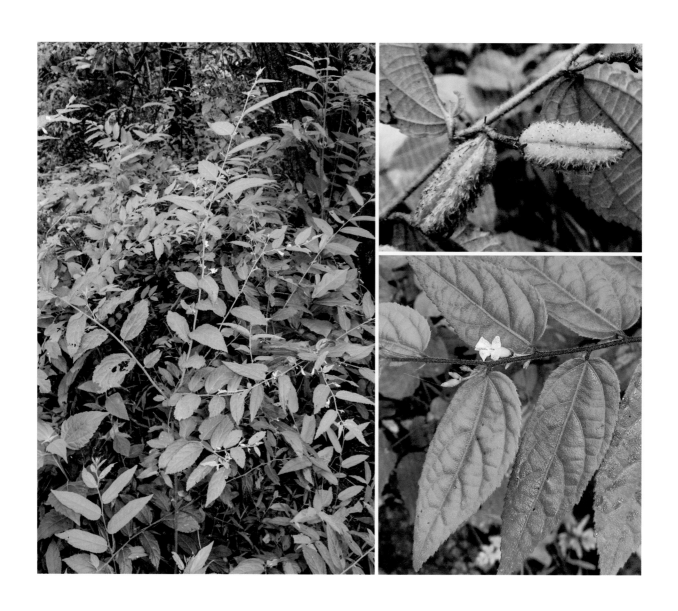

苹婆

【基原】为梧桐科苹婆*Sterculia monosperma* Vent. 的树皮、果壳、种子。

【别名】七姐果、九层皮、红皮果。

【形态特征】乔木。小枝幼时略有星状毛。叶片薄革质，矩圆形或椭圆形，长8~25 cm，宽5~15 cm，顶端急尖或钝，基部浑圆或钝，两面均无毛。圆锥花序顶生或腋生；花梗远比花长；萼初时乳白色，后转为淡红色；雌花房圆球形，柱头5浅裂。蓇葖果鲜红色，矩圆状卵形，顶端有喙。花期4~5月，但在10~11月常可见少数植株开第二次花。

【分布】生于山坡、山谷疏林或密林下，或林缘灌木丛中，常有栽培。产于广西、广东、台湾、福建、云南等地。

【性能主治】树皮味甘，性平。有下气平喘的作用。主治哮喘。果壳味甘，性平。有活血行气的作用。主治血痢，小肠疝气，痔疮，中耳炎。种子味甘，性平。有和胃消食、解毒杀虫的作用。主治反胃吐食，虫积腹痛，疝痛，小儿烂头疡。

【采收加工】树皮全年均可采剥，晒干。秋季采摘成熟的果实，剥取外壳和种子分别晒干。

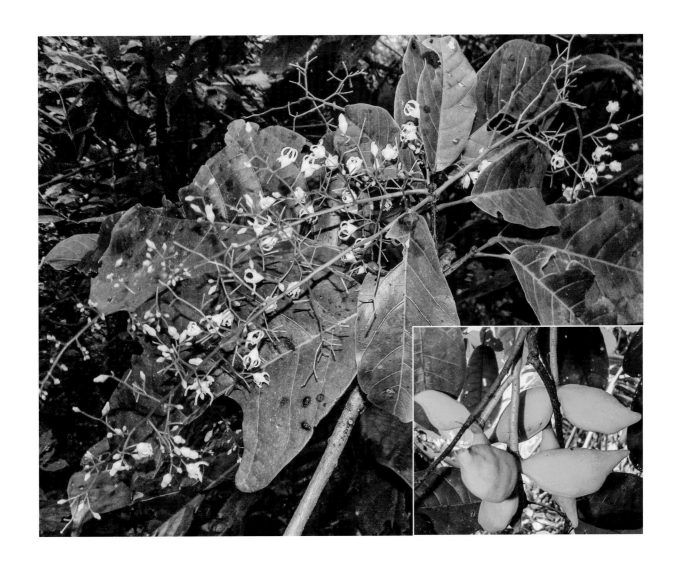

磨盘草

【基原】为锦葵科磨盘草*Abutilon indicum* (L.) Sw. 的全草、根、种子。

【别名】金花草、耳响草。

【形态特征】一年生或多年生直立的亚灌木状草本，高达1~2.5 m。分枝多，全株均被灰色短柔毛。叶片卵圆形或近圆形，边缘具不规则的齿，两面均密被灰色星状柔毛。花单生于叶腋；花黄色。果倒圆形似磨盘，先端具短芒，被星状长硬毛。种子肾形，被星状疏柔毛。花期7~10月。

【分布】生于平原、旷地、山坡、河谷等地。产于广西、广东、贵州、云南、台湾、福建等地。

【性能主治】全草味甘、淡，性凉。有疏风清热、化痰止咳、消肿解毒的作用。主治感冒，发热，咳嗽，泄泻，中耳炎，耳聋，咽炎，腮腺炎，尿路感染，疮痈肿毒，跌打损伤。根味甘、淡，性平。有清热利湿、通窍活血的作用。主治肺燥咳嗽，胃痛，腹痛，泄泻，跌打损伤，耳鸣耳聋。种子味辛、甘，性寒。有通窍、利水、消热解毒的作用。主治耳聋，乳汁不通，水肿，便秘，痢疾，痈疽肿毒。

【采收加工】全草夏、秋季采收，切碎晒干。根4月采挖，洗净，切片晒干。冬季果实成熟时采摘，打下种子，晒干。

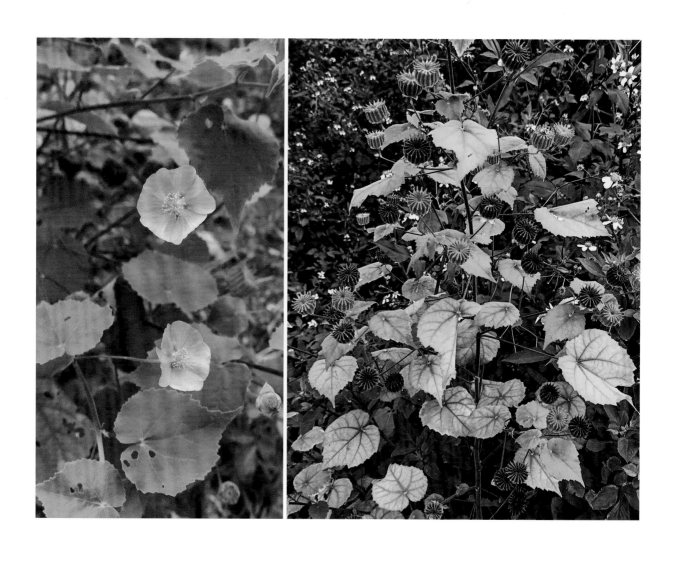

赛葵

【基原】为锦葵科赛葵 *Malvastrum coromandelianum* (L.) Garcke 的全草。

【别名】黄花草、黄花棉。

【形态特征】亚灌木状草本。疏被单毛和星状粗毛。叶片卵状披针形或卵形，基部宽楔形至圆形，边缘具粗齿，腹面疏被长毛，背面疏被长毛和星状长毛。花单生于叶腋，花梗被长毛；花黄色，花瓣5片，倒卵形。果直径约6 mm，分果爿8~12个，肾形，疏被星状柔毛，具2枚芒刺。花期几乎全年。

【分布】生于路旁或林缘灌木丛中。产于广西、广东、台湾、福建等地。

【性能主治】全草微甘，性凉。有清热利湿、解毒消肿的作用。主治湿热泻痢，黄疸，肺热咳嗽，咽喉肿痛，痔疮，痈肿疮毒，跌打损伤。

【采收加工】秋季采挖全草，鲜用或晒干。

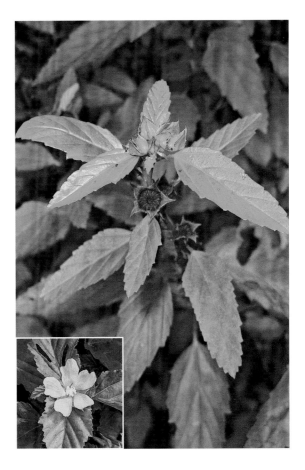

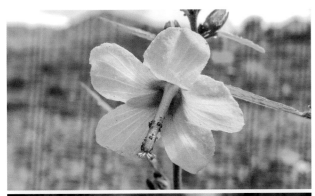

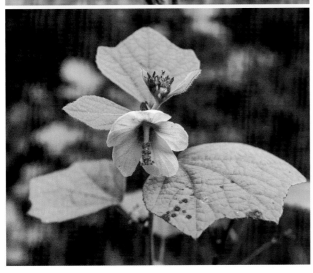

地桃花

【基原】为锦葵科地桃花 *Urena lobata* L. 的根或全草。

【别名】野棉花、半边月。

【形态特征】直立亚灌木状草本。小枝被星状茸毛。茎下部叶近圆形，先端浅3裂，基部圆形或近心形，边缘具齿，中部叶卵形，上部叶长圆形至披针形。花腋生，单生或稍丛生，淡红色；花瓣5片，倒卵形，外面被星状柔毛。果扁球形，分果爿被星状短柔毛和锚状刺。花期7~10月。

【分布】生于荒地、路边或疏林下。产于广西、福建等地。

【性能主治】根、全草味甘、辛，性凉。有祛风利湿、消热解毒、活血消种的作用。主治感冒，风湿痹痛，痢疾，泄泻，带下，月经不调，跌打肿痛，喉痹，毒蛇咬伤。

【采收加工】全年均可采收，鲜用或晒干。

鬼画符

【基原】为大戟科黑面神*Breynia fruticosa* (L.) Hook. f. 的嫩枝叶。

【别名】四眼叶、黑面叶、青丸木。

【形态特征】灌木。全株均无毛。叶片革质，卵形、阔卵形或菱状卵形，长3~7 cm，宽1.8~3.5 cm，两端钝或急尖，腹面深绿色，背面粉绿色，干后变黑色，具有小斑点。花单生或2~4朵簇生于叶腋内；雌花位于小枝上部；雄花则位于小枝的下部，有时生于不同的小枝上。蒴果圆球状。花期4~9月，果期5~12月。

【分布】生于山坡、平地旷野灌木丛中或林缘。产于广西、广东、海南、福建、浙江、贵州、云南、四川等地。

【性能主治】嫩枝叶味微苦，性凉；有毒。有清热祛湿、活血解毒的作用。主治腹痛吐泻，湿疹，缠腰火丹，皮炎，漆疮，风湿痹痛，产后乳汁不通，阴痒。

【采收加工】全年均可采收，鲜用或晒干。

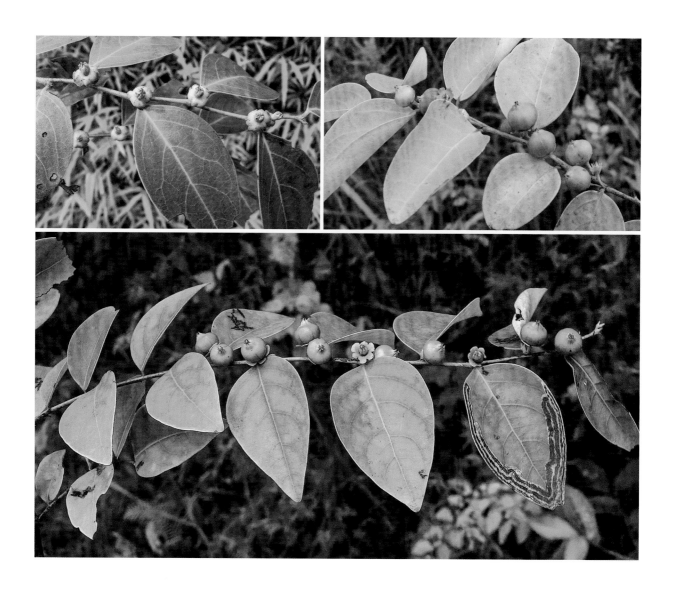

土蜜树

【基原】为大戟科土蜜树*Bridelia tomentosa* Bl. 的根皮、茎、叶。

【形态特征】灌木或小乔木。树皮深灰色。叶片纸质，长圆形、长椭圆形或倒卵状长圆形，长3~9 cm，宽1.5~4 cm，顶端锐尖至钝，基部宽楔形至近圆，腹面粗涩，背面浅绿色。花雌雄同株或异株，簇生于叶腋；雄花花瓣倒卵形；雌花通常3~5朵簇生。核果近圆球形，2室。种子褐红色，长卵形，腹面压扁状，有纵槽。花果期几乎全年。

【分布】生于山地林中或灌木林中。产于广西、海南、广东、台湾等地。

【性能主治】根皮、茎、叶味淡、微苦，性平。有安神调经、清热解毒的作用。叶主治外伤出血，跌打损伤。根主治感冒，神经衰弱，月经不调等。

【采收加工】全年均可采收，去除杂质，晒干。

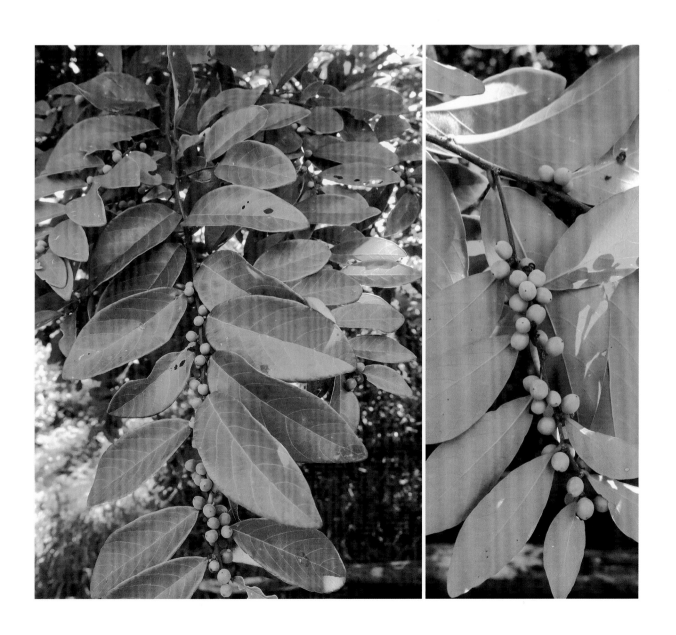

白桐树

【基原】为大戟科白桐树 *Claoxylon indicum* (Reinw. ex Bl.) Hassk. 的根、叶。

【别名】追风根、赶风柴、刁了棒。

【形态特征】灌木或乔木，高3~9 m。小枝密被白色短柔毛或茸毛，有明显皮孔。叶片纸质，阔卵形至卵状长圆形，长10~22 cm，宽6~13 cm，顶端钝或急尖，基部楔形或圆钝或稍偏斜；叶柄顶端有2个不明显的小腺体。总状花序腋生，花序枝及花柄密被茸毛；花小，单性异株，绿白色，无花瓣。蒴果三角状扁球形，成熟时3裂，红色，密被茸毛。花果期3~12月。

【分布】生于山坡林地或旷野灌木丛中。产于广西、广东、云南、海南等地。

【性能主治】根、叶味苦、辛，性微温；有小毒。有祛风除湿、散瘀止痛的作用。主治风湿痹痛，跌打肿痛，脚气水肿，烧烫伤，外伤出血。

【采收加工】秋季采收，洗净，晒干。

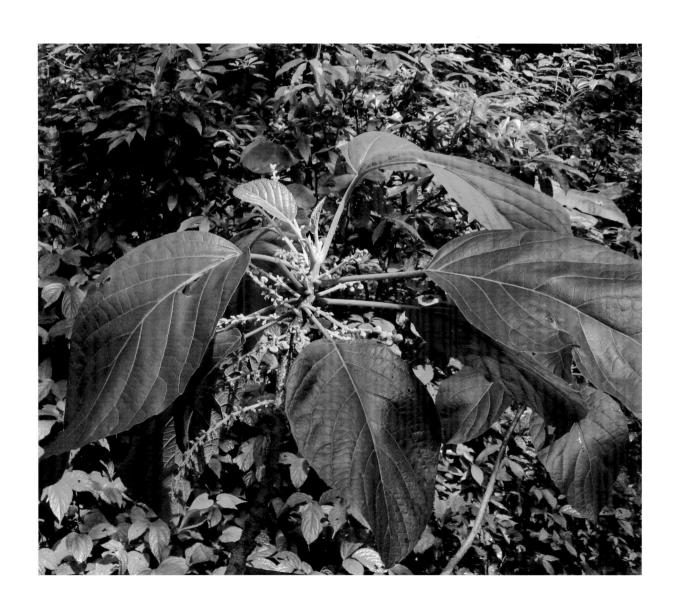

棒柄花叶

【基原】为大戟科棒柄花*Cleidion brevipetiolatum* Pax et K. Hoffm 的叶。

【别名】三台花。

【形态特征】小乔木。小枝无毛。叶互生或近对生，常3~5片密生于小枝顶部；叶片薄革质，倒卵形、倒卵状披针形或披针形，上半部边缘具疏齿。雌雄同株；雄花序腋生，长5~9（15~20）cm，花序轴被微柔毛，雄花3~7朵簇生于苞腋，稀疏排列在花序轴上；雌花单朵腋生；萼片5片，不等大。蒴果扁球形，直径1.2~1.5 cm，具3个分果爿，果皮具疏毛。花果期3~10月。

【分布】生于山地湿润的常绿阔叶林下。产于广西、广东、海南、贵州、云南等地。

【性能主治】叶味苦，性寒。有清热解毒、利湿退黄、通络止痛的作用。主治黄疸，胁痛，咽喉肿痛，疮疖肿痛，急慢性肝炎，疟疾，热淋。

【采收加工】夏季采收，晒干。

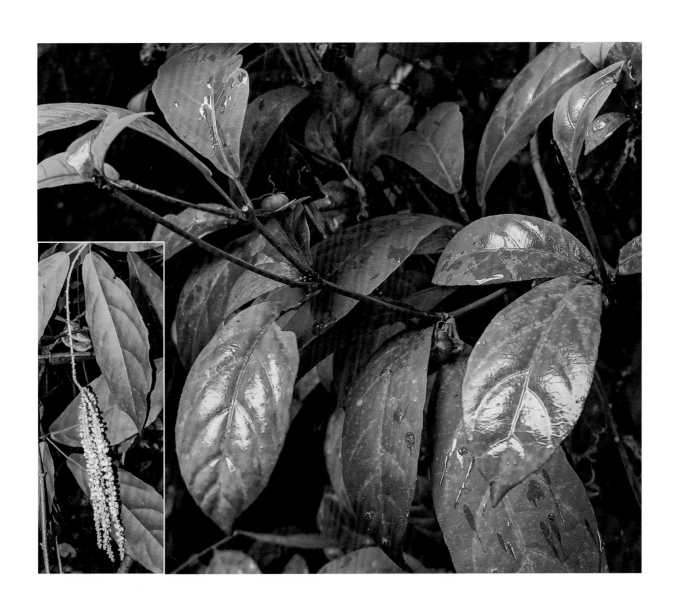

石山巴豆

【基原】为大戟科石山巴豆*Croton euryphyllus* W. W. Sm. 的成熟果实。

【别名】双眼龙、大叶双眼龙。

【形态特征】灌木。嫩枝、叶和花序均被很快脱落的星状柔毛。叶片近圆形至阔卵形，长6.5~8.5 cm，宽6~8 cm，顶端短尖或钝，有时尾状，基部心形，稀阔楔形，边缘具齿，齿间有时有具柄腺体。花序总状，长达15 cm。蒴果近圆球状，直径约1.2 cm，密被短星状毛。种子椭圆状，暗灰褐色。花期4~5月。

【分布】常生于石灰岩地区疏林、灌木丛中。产于广西、云南、贵州等地。

【性能主治】成熟果实味辛，性热；有大毒。主治恶疮疥癣，疣痣；外用治蚀疮。

【采收加工】秋季果实成熟时采收，堆置2~3天，摊开，干燥。

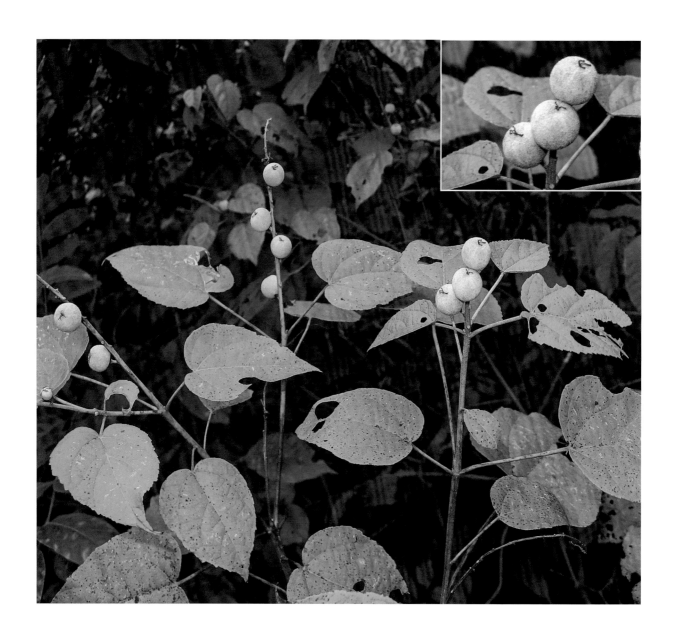

飞扬草

【基原】为大戟科飞扬草*Euphorbia hirta* L. 的全草。

【别名】大飞扬、奶母草、奶汁草。

【形态特征】一年生草本。茎单一，自中部向上分枝或不分枝。叶对生；叶片先端极尖或钝，基部略偏斜，边缘于中部以上有细齿。花序多数，于叶腋处密集成头状，基部近无梗。蒴果三棱状，被短柔毛。花果期6~12月。

【分布】生于山坡、山谷、草丛或灌木丛中，多见于砂质土壤。产于广西、湖南、广东、海南、贵州、云南等地。

【性能主治】全草味辛、酸，性凉；有小毒。有清热解毒、止痒利湿、通乳的作用。主治肺痈，乳痈，疔疮肿毒，热淋，湿疹，皮肤瘙痒。

【采收加工】夏、秋季采集，洗净，晒干。

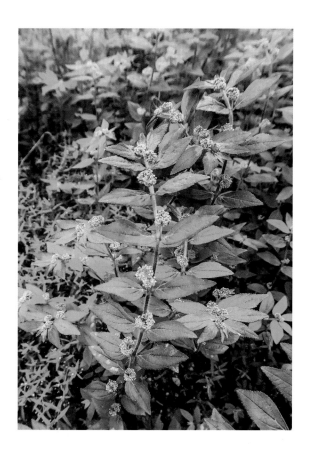

千根草

【基原】为大戟科千根草*Euphorbia thymifolia* L. 的全草。

【别名】地锦、小飞扬、红地茜。

【形态特征】一年生小草本。茎匍匐，全株被稀疏柔毛。叶对生；叶片椭圆形或倒卵形，基部不对称。花小，花序单生或数个簇生于叶腋；总苞狭钟状至陀螺状；腺体4个，被白色附属物。蒴果卵状三棱形，被短柔毛。种子长卵状四棱形，暗红色，每个棱面具4~5条横沟。花果期6~11月。

【分布】生于路边、屋旁和草丛中。产于广西、广东、云南、湖南、江苏等地。

【性能主治】全草味微酸、涩，性微凉。有清热利湿、收敛止痒的作用。主治细菌性痢疾，痔疮出血；外用治湿疹，过敏性皮炎，皮肤瘙痒。

【采收加工】夏、秋季采集全草，晒干。

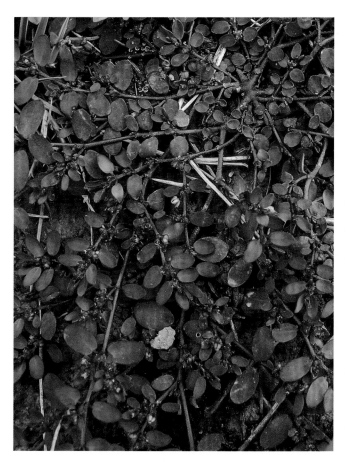

京大戟

【基原】为大戟科大戟*Euphorbia pekinensis* Rupr. 的根。

【别名】龙虎草。

【形态特征】多年生草本。茎单生或自基部多分枝。叶片常椭圆形，少披针形或披针状椭圆形，变异大。总苞叶4~7片，苞叶2片。花序单生于二歧分枝顶端，无柄。总苞杯状，边缘4裂，腺体4个。蒴果球状，被稀疏的瘤状突起，成熟时分裂为3个分果爿。花期5~8月，果期6~9月。

【分布】生于山坡、路旁、草丛中及林下阴湿处。产于广西、广东、湖南、四川、河南、河北等地。

【性能主治】根味苦，性寒；有毒。有泻水逐饮、消肿散结的作用。主治水肿胀满，胸腹积水，痰饮积聚，气逆咳喘，二便不利，痈肿疮毒，瘰疬痰核。

【采收加工】秋、冬季采挖，洗净，晒干。

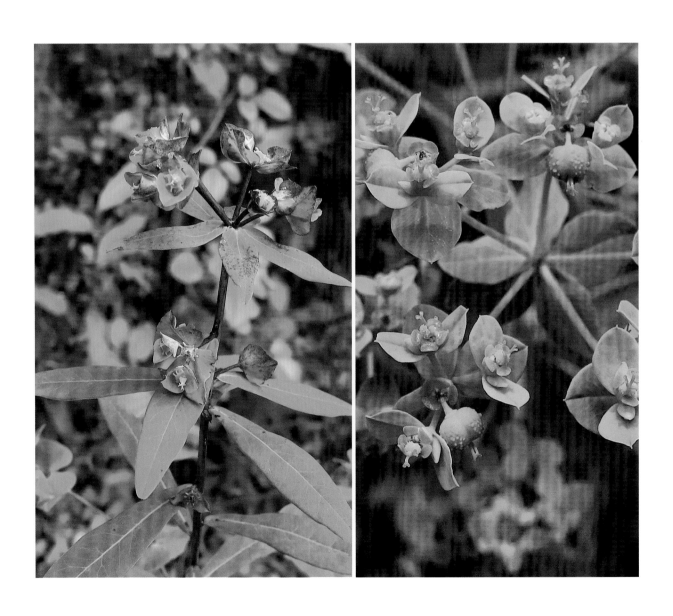

白饭树

【基原】为大戟科白饭树*Flueggea virosa* (Roxb. ex Willd.) Voigt 的全株。

【别名】白倍子、鱼眼木、鹊饭树。

【形态特征】灌木，高1~6 m。小枝具纵棱槽，有皮孔，全株无毛。叶片纸质，椭圆形、长圆形、倒卵形或近圆形，顶端圆至急尖，有小尖头。花小，淡黄色，雌雄异株，多朵簇生于叶腋。蒴果浆果状，近圆球形。种子栗褐色，具光泽，有小疣状突起及网纹。花期3~8月，果期7~12月。

【分布】生于山地灌木丛中。产于西南、华南、华东等地。

【性能主治】全株味苦、微涩，性凉；有小毒。有清热解毒、消肿止痛、止痒止血的作用。外用治湿疹，脓疱疮，过敏性皮炎，疮疖，烧烫伤。

【采收加工】随采随用，多鲜用。

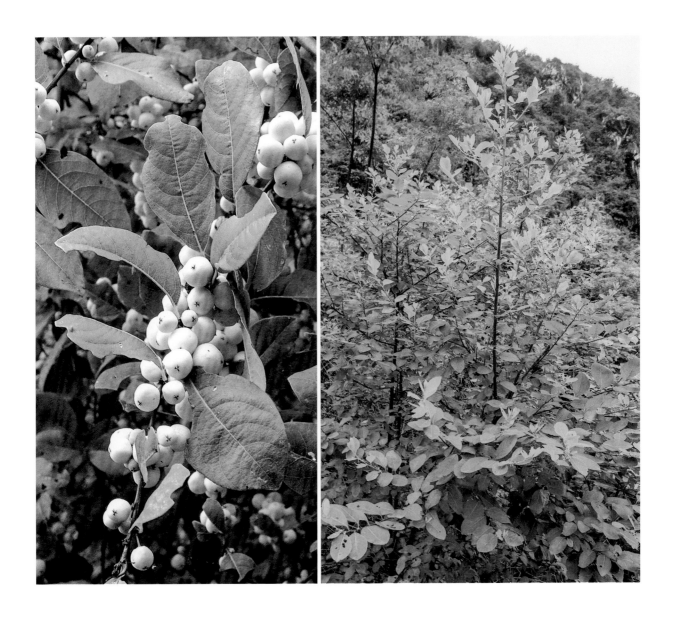

毛果算盘子

【基原】为大戟科毛果算盘子Glochidion eriocarpum Champ. ex Benth. 的根及叶。

【别名】漆大姑。

【形态特征】灌木，高2 m以下。枝条、叶柄、叶的两面、花序和果密被锈黄色长柔毛。叶片较小，纸质，卵形或狭卵形。花单生或2~4朵簇生于叶腋内；雌花生于小枝上部，雄花则生于下部。蒴果扁球状，具4~5条纵沟，顶端具圆柱状稍伸长的宿存花柱。花果期全年。

【分布】生于山坡、路边或草地向阳处的灌木丛中。产于广西、广东、贵州、云南、江苏、福建、台湾、湖南、海南等地。

【性能主治】根味苦、涩，性平。有清热利湿、解毒止痒的作用。主治肠炎，痢疾。叶外用治过敏性皮炎，皮肤搔痒，荨麻疹，湿疹，剥脱性皮炎。

【采收加工】根全年均可采挖，洗净，切片，晒干。叶夏、秋季采集，鲜用或晒干。

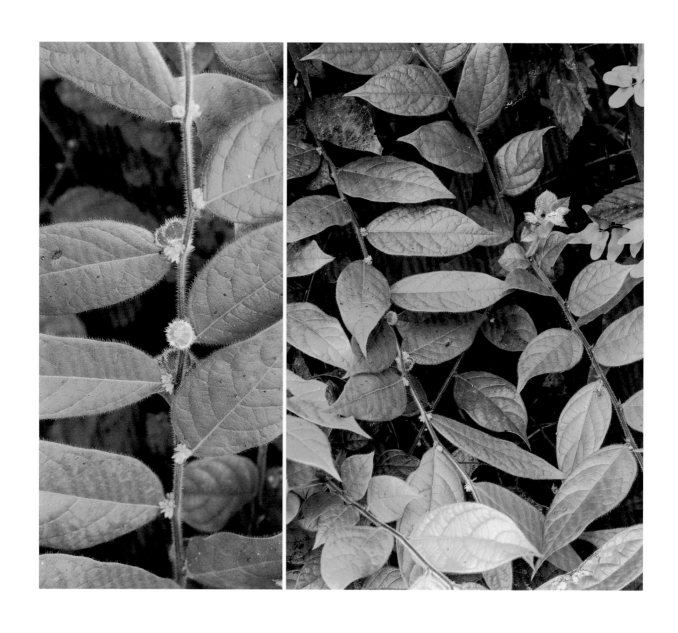

毛桐

【基原】为大戟科毛桐*Mallotus barbatus* (Wall.) Müll. Arg. 的根、叶。

【别名】粗糠根、毛叶子。

【形态特征】小乔木。嫩枝、叶柄和花序均被黄棕色星状毛。叶片卵状三角形或卵状菱形，先端渐尖，基部圆或平截，边缘具齿或波状。花雌雄异株，总状花序顶生。蒴果球形，密被淡黄色星状毛及紫红色软刺。种子卵形，黑色，光滑。花期4~5月，果期9~10月。

【分布】生于林缘、灌木丛中。产于广西、广东、湖南、云南、贵州、四川等地。

【性能主治】根味微苦，性平。有清热、利湿的作用。主治肺热吐血，湿热泄泻，小便淋痛，带下。叶味苦，性寒。有清热解毒、燥湿止痒、凉血止血的作用。主治下肢溃疡，湿疹，背癣，漆疮，外伤出血。

【采收加工】根全年均可采挖，洗净，切片，晒干。叶夏、秋采收，洗净，晒干。

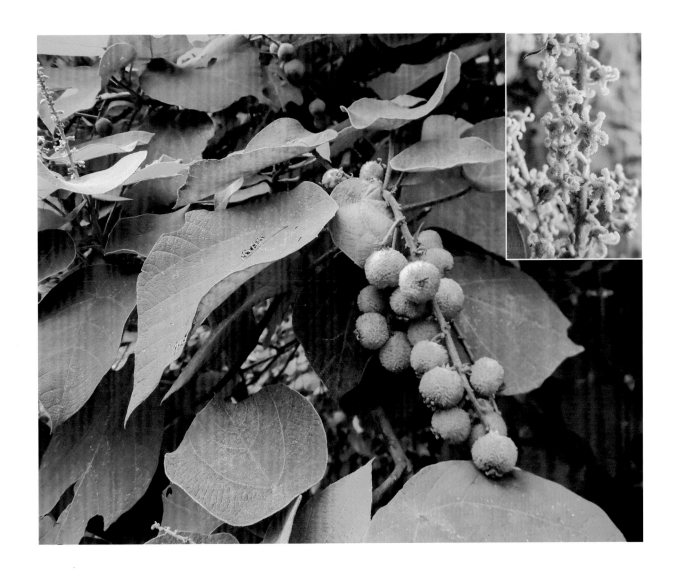

粗糠柴

【基原】为大戟科粗糠柴*Mallotus philippinensis* (Lam.) Müll. Arg. 的果实表面的粉状茸毛和根。

【别名】铁面将军、香桂树。

【形态特征】小乔木或灌木。小枝、嫩叶和花序均密被黄褐色星状柔毛。叶互生或有时小枝顶部的对生；叶片近革质，卵形、长圆形或卵状披针形；叶脉上具长柔毛，散生红色颗粒状腺体。花雌雄异株；总状花序顶生或腋生，单生或数个簇生。蒴果扁球形，密被红色颗粒状腺体和粉状茸毛。花期4~5月，果期5~8月。

【分布】生于山地林中或林缘。产于广西、广东、海南、贵州、湖南、湖北、江西、安徽、江苏等地。

【性能主治】果实表面的粉状茸毛和根味微苦、微涩，性凉。果实表面的粉状茸毛有驱虫的作用。用于驱绦虫、蛲虫、线虫。根有清热利湿的作用。主治急、慢性痢疾，咽喉肿痛。

【采收加工】根随时可采挖。果实表面的粉状茸毛及茸毛秋季采收，晒干。

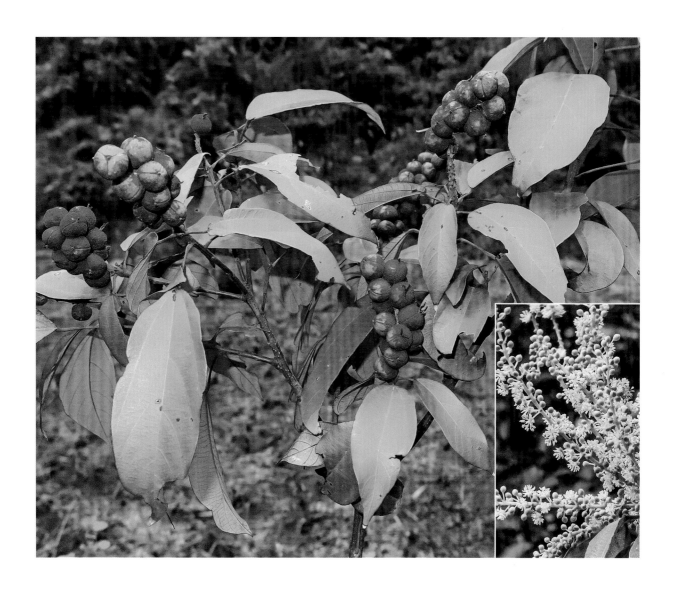

杠香藤

【基原】为大戟科石岩枫*Mallotus repandus* (Willd.) Müll. Arg. 的根、茎、叶。

【别名】黄豆树、倒挂茶。

【形态特征】攀缘状灌木。嫩枝、叶柄、花序和花梗均密生黄色星状柔毛，老枝无毛，常有皮孔。叶片卵形或椭圆状卵形。花雌雄异株，总状花序或下部有分枝；雄花序顶生，稀腋生；雌花序顶生。蒴果具2~3个分果爿，密生黄色粉末状毛和具颗粒状腺体。种子卵形。花期3~5月，果期8~9月。

【分布】生于山地疏林中或林缘。产于广西、广东、海南和台湾。

【性能主治】根、茎、叶味苦、辛，性温。有祛风除湿、活血通络、解毒消肿、驱虫止痒的作用。主治风湿痹证，腰腿疼痛，跌打损伤，痈肿疮疡，绦虫病，湿疹，顽癣，蛇犬咬伤。

【采收加工】根、茎全年均可采挖，洗净，切片，晒干。叶夏、秋季采收，鲜用或晒干。

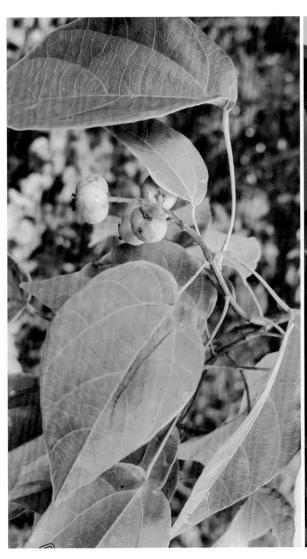
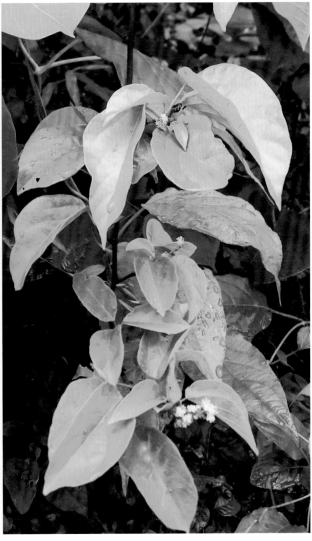

余甘子

【基原】为大戟科余甘子*Phyllanthus emblica* Linn. 的成熟果实。

【别名】牛甘果、紫荆皮。

【形态特征】乔木，高达23 m。枝被黄褐色柔毛。叶2列；叶片线状长圆形，顶端截平或钝圆，有锐尖头或微凹，基部浅心形而稍偏斜。多朵雄花和1朵雌花或全为雄花组成腋生的聚伞花序。蒴果核果状，圆球形，外果皮肉质，绿白色或淡黄白色。种子略带红色。花期4~7月，果期7~9月。

【分布】生于山地疏林下、灌木丛中、荒地或山沟向阳处。产于广西、广东、江西、贵州、云南、福建、台湾、海南、四川等地。

【性能主治】果实味甘、酸、涩，性凉。有清热凉血、消食健胃、生津止咳的作用。主治血热血瘀，消化不良，口干，喉痛，咳嗽，腹胀。

【采收加工】冬季至翌年春季果实成熟时采收，干燥。

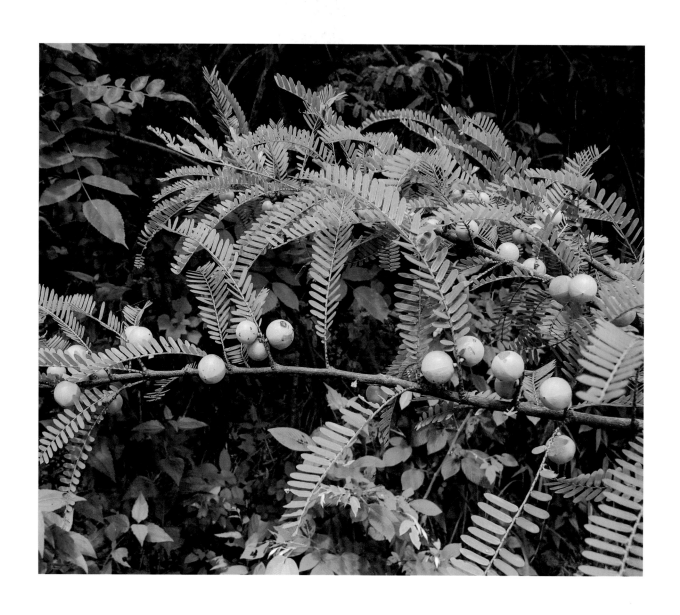

小果叶下珠

【基原】为大戟科小果叶下珠*Phyllanthus reticulatus* Poir. 的根。

【别名】龙眼睛、通城虎、烂头钵。

【形态特征】灌木，高达4 m。幼枝、叶和花梗均被淡黄色短柔毛或微毛。叶片椭圆形、卵形至圆形；托叶钻状三角形，干后变硬刺状。通常2~10朵雄花和1朵雌花簇生于叶腋，稀组成聚伞花序。蒴果呈浆果状，球形或近球形，红色，干后灰黑色。种子三棱形，褐色。花期3~6月，果期6~10月。

【分布】生于山地林下或灌木丛中。产于广西、广东、海南、台湾、福建、江西、湖南、贵州、云南、四川等地。

【性能主治】根味涩，性平。有消炎、收敛、止泻的作用。主治痢疾，肠炎，肠结核，肝炎，肾炎，小儿疳积。

【采收加工】全年均可采收，鲜用或切片晒干。

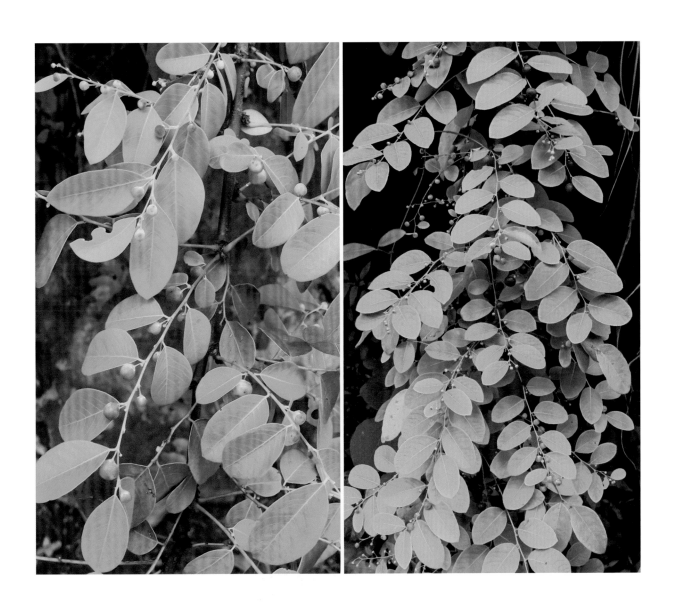

圆叶乌桕

【基原】为大戟科圆叶乌桕*Sapium rotundifolium* Hemsl. 的叶或果实。

【别名】妹妡。

【形态特征】灌木或乔木，高3~12 m，无毛。叶厚，互生；叶片近圆形，长5~11 cm，宽6~12 cm，顶端圆，稀突尖，全缘；叶柄圆柱形，顶端具2个腺体。花单性，雌雄同株，密集成顶生的总状花序；雌花生于花序轴下部；雄花生于花序轴上部或有时整个花序全为雄花。蒴果近球形，直径约1.5 cm。花期4~6月。

【分布】生于阳光充足的石灰岩石山山坡或山顶。产于广西、广东、湖南、贵州和云南。

【性能主治】叶、果实味辛、苦，性凉。有解毒消肿、杀虫的作用。主治蛇伤，疥癣，湿疹，疮毒。

【采收加工】夏、秋季采叶，鲜用或晒干。果实成熟时采摘，鲜用或晒干。

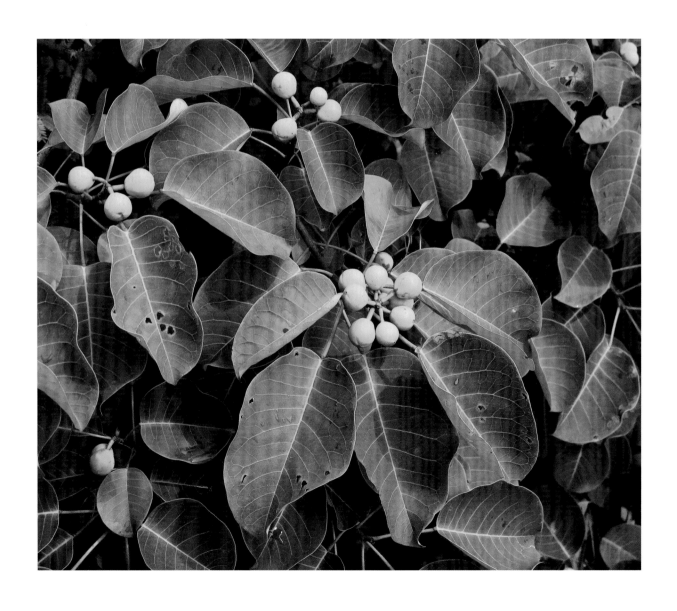

牛耳枫

【基原】为虎皮楠科牛耳枫*Daphniphyllum calycinum* Benth.的根、小枝和叶、果实。

【别名】假鸦胆子。

【形态特征】灌木，高1.5~4 m。叶片阔椭圆形或倒卵形，干后两面绿色，腹面具光泽，背面多少被白粉，具细小乳突体；侧脉8~11对，在腹面清晰，在背面突起。总状花序腋生，长2~3 cm。果卵圆形，被白粉，具小疣状突起，先端具宿存柱头，基部具宿萼。花期4~6月，果期8~11月。

【分布】生于灌木丛、疏林中。产于广西、广东、福建等地。

【性能主治】根味辛、苦，性凉；有小毒。有清热解毒、活血化瘀的作用。主治感冒发热，扁桃体炎，风湿关节痛，跌打损伤。小枝和叶味辛、甘，性凉；有小毒。有祛风止痛、解毒消肿的作用。主治风湿骨痛，疮疡肿毒，跌打骨折，毒蛇咬伤。果实味苦、涩，性平；有毒。有止痢的作用。主治久痢。

【采收加工】根全年均可采挖，鲜用或切片晒干。夏、秋采枝叶，鲜用或切段晒干。秋后果实成熟时采收，晒干。

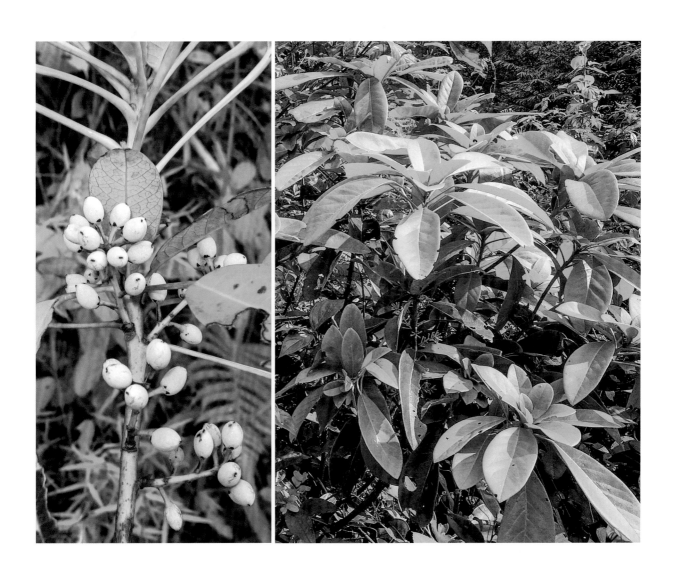

仙鹤草

【基原】为蔷薇科龙芽草*Agrimonia pilosa* Ledeb. 的地上部分。

【别名】鹤草芽。

【形态特征】多年生直立草木。茎高30~120 cm。根常呈块茎状，周围长出若干侧根，根茎短，基部常有1个至数个地下芽。奇数羽状复叶；小叶倒卵形，长1.5~5 cm，宽1~2.5 cm，顶端急尖至圆钝，基部楔形至宽楔形，叶缘有锐齿或裂片，两面被毛且有腺点。花序穗状总状顶生；花瓣黄色，长圆形。瘦果倒圆锥形，外面有10条肋，顶端具钩刺。花果期5~12月。

【分布】生于村边、路旁及溪边。产于广西、广东、湖南、云南、浙江、江苏、湖北、河北等地。

【性能主治】地上部分味苦、涩，性平。有收敛止血、杀虫的作用。主治咯血，吐血，尿血，便血，劳伤脱力，痈肿，跌打损伤，创伤出血。

【采收加工】夏、秋季在枝叶茂盛未开花时割取地上部分，洗净，晒干。

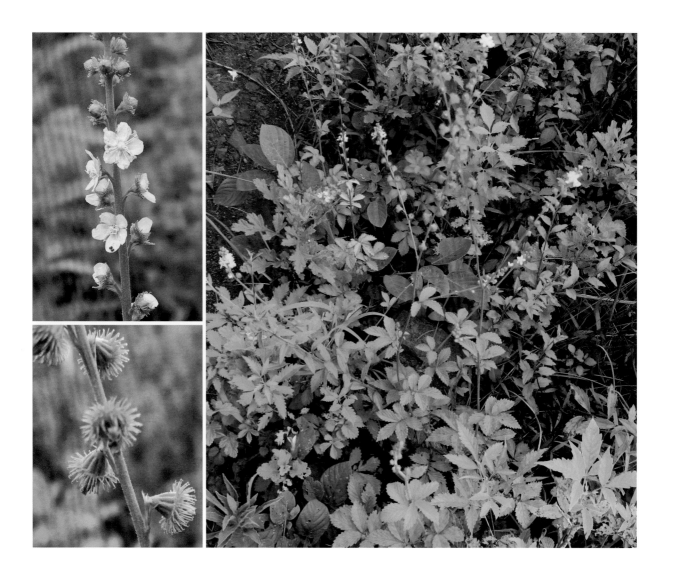

蛇含委陵菜

【基原】为蔷薇科蛇含委陵菜*Potentilla kleiniana* Wight et Arn. 的全草。

【别名】五爪风、小龙牙、紫背龙牙。

【形态特征】一年生、二年生或多年生宿根草本。多须根。花茎上升或匍匐，常于节处生根并发育出新植株，被疏柔毛或开展长柔毛。基生叶为近鸟足状5小叶，下部茎生叶有5片小叶，上部茎生叶有3片小叶。聚伞花序密集枝顶如假伞形，花梗长1~1.5 cm，密被开展长柔毛，下有茎生叶如苞片状，花黄色。瘦果近圆形，具皱纹。花果期4~9月。

【分布】生于山坡草地、田边、水边。产于广西、广东、四川、云南、贵州、湖南、湖北、福建、江苏、浙江、江西、辽宁、陕西等地。

【性能主治】全草味苦，性微寒。有清热定惊、截疟、止咳化痰、解毒活血的作用。主治高热惊风，疟疾，肺热咳嗽，百日咳，痢疾，疮疖肿毒，咽喉肿痛，风火牙痛，带状疱疹，目赤肿痛，虫蛇咬伤，风湿麻木，跌打损伤，月经不调，外伤出血。

【采收加工】5月和9~10月挖取全草，去除泥沙和杂质，晒干。

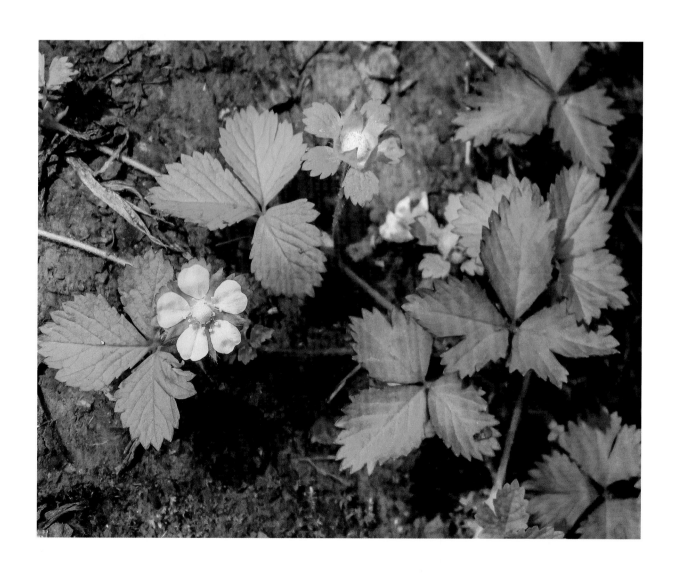

金樱子

【基原】为蔷薇科金樱子*Rosa laevigata* Michx. 的成熟果实。

【别名】刺糖果、倒挂金钩、坛坛罐罐。

【形态特征】攀缘灌木，高可达5 m。小枝粗壮，有疏钩刺，无毛，幼时被腺毛，老时逐渐脱落减少。三出复叶；小叶片革质，椭圆状卵形或披针状卵形，长2~6 cm，宽1.2~3.5 cm，先端急尖或圆钝，稀尾状渐尖，边缘有锐齿。花单生于叶腋；花梗和萼筒密被腺毛；花瓣白色，宽倒卵形，先端微凹。果梨形，成熟时红褐色，外密被刺毛。花期4~6月，果期7~11月。

【分布】生于山野、田边、灌木丛中的向阳处。产于广西、广东、湖南、四川、浙江、江西、安徽、福建等地。

【性能主治】成熟果实味酸、甘、涩，性平。有固精缩尿、固崩止带、涩肠止泻的作用。主治遗精滑精，遗尿尿频，崩漏带下，久泻久痢。

【采收加工】10~11月果实成熟变红时采收，干燥，除去毛刺。

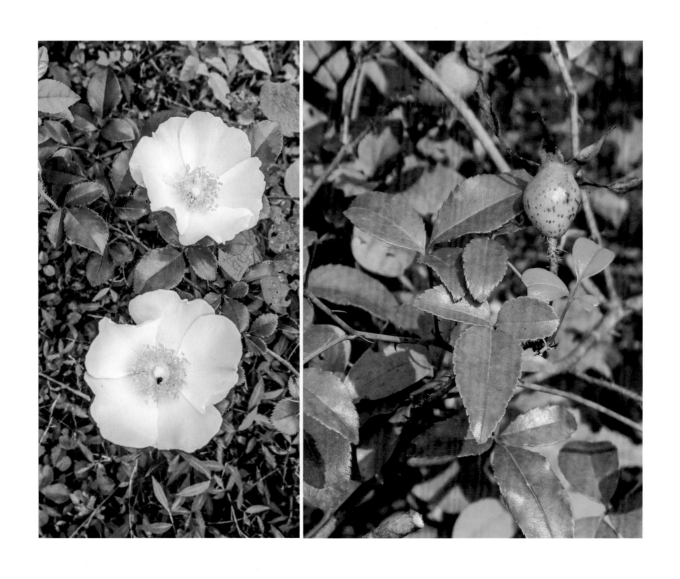

粗叶悬钩子

【基原】为蔷薇科粗叶悬钩子*Rubus alceifolius* Poir. 的根。

【别名】牛暗桐、大叶蛇泡簕。

【形态特征】攀缘灌木。枝被黄灰色至锈色茸毛状长柔毛，有稀疏皮刺。单叶；叶片近圆形或宽卵形，顶端圆钝，基部心形，边缘不规则3~7浅裂。花成顶生狭圆锥花序或近总状，也成腋生头状花束，稀为单生，花白色。果实近球形，肉质，红色；核有皱纹。花期7~9月，果期10~11月。

【分布】生于山坡、路旁、山谷林中。产于广西、广东、云南、贵州、湖南、福建、江苏等地。

【性能主治】根味苦、涩，性平。有清热利湿、止血、散瘀的作用。主治肝炎，痢疾，肠炎，乳腺炎，口腔炎，行军性血红蛋白尿，外伤出血，肝脾肿大，跌打损伤，风湿骨痛。

【采收加工】全年均可采收，洗净，晒干。

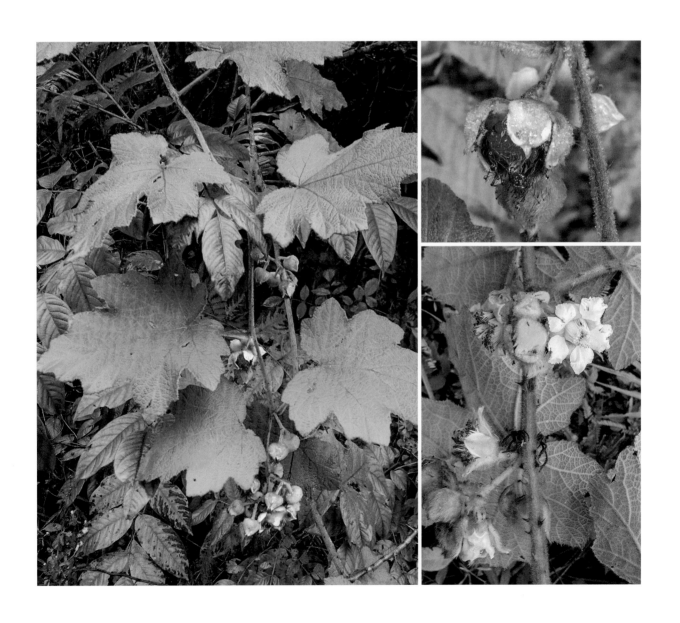

红泡刺藤

【基原】为蔷薇科红泡刺藤*Rubus niveus* Thunb. 的根、果。

【别名】栽秧泡、覆盆子。

【形态特征】灌木。枝常紫红色，被白粉，疏生钩状皮刺。叶片椭圆形、卵状椭圆形或菱状椭圆形。伞房花序或短圆锥状花序，顶生或腋生；花萼外密被茸毛，并混生柔毛；花瓣近圆形，红色。果实半球形，深红色转为黑色，密被灰白色茸毛；核有浅皱纹。花期5~7月，果期7~9月。

【分布】生于山坡疏林或山谷河边。产于广西、四川、云南、贵州、西藏、陕西等地。

【性能主治】根味苦、涩，性平。有止泻痢、祛风止痛、清热利湿、消炎的作用。果味甘、酸，性微温；有补肾涩精的作用。主治痢疾，腹泻，风湿关节痛，痛风，急、慢性肝炎，月经不调，挫伤疼痛，皮肤化脓感染，咽颊炎，泌尿道结石，神经衰弱。

【采收加工】根全年均可采收，洗净，晒干。果秋季成熟时采摘，晒干。

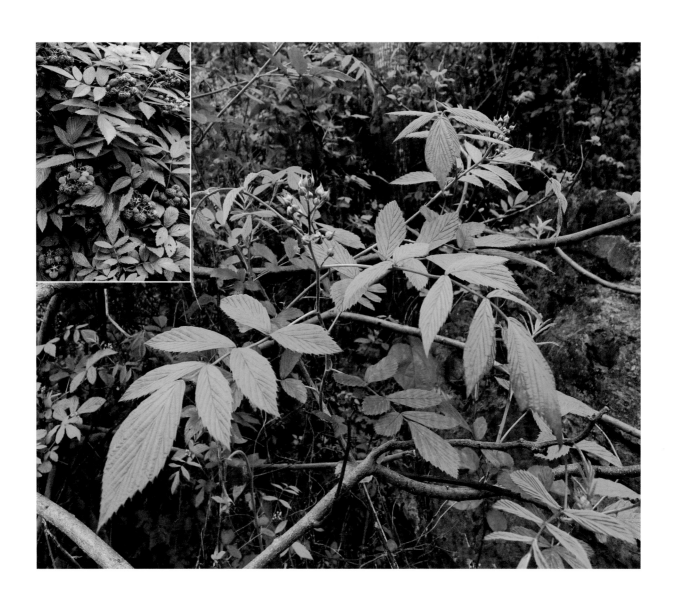

茅莓

【基原】为蔷薇科茅莓*Rubus parvifolius* L. 的地上部分、根。

【别名】三月泡、铺地蛇。

【形态特征】落叶小灌木，高1~2 m。被短毛和倒生皮刺。三出复叶；顶端小叶较大，阔倒卵形或近圆形，长2.5~6 cm，宽2~6 cm，顶端圆钝或急尖，基部圆形或宽楔形，边缘有不规则齿。伞房花序顶生或腋生，稀顶生花序成短总状，具花数朵，被柔毛和细刺；花瓣卵圆形或长圆形，粉红至紫红色。聚合果球形，成熟时红色。花期5~6月，果期7~8月。

【分布】生于路旁、山坡林下或荒野。产于广西、湖南、湖北、江苏、福建、江西、山西、山东、吉林、辽宁等地。

【性能主治】地上部分味苦、涩，性凉。有清热解毒、散瘀止血、杀虫疗疮的作用。主治感冒发热，咳嗽痰血，痢疾，跌打损伤，产后腹痛，疥疮，疖肿，外伤出血。根味甘、苦，性凉。有清热解毒、祛风利湿、活血凉血的作用。主治感冒发热，咽喉肿痛，风湿痹痛，肝炎，肠炎，痢疾，肾炎水肿，尿路感染，结石，跌打损伤，咳血，吐血，崩漏，疗疮肿毒，腮腺炎。

【采收加工】7~8月割取全草，捆成小把晒干。秋、冬季挖根，洗净鲜用，或切片晒干。

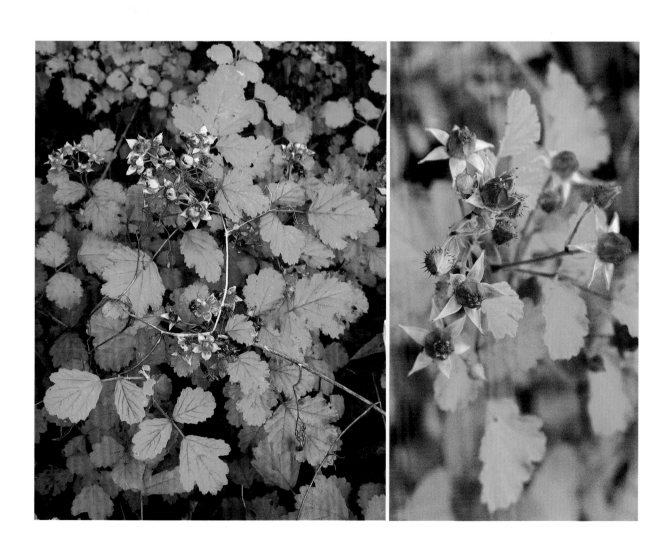

龙须藤

【基原】为云实科龙须藤*Bauhinia championii* (Benth.) Benth. 的根或茎、叶。

【别名】燕子尾、过岗龙、过江龙。

【形态特征】攀缘灌木。藤茎圆柱形，稍扭曲，表面粗糙；断面皮部棕红色，木质部浅棕色，有4~9圈深棕红色环纹，形似舞动的龙而得名。单叶互生；叶片纸质，卵形或心形，长3~10 cm，宽2.5~9 cm，先端2浅裂或不裂，裂片尖。总状花序；花瓣白色，具瓣柄，瓣片匙形。荚果扁平，果瓣革质。花期6~10月，果期7~12月。

【分布】生于石山灌木丛中或山地林中。产于广西、广东、湖南、贵州、浙江、台湾、湖北、海南等地。

【性能主治】根或茎味苦，性平。有祛风除湿、行气活血的作用。主治风湿骨痛，跌打损伤，偏瘫，胃脘痛，痢疾。叶味甘、苦，性平。有利尿、化瘀、理气止痛的作用。主治小便不利，腰痛，跌打损伤。

【采收加工】根或茎、叶全年均可采收，鲜用或晒干。

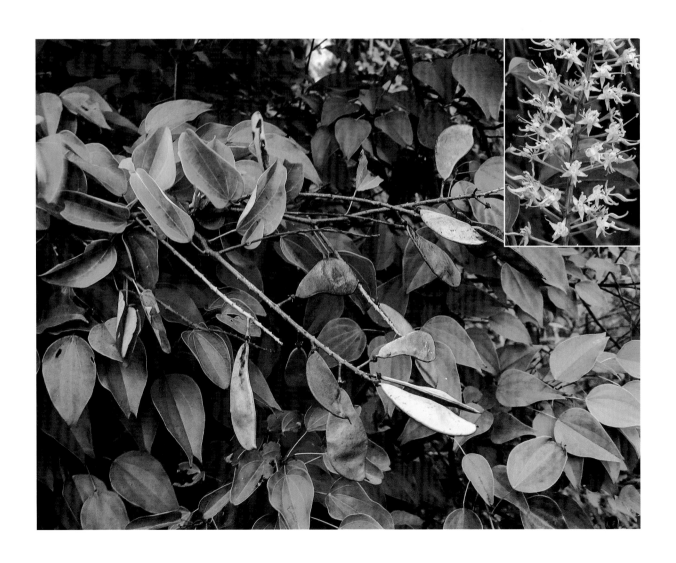

云实

【基原】为云实科云实 *Caesalpinia decapetala* (Roth) Alston 的根或根皮、种子。

【别名】铁场豆、马豆、阎王刺根。

【形态特征】藤本。树皮暗红色；枝、叶轴和花序均被柔毛和钩刺。二回羽状复叶长20~30 cm；羽片3~10对，基部1对有刺；小叶8~12对，长圆形。总状花序顶生，具多花；花瓣黄色，膜质，圆形或倒卵形。荚果长圆状舌形，栗褐色，先端具尖喙。花果期4~10月。

【分布】生于山坡灌木丛、平原、山谷及河边。产于广西、广东、云南、四川、湖北、江西、江苏、河南、河北。

【性能主治】根或根皮味苦、辛，性平。有祛风除湿、解毒消肿的作用。主治感冒发热，咳嗽，咽喉肿痛，牙痛，风湿痹痛，肝炎，痢疾，痈疽肿毒，皮肤瘙痒，毒蛇咬伤。种子味辛、苦，性温。有解毒除湿、止咳化痰、杀虫的作用。主治痢疾，疟疾，慢性气管炎，小儿疳积，虫积。

【采收加工】全年均可采挖根，洗净，切片或剥取根皮。秋季果实成熟时采收，剥取种子，晒干。

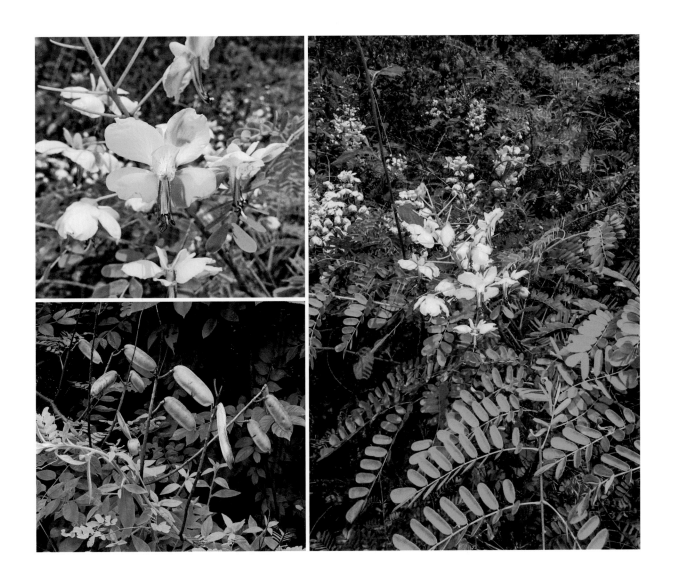

苏木

【基原】为苏木科苏木*Caesalpinia sappan* L. 的心材。

【别名】棕木、苏方木。

【形态特征】小乔木，高达6 m，具疏刺。枝上的皮孔密而显著。二回羽状复叶，羽片7~13对，小叶9~17对；小叶片纸质，长圆形至长圆状菱形，长1~2 mm，宽5~7 mm，先端微缺，基部歪斜。圆锥花序顶生或腋生，长约与叶相等；花瓣黄色，最上面1片基部带粉红色。荚果木质，先端有喙，红棕色，不开裂。花期5~10月，果期7月至翌年3月。

【分布】生于山野丛林及石山旁，亦有栽培。产于广西、广东、云南、贵州、四川，福建和台湾有栽培。

【性能主治】心材味甘、咸，性平。有行血祛瘀、消肿止痛的作用。主治跌打损伤，骨折筋伤，瘀滞肿痛，经闭痛经，产后瘀阻，胸腹刺痛，痈疽肿痛。

【采收加工】秋季采伐，除去白色边材，干燥。

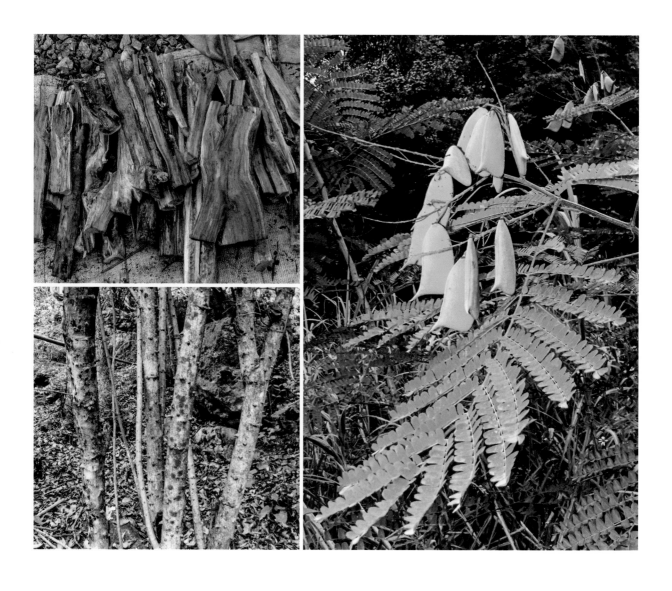

鸡嘴簕

【基原】为云实科鸡嘴簕*Caesalpinia sinensis* (Hemsl.) Vidal 的根。

【别名】石南龙。

【形态特征】藤本。主干和小枝具分散、粗大的倒钩刺。嫩枝上或多或少具锈色柔毛，老枝无毛或近无毛。二回羽状复叶；叶轴上有刺；羽片2~3对，长30 cm；小叶2对，革质，长圆形至卵形，长6~9 cm，宽2.5~3.5 cm，先端渐尖、急尖或钝，基部圆形。圆锥花序腋生或顶生；花瓣5片，黄色。荚果革质，压扁，近圆形或半圆形，先端有长喙。种子1粒。花期4~5月，果期7~8月。

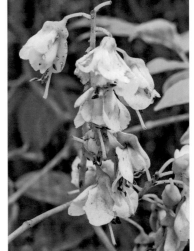

【分布】生于灌木丛中。产于广东、广西、云南、贵州、四川、湖北等地。

【性能主治】根有清热解毒、消肿止痛、止痒的作用。主治跌打损伤，疮疡肿毒，湿疹，腹泻，痢疾。

【采收加工】全年均可采挖，除杂，晒干。

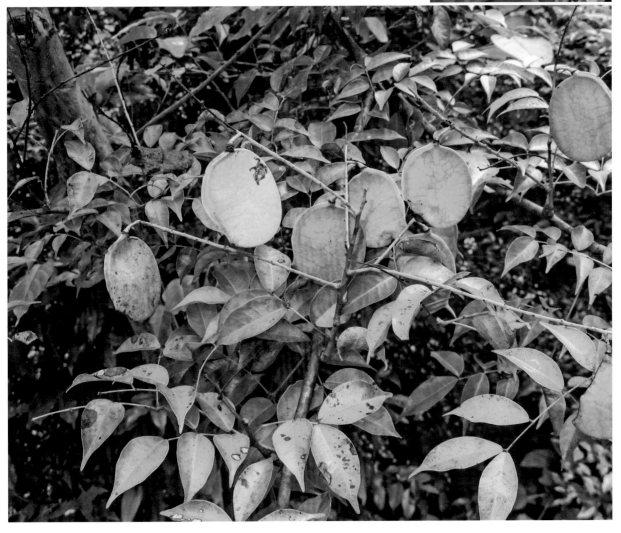

望江南

【基原】为云实科望江南 *Senna occidentalis* (L.) Link 的茎叶、种子。

【别名】草决明、野扁豆、头晕菜。

【形态特征】直立、少分枝亚灌木。枝带草质，有棱。根黑色。偶数羽状复叶，互生；叶柄近基部有大而带褐色、圆锥形的腺体1个；小叶3~5对，卵形或卵状披针形。花数朵组成伞房状总状花序，腋生和顶生；花瓣黄色。荚果带状镰形，褐色，压扁。花期4~8月，果期6~10月。

【分布】生于山地灌木丛中。产于广西、广东、福建、云南、浙江、山东、山东等地。

【性能主治】茎叶味苦、性寒。有肃肺清肝、利尿通便、解毒消肿的作用。主治咳嗽气喘，头痛目赤，小便血淋，大便秘结，痈肿疮毒，蛇虫咬伤。种子味甘、苦，性凉；有毒。有清肝、健胃、通便、解毒的作用。主治目赤肿痛，头晕头胀，消化不良，胃痛，痢疾，便秘，痈肿疔毒。

【采收加工】茎叶夏季植株生长旺盛时采收，阴干；鲜用者可随采随用。种子10月果实成熟变黄时采收，割取全株，晒干后脱粒，取种子再晒干。

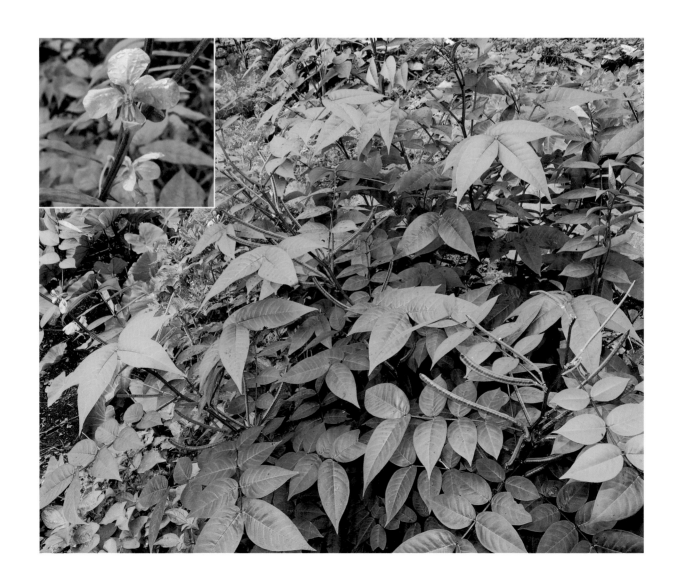

决明子

【基原】为云实科决明*Senna tora* (L.) Roxb. 的成熟种子。

【别名】草决明、假绿豆、枕头子。

【形态特征】一年生亚灌木状草本，高1~2m。叶柄上无腺体；叶轴上每对小叶间有棒状的腺体1个；小叶3对，膜质，倒卵形或倒卵状长椭圆形，长2~6 cm，宽1.5~2.5 cn，顶端圆钝而有小尖头。花腋生，通常2朵聚生；花瓣黄色，下面2片略长。荚果细长，近四棱柱形，长达15 cm。种子菱形，光亮。花果期8~11月。

【分布】生于山坡、河边或栽培。产于广西、广东、湖南、四川、安徽等地。

【性能主治】种子味甘、苦、咸，性微寒。有清热明目、润肠通便的作用。主治目赤涩痛，羞明多泪，目暗不明，头痛眩晕，大便秘结。

【采收加工】秋季采收成熟果实，晒干，去除杂质，留下种子。

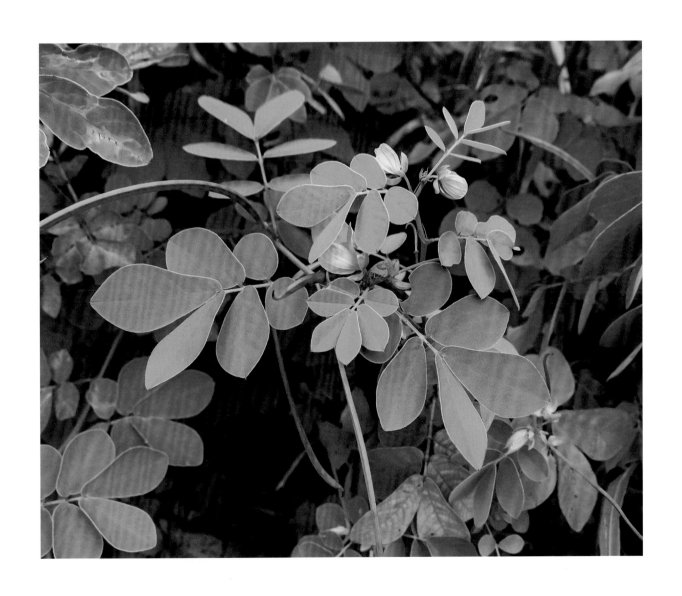

铺地蝙蝠草

【基原】为蝶形花科铺地蝙蝠草*Christia obcordata* (Poir.) Bakh. f. ex Meeuwen 的全株。

【形态特征】多年生平卧草本。茎与枝极纤细，被灰色短柔毛。三出复叶，稀为单小叶；顶生小叶多为肾形、圆三角形或倒卵形，宽稍超过长。总状花序顶生，每节生1朵花；花小，蓝紫色或玫瑰红色。荚果有荚节4~5个，完全藏于萼内。花期5~8月，果期9~10月。

【分布】生于旷野草地、荒坡及丛林中。产于广西、广东、海南、台湾、福建等地。

【性能主治】全株味苦、辛，性寒。有利水通淋、散瘀止血、清热解毒的作用。主治小便不利，石淋，水肿，白带异常，跌打损伤，吐血，咯血，血崩，目赤痛，乳痈，毒蛇咬伤。

【采收加工】夏、秋季采收，鲜用或晒干。

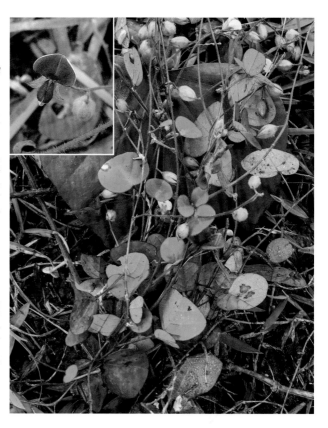

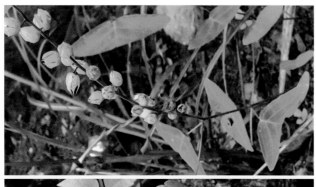

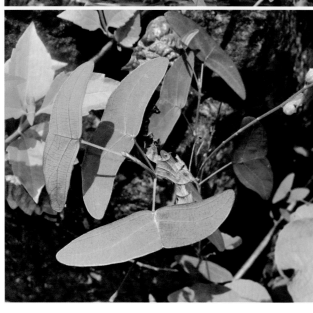

蝙蝠草

【基原】为蝶形花科蝙蝠草*Christia vespertilionis* (L. f.) Bakh. f. 的全草。

【别名】蝴蝶草、鹞子草、蝴蝶风。

【形态特征】直立草本。常由基部开始分枝。茎纤细。叶互生，小叶通常为3片；顶生小叶较大，菱形或长菱形，先端近截平而微凹状，基部阔楔形；侧生小叶较小，倒心形，不对称。总状花序顶生或腋生；花冠黄白色。荚果有4~5个节，每节有种子1粒。花期3~5月，果期10~12月。

【分布】生于旷野草丛或灌木丛中。产于广西、海南、广东等地。

【性能主治】全草味甘、微辛，性平。有活血祛风、解毒消肿的作用。主治风湿痹痛，跌打损伤，扁桃体炎，肺热咳嗽，痈肿疮毒，毒蛇咬伤。

【采收加工】夏、秋季采收，鲜用或晒干。

响铃豆

【**基原**】为蝶形花科响铃豆*Crotalaria albida* B. Heyne ex Roth 的根及全草。

【**别名**】黄花地丁、小响铃、马口铃。

【**形态特征**】多年生直立草本。茎基部常木质，分枝细弱。叶片倒卵形、长圆状椭圆形或倒披针形，先端钝或圆，基部楔形。总状花序顶生或腋生，有花20~30朵；花冠淡黄色，旗瓣椭圆形，先端具束状柔毛，基部胼胝体可见。荚果短圆柱形，有种子6~12粒。花果期5~12月。

【**分布**】生于路旁、荒地、山坡林下。产于广西、广东、云南、湖南、贵州、四川等地。

【**性能主治**】根及全草味苦、辛，性凉。有清热解毒、止咳平喘的作用。主治尿道炎，膀胱炎，肝炎，胃肠炎，痢疾，支气管炎，肺炎，哮喘；外用治痈肿疮毒，乳腺炎。

【**采收加工**】夏、秋季采收，洗净，切碎，晒干。

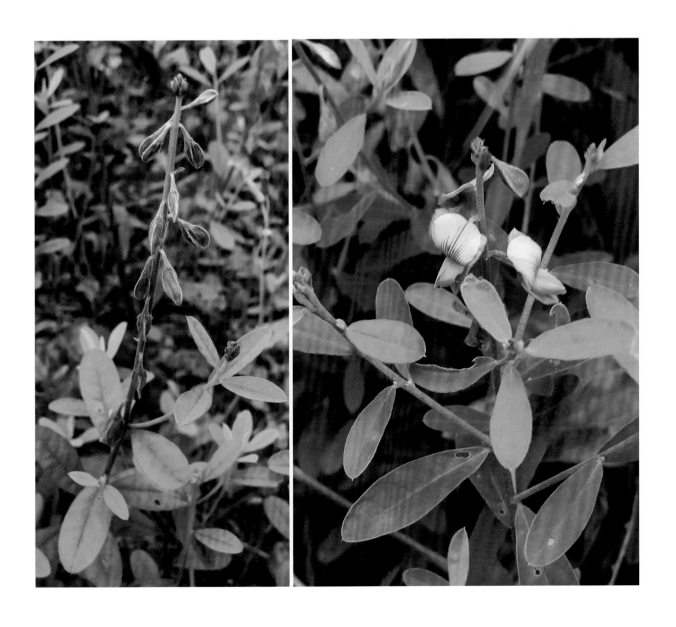

猪屎豆

【基原】为蝶形花科猪屎豆*Crotalaria pallida* Aiton 的全草。

【别名】大马铃、白猪屎豆、野苦豆。

【形态特征】多年生草本，或呈灌木状。枝密被紧贴短柔毛。叶为三出复叶；小叶倒卵形至倒卵状长椭圆形，先端极钝且常微凹。总状花序顶生，具花10~40朵；花萼近钟形；花冠黄色，伸出萼外，旗瓣圆形或椭圆形。荚果长圆状，果瓣开裂后扭转，有种子20~30粒。花果期6~10月。

【分布】生于荒山草地及沙质土壤中。产于广西、广东、湖南、福建、浙江、云南、四川、山东。

【性能主治】全草味苦、辛，性平；有毒。有清热利湿、解毒散结的作用。主治湿热腹泻，小便淋沥，小儿疳积，乳腺炎。

【采收加工】秋季采收全草，打去荚果及种子，鲜用或晒干。

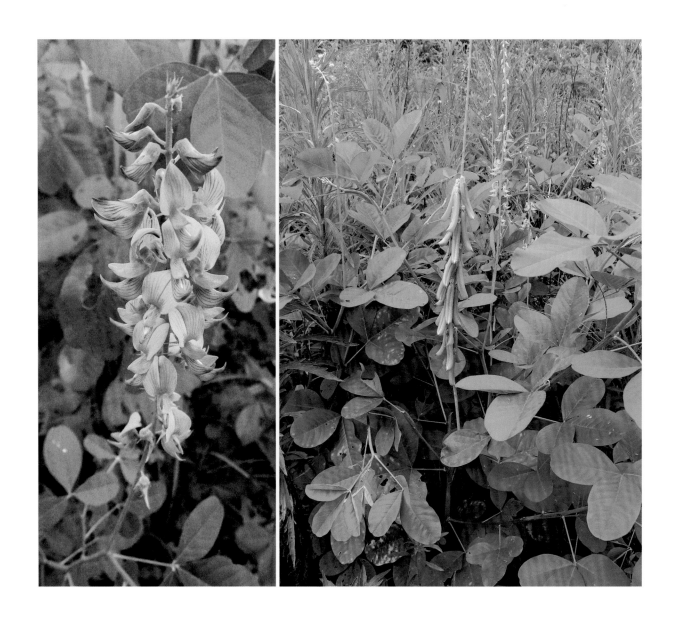

假木豆

【基原】为蝶形花科假木豆*Dendrolobium triangulare* (Retzius) Schindler Repert. 的根或叶。

【别名】野蚂蝗、假绿豆。

【形态特征】灌木，高1~2 m。嫩枝三棱形，密被灰白色丝状毛，老时变无毛。三出复叶；顶生小叶较大，倒卵状长圆形或椭圆形。花序腋生，稀顶生；花冠白色或淡黄色，旗瓣宽椭圆形，冀瓣和龙骨瓣长圆形。荚果密被伏丝状毛，有荚节3~6个。种子椭圆形。花期8~10月，果期10~12月。

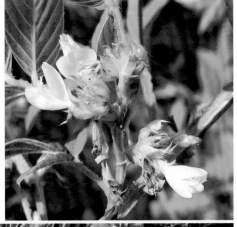

【分布】生于旷野、丘陵、山地、沟边的林中或灌木丛中。产于广西、广东、海南、贵州、云南、福建、台湾等地。

【性能主治】根或叶味辛、甘，性寒。有清热凉血、舒筋活络、健脾利湿的作用。主治咽喉肿痛，内伤吐血，跌打损伤，骨折，风湿骨痛，瘫痪，泄泻，小儿疳积。

【采收加工】全年均可采收，鲜用或晒干。

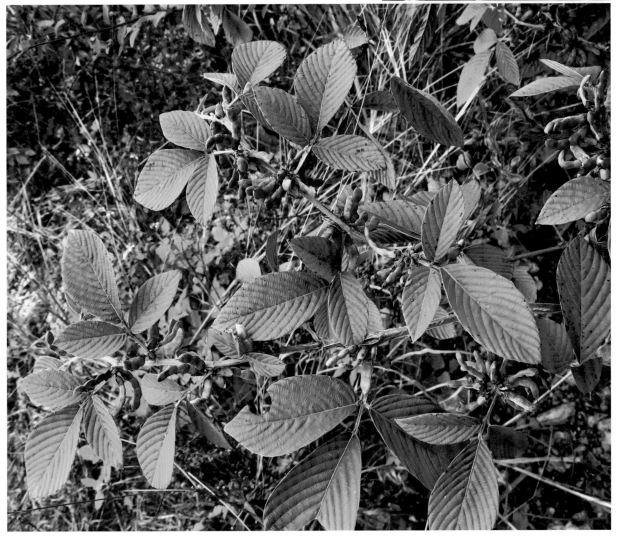

三点金草

【基原】为蝶形花科三点金 *Desmodium triflorum* (L.) DC. 的全草。

【别名】蝇翅草、三脚虎。

【形态特征】多年生草本，植株平卧。茎纤细，多分枝，被开展柔毛。根状茎木质。叶为羽状三出复叶。花单生或2~3朵簇生于叶腋；花冠紫红色，与萼近相等。荚果扁平，狭长圆形，略呈镰刀状，腹缝线直，背缝线波状，有荚节3~5个；荚节近方形，被钩状短毛，具网脉。花果期6~10月。

【分布】生于旷野草地、路旁或河边沙土上。产于广西、广东、海南、台湾、福建、浙江、云南等地。

【性能主治】全草味苦、微辛，性温。有行气止痛、温经散寒、解毒的作用。主治中暑，腹痛，疝气痛，月经不调，痛经，产后关节痛，狂犬病。

【采收加工】夏、秋季采收，洗净，鲜用或晒干。

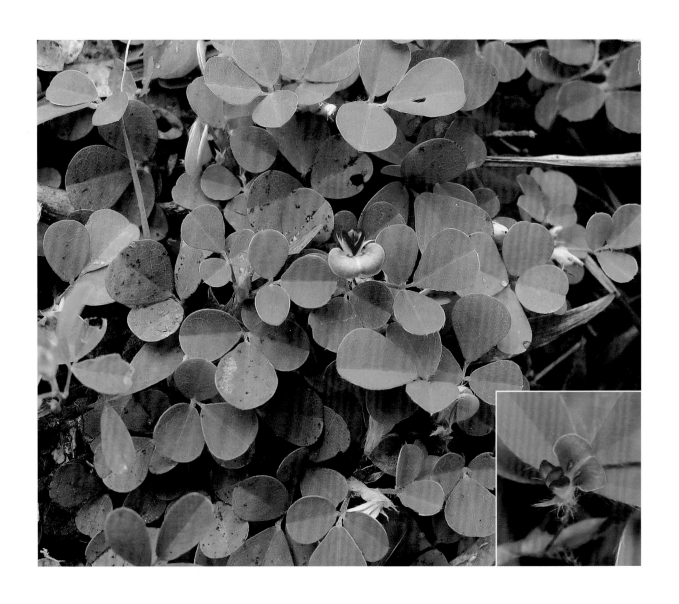

水罗伞

【基原】为蝶形花科干花豆*Fordia cauliflora* Hemsl. 的根、叶。

【别名】土甘草、虾须豆、玉郎伞。

【形态特征】灌木，高达2 m。当年生枝密被锈色茸毛，老茎赤褐色。羽状复叶；小叶达12对，长圆形至卵状长圆形，中部叶较大，最下部1~2对叶较小，长4~12 cm，宽2.5~3 cm，先端长渐尖，基部钝圆，全缘。总状花序，着生侧枝基部或老茎上；花萼钟状；花冠粉红色至紫红色，旗瓣圆形，外被细绢毛。荚果棍棒状，被平伏柔毛，后渐秃净，有种子1~2粒。种子圆形，棕褐色。花期5~9月，果期6~11月。

【分布】生于山地灌木林中。产于广西、广东等地。

【性能主治】根、叶味甘、辛，性平。有活血通络、消肿止痛、化痰止咳的作用。主治风湿痹痛，跌打损伤，痈疮肿痛，咳嗽。

【采收加工】秋、冬季采挖根，夏、秋季采摘叶，洗净，晒干。

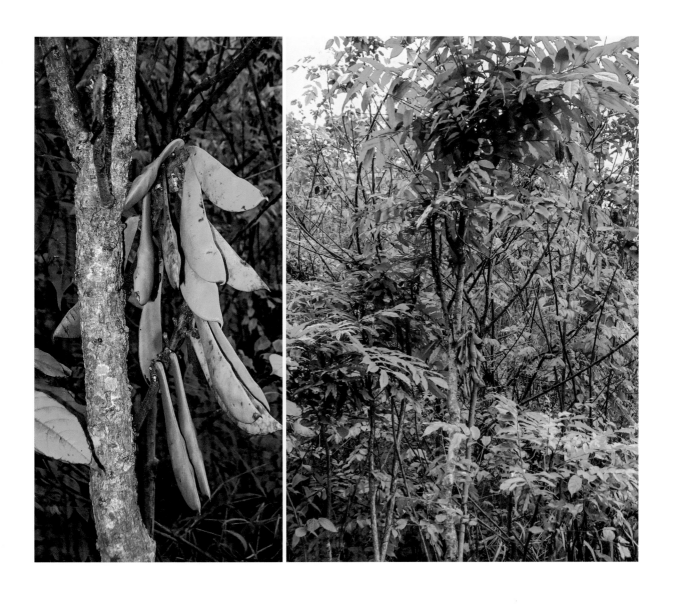

木蓝

【基原】为蝶形花科木蓝*Indigofera tinctoria* L.的根、茎叶。

【别名】蓝靛、槐蓝、大蓝。

【形态特征】直立亚灌木，高0.5~1 m。幼枝有棱，扭曲，被白色丁字毛。羽状复叶长2.5~11 cm；叶轴上面扁平，有浅槽，被丁字毛；小叶4~6对，对生，倒卵状长圆形或倒卵形，长1.5~3 cm，宽0.5~1.5 cm，先端圆钝或微凹。花序总状，花疏生；花冠红色。荚果线形。种子间有缢缩，外形似串珠状。花期几乎全年，果期10月。

【分布】生于山坡、路边或林缘灌木草丛中。产于广西、广东、湖南、湖北、贵州、云南、四川等地。

【性能主治】根味苦，性平。有清热解毒、止痛的作用。主治丹毒，痈肿疮疡，蛇虫咬伤。茎叶味苦，性寒。有清热解毒、凉血止血的作用。主治乙型脑炎，腮腺炎，急性咽喉炎，淋巴结炎，目赤，口疮，痈肿疮疖，丹毒，疥癣，虫蛇咬伤。

【采收加工】秋季采收根，切段，晒干。夏、秋季采收茎叶，鲜用或晒干。

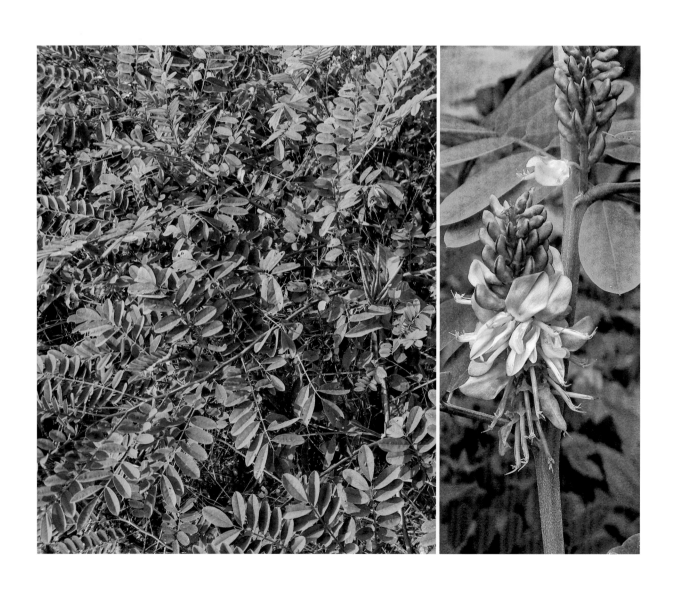

鸡眼草

【基原】为蝶形花科鸡眼草*Kummerowia striata* (Thunb.) Schindl. 的全草。

【别名】人字草、三叶人字草、夜关门。

【形态特征】一年生草本。植株披散或平卧，多分枝，茎和枝上被倒生的白色细毛。三出羽状复叶；小叶全缘，两面沿中脉和边缘有白色粗毛。花小，单生或2~3朵簇生于叶腋；花冠粉红色或紫色。荚果圆形或倒卵形，稍侧扁，先端短尖，被小柔毛。花期7~9月，果期8~10月。

【分布】生于路旁、田中、林中及山坡草地。产于我国大部分地区。

【性能主治】全草味甘、辛、微苦，性平。有清热解毒、健脾利湿、活血止血的作用。主治感冒发热，暑湿吐泻，黄疸，痈疮，痢疾，血淋，衄血，跌打损伤，赤白带下。

【采收加工】7~8月采收，鲜用或晒干。

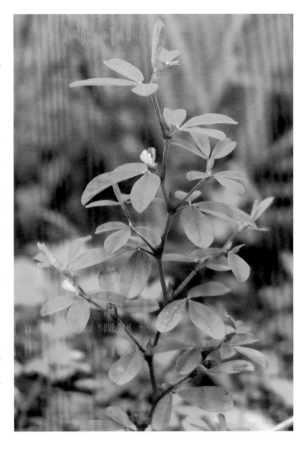

铁扫帚

【基原】为蝶形花科截叶铁扫帚*Lespedeza cuneata* (Dum. Cours.) G. Don 的根和全株。

【别名】夜关门、苍蝇翼、铁马鞭。

【形态特征】小灌木。茎被毛，上部分枝。叶密集；小叶楔形或线状楔形，先端截形成近截形，具短尖，基部楔形，腹面近无毛，背面密被白色伏毛。总状花序腋生；花淡黄色或白色。荚果宽卵形或近球形。花期7~8月，果期9~10月。

【分布】生于草地、荒地或路旁阳处。产于广西、广东、云南、湖南、四川等地。

【性能主治】根和全株味甘、微苦，性平。有清热利湿、消食除积、祛痰止咳的作用。主治小儿疳积，消化不良，胃肠炎，细菌性痢疾，胃痛，黄疸型肝炎，肾炎水肿，白带异常，口腔炎，咳嗽，支气管炎；外用治带状疱疹，毒蛇咬伤。

【采收加工】夏、秋季采收，晒干。

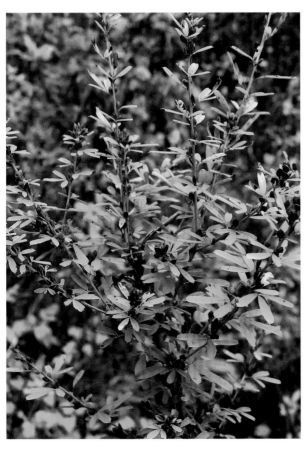

鹿藿

【基原】为蝶形花科鹿藿*Rhynchosia volubilis* Lour. 的根、茎叶。

【别名】鹿豆、荳豆、野绿豆。

【形态特征】缠绕草质藤本。全株各部多少被灰色至淡黄色柔毛。叶为羽状或有时近指状3小叶；顶生小叶菱形或倒卵状菱形。总状花序1~3个腋生；花冠黄色，旗瓣近圆形，有宽而内弯的耳，冀瓣倒卵状长圆形，基部一侧具长耳，龙骨瓣具喙。荚果长圆形。花期5~8月，果期9~12月。

【分布】生于山坡、路旁、草丛中。产于广西、广东、贵州、湖南、福建、浙江、江西、四川等地。

【性能主治】根味苦，性平。有活血止痛、解毒、消积的作用。主治痛经，瘰疬，疖肿，小儿疳积。茎叶味苦、酸，性平。有祛风除湿、活血、解毒的作用。主治风湿痹痛，头痛，牙痛，腰脊疼痛，瘀血腹痛，产褥热，瘰疬，痈肿疮毒，跌打损伤，烧烫伤。

【采收加工】秋季挖根，洗净，鲜用或晒干。茎叶5~6月采收，鲜用或晒干。

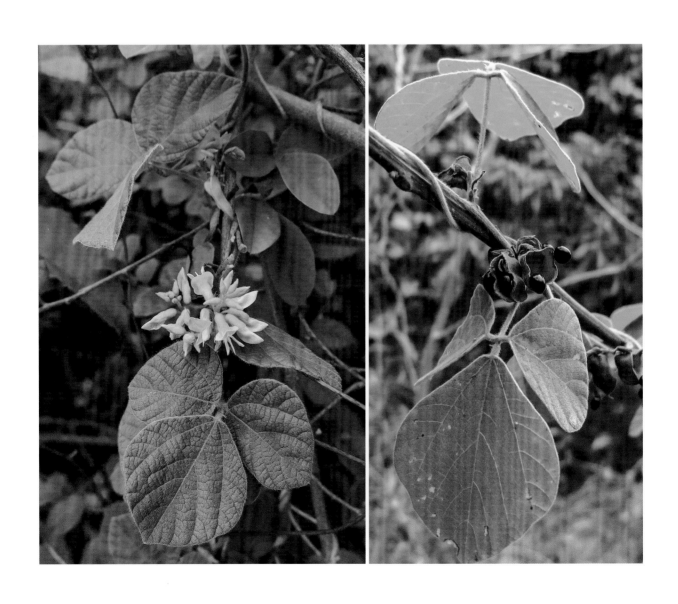

鸡血藤

【基原】为蝶形花科密花豆*Spatholobus suberectus* Dunn 的藤茎。

【别名】血风藤、三叶鸡血藤、九层风。

【形态特征】攀缘藤本。小叶纸质或近革质，异形，顶生的两侧对称，先端骤缩为短尾状，尖头钝，基部宽楔形。圆锥花序腋生或生于小枝顶端；花瓣白色，旗瓣扁圆形，翼瓣斜楔状长圆形，龙骨瓣倒卵形。荚果近镰形，密被棕色短茸毛。种子扁长圆形。花期6月，果期11~12月。

【分布】生于山地疏林、沟谷或灌木丛中。产于广西、广东、云南等地。

【性能主治】藤茎味苦、甘，性温。有活血补血、调经止痛、舒筋活络的作用。主治月经不调，痛经，经闭，风湿痹痛，麻木瘫痪，虚弱萎黄。

【采收加工】秋、冬季采收，除去枝叶，切片，晒干。

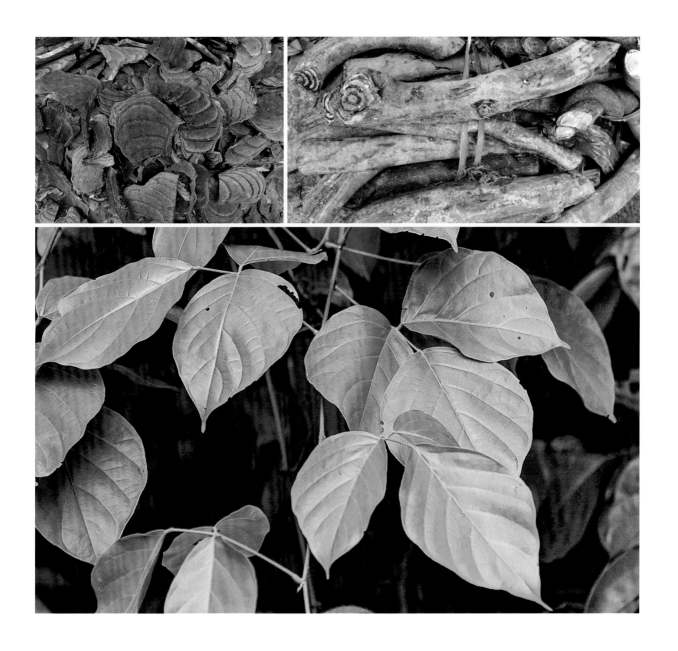

葫芦茶

【基原】为蝶形花科葫芦茶 *Tadehagi triquetrum* (L.) H. Ohashi 的根、枝叶。

【别名】鳖颈草、牛虫草、迫颈草。

【形态特征】灌木或亚灌木。幼枝三棱形。单叶；叶柄两侧有宽翅。总状花序顶生和腋生，被贴伏丝状毛和小钩状毛；花冠淡紫色或蓝紫色，伸出萼外。荚果密被黄色或白色糙伏毛，无网脉，有荚节5~8个；荚节近方形。种子宽椭圆形或椭圆形。花期6~10月，果期10~12月。

【分布】生于荒地或山地林缘、路旁。产于广西、广东、海南、福建、江西、贵州、云南等地。

【性能主治】根味微苦、辛，性平。有清热止咳、拔毒散结的作用。主治风热咳嗽，肺痈，痈肿，瘰疬，黄疸。枝叶味苦、涩，性凉。有清热解毒、利湿退黄、消积杀虫的作用。主治中暑烦渴，感冒发热，咽喉肿痛，肺痛咳血，肾炎，黄疸，泄泻，风湿关节痛，小儿疳积，钩虫病，疥疮。

【采收加工】夏、秋季采挖根，除去泥土，洗净，晒干。夏、秋季割取地上部分，除去粗枝，切段，晒干。

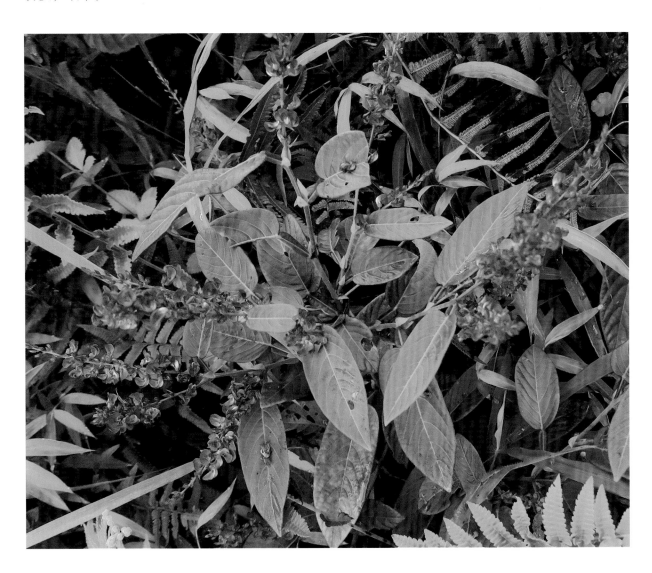

狸尾草

【基原】为蝶形花科狸尾草*Uraria lagopodioides* (L.) Desv. ex DC. 的全草。

【别名】兔尾草、狸尾豆。

【形态特征】平卧或斜升草本。花枝直立或斜举，被短柔毛。复叶多为3小叶；托叶三角形，先端尾尖，被灰黄色长柔和缘毛；顶生小叶近圆形或椭圆形，侧生小叶较小。总状花序顶生，花排列紧密；花冠淡紫色。荚果有1~2个荚节，包藏于萼内，黑褐色，略有光泽。花果期8~10月。

【分布】生于山野坡地、灌木丛中。产于广西、广东、云南、贵州、湖南、福建、江西等地。

【性能主治】全草味甘、淡，性平。有清热解毒、散结消肿、利水通淋的作用。主治感冒，小儿肺炎，腹痛腹泻，瘰疬，痈疮肿毒，砂淋尿血，毒蛇咬伤。

【采收加工】夏、秋季采收全草，洗净，鲜用或晒干。

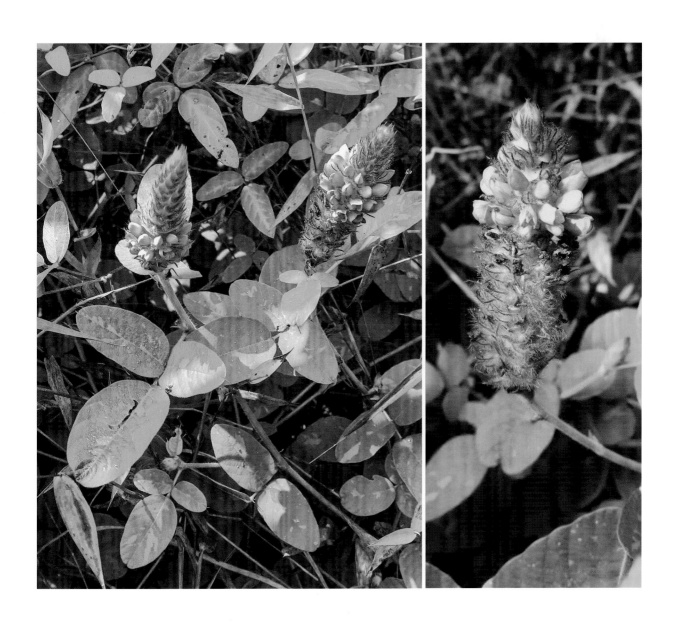

山黄麻

【基原】为榆科山黄麻*Trema tomentosa* (Roxb.) Hara 的叶、根或根皮。

【别名】麻桐树、山麻、母子树。

【形态特征】小乔木或灌木。小枝密被直立或斜展的灰褐色或灰色短茸毛。叶片宽卵形或卵状矩圆形，基部心形，明显偏斜，边缘有细齿，腹面有直立的基部膨大的硬毛，背面具短茸毛，基出脉3条。雄花序长2~4.5 cm，雌花序长1~2 cm。核果宽卵珠状，压扁。花期3~6月，果期9~11月。

【分布】生于山坡混交林、路旁或沟边。产于广西、广东、海南、台湾、福建、贵州、四川等地。

【性能主治】叶味涩，性平。有止血的作用。主治外伤出血。根或根皮味辛，性平。有散瘀消肿、止痛的作用。主治跌打损伤，瘀肿疼痛，腹痛。

【采收加工】叶、根或根皮全年均可采收，鲜用或晒干。

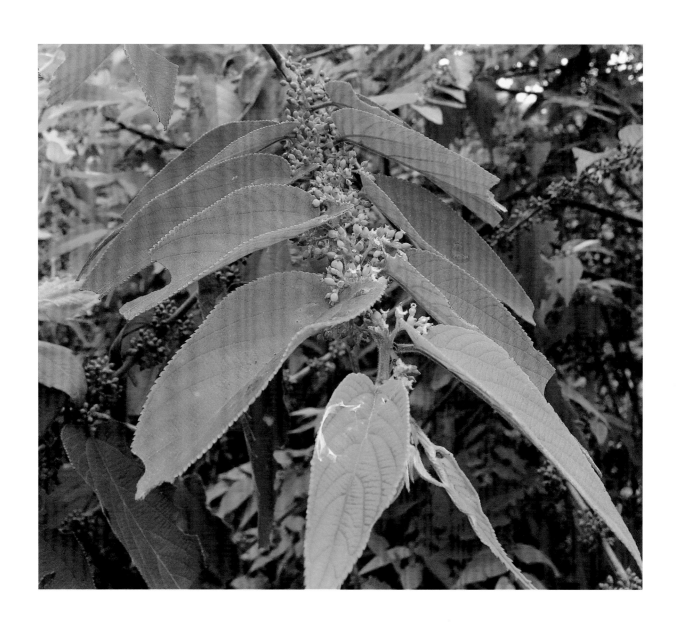

楮实子

【基原】为桑科构树*Broussonetia papyrifera* (L.) L' Her. ex Vent. 的成熟果实。

【别名】谷木、褚、楮树。

【形态特征】乔木。枝粗而直；小枝密生柔毛。叶片广卵形至长椭圆状卵形，边缘具粗齿，不裂或3~5裂，幼树叶常有明显分裂，腹面粗糙且疏生糙毛，背面密被茸毛。花雌雄异株；雄花序为柔荑花序，雌花序球形头状。聚花果熟时橙红色，肉质。花期4~5月，果期6~7月。

【分布】生于石灰岩山地，栽于村旁、田园。产于我国南北各地。

【性能主治】成熟果实味甘，性寒。有明目、补肾、强筋骨、利尿的作用。主治腰膝酸软，肾虚目昏，阳痿。

【采收加工】果实成熟时采收，洗净，晒干，除去灰白色膜状宿萼和杂质。

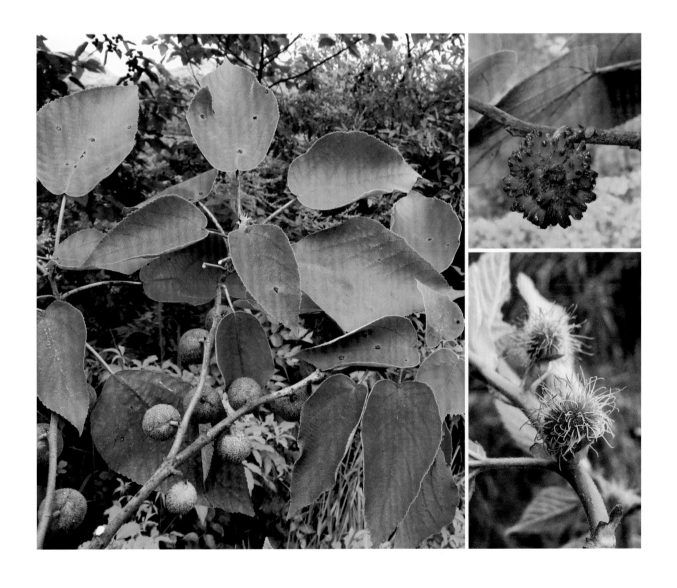

穿破石

【基原】为桑科柘*Maclura tricuspidata* Carrière 的根。

【别名】奴柘、黄龙脱皮、千层皮。

【形态特征】落叶灌木或小乔木。小枝有棘刺。叶片卵形或菱状卵形，偶为3裂；叶柄长1~2 cm。雌雄异株；雌雄花序均为球形头状花序，单生或成对腋生，具短花序梗；雄花序直径0.5 cm，雌花序直径1~1.5 cm；子房埋于花被片下部。聚花果近球形，肉质，熟时橘红色。花期5~6月，果期6~7月。

【分布】生于山坡、溪边灌木丛中或山谷、林缘。产于西南、中南、华东、华北各地。

【性能主治】根味淡、微苦，性凉。有祛风通络、清热除湿、解毒消肿的作用。主治风湿痹痛，跌打损伤，肺结核，胃和十二指肠溃疡，淋浊，蛊胀，闭经，劳伤咳血，疔疮痈肿。

【采收加工】根全年均可采挖，除去泥土、须根等，洗净，趁鲜切片，鲜用或晒干。

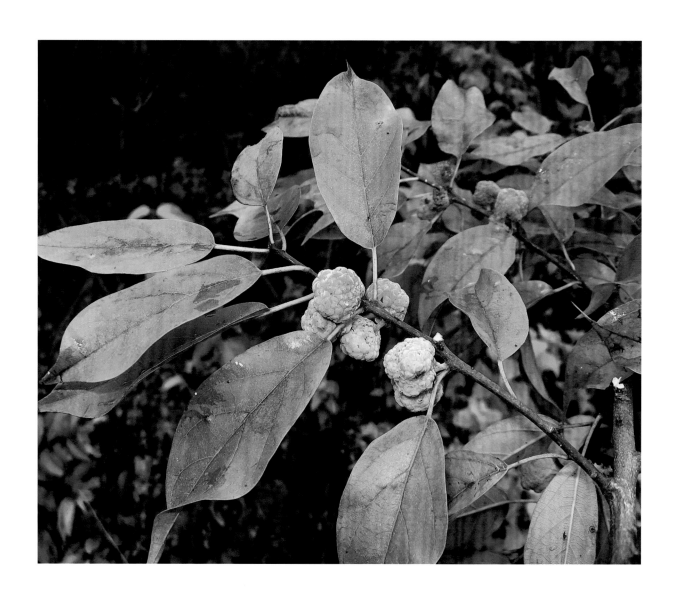

五指毛桃

【基原】为桑科粗叶榕*Ficus hirta* Vahl 的干燥根。

【别名】五指毛桃、五指牛奶。

【形态特征】灌木或小乔木。嫩枝中空，全株有乳汁，枝、叶、叶柄和花序托（榕果）均被金黄色长硬毛。叶片长椭圆状披针形或广卵形，边缘有细齿；托叶卵状披针形，膜质，红色，被柔毛。隐头花序成对腋生或生于已落叶的枝上。瘦果椭圆球形，表面光滑。花果期3~11月。

【分布】生于村寨附近旷地或山坡林边，或附生于其他树干。产于广西、广东、海南、云南、贵州、湖南、福建、江西。

【性能主治】干燥根味甘，性平。有健脾补肺、行气利湿、舒筋活络的作用。主治脾虚浮肿，食少无力，肺痨咳嗽，带下，产后无乳，风湿痹痛，肝硬化腹水，肝炎，跌打损伤。

【采收加工】全年均可采收，洗净，切片，晒干。

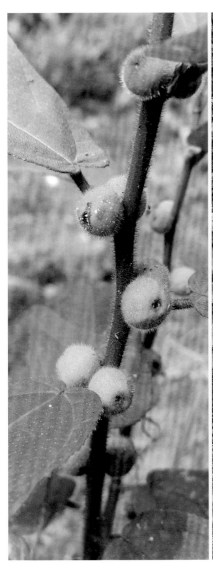
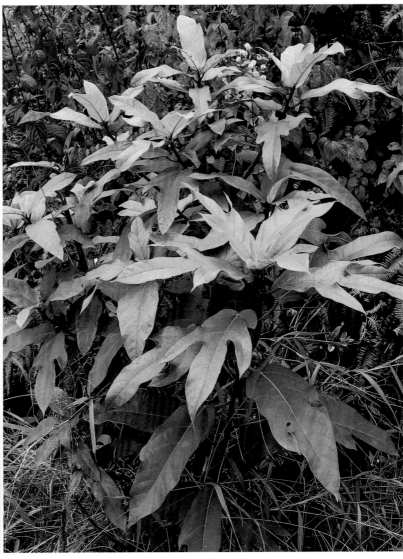

薜荔

【基原】为桑科薜荔*Ficus pumila* L. 的果实。

【别名】凉粉果、王不留行、爬山虎。

【形态特征】常绿攀缘灌木。叶二型；不结果枝上的叶小而薄，卵状心形；结果枝上的叶较大，革质，卵状椭圆形。榕果单生于叶腋；瘿花果梨形；雌花果近球形，长4~8 cm，直径3~5 cm，顶部截平，略具短钝头或为脐状突起，内生众多细小的黄棕色圆球状瘦果。花期5~6月，果期9~10月。

【分布】生于树上或石灰岩山坡上。产于广西、广东、云南东南部、贵州、四川、湖南、福建、台湾、江西、安徽、江苏、浙江、陕西。

【性能主治】果实味甘、性平。有补肾固精、活血、催乳的作用。主治遗精，阳痿，乳汁不通，闭经。

【采收加工】秋季采收将熟果实，剪去果梗，投入沸水中浸泡，鲜用或晒干。

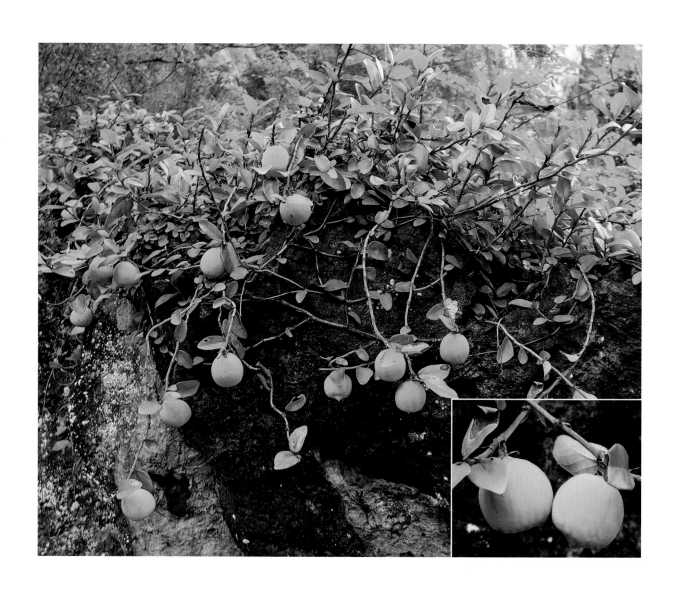

苎麻根

【基原】为荨麻科苎麻*Boehmeria nivea* (L.) Gaudich. 的根。

【别名】青麻、白麻、野麻。

【形态特征】亚灌木或灌木。叶互生；叶片草质，通常圆卵形或宽卵形，少数卵形，长6~15 cm，宽4~11 cm，顶端骤尖，基部近截形或宽楔形，边缘在基部之上有齿，腹面稍粗糙，疏被短伏毛，背面密被雪白色毡毛。圆锥花序腋生，或植株上部的为雌性，下部的为雄性，或同一植株的全为雌性。瘦果近球形，光滑。花期8~10月。

【分布】生于山谷、山坡路旁或林缘、灌木草丛中。分布于广西、广东、台湾、福建、浙江、四川、贵州、云南、甘肃、陕西等地。

【性能主治】根味甘，性寒。有凉血止血、利尿、解毒的作用。主治咯血，鼻出血，便血，胎动不安，胎漏下血，痈疮肿毒，虫蛇咬伤等。

【采收加工】冬、春季采挖，以食指粗细的根药效为佳，除去地上茎和泥土，晒干。

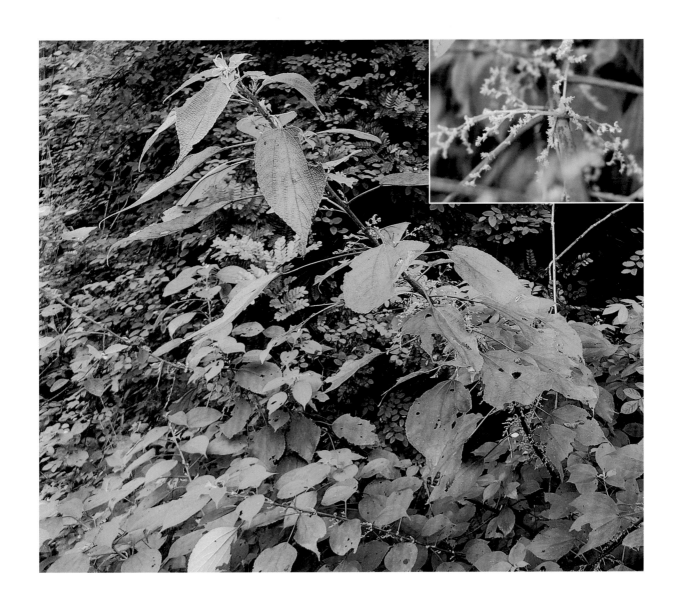

狭叶楼梯草

【基原】为荨麻科狭叶楼梯草*Elatostema lineolatum* Wight 的全草。

【别名】鱼公草、青鱼胆、冷青草。

【形态特征】草本或亚灌木。小枝多少波状弯曲，密被贴伏或开展的短糙毛。叶片倒卵状长圆形或斜长圆形。花序雌雄同株，无梗；雄花序直径5~10 mm，花密集；雄花花梗长达2 mm；花被片4枚；雌花序直径2~4 mm；花序托直径1~2.5 mm，周围有正三角形苞片。瘦果椭圆球形，约有7条纵肋。花期1~5月。

【分布】生于沟边、林下或灌木丛阴湿处。产于广西、广东、台湾、福建、云南、西藏等地。

【性能主治】全草味微苦，性平。有清热利湿、活血、消肿的作用。主治细菌性痢疾；外用治风湿关节痛，骨折，痈疖肿毒。

【采收加工】夏、秋季采收，鲜用或晒干。

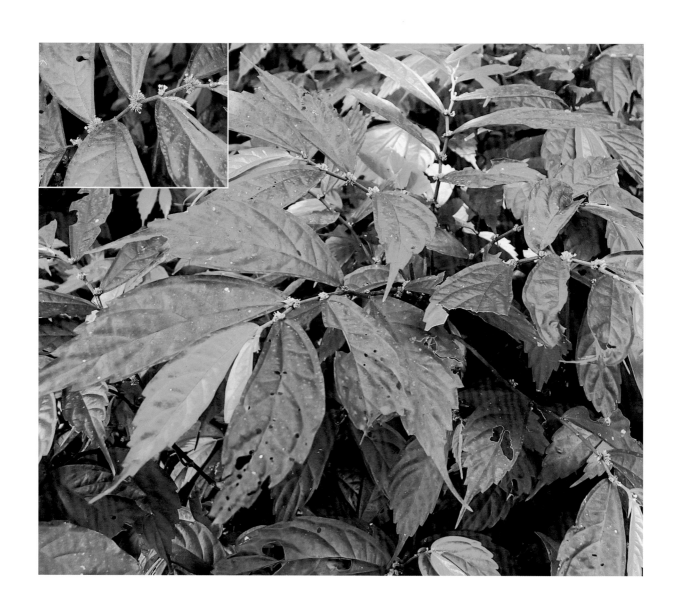

紫麻

【基原】为荨麻科紫麻*Oreocnide frutescens* (Thunb.) Miq. 的全株。

【别名】小麻叶、火麻条。

【形态特征】灌木，稀小乔木，高1~3 m。叶常生于枝上部；叶片卵形、狭卵形、稀倒卵形，长3~15 cm，宽1.5~6 cm，先端渐尖或尾状渐尖，基部圆形，稀宽楔形，边缘自下部以上有齿。花序生于上年生枝和老枝上，几无梗，呈簇生状。瘦果卵球状，两侧稍扁，肉质花托浅盘状，围以果的基部，熟时则常增大呈壳斗状，包围着果的大部分。花期3~5月，果期6~10月。

【分布】生于山谷、溪边、林缘半阴湿处。产于华南、西南及湖南、浙江、江西、福建、台湾、湖北、陕西等地。

【性能主治】全草味甘，性凉。有行气、活血的作用。主治跌打损伤，牙痛，小儿麻疹发热。

【采收加工】夏、秋季采收，洗净，鲜用或晒干。

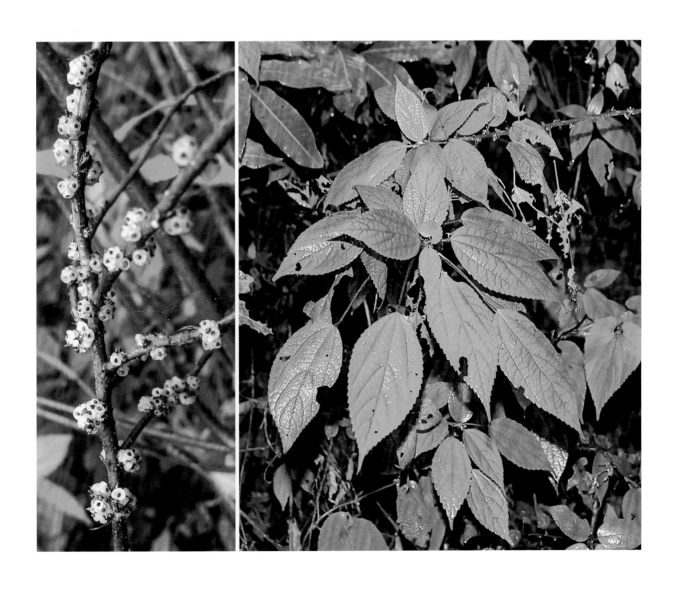

基心叶冷水花

【基原】为荨麻科基心叶冷水花*Pilea basicordata* W. T. Wang 的全草。

【别名】接骨风。

【形态特征】多年生草本。植株光滑无毛。叶交互对生；叶片肉质，干时厚纸质，生于茎的上部，长圆状卵形，先端渐尖或短尾状渐尖，基部心形或深心形，边缘自中部以上啮蚀状波状或近全缘；钟乳体纺锤形，两面明显；叶脉在两面近平坦，基出脉3条。聚伞花序腋生，花小，红色。花期3~4月，果期4~5月。

【分布】生于石灰岩山坡杂木林阴处石上。产于广西。

【性能主治】全草味微辛、涩，性凉。有清热解毒、散瘀消肿的作用。主治疮疖，跌打肿痛，骨折，烧烫伤。

【采收加工】全年均可采收，洗净，鲜用或晒干。

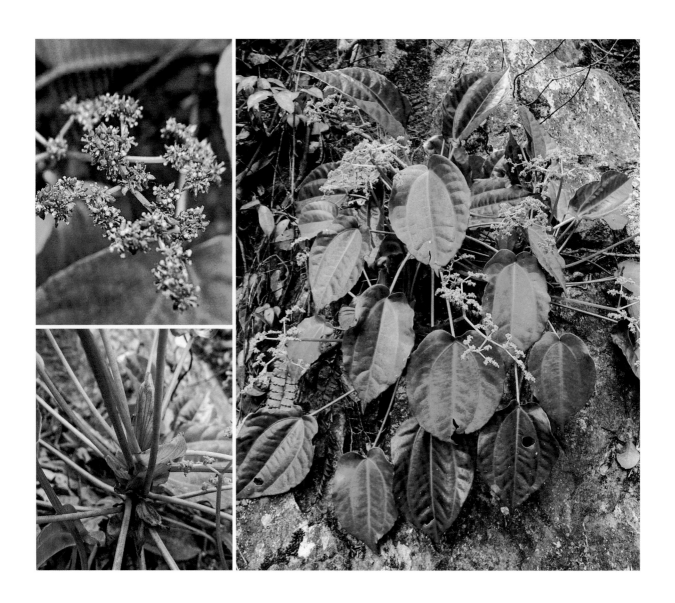

长茎冷水花

【基原】为荨麻科长茎冷水花*Pilea longicaulis* Hand.-Mazz. 的全草。

【别名】接骨风、白淋草。

【形态特征】亚灌木，无毛。叶片稍肉质，同对的不等大，椭圆状披针形、椭圆形，边缘近全缘；基出脉3条，其侧生的1对弧曲，伸达先端。花雌雄异株；花序聚伞圆锥状或总状，成对生于叶腋；雄花具短梗，干时深紫红色。瘦果宽椭圆状卵形，扁平；宿存花被片4枚，等长。花期1~2月，果期3~5月。

【分布】生于石灰岩山坡阴湿处。产于广西。

【性能主治】全草味淡，性凉。有散瘀消肿、解毒敛疮的作用。主治跌打损伤，烧烫伤。

【采收加工】夏、秋季采收，洗净，鲜用或晒干。

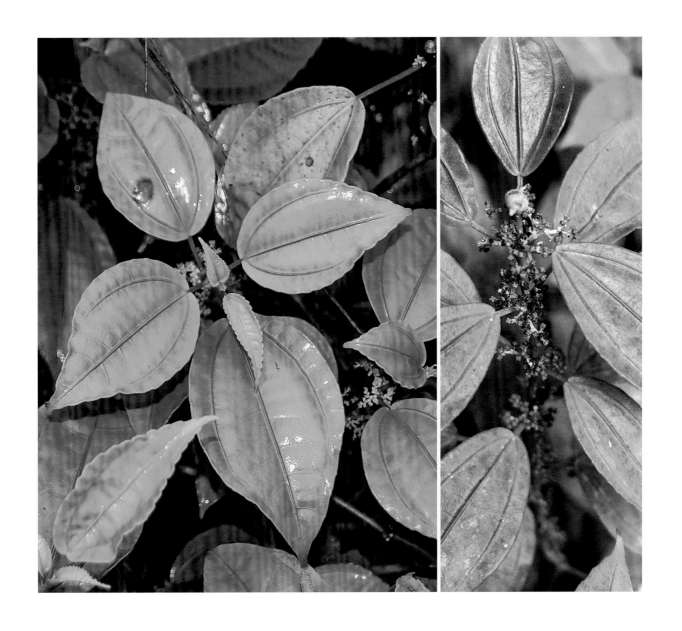

冬青

【基原】为冬青科冬青 *Ilex chinensis* Sims 的叶。

【别名】红冬青、四季青。

【形态特征】常绿乔木。树皮灰黑色。当年生小枝具细棱。叶片薄革质至革质，椭圆形或披针形，先端渐尖，基部楔形或钝，边缘具圆齿，腹面绿色，有光泽，背面淡绿色。花淡紫色或紫红色。果长球形，熟时红色。花期4~6月，果期7~12月。

【分布】生于山坡常绿阔叶林中和林缘。产于广西、广东、湖南、云南等地。

【性能主治】叶味苦，性寒。有清热解毒、生肌敛疮、活血止血的作用。主治肺热咳嗽，痢疾，尿路感染，烧烫伤，热毒痈肿，下肢溃疡，湿疹，冻疮，血栓闭塞性脉管炎，外伤出血。

【采收加工】秋冬季采摘，鲜用或晒干。

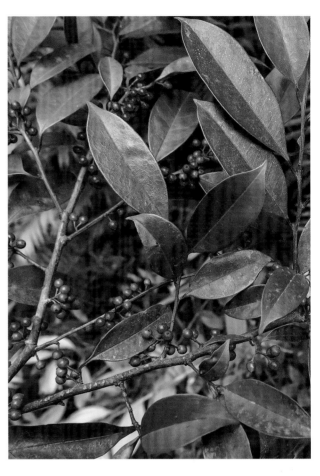

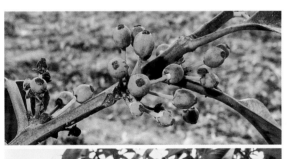

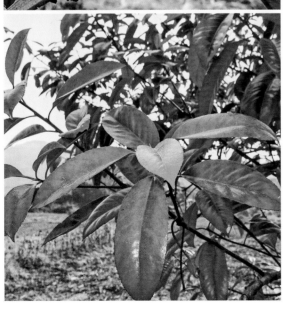

苦丁茶

【基原】为冬青科苦丁茶 *Ilex kudingcha* C. J. Tseng 的嫩叶。

【别名】毛叶黄牛木。

【形态特征】常绿小乔木或灌木。树皮灰白色，平滑。叶硬革质；叶片长圆状椭圆形，基部楔形。花雌雄异株或偶为杂性花，簇生于二年生枝的叶腋，黄绿色。核果浆果状，球形，熟时鲜红色，分核4颗，骨质。花期4~5月，果期10~11月。

【分布】生于沟谷或山坡疏林中，也有栽培。产于广西、广东、湖北、湖南等地。

【性能主治】嫩叶味甘、苦，性凉。有疏风清热、明目生津的作用。主治风热头痛，齿痛，目赤，聤耳，口疮，热病烦渴，泄泻，痢疾。

【采收加工】清明采摘嫩叶，头轮多采，次轮少采，长梢多采，短梢少采，晾干或晒干。

密花美登木

【基原】为卫矛科密花美登木 *Maytenus confertiflorus* J. Y. Luo et X. X. Chen 的叶。

【别名】亚棱侧。

【形态特征】灌木。小枝有粗壮刺，先端直或有时稍下曲。叶片阔椭圆形或倒卵形，基部窄楔形至阔楔形，边缘具浅波状圆齿，侧脉细而明显。聚伞花序多数集生叶腋，呈圆球状；花序梗极短或近无；苞片及小苞片边缘常呈流苏状；花白色；萼片淡红色。蒴果淡绿带紫色，三角球状，果皮平滑无皱。

【分布】生于石灰岩石山山坡或山顶疏林下。特产于广西。

【性能主治】叶味辛、苦，性寒。有祛瘀止痛、解毒消肿的作用。主治跌打损伤，腰痛，并有抗肿瘤作用。

【采收加工】夏、秋季采收，晒干。

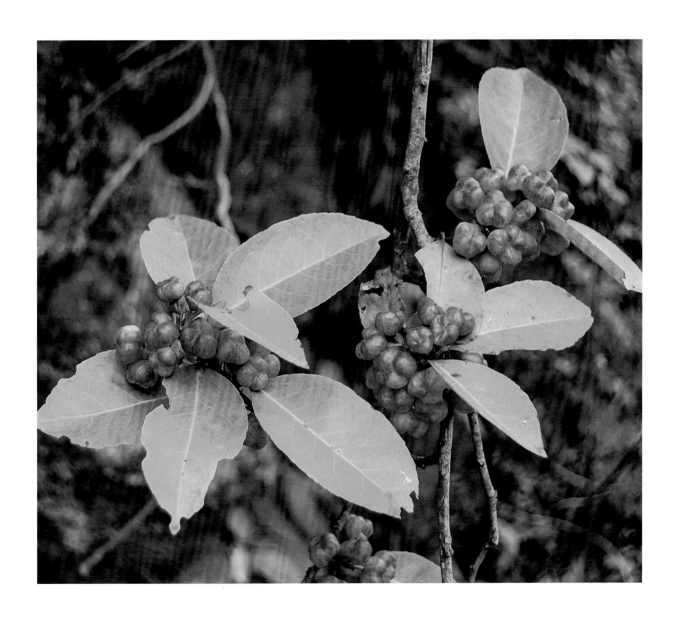

广西美登木

【基原】为卫矛科广西美登木*Maytenus guangxiensis* C. Y. Cheng & W. L. Sha 的根、茎、叶。

【别名】陀螺钮。

【形态特征】灌木。小枝具刺。叶片椭圆形或卵状椭圆形，边缘具浅齿常呈波状；叶柄长5~12 mm。聚伞花序2~4次分枝，有花7~25朵；花序梗短；花白色；萼片边缘稍有短纤毛；花瓣边缘微缺蚀状；子房有明显花柱，柱头3裂。蒴果熟时紫棕色，倒卵状。种子棕红色，椭圆状或卵圆状。花期11~12月。

【分布】生于石灰岩石山山坡疏林下或灌木丛中。产于广西。

【性能主治】根、茎、叶味微苦，性微寒。有祛风止痛、解毒抗癌的作用。主治风湿痹痛，癌肿，疮疖。

【采收加工】春、夏季采叶，鲜用或晒干。夏、秋季采茎，鲜用或切段晒干。秋后采根，鲜用或切片晒干。

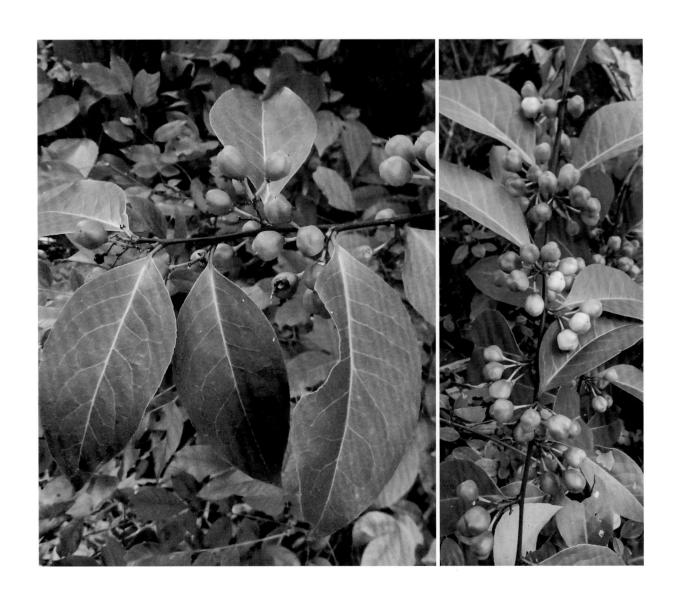

小果微花藤

【基原】为茶茱萸科小果微花藤*Iodes vitiginea* (Hance) Hemsl 的根及藤茎。

【别名】构芭、双飞蝴蝶、牛奶藤。

【形态特征】木质藤本。小枝压扁状，被淡黄色硬伏毛。卷须腋生或生于叶柄的一侧。叶片薄纸质，长卵形至卵形，先端通常长渐尖，基部圆形或微心形。伞房圆锥花序腋生，密被黄褐色至锈色茸毛。雄花序多花密集，子房不发育；雌花序较短。核果卵形或阔卵形，有多角形陷穴，密被黄色茸毛。花期12月至翌年5月，果期6~8月。

【分布】生于沟谷季雨林或次生灌木丛中。产于广西、广东、海南、贵州、云南等地。

【性能主治】根及藤茎味辛，性微温。有祛风散寒、除湿通络的作用。主治风寒湿痹，肾炎，劳损劳伤。

【采收加工】夏、秋季采收，洗净，切片，晒干。

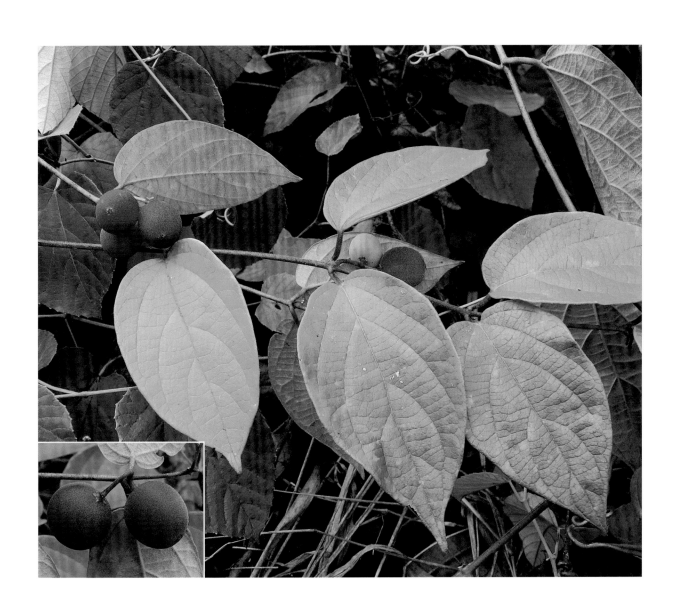

铜钻

【基原】为茶茱萸科定心藤*Mappianthus iodoides* Hand.-Mazz. 的根、藤茎。

【别名】黄九牛、假丁公藤、甜果藤。

【形态特征】木质藤本。茎具灰白色皮孔，断面淡黄色，木质部导管非常明显；幼茎具棱，被黄褐色糙伏毛。叶片长椭圆形，稀披针形，长8~17 cm，宽3~7 cm，先端渐尖至尾状，基部圆形或楔形，干时腹面榄绿色，近无毛，背面赭黄色至紫红色，略被毛。花雌雄异株，聚伞花序短而少花，花冠黄色。核果熟时橙黄色至橙红色，具宿存萼片。花期4~7月，果期7~11月。

【分布】生于疏林、灌木丛及沟谷中。产于广西、广东、云南、贵州、湖南、福建等地。

【性能主治】根、藤茎味微苦、涩，性平。有活血调经、祛风除湿的作用。主治月经不调，痛经，闭经，跌打损伤，外伤出血，风湿痹痛，腰膝酸痛。

【采收加工】冬季采收，挖取根部或割下藤茎，切片，晒干。

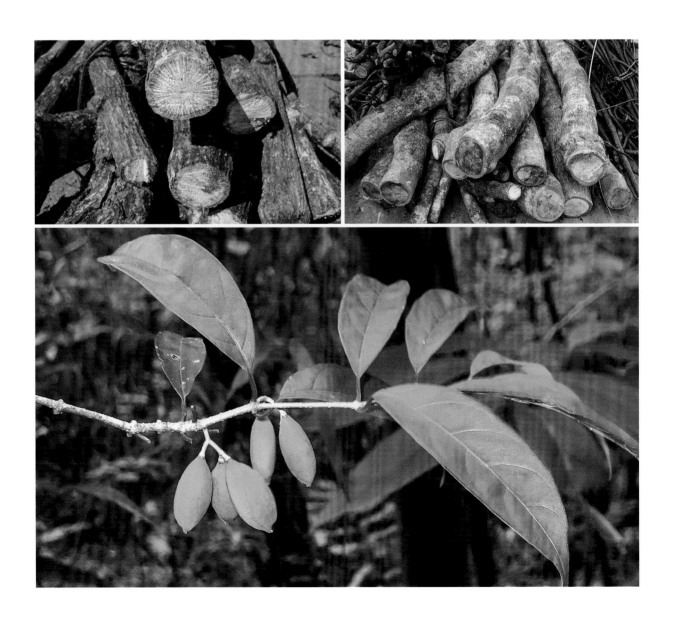

赤苍藤

【基原】为铁青树科赤苍藤*Erythropalum scandens* Blume 的全株。

【别名】勾华、腥藤、蚂蟥藤。

【形态特征】常绿木质藤本，长5~10 m。卷须腋生。单叶互生；叶片纸质至厚纸质或近革质，卵形或长卵形，长8~20 cm，宽4~15 cm，两端变化较大，腹面绿色，背面粉绿色，基出脉通常3条。花排成腋生的二歧聚伞花序，花小，绿白色。核果绿色，被增大成壶状的花萼筒所包围，干后为黄褐色，先端有残存花萼裂片。花期4~5月，果期5~7月。

【分布】生于低山及丘陵地区山谷、密林或疏林的林缘或灌木丛中。产于云南、贵州、西藏、广西、广东。

【性能主治】全株味微苦，性平。有清热利湿、祛风活血的作用。主治水肿，小便不利，黄疸，半身不遂，风湿骨痛，跌打损伤。

【采收加工】春、夏季采收全株，除去杂质，洗净，鲜用或晒干。

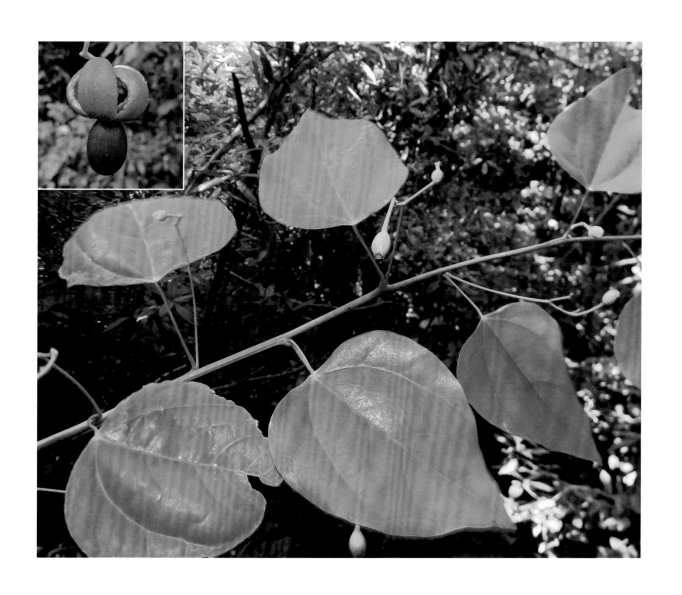

五瓣寄生

【基原】为桑寄生科离瓣寄生*Helixanthera parasitica* Loureiro 的带叶茎枝。

【别名】油桐寄生、榕树寄生、桂花寄生。

【形态特征】灌木，高1~1.5 m。小枝披散状，枝和叶均无毛。叶片卵形至卵状披针形，长5~12 cm，宽3~4.5 cm，顶端急尖至渐尖，干后暗黑色。总状花序1~2个腋生或生于小枝已落叶腋部，花瓣5片，红色或淡黄色，被乳头状毛，花冠花蕾时下半部膨胀，具5条拱起的棱。果长圆形，被乳头状毛。花期1~7月，果期5~8月。

【分布】生于山地林中，寄生于锥属、樟属、榕属等多种植物上。产于广西、广东、云南、贵州、福建等地。

【性能主治】带叶茎枝味苦、甘，性平。有祛风湿、止咳、止痢的作用。主治风湿痹痛，咳嗽，痢疾。

【采收加工】全年均可采收，扎成束，晾干。

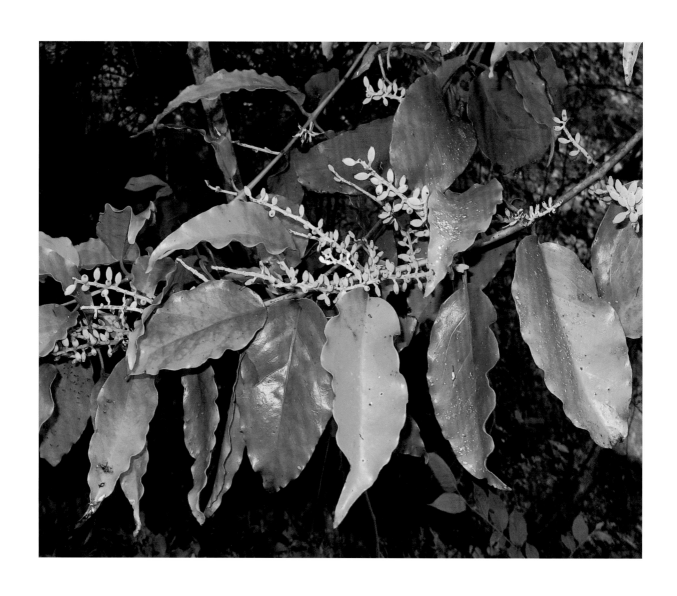

鞘花

【基原】为桑寄生科鞘花 *Macrosolen cochinchinensis* (Lour.) Tiegh. 的叶、茎枝。

【别名】龙眼寄生、樟木寄生。

【形态特征】灌木，高0.5~1.3 m。全株无毛。小枝灰色，具皮孔。叶片革质，阔椭圆形至披针形，长5~10 cm，宽2.5~6 cm，顶端急尖或渐尖，羽状叶脉，中脉在背面隆起。总状花序，具花4~8朵；花冠橙色，冠管膨胀，具6棱。果近球形，橙色，果皮平滑。花期2~6月，果期5~8月。

【分布】生于疏林、灌木丛及沟谷中。产于广西、广东、云南、贵州、四川、福建、西藏。

【性能主治】茎枝味苦，性平。有祛风湿、补肝肾、活血止痛、止咳的作用。主治风湿痹痛，腰膝酸痛，头晕目眩，脱发，痔疮肿痛，咳嗽，咳血，跌打损伤。叶有祛风解表、利水消肿的作用。主治感冒发热，水肿。

【采收加工】全年均可采收，鲜用或晒干。

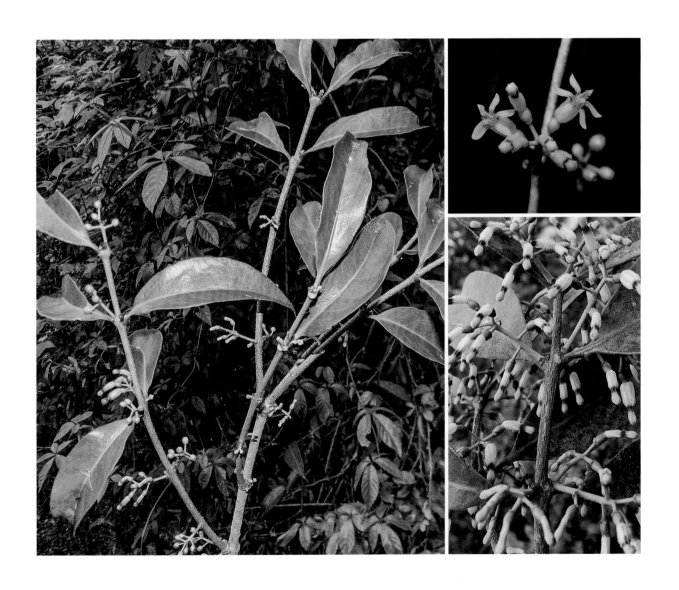

桑寄生

【基原】为桑寄生科广寄生 *Taxillus chinensis* (DC) Danser 的带叶茎枝。

【别名】寄生茶、桃树寄生。

【形态特征】灌木，高0.5~1 m。嫩枝和花序均被锈色星状毛。叶对生或近对生；叶片厚纸质，卵形至长卵形，长2.5~6 cm，宽1.5~4 cm，顶端圆钝，基部楔形或阔楔形。伞形花序通常1~2个腋生，具花1~4朵，通常2朵；花褐色，开花时花冠顶部4裂，裂片匙形。果椭圆状，密生小瘤体，熟浅黄色。花果期4月至翌年1月。

【分布】生于丘陵或低山常绿阔叶林中，寄生于杨桃、榕、油桐、油茶、荔枝、桃、马尾松等多种植物上。产于广西、广东、福建。

【性能主治】干燥带叶茎枝味苦、甘，性平。有补肝肾、强筋骨、祛风湿、安胎的作用。主治用于风湿痹痛，腰膝酸软，筋骨无力，崩漏经多，妊娠漏血，胎动不安，高血压。

【采收加工】冬季至翌年春季采收，除去粗茎，切段，干燥或蒸后干燥。

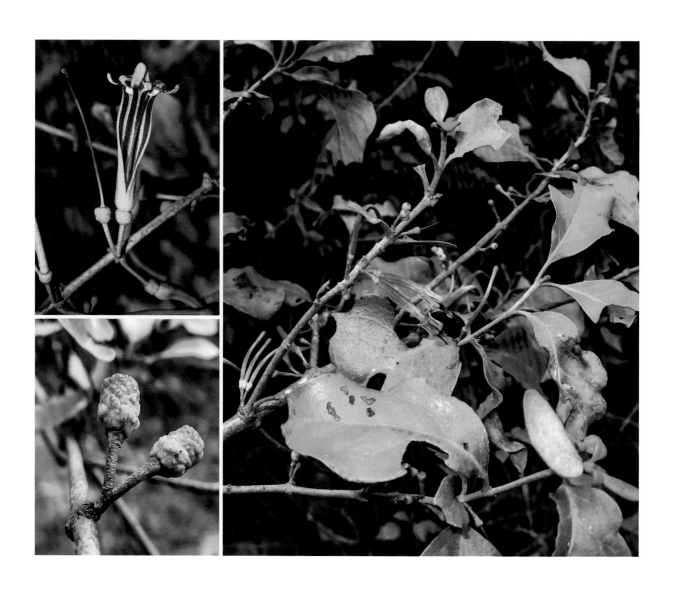

瘤果槲寄生

【基原】为桑寄生科瘤果槲寄生 *Viscum ovalifolium* DC. 的带叶茎枝。

【别名】柚寄生。

【形态特征】寄生小灌木。枝交叉对生或二歧分枝，圆柱形，节稍膨大。叶对生；叶片革质，卵形、倒卵形或长椭圆形，长3~8.5 cm，宽1.5~3.5 cm，先端圆钝。聚伞花序簇生于叶腋，具花3朵，两侧为雄花，中间为雌花。果近球形，基部骤狭呈柄状，熟时淡黄色，果皮具小瘤体。花果期几乎全年。

【分布】生于山地林中，寄生于柚、黄皮、柿、无患子、柞木、板栗、海桑等多种植物上。产于广西、广东、云南等地。

【性能主治】带叶茎枝味苦、辛，性凉。有祛风除湿、化痰止咳、解毒的作用。主治风湿痹痛，脚肿，跌打损伤，痢疾，咳嗽，风湿痹痛。

【采收加工】全年均可采收，扎成束，晾干。

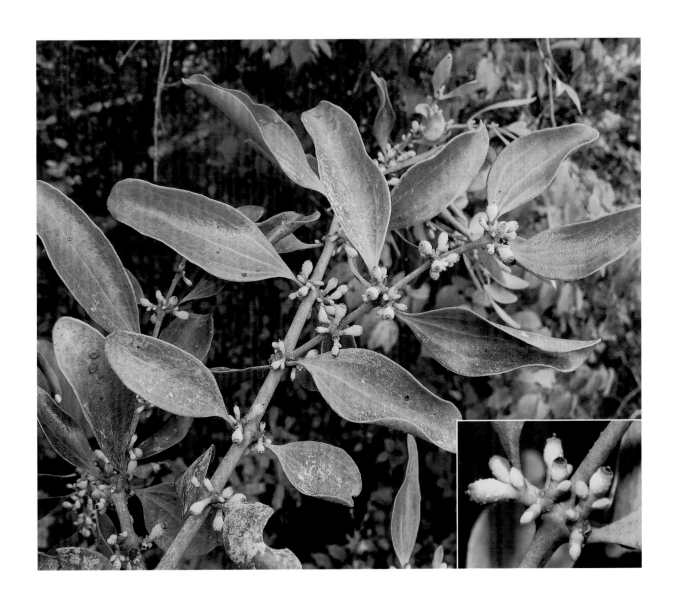

沙针

【基原】为檀香科沙针*Osyris quadripartita* Salzm. ex Decne. 的全株。

【别名】小青皮、香疙瘩、土檀香。

【形态特征】灌木或小乔木。枝嫩时呈三棱形。叶片椭圆状披针形或椭圆状倒卵形，基部渐狭，下延成短柄。花小；雄花2~4朵集成小聚伞花序；雌花单生；苞片2枚；花梗顶部膨大；两性花外形似雌花，但具发育的雄蕊；胚珠通常3个，柱头3裂。核果近球形，熟时橙黄色至红色。花期4~6月，果期10月。

【分布】生于山坡灌木丛或疏林下。产于广西、云南、四川、西藏等地。

【性能主治】全株味辛、苦，性平。有疏风解表、活血调经的作用。主治咳嗽，感冒，月经不调，痛经。

【采收加工】全年均可采收，除去杂质，洗净，晒干。

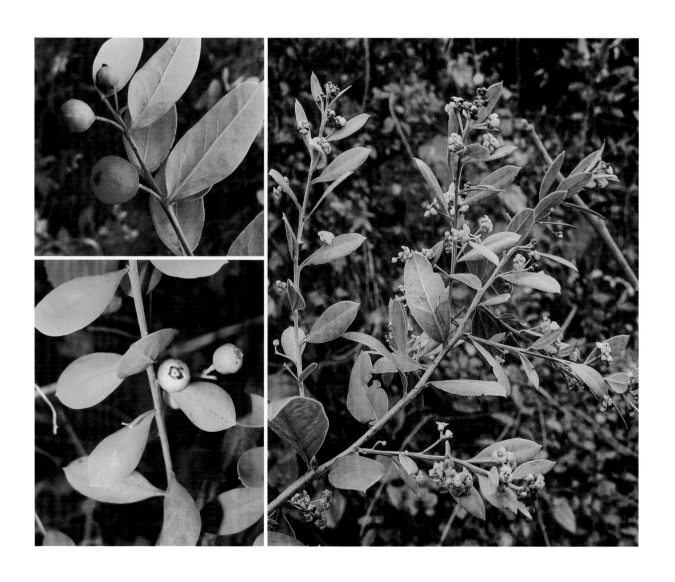

多叶勾儿茶

【基原】为鼠李科多叶勾儿茶*Berchemia polyphylla* Wall. ex Laws. 的全株。

【别名】小通花、铁包金、鸭公藤。

【形态特征】藤状灌木。小枝黄褐色，被短柔毛。叶片纸质，卵状矩圆形或椭圆形，长1.5~4.5 cm，宽0.8~2 cm，顶端圆形或钝，稀锐尖，常有小尖头，基部圆形，稀宽楔形，两面无毛。花浅绿色或白色，无毛，通常2~10朵簇生排成具短花序梗的聚伞总状花序，或稀下部具短分枝的窄聚伞圆锥花序；花序顶生。核果圆柱形，熟时红色，后变黑色。花期5~9月，果期7~11月。

【分布】生于山地灌木丛或林缘。产于广西、贵州、云南、四川、陕西、甘肃等地。

【性能主治】全株味甘、苦，性凉。有清热利湿、解毒散结的作用。主治肺热咳嗽，肺痈，热淋，痢疾，淋巴结炎，痈疽疖肿。

【采收加工】秋季采挖全株，除去泥沙和杂质，切碎，晒干。

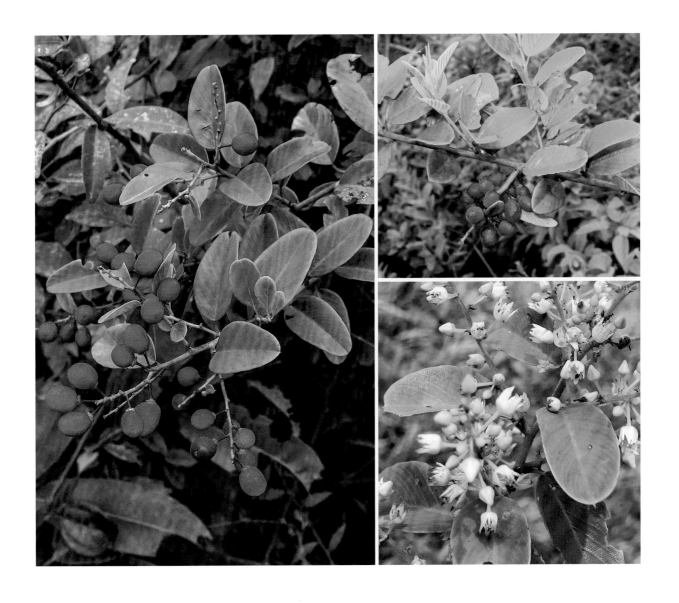

苞叶木

【基原】为鼠李科苞叶木*Rhamnella rubrinervis* (H. Lév.) Rehder 的全株。

【别名】沙达木、十两叶。

【形态特征】常绿灌木或小乔木，少有藤状灌木。叶互生；叶片矩圆形或卵状矩圆形，顶端渐尖至长渐尖，基部圆形，边缘有极不明显的疏齿或近全缘。聚伞花序或生于具苞叶的花枝上；花枝腋生；花两性。核果卵状圆柱形，熟时紫红色或橘红色，基部有宿存的萼筒。花期7~9月，果期8~11月。

【分布】生于山地疏林中、灌木丛中或林缘。产于广西、广东、贵州、云南。

【性能主治】全株味淡，性平。有利胆退黄、祛风止痛的作用。主治黄疸型肝炎，肝硬化腹水，风湿痹痛，跌打损伤。

【采收加工】全年均可采收，切段，鲜用或晒干。

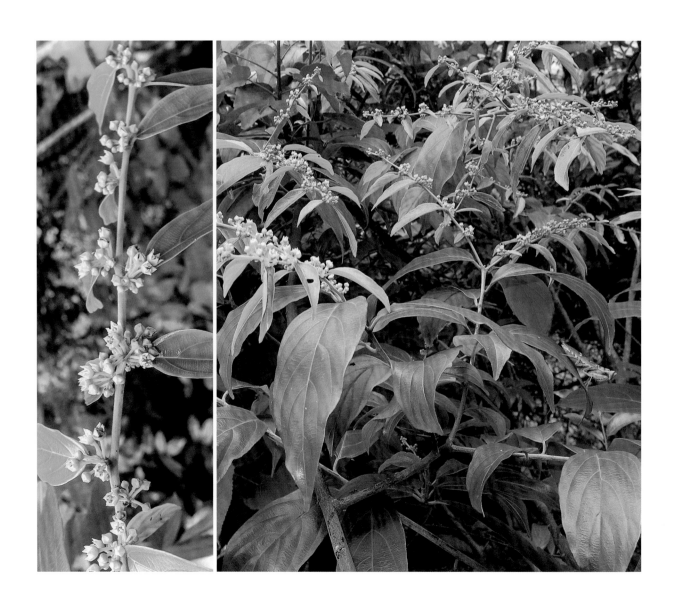

苦李根

【基原】为鼠李科长叶冻绿*Rhamnus crenata* Sieb. et Zucc. 的根或根皮。

【别名】黎辣根、铁包金、一扫光。

【形态特征】落叶灌木或小乔木。幼枝带红色，密被锈色柔毛。叶互生；叶片倒卵形或长圆形，长4~14 cm，宽2~5 cm，顶端渐尖、尾状长渐尖或骤缩成短尖，基部楔形或钝，边缘具细齿，背面及沿脉被柔毛。聚伞花序腋生，被柔毛；花黄绿色，萼片三角形与萼管等长，花瓣近圆形，雄蕊与花瓣等长。核果倒卵球形，熟时紫黑色。花期5~8月，果期7~11月。

【分布】生于山地林下或灌木丛中。产于广西、广东、湖南、云南、贵州、四川、浙江、江西、福建。

【性能主治】根或根皮味苦、辛，性平；有毒。有清热解毒、杀虫利湿的作用。主治疥疮，顽癣，疮疖，湿疹，荨麻疹，跌打损伤。

【采收加工】秋季采收，切片，鲜用或晒干，或剥皮晒干。

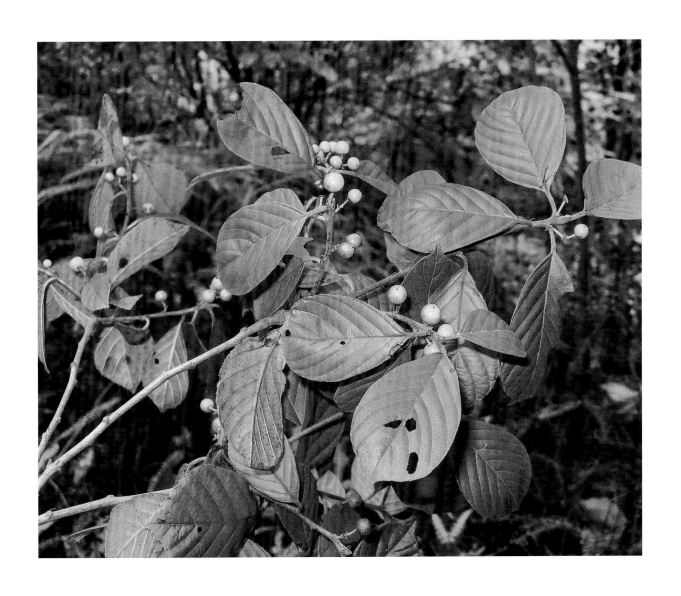

雀梅藤

【基原】为鼠李科雀梅藤Sageretia thea (Osbeck) M. C. Johnst. 的根。

【别名】刺冻绿、对节刺。

【形态特征】藤状或直立灌木。具针刺状短枝，小枝被短柔毛。叶片纸质，常椭圆形或矩圆形，无毛。穗状或圆锥状穗状花序疏散顶生或腋生，花无梗，黄色；花序轴被茸毛或密被短柔毛。核果近圆球形，黑色或紫黑色。花期7~11月，果期翌年3~5月。

【分布】生于丘陵、山地林下或灌木丛中。产于广西、广东、浙江、湖南、云南、四川等地。

【性能主治】根味甘、淡，性平。有降气化痰、祛风利湿作用。主治咳嗽，哮喘，胃痛，水肿。

【采收加工】秋季采挖，鲜用或晒干。

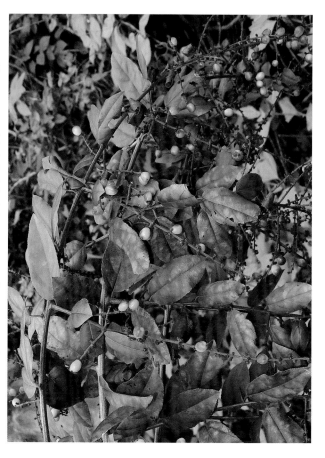

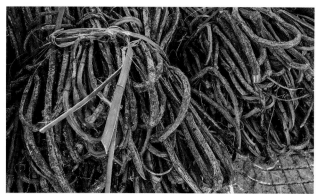

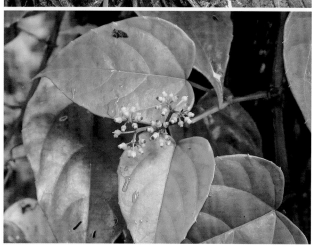

四方藤

【基原】为葡萄科翼茎白粉藤Cissus pteroclada Hayata 的藤茎。

【别名】软筋藤、风藤、方藤。

【形态特征】草质藤本。小枝四棱形，棱具翅，棱间有纵棱纹。卷须二叉分支。叶片卵圆形或长卵圆形，基部心形，边缘每侧有6~9个细齿，两面无毛，网脉在背面常明显隆起。伞形花序顶生或与叶对生，花小。果实倒卵形。花期6~8月，果期8~12月。

【分布】生于山谷疏林或灌木丛中。产于台湾、福建、广东、广西、海南、云南。

【性能主治】藤茎味辛，微苦，性平。有祛风除湿、活血通络的作用。主治风湿痹痛，腰肌劳损，肢体麻痹，跌打损伤。

【采收加工】秋季采收，切段，晒干。

三叶青

【基原】为葡萄科三叶崖爬藤*Tetrastigma hemsleyanum* Diels et Gilg 的块根。

【别名】石老鼠、石猴子、蛇附子。

【形态特征】草质藤本植物。茎有纵棱纹。根粗壮，呈纺锤形或团块状，常数条相连。卷须不分枝，相隔2节间断与叶对生。叶为掌状3小叶；叶片纸质，中央小叶菱状卵形或椭圆形，长3~10 cm，宽1.5~3 cm，顶端渐尖，稀急尖，基部楔形或圆形，侧生小叶基部不对称，边缘有小齿。雌雄异株，花序腋生。果实近球形，直径约0.6 cm。花期4~6月，果期8~11月。

【分布】生于山谷疏林中或石壁上阴处。产于广西、广东、湖南、湖北、四川、贵州、云南、江苏、浙江、江西等地。

【性能主治】块根味微苦，性平。有清热解毒、祛风化痰、活血止痛的作用。主治白喉，小儿高热惊厥、肝炎。

【采收加工】全年均可采挖，鲜用或晒干。

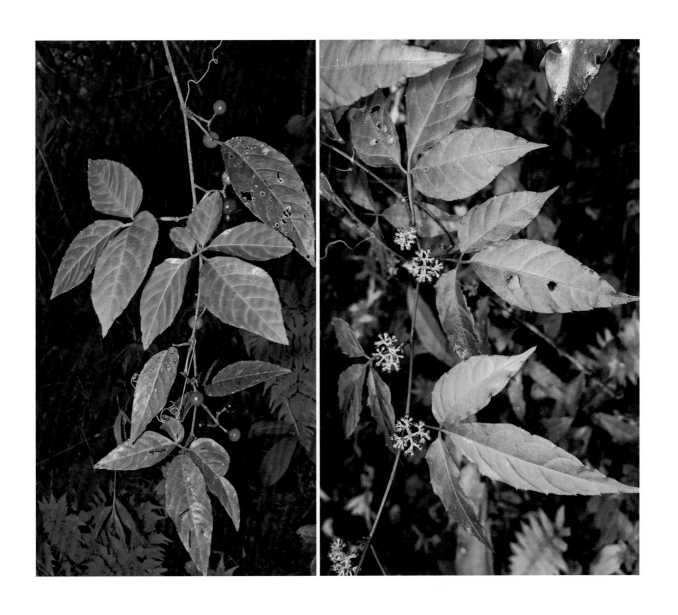

扁担藤

【基原】为葡萄科扁担藤*Tetrastigma planicaule* (Hook.) Gagnep. 的藤茎、叶。

【别名】扁藤、铁带藤、扁骨风。

【形态特征】木质大藤本，全株无毛。茎宽而扁。分枝圆柱形，有纵棱纹。卷须粗壮不分枝，相隔2节间断与叶对生。掌状复叶互生；小叶5片，具柄，长椭圆形。聚伞花序腋生，花序腋生，比叶柄长1~1.5倍；花瓣4片，绿白色；雄蕊4枚；柱头4裂。浆果近球形，肉质，黄色。花期4~6月，果期8~12月。

【分布】生于中山地区森林中，常攀附于乔木上。产于广西、广东、海南、云南、贵州、福建等地。

【性能主治】藤茎味酸、涩，性平。有祛风化湿、舒筋活络的作用。主治风湿痹痛，腰肌劳损，中风偏瘫，跌打损伤。叶有生肌敛疮的作用。主治下肢溃疡，外伤。

【采收加工】秋、冬季采收藤茎，洗净，切片，鲜用或晒干。夏、秋季采摘叶，多鲜用。

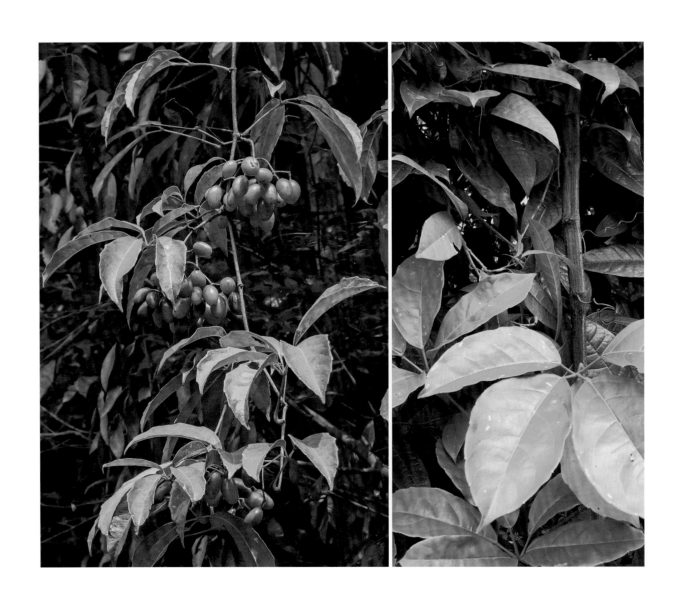

小黄皮

【基原】为芸香科小黄皮*Clausena emarginata* Huang 的全株。

【别名】九里香、山鸡皮、十里香。

【形态特征】灌木或小乔木。叶有小叶5~11片；叶片斜卵状披针形或卵形，顶端钝且明显凹缺，基部两侧不对称。花序顶生或有时兼有腋生；花瓣开花时长约4 mm且略反折；雄蕊10枚，花丝中部稍下增宽且呈曲膝状，比花药长。果圆球形或略长，淡黄色或乳黄色，半透明状。花期3~4月，果期6~7月。

【分布】生于山谷密林下，常见于石灰岩地区。产于广西、云南。

【性能主治】全株味苦、辛，性微温；有毒。有宣肺止咳、行气止痛、通经活络的作用。主治感冒头痛，风寒咳嗽，偏头痛，胃痛，神经痛，风湿关节炎，跌打损伤。

【采收加工】全年均可采收，切段，鲜用或晒干。

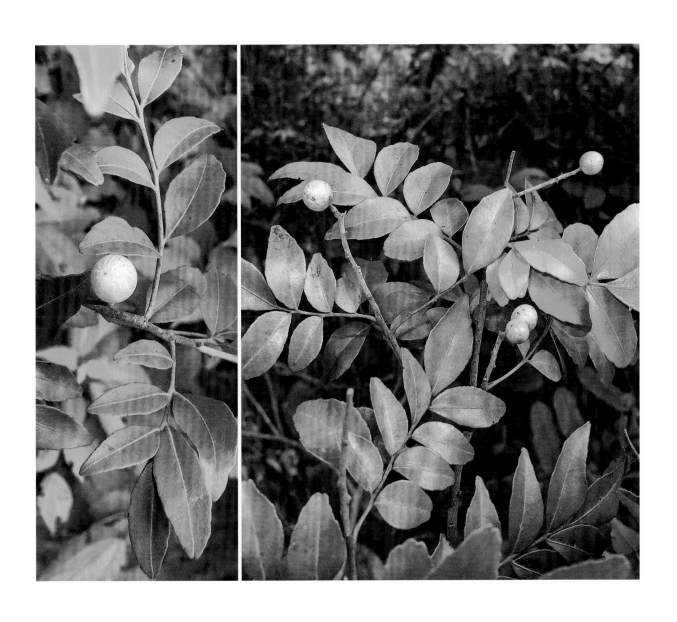

三叉苦

【基原】为芸香科三桠苦 *Melicope pteleifolia* (Champion ex Bentham) T. G. Hartley 的全株。

【别名】石蛤骨、三叉虎。

【形态特征】常绿灌木至小乔木，高2~8 m。树皮灰白色。嫩枝扁平，节部常呈压扁状，髓部大。叶具3片小叶；小叶长椭圆形，两端尖，有时倒卵状椭圆形，长6~20 cm，宽2~8 cm，全缘，油点多，揉烂后有浓郁香气。花序腋生；花小而多，淡黄白色，常有透明油点。果淡黄色或茶褐色，散生透明油点。花期4~6月，果期9~10月。

【分布】生于山谷阴湿地方。产于我国南部各省区。

【性能主治】全株味苦，性寒。有清热解毒、祛风除湿、消肿止痛的作用。主治风热感冒，咽喉肿痛，风湿痹痛，跌打损伤，疮疡，皮肤瘙痒。

【采收加工】全年均可采收，根洗净，切片晒干；叶阴干。

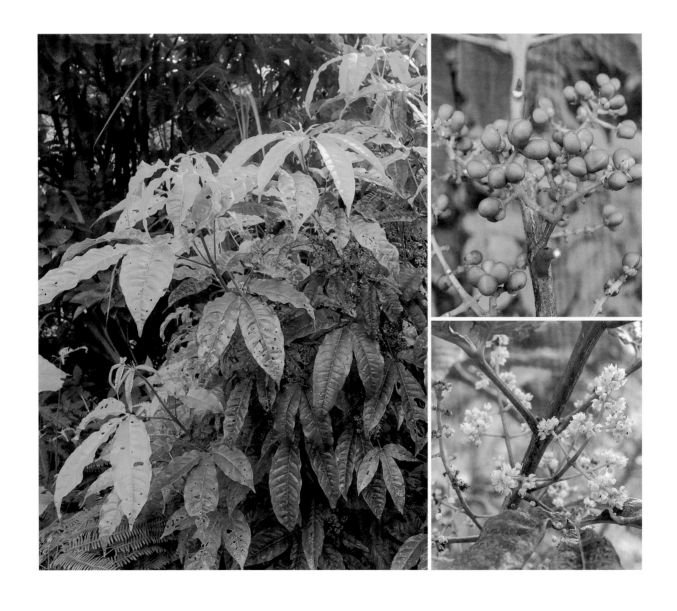

小芸木

【基原】为芸香科小芸木*Micromelum integerrimum* (Buch.-Ham. ex Colebr.) M. Roem. 的根、树皮或叶。

【别名】山黄皮、鸡屎果。

【形态特征】灌木至小乔木，高3~5 m。枝、叶、花瓣外面均密被灰棕色短柔毛。奇数羽状复叶；小叶7~15片，为两侧不对称的卵状椭圆形至披针形，密布透明腺点。花蕾长椭圆形，花淡黄白色，花瓣长5~10 mm。浆果椭圆形，熟时橙黄色转朱红色。花期2~4月，果期7~9月。

【分布】生于山地杂木林下。产于广西、广东、海南、贵州、云南、西藏等地。

【性能主治】根、树皮或叶味苦、辛，性温。有疏风解表、温中行气、散瘀消肿的作用。主治流感，感冒咳嗽，胃痛，风湿痹痛，跌打肿痛，骨折。

【采收加工】全年均可采收。根洗净，切片晒干；剥取树皮晒干；叶鲜用或晒干。

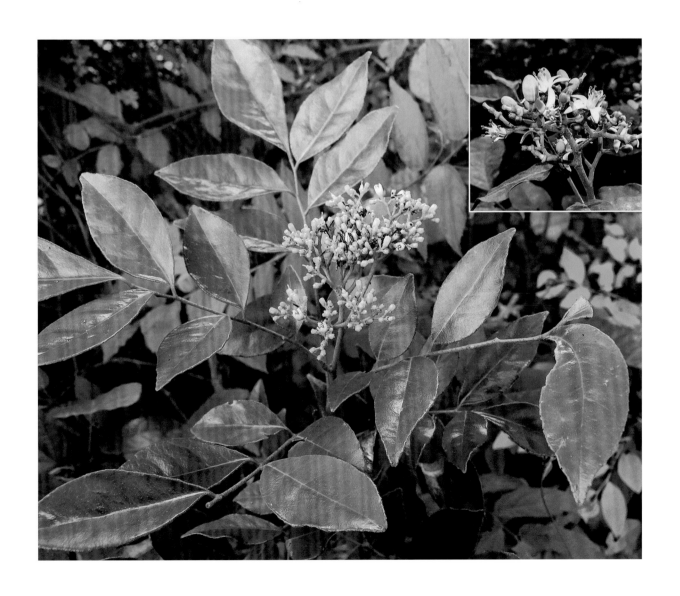

广西九里香

【基原】为芸香科广西九里香 *Murraya kwangsiensis* Huang 的根、枝叶。

【形态特征】灌木。嫩枝、叶轴、小叶柄及小叶背面密被短柔毛。小叶3~11片，卵状长圆形或斜四边形，革质，干后有油质光泽。花蕾椭圆形；花瓣5片；萼片5片，阔卵形；花瓣长约4 mm，有油点；雄蕊10枚，长短相间，花丝宽而扁。果圆球形，熟时由红色转为暗紫黑色。花期5月，果期10月。

【分布】生于石灰岩谷地灌木丛或疏林中。产于广西、云南。

【性能主治】根、枝叶味苦、辛，性温。根有行气健胃的作用。主治胃脘痛。枝叶有疏风解表，活血消肿的作用。主治感冒，麻疹，角膜炎，跌打损伤，骨折。

【采收加工】夏、秋季采叶或挖根，叶鲜用或晒干；根洗净，切片，晒干。

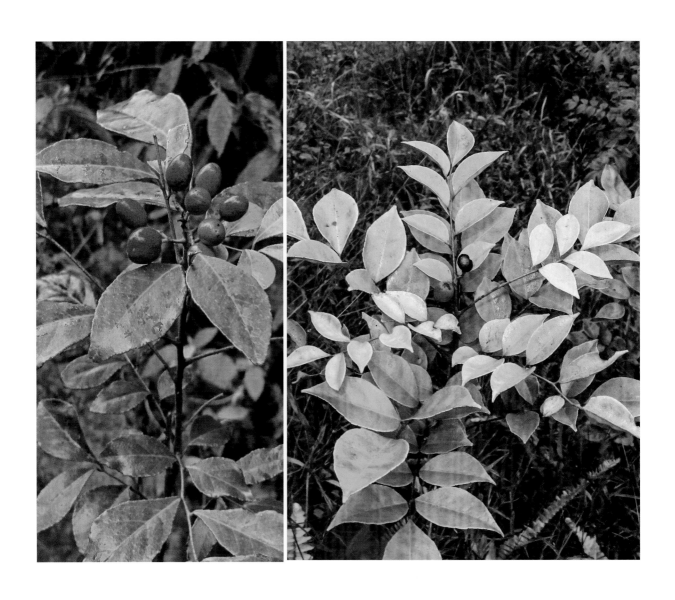

四数九里香

【基原】为芸香科四数九里香*Murraya tetramera* C. C. Huang 的叶和根。

【别名】满天香、满山香。

【形态特征】落叶小乔木，高3~7 m。二年生枝无毛，花芳香，叶有浓郁香气。奇数羽状复叶；小叶5~11片，叶片狭披针形，长2~5 cm，宽8~20 mm，顶部长渐尖，两侧稍不对称或对称，干后暗褐色无光泽，油点甚多且常稍突起。伞房状聚伞花序；花白色，四基数。果淡红色，圆球形。花期5~7月，果期9月。

【分布】生于石灰岩山地的石缝中。产于广西、云南。

【性能主治】叶和根味辛、微苦，性微温。有祛风解表、行气止痛、活血散瘀的作用。主治感冒发热，支气管炎，风湿麻木，筋骨疼痛，皮肤瘙痒，湿疹，毒蛇咬伤。

【采收加工】夏、秋季采收叶，鲜用或晒干。秋季采挖根，洗净，切段，鲜用或阴干。

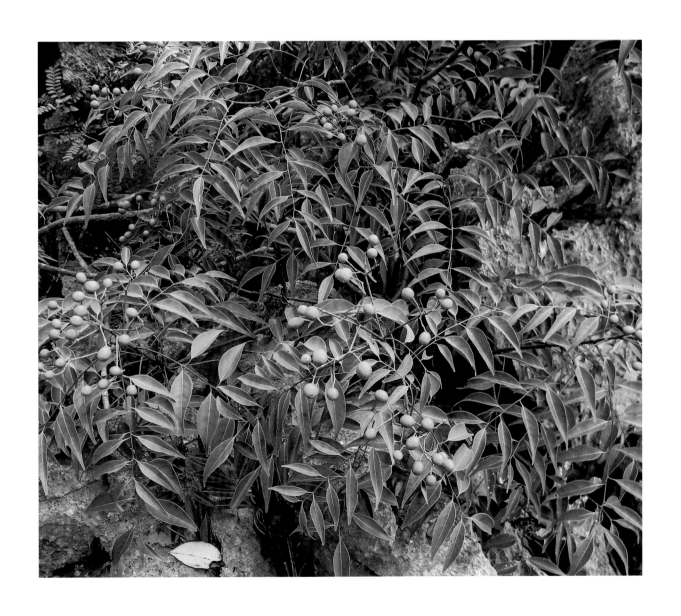

飞龙掌血

【基原】为芸香科飞龙掌血Toddalia asiatica (L.) Lam. 的干燥根。

【别名】散血丹、见血飞、小金藤。

【形态特征】木质藤本。茎枝和叶轴有甚多向下弯钩的锐刺，嫩枝被锈色短柔毛。三出复叶互生；小叶无柄，卵形，倒卵形，密布透明油点，有柑橘叶的香气。花淡黄白色；雄花序为伞房状圆锥花序；雌花序呈聚伞圆锥花序。核果熟时橙红色或朱红色，果皮麻辣，果肉味甜。花期春、夏季，果期秋、冬季。

【分布】生于灌木丛中，攀缘于树上，石灰岩山地亦常见。产于广西、广东、湖南、四川、贵州、云南、浙江、江西、福建、湖北等地。

【性能主治】干燥根味辛、微苦，性温。有祛风止痛、散瘀止血的作用。主治风湿痹痛，胃痛，跌打损伤，吐血，刀伤出血，痛经，闭经，痢疾，牙痛，疟疾。

【采收加工】全年均可采挖，除去杂质，切段，干燥。

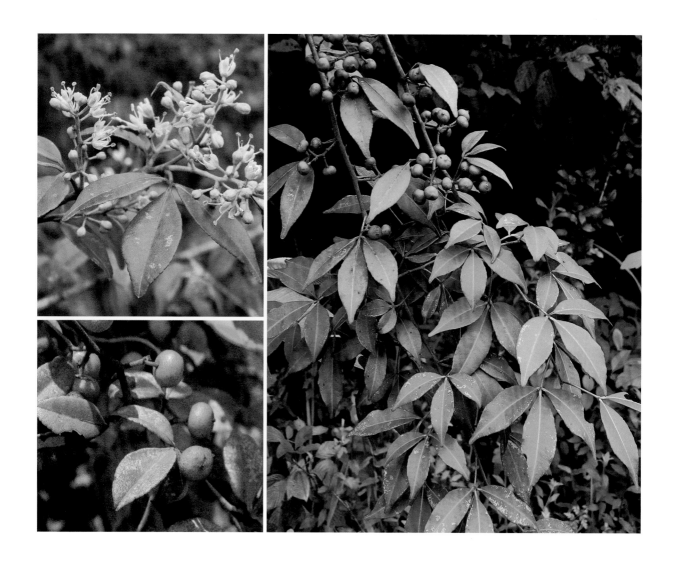

竹叶椒

【基原】为芸香科竹叶花椒*Zanthoxylum armatum* DC. 的根、叶、果实及种子。

【别名】竹叶椒、土花椒、花椒。

【形态特征】落叶灌木，高2~5 m。全株有花椒气味。茎枝多锐刺；刺基部宽而扁，红褐色。奇数羽状复叶互生；小叶3~9片，背面中脉上常有小刺，叶轴具翅，叶缘常有细齿。花序近腋生或同时生于侧枝之顶。蓇葖果鲜红色，有油点。花期4~5月，果期8~10月。

【分布】生于低丘陵林下，石灰岩山地。产于我国东南和西南各地。

【性能主治】根、叶、果实及种子味辛、微苦，性温；有小毒。有温中理气、活血止痛、祛风除湿的作用。根、果实用于感冒头痛，胃腹冷痛，蛔虫病腹痛，风湿关节痛，毒蛇咬伤。叶外用治跌打肿痛，皮肤瘙痒。

【采收加工】根全年均可采收，秋季采果实及种子，夏季采叶，鲜用或晒干。

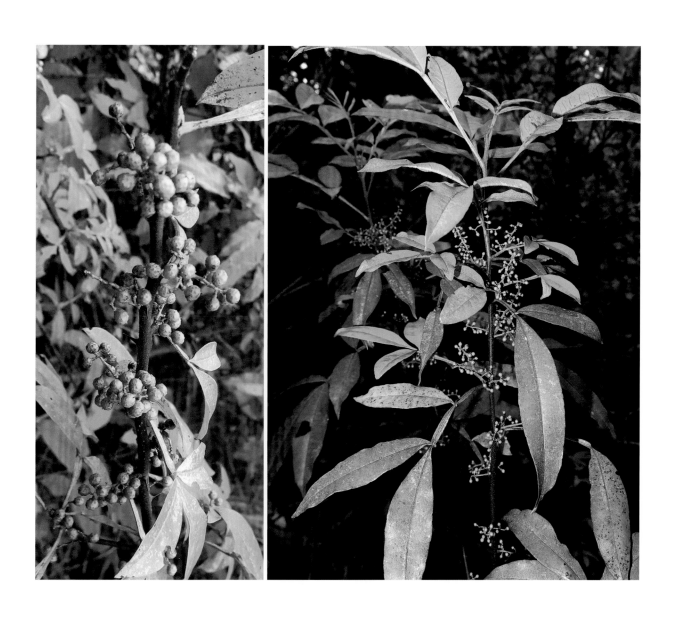

石山花椒

【基原】为芸香科石山花椒 *Zanthoxylum calcicola* Huang 的根或果实。

【别名】黑狗椒、小见血飞。

【形态特征】攀附性灌木。嫩枝和叶轴有少数短钩刺。叶有小叶9~31片；小叶披针形或斜长圆形，稀卵形，叶缘近顶部有少数浅裂齿，顶端有浅凹缺，缺口上有1个油点，基部近于圆或宽楔形，常一侧略偏斜，侧脉每边9~12条。花序腋生，萼片4片花瓣4片。果序圆锥状，长3~6 cm。花期3~4月，果期9~11月。

【分布】生于石灰岩石山山坡疏林下。产于广西、贵州、云南等地。

【性能主治】根或果实味辛，性温。有散寒除湿、活血止痛的作用。主治风寒湿痹，脚气疼痛，跌打损伤。

【采收加工】秋季采收果实，根全年均可采挖，晒干。

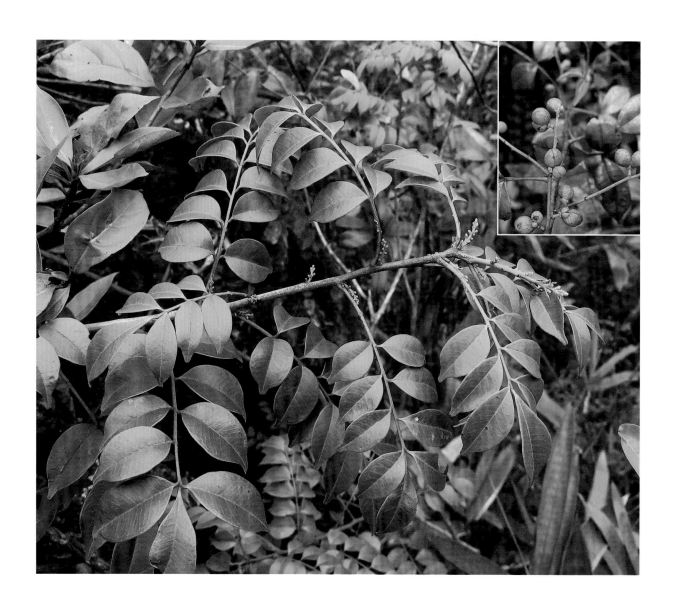

两面针

【基原】为芸香科两面针*Zanthoxylum nitidum* (Roxb.) DC. 的根。

【别名】入山虎、麻药藤、叶下穿针。

【形态特征】常绿木质藤本。小枝、叶轴有较多的短钩刺。奇数羽状复叶；小叶片革质，长椭圆形，长3~12 cm，宽1.5~6 cm，顶部长或短尾状，顶端有明显凹口，凹口处有油点，边缘有疏浅裂齿，齿缝处有油点，有时全缘，叶缘常背卷。花序腋生，花瓣淡黄绿色。分果爿红褐色，油点明显。花期3~5月，果期9~11月。

【分布】生于山坡灌木丛中。产于广西、广东、海南、台湾、福建、贵州及云南。

【性能主治】根味苦、辛，性平；有小毒。有行气止痛、活血化瘀、祛风通络的作用。主治气滞血瘀引起的跌打损伤，风湿痹痛，胃痛，牙痛，毒蛇咬伤，烧烫伤。

【采收加工】全年均可采挖，洗净，切片或切段，晒干。

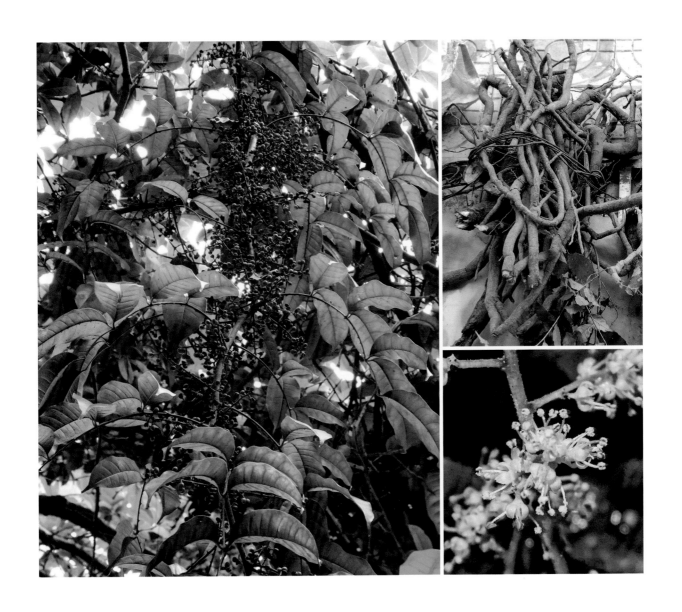

野茶辣

【基原】为楝科灰毛浆果楝*Cipadessa baccifera* (Roth) Miq. 的根、叶。

【别名】假茶辣、软柏木。

【形态特征】灌木或小乔木。小枝红褐色，被茸毛，嫩时有棱。奇数羽状复叶，互生；小叶对生，卵形至卵状长圆形，长3.5~8 cm，宽1.5~3 cm，先端短渐尖，基部楔形或宽楔形，偏斜，两面密被灰黄色柔毛。圆锥花序腋生，有短的分枝；花白色至淡黄色；雄蕊稍短于花瓣。核果深红色至紫黑色，具5条棱。花期4~11月，果期4~12月。

【分布】生于山地疏林或灌木林中。产于广西、云南、四川、贵州。

【性能主治】根、叶味苦，性温。有祛风化湿、行气止痛的作用。主治感冒，皮肤瘙痒。

【采收加工】根全年均可采挖，鲜用或晒干。叶随时可采收，鲜用。

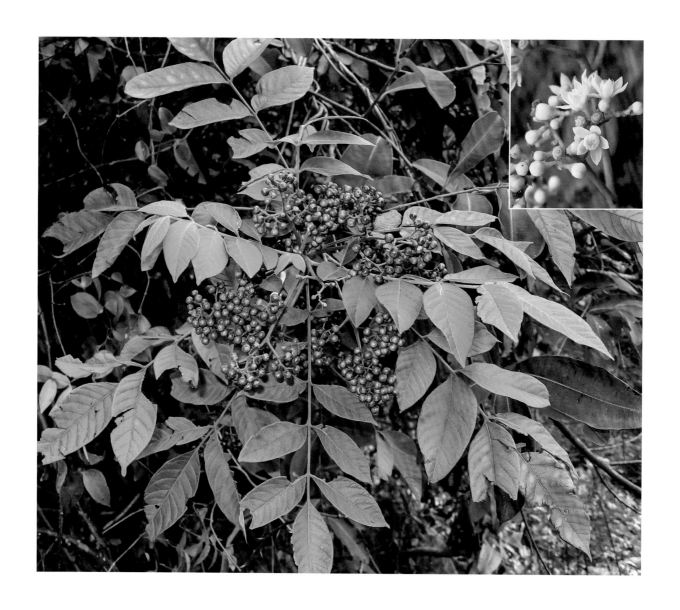

苦楝

【基原】为楝科楝*Melia azedarach* L. 的果实、叶。

【别名】苦楝。

【形态特征】落叶乔木，高达10 m。树皮灰褐色，纵裂。分枝广展，小枝有叶痕。叶为二回至三回奇数羽状复叶，长20~40 cm；小叶对生，卵形、椭圆形至披针形，顶生一片通常略大。圆锥花序约与叶等长；花淡紫色。核果球形至椭圆形，长1~2 cm，宽8~15 mm。花期4~5月，果期10~12月。

【分布】生于路旁、疏林中，亦栽培于村边、屋旁。产于广西、云南、贵州、河南、陕西、山东、甘肃、四川、湖北等地。

【性能主治】果实、叶味苦，性寒；果有小毒，叶有毒。果实有行气止痛、杀虫的作用。主治脘腹胁肋疼痛，虫积腹痛，头癣，冻疮。叶有清热燥湿、行气止痛、杀虫止痒的作用。主治湿疹瘙痒，疮癣疥癞，蛇虫咬伤，跌打肿痛。

【采收加工】秋、冬季果实成熟呈黄色时采收，或收集落下的果实，晒干。叶全年均可采收，鲜用或晒干。

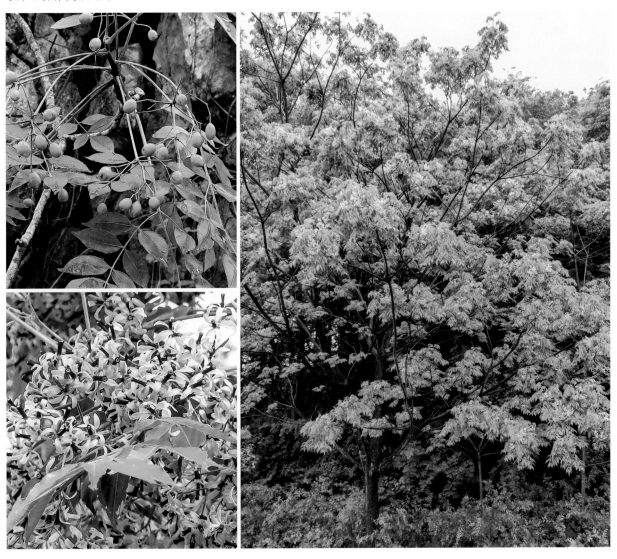

广枣

【基原】为漆树科南酸枣 *Choerospondias axillaris* (Roxb.) B. L. Burtt et A. W. Hill 的果实。

【别名】山枣、五眼果、酸枣。

【形态特征】高大落叶乔木。树皮灰褐色，片状剥落。奇数羽状复叶互生，长25~40 cm，有小叶3~6对；小叶对生，卵形或卵状披针形或卵状长圆形，基部多少偏斜；叶柄纤细，基部略膨大。花单性或杂性异株，雄花和假两性花组成圆锥花序，雌花单生上部叶腋。核果黄色，椭圆状球形。花期4月，果期8~10月。

【分布】生于山坡、沟谷林中。产于广西、广东、云南、贵州、湖南、湖北、江西、福建等地。

【性能主治】果实味甘、酸，性平。有行气活血、养心安神的作用。主治气滞血瘀，胸痹作痛，心悸气短，心神不安。

【采收加工】秋季果实成熟时采收，除去杂质，干燥。

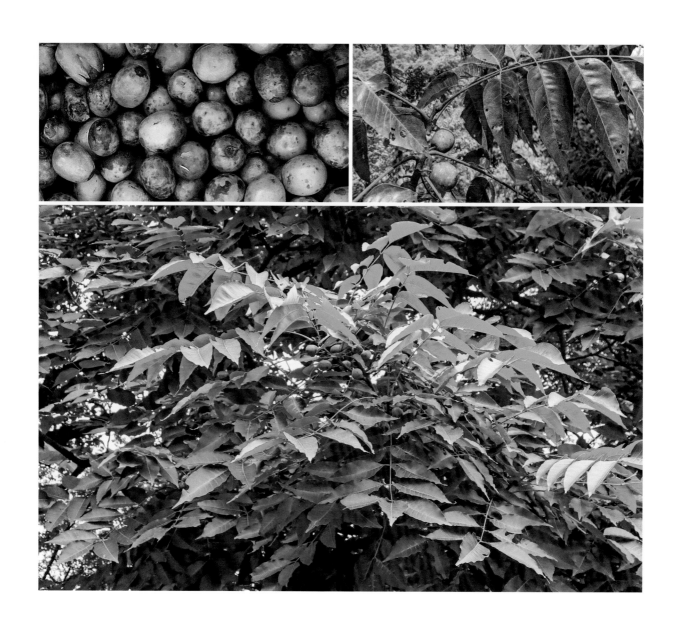

清香木

【基原】为漆树科清香木*Pistacia weinmanniifolia* J. Poiss. ex Franch. 的嫩叶。

【别名】假椿、紫叶。

【形态特征】灌木或小乔木，高2~8 m。全株略被灰黄色柔毛，叶有清香。偶数羽状复叶互生，有小叶4~9对，叶轴具狭翅；小叶长圆形或倒卵状长圆形，较小，长1.3~3.5 cm，宽0.8~1.5 cm，先端微缺，具芒刺状硬尖头。圆锥花序腋生，与叶同出，花紫红色。核果球形，红色。花期5~6月，果期8~10月。

【分布】生于石山林下、灌木丛中或石缝中。产于广西、贵州、云南、四川、西藏等地。

【性能主治】嫩叶味涩、微苦，性凉。有清热、祛湿、导滞的作用。主治痢疾，泄泻，湿疹，风疹。

【采收加工】春季采收，鲜用或晒干。

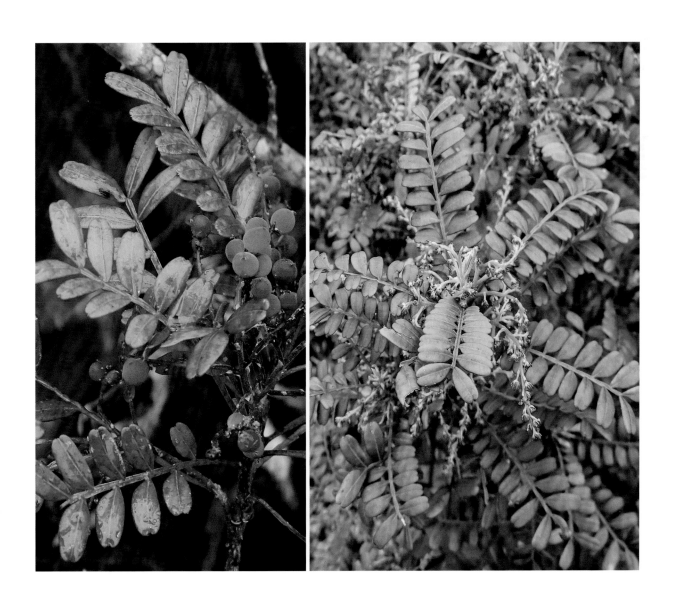

盐酸树

【基原】为漆树科滨盐肤木*Rhus chinensis* var. *roxburghii* (DC.) Rehd. 的根、叶。

【别名】盐霜白、五倍子树、咸酸木。

【形态特征】落叶小乔木或灌木，高2~10 m。小枝、叶柄及花序均密被锈色柔毛。奇数羽状复叶有小叶2~6对；叶轴和叶柄密被锈色柔毛；叶轴无翅；小叶自下而上逐渐增大，无柄，边缘具疏齿，腹面暗绿色，背面粉绿色，被白粉。圆锥花序顶生，多分枝，花小，黄白色。核果扁圆形，红色。花期8~9月，果期10月。

【分布】生于向阳山坡、沟谷的疏林或灌木丛中。产于除东北、内蒙古、新疆外其他各地。

【性能主治】根、叶味酸、咸，性凉。有解毒消肿、散瘀止痛的作用。主治咽喉肿痛，胃痛，跌打骨折，腰腿痛。

【采收加工】根全年均可采收；春、夏季采叶，鲜用或晒干。

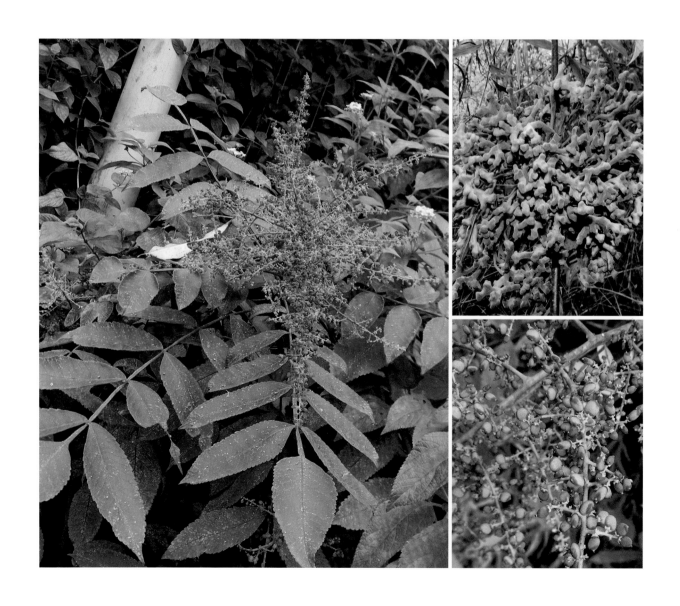

八角枫

【基原】为八角枫科八角枫*Alangium chinense* (Lour.) Harms 的根、叶。

【别名】八角王、华瓜木。

【形态特征】落叶小乔木或灌木。小枝呈之字形。单叶互生；叶片纸质，椭圆形或卵圆形，长13~19 cm，宽9~15 cm，全缘或微浅裂，基部两侧常不对称，入秋后变橙黄色。聚伞花序腋生；花初开时白色，后变黄色，花瓣狭带形，具香气；雄蕊和花瓣同数而近等长；子房2室。核果卵圆形，黑色。花期5~7月和9~10月，果期7~11月。

【分布】生于山野路旁、灌木丛中或林下。产于广西、广东、云南、四川、江西、福建、湖南、湖北、浙江、江苏、河南等地。

【性能主治】根、叶味辛，性微温；有毒。有祛风除湿、舒筋活络、散瘀止痛的作用。主治风湿关节痛，精神分裂症，跌打损伤。

【采收加工】根全年均可采挖，斩取侧根和须状根，晒干。夏、秋采收叶，鲜用或晒干。

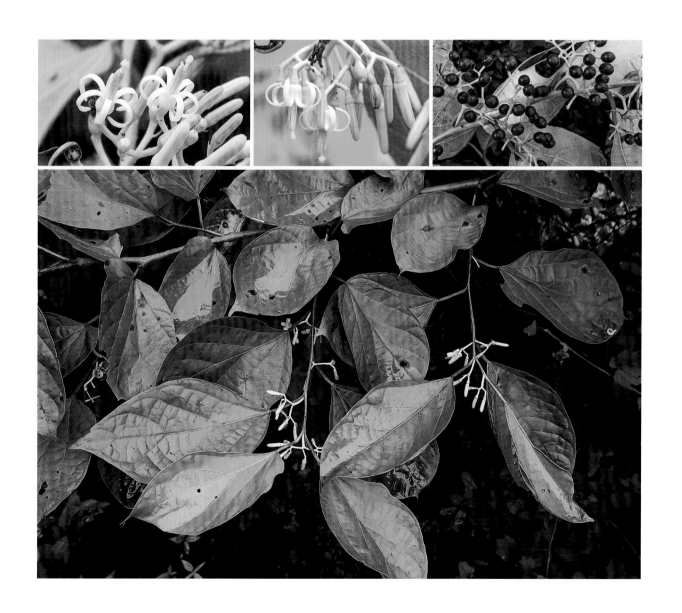

白簕

【基原】为五加科白簕Eleutherococcus trifoliatus (L.) S. Y. Hu 的根、全株。

【别名】五加皮、三叶五加。

【形态特征】有刺直立或蔓生灌木。全株具五加皮清香气味。指状复叶，有3片小叶，稀4~5片；小叶纸质，稀膜质，椭圆状卵形至椭圆状长圆形，稀倒卵形，长4~10 cm，宽3~6.5 cm，先端尖至渐尖，基部楔形，叶缘常有疏圆钝齿或细齿。伞形花序3枝至多枝组成复伞形花序或圆锥花序，总花梗长2~7 cm；花黄绿色。果扁球形，熟时黑色。花期8~11月，果期10~12月。

【分布】生于山坡路旁、石山或土山疏林中。产于我国南部和中部。

【性能主治】根、全株味微辛、苦，性凉。有清热解毒、祛风利湿、舒筋活血的作用。主治感冒发热，白带过多，月经不调，百日咳，尿路结石，跌打损伤，疖肿疮疡。

【采收加工】全年均可采挖，除去泥沙杂质，晒干。

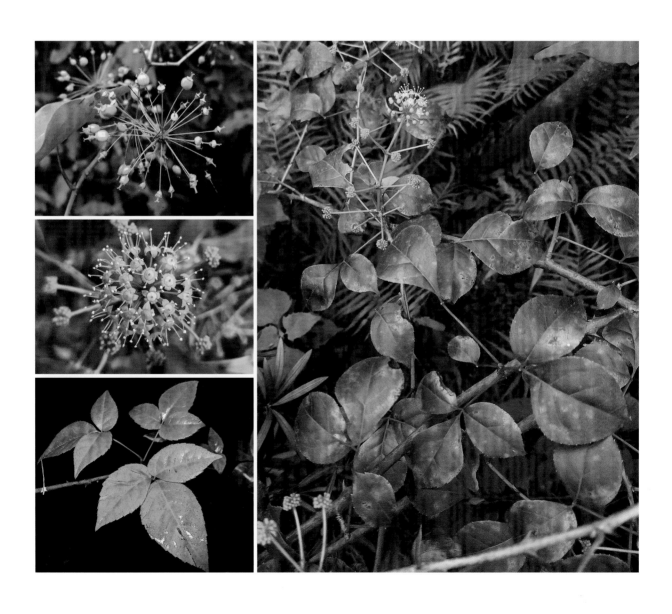

鸭脚木

【基原】为五加科鹅掌柴*Schefflera heptaphylla* (L.) Frodin 的根皮、树皮和叶。

【别名】鸭母树、鸭脚板。

【形态特征】常绿小乔木。树冠呈圆伞形，小枝幼时密生星状短柔毛。叶聚生于枝顶，掌状复叶似鹅掌，亦似鸭脚；小叶6~10片，小叶片纸质至革质，椭圆形、长圆状椭圆形或倒卵状椭圆形，长9~17 cm，宽3~5 cm，幼时密生星状短柔毛，后毛渐脱落，背面被毛。圆锥花序顶生，主轴和分枝幼时密生星状短柔毛；花白色，多而芳香。浆果球形，黑色。花期11~12月，果期翌年1~2月。

【分布】生于常绿阔叶林。产于广西、广东、台湾、福建、浙江、云南、西藏。

【性能主治】根皮、树皮和叶味苦，性凉。有清热解毒、消肿散瘀的作用。主治感冒发热，咽喉肿痛，风湿骨痛，跌打损伤。

【采收加工】全年均可采收，根皮、树皮洗净，切片晒干；叶鲜用。

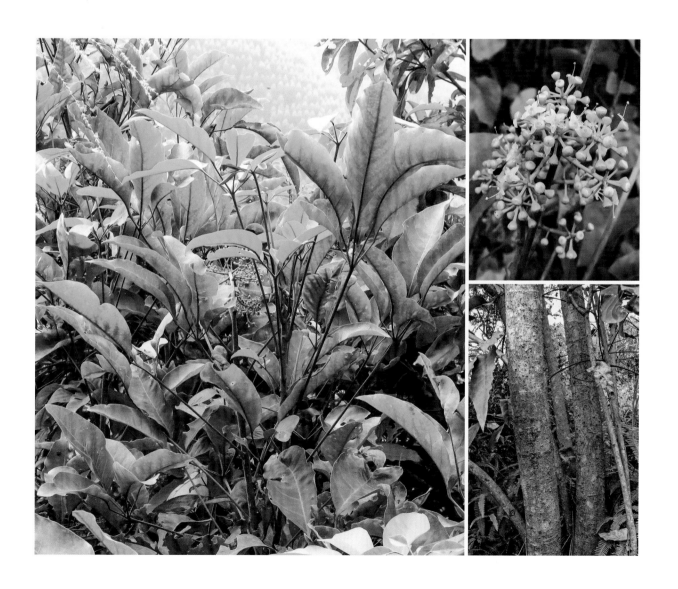

积雪草

【基原】为伞形科积雪草*Centella asiatica* (L.) Urb. 的全草。

【别名】崩大碗、雷公根、灯盏菜。

【形态特征】多年生匍匐草本。节上生根。叶片圆形、肾形或马蹄形，边缘有钝齿，基部阔心形；叶柄长1.5~27 cm，无毛或上部有柔毛，基部叶鞘透明。伞形花序聚生于叶腋，每个伞形花序有花3~4朵，花瓣紫红色或乳白色。果实两侧扁压状，圆球形，表面有毛或平滑。花果期4~10月。

【分布】生于阴湿的路边、草地或水沟边。产于广西、广东、湖南、四川、江苏、浙江、江西、福建等地。

【性能主治】全草味辛、苦，性寒。有清热利湿、解毒消肿的作用。主治湿热黄疸，砂淋血淋，中暑腹泻，跌打损伤。

【采收加工】夏、秋季采收，洗净，晒干。

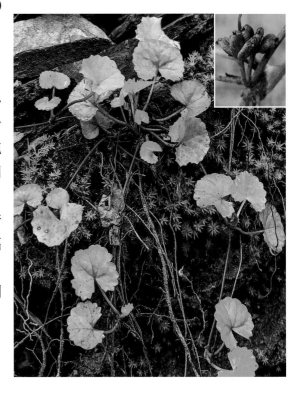

天胡荽

【基原】为伞形科天胡荽*Hydrocotyle sibthorpioides* Lam. 的全草。

【别名】满天星、铜钱草、花边灯盏。

【形态特征】匍匐草本，平铺地上成片。节上生根。叶片圆形或肾圆形，直径0.8~2.5 cm，基部心形，不分裂或5~7浅裂，边缘有钝齿。伞形花序与叶对生，单生于节上；小伞形花序有花5~18朵，花绿白色。果实略呈心形，两侧扁压状，成熟时有紫色斑点。花果期4~9月。

【分布】生于沟边、潮湿的草地，常成片生长。产于广西、广东、湖南、四川、福建、江苏、浙江等地。

【性能主治】全草味辛、微苦，性凉。有清热利湿、解毒消肿的作用。主治痢疾，水肿，淋证，痈肿疮毒，带状疱疹，跌打损伤。

【采收加工】夏、秋季采收，洗净，晒干。

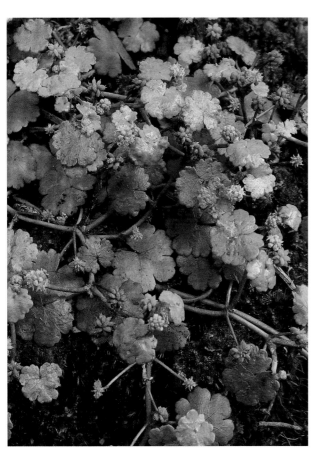

朱砂根

【基原】为紫金牛科朱砂根*Ardisia crenata* Sims 的根。

【别名】大罗伞、郎伞树。

【形态特征】常绿灌木，高1~2 m，除花枝外不分枝。叶片革质，椭圆形至倒披针形，顶端急尖或渐尖，基部楔形，边缘皱波状具腺点。伞形花序着生于侧生花枝顶端，花枝近顶端常具2~3片叶；花白色，盛开时反卷；雌蕊与花瓣近等长或略长。果球形，鲜红色，具腺点。花期5~6月，果期10~12月。

【分布】生于山地林下或灌木丛中。产于广西、广东、四川、湖南、湖北、福建等地。

【性能主治】根味辛、苦，性平。有行血祛风、解毒消肿的作用。主治咽喉肿痛，扁桃体炎，跌打损伤，腰腿痛；外用治外伤肿痛，骨折，毒蛇咬伤。

【采收加工】秋季采挖，切碎，晒干。

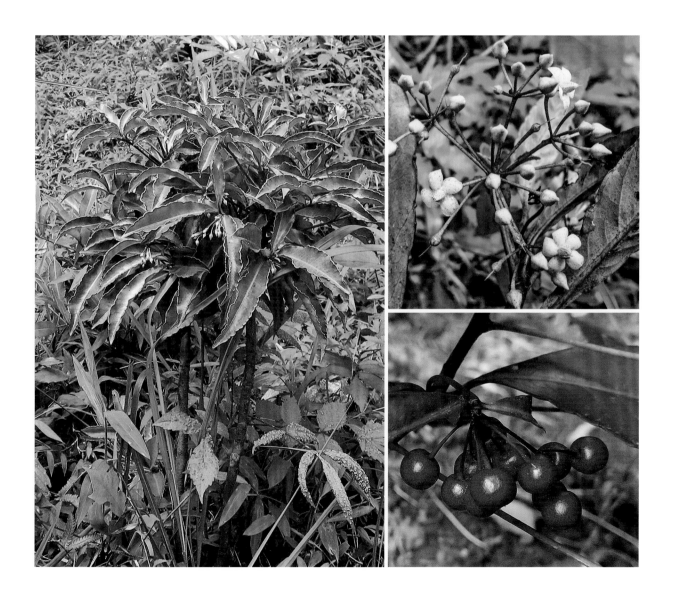

走马胎

【基原】为紫金牛科走马胎*Ardisia gigantifolia* Stapf 的根及根状茎。

【别名】大叶紫金牛、走马风。

【形态特征】大灌木或亚灌木，高1~3 m。具匍匐根茎，茎粗壮，常无分枝，幼嫩部分被微柔毛。叶常簇生于茎顶端；叶片膜质，椭圆形至倒卵状披针形，顶端钝急尖或近渐尖，基部楔形，下延至叶柄成狭翅，基部下延成狭翅，边缘具密啮蚀状细齿，齿具小尖头；叶柄具波状狭翅。大型圆锥花序；花白色或粉红色。果球形，红色，具纵肋。花期2~6月，有时2~3月，果期11~12月。

【分布】生于山地林中阴湿处。产于广西、广东、云南、江西、福建等地。

【性能主治】根及根状茎味微辛，性寒。有解毒去腐、生肌活血的作用。主治痈疽疮疖，下肢溃疡，跌打损伤。

【采收加工】全年可采挖，除去须根，切碎，晒干。

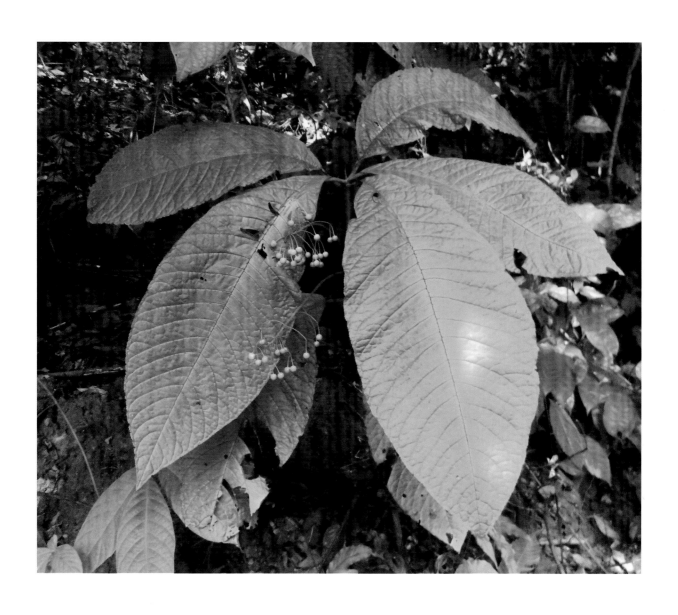

块根紫金牛

【基原】为紫金牛科块根紫金牛*Ardisia pseudocrispa* Pit. 的块根。

【别名】木生地、小罗伞、高郎伞。

【形态特征】灌木，高1~3 m。植株下部具块根。小枝无毛或有时被微柔毛。叶片椭圆形或倒卵状披针形，两面无毛，全缘或具细波状齿具腺点。复伞形花序，着生于侧生花枝顶端；花梗无毛；花白色或略带粉红色，具腺点。果球形，鲜红色，具腺点。花期7月，果期11~12月。

【分布】生于山坡林下或灌木丛中，石灰岩石山积土或土壤肥厚的地方。产于广西。

【性能主治】块根味苦，性凉。有祛风除湿、活血散瘀、补气的作用。主治咽喉肿痛，脘胁胀痛，风湿痹痛，跌打损伤。

【采收加工】全年均可采挖，洗净，晒干。

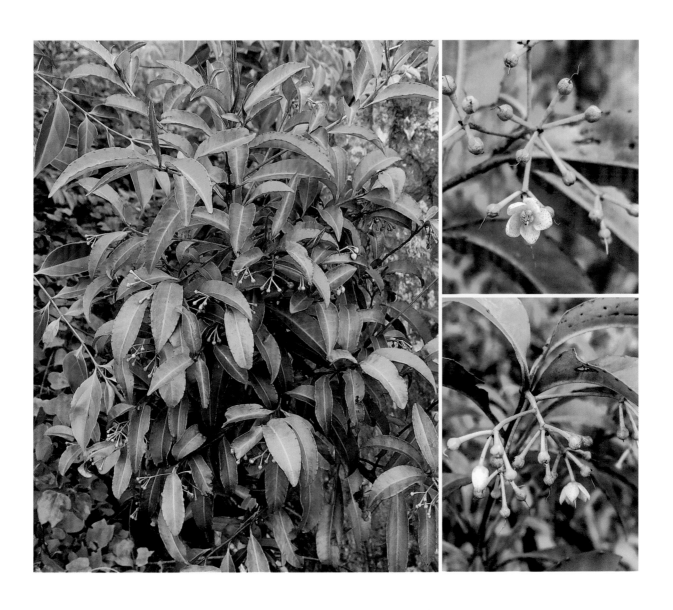

假刺藤

【基原】为紫金牛科瘤皮孔酸藤子Embelia scandens (Lour.) Mez 的根或叶。

【别名】乌肺叶。

【形态特征】攀缘灌木。小枝密布瘤状皮孔。叶片长椭圆形或椭圆形，全缘或上半部具不明显的疏齿，腹面中脉下凹，背面中脉、侧脉隆起，边缘及顶端具密腺点。总状花序腋生，长1~4 cm；花瓣白色或淡绿色，具明显的腺点。果球形，红色，花柱宿存，宿存萼反卷。花期11月至翌年1月，果期3~5月。

【分布】生于山坡、山谷疏林或密林下或灌木丛中。产于广西、广东、云南等地。

【性能主治】根或叶味酸，性平。有舒筋活络、敛肺止咳的作用。主治痹证，筋挛骨痛，肺痨咳嗽。

【采收加工】全年均可采挖，洗净，根切片，晒干；叶可鲜用。

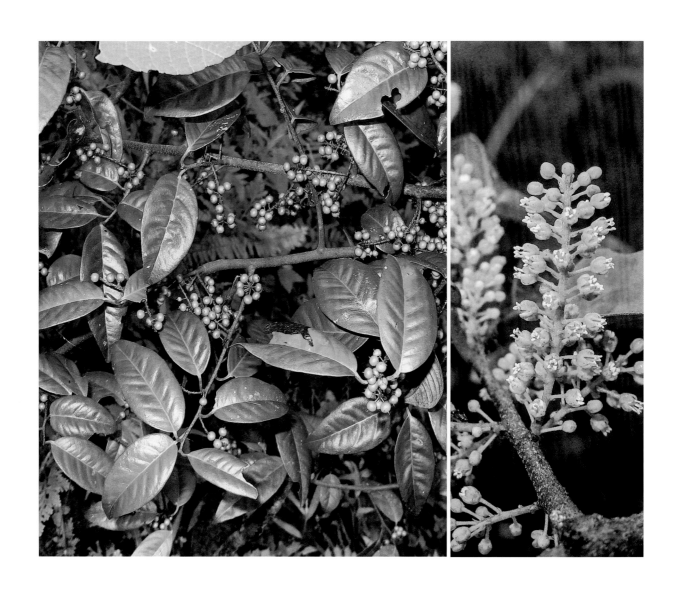

鲫鱼胆

【基原】为紫金牛科鲫鱼胆*Maesa perlarius* (Lour.) Merr. 的全株。

【别名】空心花、嫩肉木、丁药。

【形态特征】小灌木，高1~3 m。分枝多。叶片纸质或近坚纸质，广椭圆状卵形至椭圆形，长7~11 cm，宽3~5 cm，边缘上部具粗齿，下部常全缘。总状花序或圆锥花序，腋生，具2~3条分枝；花冠白色，钟形，具脉状腺条纹；裂片与花冠管等长。果球形，具脉状腺条纹；具宿存萼片。花期3~4月，果期12月至翌年5月。

【分布】生于路边的疏林或灌木丛中湿润处。产于四川、贵州至台湾以南沿海各地。

【性能主治】全株味苦、性平。有接骨消肿、生肌祛腐的作用。主治跌打刀伤，疔疮。

【采收加工】全年均可采收，鲜用或晒干。

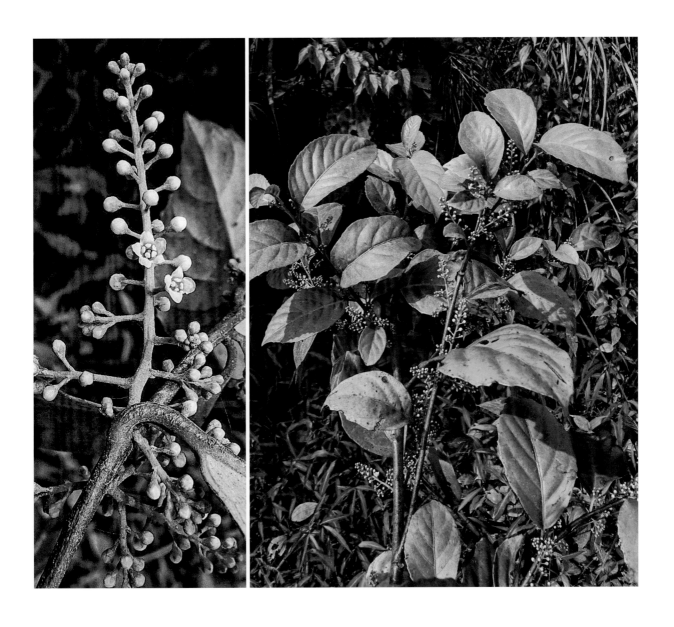

白檀

【基原】为山矾科白檀*Symplocos paniculata* (Thunb.) Miq. 的根、叶。

【别名】砒霜子、蛤蟆涎、牛筋叶。

【形态特征】落叶灌木或小乔木。叶互生；叶片膜质或薄纸质，阔倒卵形、椭圆状倒卵形或卵形。圆锥花序长5~8 cm，通常有柔毛；苞片通常条形，有褐色腺点；花冠白色，长4~5 mm，5深裂几达基部；雄蕊40~60枚；子房2室，花盘具5个突起的腺点。核果成熟时蓝色，卵状球形，稍扁斜。

【分布】生于山坡、路边、疏林或密林中。产于我国大部分地区。

【性能主治】根、叶味苦，性微寒。有清热解毒、调气散结、祛风止痒的作用。主治乳腺炎，淋巴腺炎，疮疖，疝气，荨麻疹，皮肤瘙痒。

【采收加工】根秋、冬季采挖；叶春、夏季采摘，鲜用或晒干。

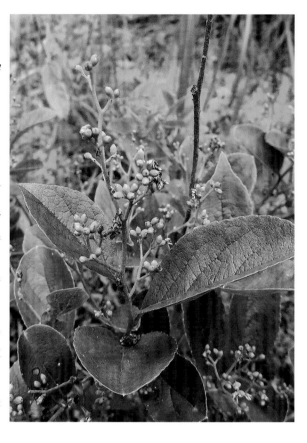

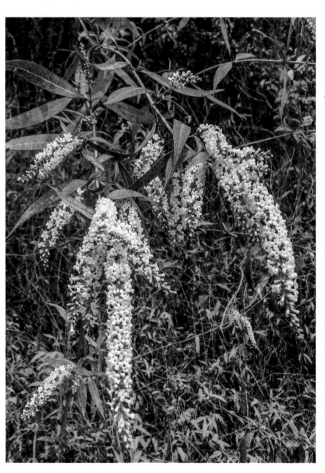

白背枫

【基原】为马钱科白背枫*Buddleja asiatica* Lour. 的全株。

【别名】驳骨丹、白背叶、水黄花。

【形态特征】小乔木或灌木，高1~8 m。小枝、叶背面、叶柄及花序均密被灰色或淡黄色星状短茸毛。叶片披针形或长披针形，先端渐尖或长渐尖。多个聚伞花序组成总状花序，单生或3个至数个聚生枝顶及上部叶腋组成圆锥状花序，花白色。蒴果椭圆状，长3~5 mm。花期1~10月，果期3~12月。

【分布】生于山坡灌木丛中或林缘向阳处。产于广西、广东、贵州、云南、湖南、湖北等地。

【性能主治】全株味辛、苦，性温；有小毒。有祛风利湿、行气活血的作用。主治胃寒作痛，妇女产后头痛，风湿关节痛，跌打损伤，骨折；外用治皮肤湿痒，无名肿毒。

【采收加工】全年可采收，鲜用或晒干。

醉鱼草

【基原】为马钱科醉鱼草*Buddleja lindleyana* Fortune 的茎叶。

【别名】防痛树、毒鱼草。

【形态特征】直立灌木，高1~2 m。嫩枝被棕黄色星状毛及鳞片。叶片卵形至椭圆状披针形，顶端渐尖至尾状，全缘，干时腹面暗绿色，无毛，背面密被棕黄色星状毛。总状聚伞花序顶生，疏被星状毛及金黄色腺点；花紫色，花冠筒弯曲。蒴果长圆形，外被鳞片。花期4~10月，果期8月至翌年4月。

【分布】生于山地向阳山坡、林缘灌木丛中。产于广西、广东、湖南、贵州、云南、四川、江西、浙江、江苏。

【性能主治】茎叶味辛，性温。有祛风湿、壮筋骨、活血祛瘀的作用。主治风湿筋骨疼痛，跌打损伤，产后血瘀，痈疽溃疡。

【采收加工】全年均可采收，洗净，晒干。

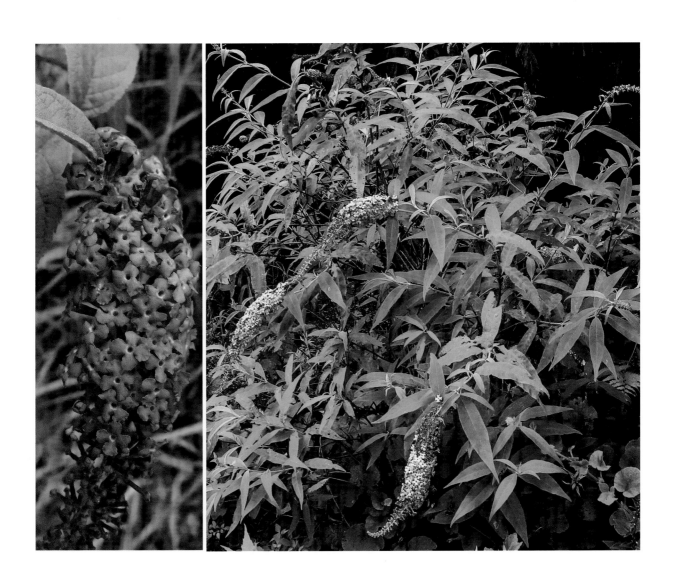

密蒙花

【基原】为马钱科密蒙花*Buddleja officinalis* Maxim. 的花蕾及其花序。

【别名】黄饭花、假黄花、黄花树。

【形态特征】直立灌木，高1~4 m。小枝稍呈四棱形，密被棕黄色茸毛。叶对生；叶片纸质，椭圆形至长圆状披针形，长4~19 cm，宽2~8 cm，有时下延至叶柄基部，网脉明显，腹面扁平，干后背面突起，两面被星状毛。聚伞圆锥花序稍呈尖塔形，密被锈色茸毛；花小，白色或淡紫色。花期2~3月，果期7~8月。

【分布】生于山坡、丘陵等地，或栽培于庭园。产于广西、广东、福建、湖南、湖北、贵州、云南、四川、西藏等地。

【性能主治】花蕾及其花序味甘，微寒。有清热养肝、明目退翳的作用。主治目赤肿痛，眼生翳膜，肝虚目暗，视物昏花。

【采收加工】春季花未开放时采收，除去杂质，干燥。

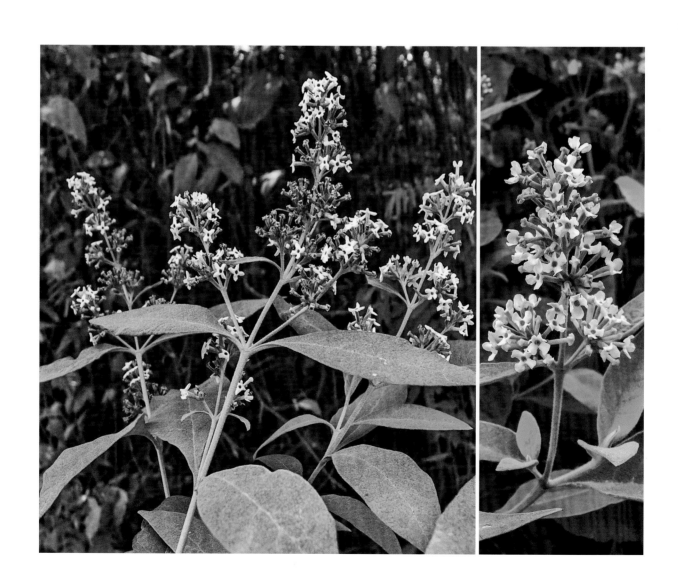

断肠草

【基原】为马钱科钩吻*Gelsemium elegans* (Gardn. et Champ.) Benth. 的根和茎。

【别名】大茶药、烂肠草、胡蔓藤。

【形态特征】常绿木质藤本，无毛。小枝圆柱形，幼时具纵棱。单叶对生；叶片膜质，卵形至卵状披针形，长5~12 cm，宽2~6 cm。聚伞花序；花密集；花冠黄色，漏斗状，内有淡红色斑点。蒴果卵状椭圆形，未开裂时具有2条明显的纵槽，成熟时黑色。种子压扁状椭圆形或肾形。花期5~11月，果期7月至翌年2月。

【分布】生于山坡疏林下或灌木丛中。产于广西、广东、海南、贵州、云南、江西、福建、湖南等地。

【性能主治】根和茎味苦、辛，性温；有大毒。有祛风、攻毒、止痛的作用。主治疥癞，湿疹，瘰疬，痈肿，疔疮，跌打损伤，风湿痹痛，神经痛，陈旧性骨折。

【采收加工】全年均可采挖，除去泥沙、杂质，干燥。

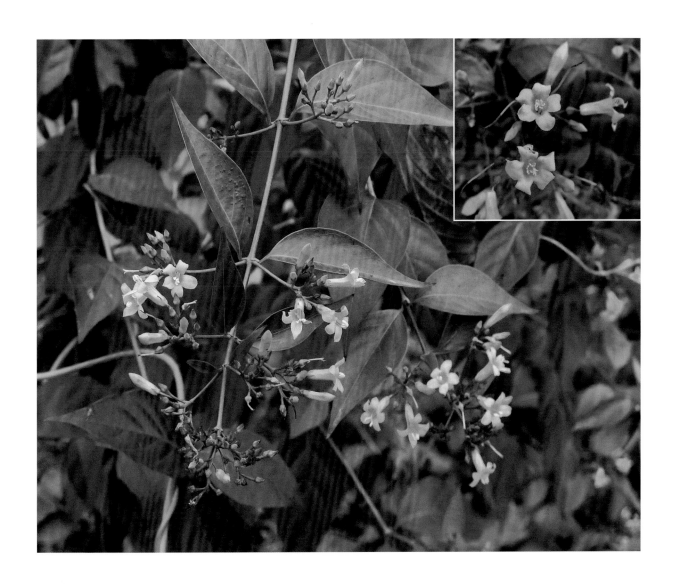

扭肚藤

【基原】为木犀科扭肚藤*Jasminum elongatum* (Bergius) Willd. 的茎、叶。

【别名】断骨草、白花茶、白金银花。

【形态特征】攀缘灌木。小枝圆柱形，疏被短柔毛至密被黄褐色茸毛。单叶对生；叶片纸质，卵状披针形至卵形，长3~11 cm，宽2~5.5 cm，先端短尖，背面有毛。聚伞花序密集，通常着生于侧枝顶端；多花，花白色；花冠管细长，高脚碟状。果长圆形，熟时黑色。花期6~10月，果期8月至翌年3月。

【分布】生于丘陵或山地林中。产于广西、广东、云南、海南。

【性能主治】茎、叶味微苦，性凉。有清热利湿、解毒、消滞的作用。主治急性胃肠炎，消化不良，急性结膜炎，急性扁桃体炎，痢疾。

【采收加工】夏、秋季采收，鲜用或晒干。

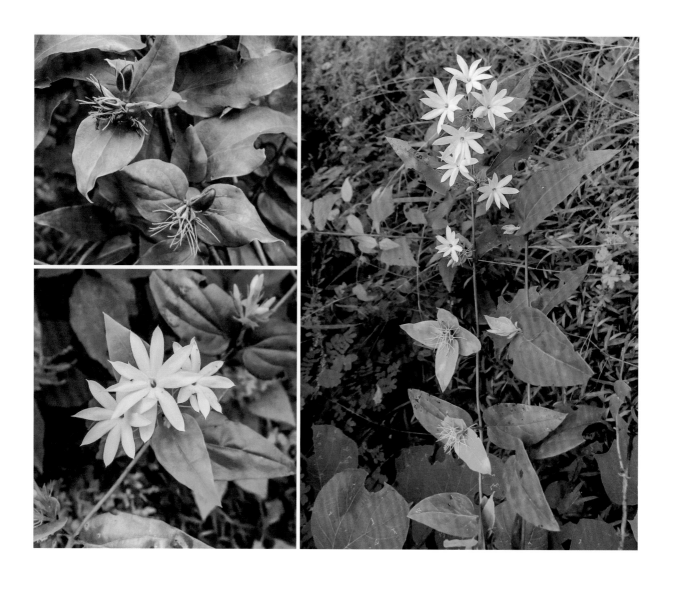

破骨风

【基原】为木犀科清香藤*Jasminum lanceolaria* Roxb. 的全株。

【别名】碎骨风、散骨藤。

【形态特征】攀缘灌木。小枝圆柱形，稀具棱，节处稍压扁状，全株无毛或微被短柔毛。叶对生，三出复叶；小叶近等大，具小叶柄，革质，卵圆形、椭圆形至披针形，长3.5~16 cm，宽1~9 cm。聚伞花序顶生，兼有腋生；花萼三角形或不明显；花冠白色。果球形或椭圆形，黑色。花期4~10月，果期6月至翌年3月。

【分布】生于疏林或灌木丛中。产于广西、湖南、台湾、甘肃等地。

【性能主治】全株味苦、辛，性平。有破血瘀、理气止痛的作用。主治风湿痹痛，跌打骨折，外伤出血。

【采收加工】全年均可采收，除去杂质，晒干。

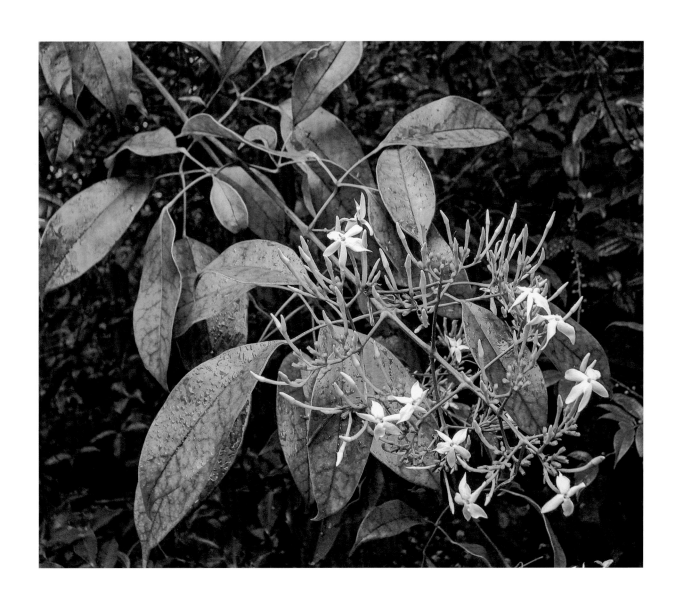

腰骨藤

【基原】为夹竹桃科腰骨藤 *Ichnocarpus frutescens* (L.) W. T. Aiton 的种子。

【别名】钓连石、犁田公藤、羊角藤。

【形态特征】木质藤本。仅幼枝上有短柔毛，具乳汁。叶片卵圆形或椭圆形，长 5~10 cm，宽 3~4 cm；侧脉每边 5~7 条。花序长 3~8 cm；花白色，花冠筒喉部被柔毛；花盘 5 深裂，裂片线形，比子房微长；子房被毛。蓇葖双生，叉开，一长一短，长 8~15 cm，被短柔毛。种子线形，顶端具种毛。花期 5~8 月，果期 8~12 月。

【分布】生于山坡疏林、灌木丛中或路旁。产于广西、广东、福建、云南等地。

【性能主治】种子味苦，性平。有祛风除湿、通络止痛的作用。主治风湿痹痛，跌打损伤。

【采收加工】秋季果实成熟时采收，晒干，取出种子。

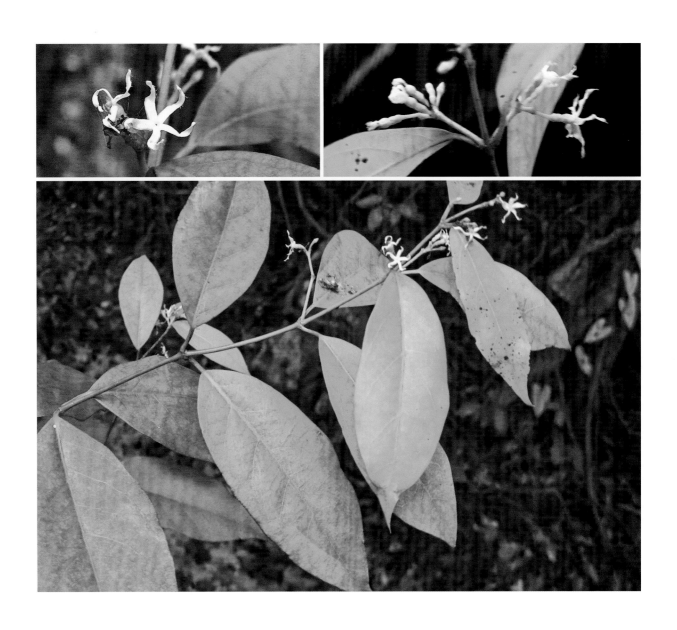

萝芙木

【基原】为夹竹桃科萝芙木Rauvolfia verticillata (Lour.) Baill. 的根。

【别名】野辣椒、辣椒树、风湿木。

【形态特征】直立灌木，高可达3 m。植株具乳汁。多枝，树皮灰白色。单叶，对生或3~5片轮生；叶片长椭圆状披针形，长2.6~16 cm，宽0.3~3 cm。聚伞花序顶生，花萼5裂；花冠高脚碟状，花冠筒中部膨大；雄蕊着生于冠筒内面的中部，白色。核果未熟时绿色，后变红色，熟时紫黑色。花期3~12月，果期5月至翌年春季。

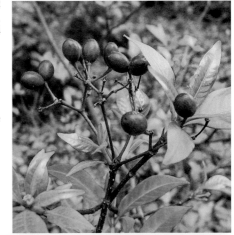

【分布】生于丘陵疏林下或灌木丛中。产于我国西南、华南等地。

【性能主治】根味苦、微辛，性凉。有清热、降压、宁神的作用。主治感冒发热，头痛身疼，咽喉肿痛，高血压，眩晕，失眠。

【采收加工】秋、冬季采挖根，洗净泥土，切片晒干。

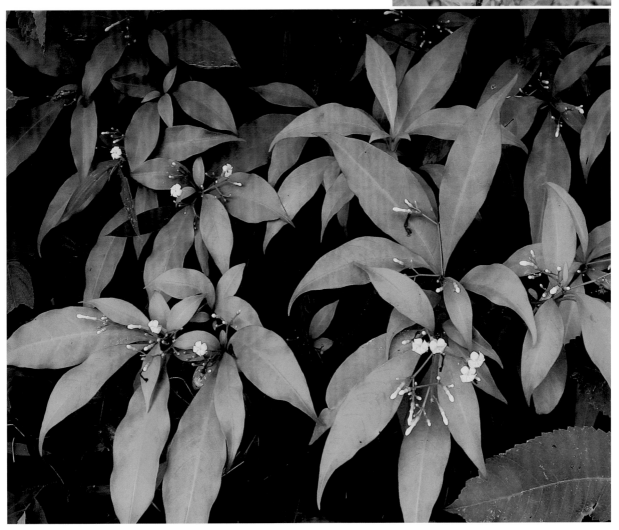

络石藤

【基原】为夹竹桃科络石 *Trachelospermum jasminoides* (Lindl.) Lem. 的带叶藤茎。

【别名】软筋藤、羊角藤。

【形态特征】常绿木质藤本。植株具乳汁。叶片革质，椭圆形至卵状椭圆形，长2~10 cm，宽1~4.5 cm。聚伞花序；花繁密，白色，芳香，花蕾顶端钝；花萼裂片向外反折；花冠筒圆筒形，中部膨大；雄蕊着生在花冠筒中部，隐藏在花喉内。蓇葖双生，叉开。种子顶端具白色绢质种毛。花期3~7月，果期7~12月。

【分布】生于林缘或山坡灌木丛中，常攀缘附生于树上、墙壁或石上，亦有栽于庭院观赏。产于广西、广东、江苏、安徽、湖北、山东、四川、浙江等地。

【性能主治】带叶藤茎味苦，性微寒。有凉血消肿、祛风通络的作用。主治风湿热痹，筋脉拘挛，腰膝酸痛，痈肿，跌扑损伤。

【采收加工】冬季至翌年春季采割，晒干。

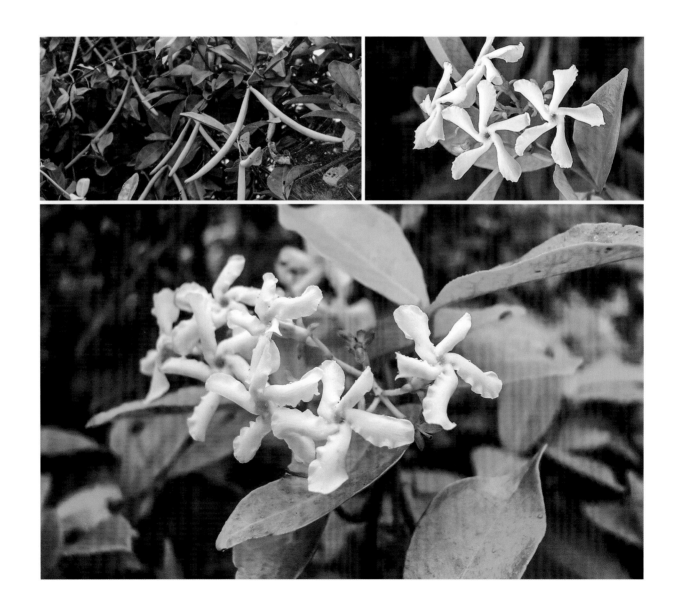

红背酸藤

【基原】为夹竹桃科酸叶胶藤 *Urceola rosea* (Hook. et Arn.) D. J. Middleton 的根、叶。

【别名】伞风藤、黑风藤。

【形态特征】木质大藤本。植株含胶液，叶食之有酸味。单叶对生；叶片纸质，宽椭圆形，长3~7 cm，宽1~4 cm，顶端急尖，基部楔形，两面无毛，背面被白粉。聚伞花序圆锥状，宽松展开，多歧，顶生；花小，花冠近坛状，粉红色。果双生，叉开成一直线，有明显的斑点。花期4~12月，果期7月至翌年1月。

【分布】生于山地杂木林、水沟旁较湿润的地方。分布于长江以南各地及台湾。

【性能主治】根、叶味酸，性平。有清热解毒、利尿消肿的作用。主治咽喉肿痛，慢性肾炎，肠炎，风湿骨痛，跌打瘀肿。

【采收加工】夏、秋季采收，晒干。

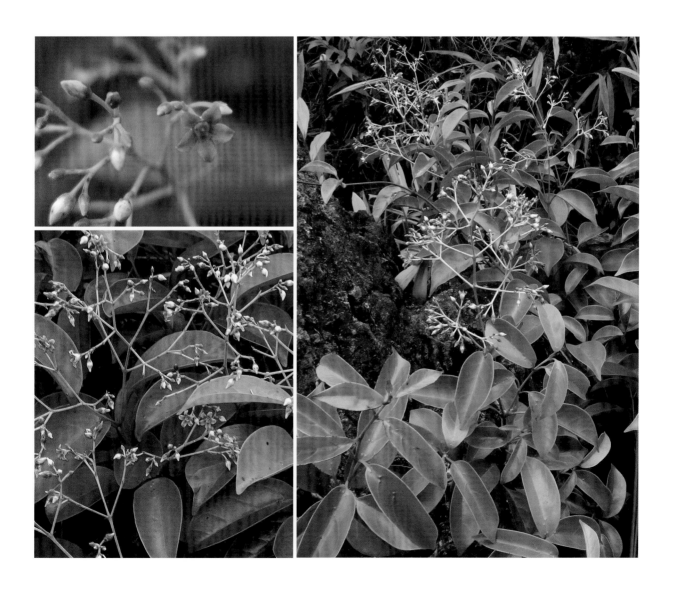

马利筋

【基原】为萝藦科马利筋*Asclepias curassavica* L. 的全草。

【别名】山桃花、野鹤嘴、水羊角。

【形态特征】灌木状草本。全株有白色乳汁。茎淡灰色。叶片膜质，披针形或椭圆状披针形，长6~14 cm，宽1~4 cm，基部楔形而下延至叶柄。聚伞花序顶生或腋生，有花10~20朵；花冠紫红色，裂片长圆形，向下反折；副花冠黄色。蓇葖果披针形。种子卵形，先端白色种毛长2.5 cm。花期几乎全年，果期8~12月。

【分布】广西、广东、云南、贵州、四川、湖南、江西、福建、台湾等地均有栽培，也有逸为野生和驯化。

【性能主治】全草味苦，性寒；有毒。有清热解毒、活血止血、消肿止痛的作用。主治咽喉肿痛，肺热咳嗽，热淋，月经不调，顽癣，崩漏，带下，痈疮肿毒，湿疹，创伤出血。

【采收加工】全年均可采收，鲜用或晒干。

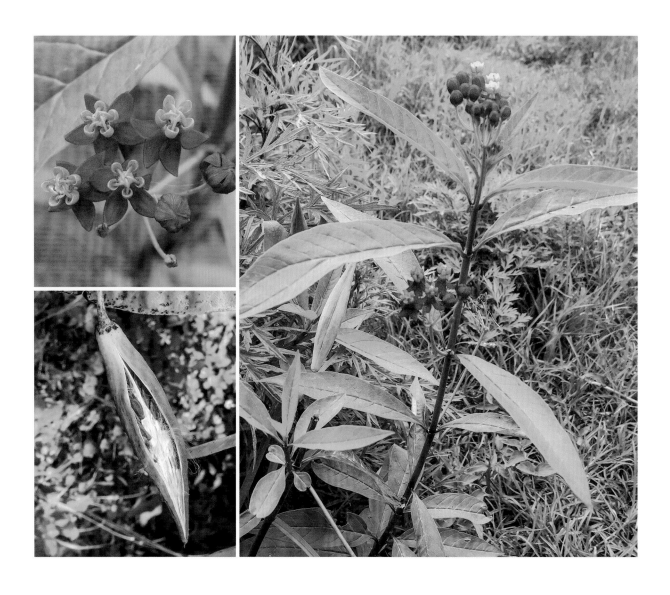

古钩藤

【基原】为萝摩科古钩藤*Cryptolepis buchananii* Schult. 的根。

【别名】假辣椒、白马连鞍、牛奶藤。

【形态特征】木质藤本。全株具乳汁。茎皮红褐色，有斑点。叶对生；叶片长圆形或椭圆形，先端圆形具小尖头，基部阔楔形，腹面绿色，背面苍白色；侧脉每边约30条。聚伞花序腋生，花冠黄白色。蓇葖果2个，长圆形，叉开成直线。种子卵圆形，顶端具白色绢质种毛。花期3~8月，果期6~12月。

【分布】生于山地疏林中或山谷密林中，攀缘于树上。产于广西、广东、贵州、云南等地。

【性能主治】根味微苦，性寒；有毒。有舒筋活络、消肿解毒、利尿的作用。主治跌打骨折，痈疮，疥癣，腰痛，腹痛，水肿。

【采收加工】夏、秋季采挖，洗净，切片，鲜用或晒干。

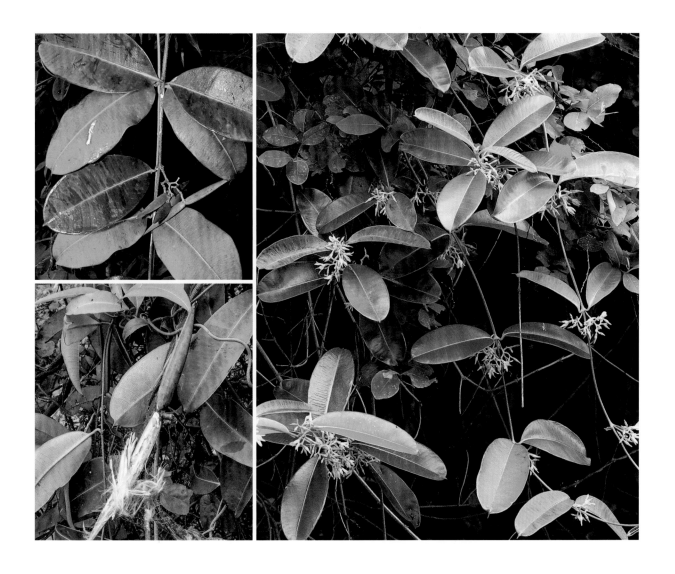

石瓜子

【基原】为萝藦科眼树莲*Dischidia chinensis* Champ. ex Benth. 的全草。

【别名】瓜子金、石仙桃、上树瓜子。

【形态特征】附生藤本。全株具乳汁。茎肉质，节上生根。叶片肉质，卵状椭圆形，先端圆形。聚伞花序腋生，近无柄；花极小，花冠坛状，黄白色；副花冠裂片锚状，具柄，顶端2裂，裂片线形，展开而下折。蓇葖果披针状圆柱形，长5~8 cm，直径4 mm。种子顶端具白色绢质种毛。花期4~5月，果期5~6月。

【分布】生于山地林中或山谷溪边，攀附在树上或岩石上。产于广西、广东。

【性能主治】全草味甘、微酸，性寒。有清肺热、化痰、凉血解毒的作用。主治肺结核，支气管炎，百日咳，咳血，痢疾，小儿疳积；外用治跌打肿痛，疖疮肿痛，毒蛇咬伤。

【采收加工】全年均可采收，晒干。

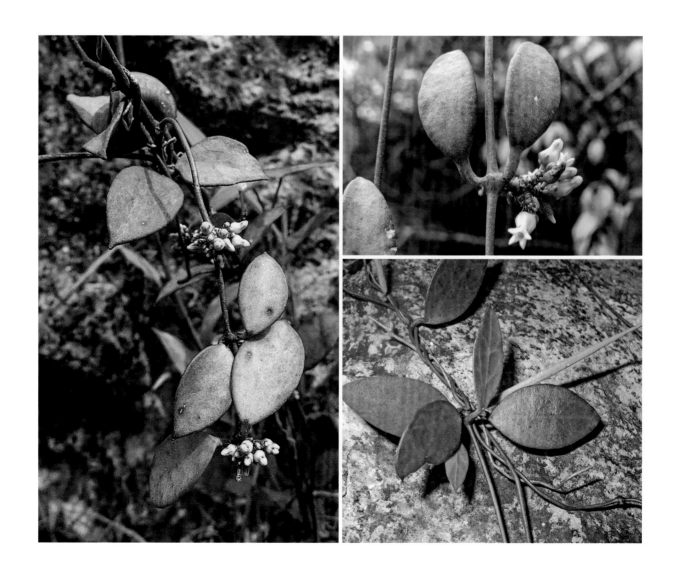

匙羹藤

【基原】为萝藦科匙羹藤*Gymnema sylvestre* (Retz.) Schult. 的根及全株。

【别名】小羊角扭、金刚藤、武靴藤。

【形态特征】木质藤本。全株具乳汁。叶片倒卵形或卵状长圆形，长3~8 cm，宽1.5~4 cm；侧脉每边4~5条；叶柄被短柔毛，顶端具丛生腺体。聚伞花序伞形状，腋生，比叶短；花小，花冠绿白色，钟状，裂片卵圆形。蓇葖果卵状披针形，长5~9 cm，基部宽2 cm，膨大，顶部渐尖。花期5~9月，果期10月至翌年1月。

【分布】生于路旁、山坡林中或灌木草丛中。产于广西、广东、云南、台湾、福建、浙江等地。

【性能主治】根及全株味苦，性平。有清热解毒、祛风止痛的作用。主治风湿关节痛，痈疖肿毒，毒蛇咬伤。

【采收加工】全年均可采收，鲜用或晒干。

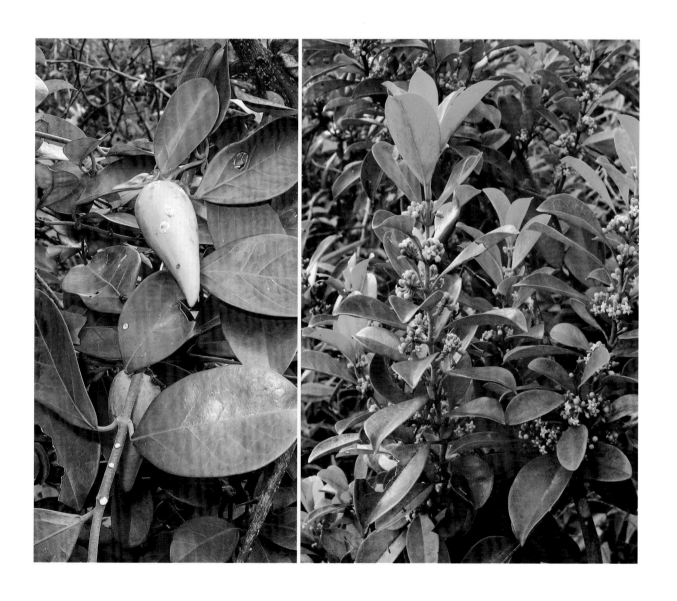

球兰

【基原】为萝摩科球兰*Hoya carnosa* (L. f.) R. Br. 的藤茎或叶。

【别名】达斗藤、厚叶藤、大石仙桃。

【形态特征】攀缘灌木。茎节上生不定根，茎、叶无毛。叶对生；叶片肉质，卵圆形至卵状长圆形，顶端钝，基部圆形，侧脉不明显。聚伞花序伞形状，腋生，着花约30朵；花白色，直径2 cm；花冠辐状，花冠筒短；副花冠星状。蓇葖果线形，光滑，长约8 cm。种子顶端具白色绢质种毛。花期4~6月，果期7~8月。

【分布】生于平原或山地，附生于树上或石上。产于广西、广东、台湾、福建、云南等地。

【性能主治】藤茎或叶味苦，性寒；有小毒。有清热化痰、消肿止痛、通经下乳的作用。主治肺热咳嗽，痈肿，关节疼痛，中耳炎，乳腺炎，产妇乳汁少、乳络不通。

【采收加工】全年均可采收，鲜用或晒干。

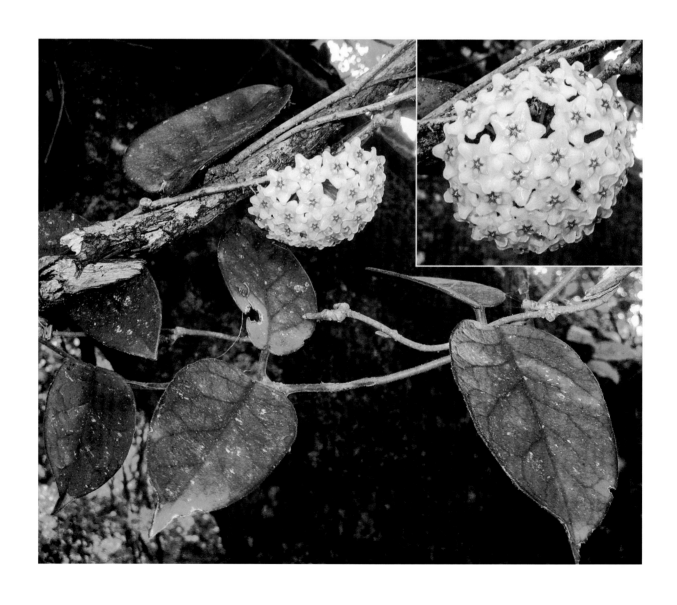

蓝叶藤

【基原】为萝摩科蓝叶藤*Marsdenia tinctoria* R. Br. 的果和茎皮。

【别名】牛耳藤、羊角藤、染色牛奶菜。

【形态特征】攀缘灌木，长达5 m。叶片长圆形或卵状长圆形，先端渐尖，基部近心形，鲜时蓝色，干后亦呈蓝色。聚伞圆锥花序近腋生，长3~7 cm；花黄白色，干时呈蓝黑色；花冠圆筒状钟形，喉部内面有毛；副花冠裂片长圆形。蓇葖果具茸毛，圆筒状披针形。花期3~5月，果期8~12月。

【分布】生长于潮湿杂木林中。产于广西、广东、湖南、云南、四川、台湾、西藏等地。

【性能主治】茎皮、果味辛、苦，性温。有祛风除湿、化瘀散结的作用。茎皮主治风湿骨痛，肝肿大。果主治胃脘痛。

【采收加工】全年可采茎皮，8~12月采收果。

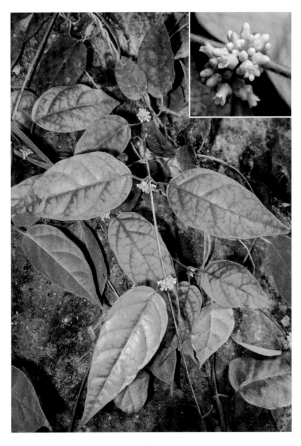

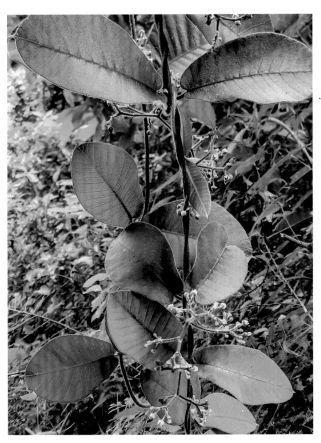

古羊藤

【基原】为萝摩科马莲鞍*Streptocaulon juventas* (Lour.) Merr. 的根。

【别名】老鸦嘴、毛青才、红马连鞍。

【形态特征】木质藤本。枝条、叶、花梗、果实均密被棕黄色茸毛。叶对生；叶片倒卵形至阔椭圆形，中部以上较宽，基部浅心形，侧脉羽状平行。聚伞花序腋生，三歧，阔圆锥状；花序梗和花梗着生许多苞片；花冠外面黄绿色，内面黄红色，辐状。蓇葖果双生，张开成直线，圆柱状。花期6~10月，果期8至翌年3月。

【分布】生于山野坡地、山谷疏林中或路旁灌木丛中。产于广西、贵州、云南。

【性能主治】根味苦、微甘，性凉。有清热解毒、散瘀止痛的作用。主治感冒发热，痢疾，肠炎，胃痛，跌打肿痛，毒蛇咬伤。

【采收加工】全年可采挖，鲜用或晒干。

娃儿藤

【基原】为萝藦科娃儿藤 *Tylophora ovata* (Lindl.) Hook. ex Steud. 的根。

【别名】三十六根、老君须、哮喘草。

【形态特征】攀缘灌木。须根丛生。茎、叶柄、叶、花梗及花萼外面均被锈黄色柔毛。叶片卵形，长2.5~6 cm，宽2~5.5 cm，顶端急尖，具细尖头，基部浅心形，侧脉明显，每边约4条。聚伞花序伞房状，丛生于叶腋；花小，淡黄色或黄绿色，直径5 mm。蓇葖果双生，圆柱状披针形，长4~7 cm，直径约1 cm，无毛。花期4~8月，果期8~12月。

【分布】生于山谷、山地灌木丛中或向阳杂木林中。产于广西、广东、云南、湖南、台湾。

【性能主治】根味辛，性温；有毒。有祛风化痰、解毒散瘀的作用。主治小儿惊风，中暑腹痛，哮喘痰咳，咽喉肿痛，胃痛，牙痛，风湿疼痛，跌打损伤。

【采收加工】全年均可采挖，洗净，切段，鲜用或晒干。

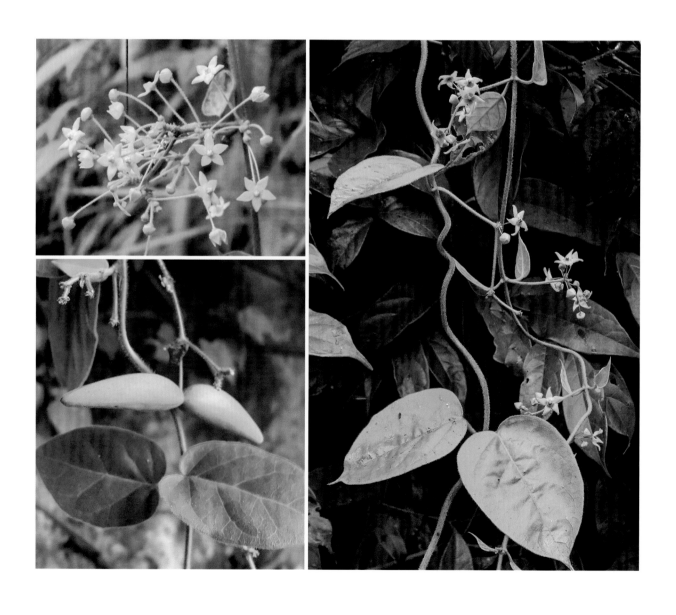

猪肚木

【基原】为茜草科猪肚木 *Canthium horridum* Blume 的叶、根及树皮。

【别名】猪肚簕、山石榴、跌掌随。

【形态特征】灌木。小枝被紧贴的土黄色柔毛，具刺；刺长3~30 mm，对生。叶片卵形、椭圆形或长卵形，长2~5 cm，宽1~2 cm，顶端钝、急尖或近渐尖，基部圆或阔楔形，无毛或沿中脉略被柔毛；叶柄短，略被柔毛。花具短梗或无花梗，单生或数朵簇生于叶腋内；花冠白色，近瓮形，外面无毛，喉部有倒生髯毛，顶部5裂。核果卵形，单生或双生，顶部有微小宿存萼檐。花期4~6月，果期5~9月。

【分布】生于山坡疏林或灌木丛中。产于广西、广东、香港、海南、云南。

【性能主治】叶、根及树皮味淡、辛，性寒。有清热利尿、活血解毒的作用。主治痢疾，黄疸，水肿，小便不利，疮毒，跌打肿痛。

【采收加工】夏季采摘叶。夏、秋季采剥树皮。四季均可采挖根，切片，鲜用或晒干。

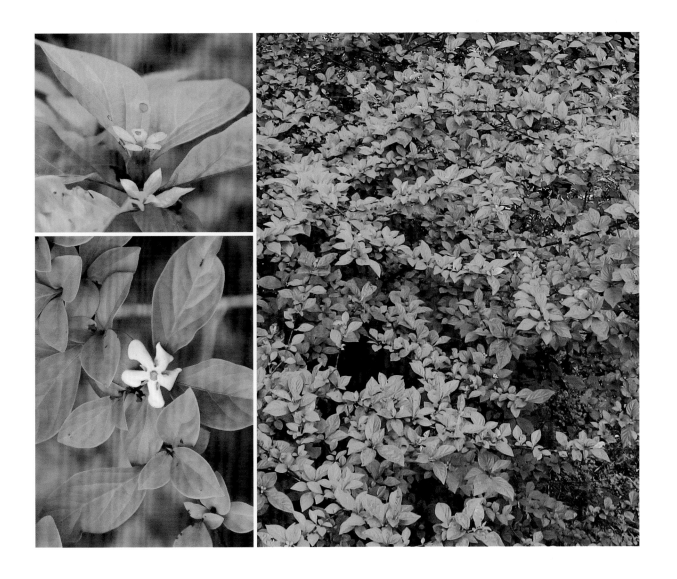

山石榴

【基原】为茜草科山石榴*Catunaregam spinosa* (Thunb.) Tirveng. 的根、叶、果。

【别名】假石榴、猪头果。

【形态特征】具刺灌木或小乔木，高2~8 m。刺腋生，对生，粗壮。叶对生或簇生于短侧枝上；叶片宽倒卵形至匙形。花单生或2~3朵簇生短枝顶部；花冠钟状，白色或淡黄色，外面密被绢毛。浆果近球形，直径2~4 cm，有宿存的萼裂片，形似石榴，故名山石榴。花期3~6月，果期5月至翌年1月。

【分布】生于旷野、丘陵、山坡、山谷的林中或灌木丛中。产于广西、广东、海南、云南、台湾、香港、澳门。

【性能主治】根、叶、果味苦、涩，性凉；有毒。有祛瘀消肿、解毒、止血的作用。主治跌打瘀肿，外伤出血，皮肤疥疮，肿毒。

【采收加工】果实成熟时采收，晒干。夏、秋季采叶，鲜用或晒干。根全年均可采挖，洗净，切段，鲜用或晒干。

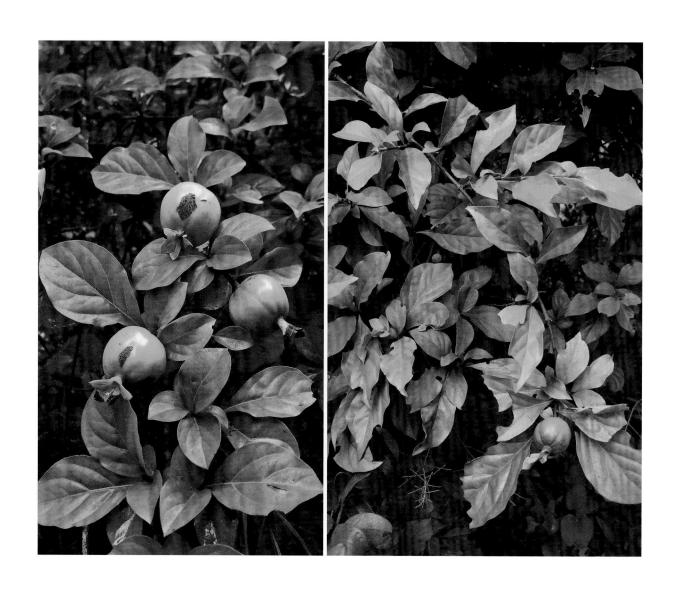

白花龙船花

【基原】为茜草科白花龙船花*Ixora henryi* Lévl. 的全株。

【别名】小龙船花、小仙丹花、白骨木。

【形态特征】灌木，高1~3 m。全株无毛；小枝初时扁圆柱形，老时圆柱形。叶对生；叶片长圆形或披针形，长5~10 cm，宽1.5~4 cm，顶端长渐尖或渐尖，基部楔形至阔楔形。花序顶生，多花，排成三歧伞房式的聚伞花序，有线形或线状披针形苞片；花冠白色，干后变暗红色，盛开时冠管长2.5~3 cm。果球形，直径0.8~1 cm，顶端有残留、细小的萼裂片。花期8~12月。

【分布】生于山坡、山谷疏林或密林下，或潮湿的溪边。产于广西、广东、海南、贵州、云南等地。

【性能主治】全株有清热消肿、止痛、接骨的作用。主治痈疮肿毒，骨折。

【采收加工】全年均可采收，鲜用或晒干。

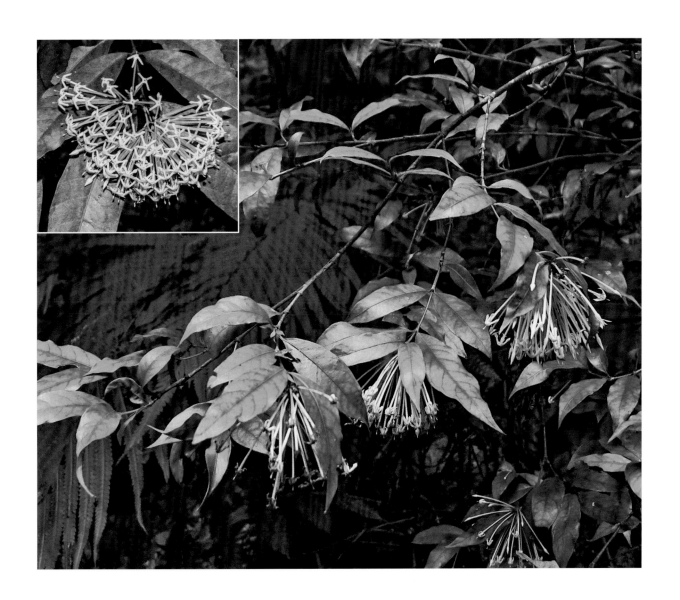

滇丁香

【基原】为茜草科滇丁香*Luculia pinceana* Hook. 的花、果、根、叶。

【别名】白花木、桂丁香、满山香。

【形态特征】灌木或乔木，高2~10 m。多分枝，小枝近圆柱形，有明显的皮孔。叶片长圆形或广椭圆形，长5~22 cm，宽2~8 cm，顶端短渐尖或尾状渐尖，基部楔形或渐狭，全缘，腹面无毛，背面常较苍白。伞房状的聚伞花序顶生，花芳香；花冠红色，少为白色，高脚碟状，冠管细圆柱形。蒴果倒卵状长圆形，有棱。种子多数，近椭圆形，两端具翅。花果期3~11月。

【分布】生于山坡、山谷溪边的林中或灌木丛中。产于广西、贵州、云南、西藏。

【性能主治】花、果味辛，性温。有止咳化痰的作用。主治咳嗽，百日咳，慢性支气管炎。根主治胆囊炎，风湿骨痛。叶主治膀胱湿热，跌打损伤。

【采收加工】根、叶全年可采收，夏季花盛开时采摘，鲜用或烘干。果实熟后采收，鲜用或晒干。

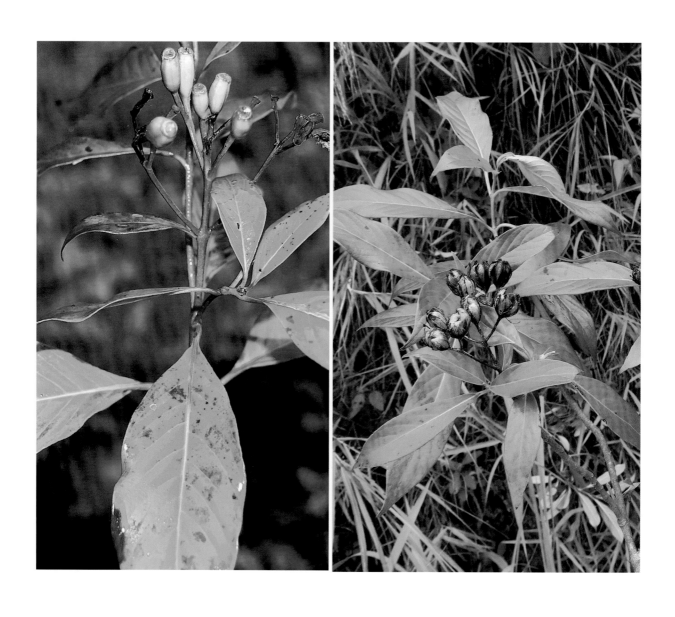

玉叶金花

【基原】为茜草科玉叶金花*Mussaenda pubescens* W. T. Aiton 的全株。

【别名】白纸、白叶子、凉口茶。

【形态特征】攀缘灌木。嫩枝被贴伏短柔毛。叶对生或轮生；叶片薄纸质，卵状长圆形或卵状披针形，长5~8 cm，宽2~2.5 cm，顶端渐尖，基部楔形，腹面近无毛或疏被毛，背面密被短柔毛。聚伞花序顶生，密花；萼裂片5片，其中1片极发达呈白色花瓣状；花冠黄色，管状。浆果近球形，顶部有环状疤痕，干时黑色。花期6~7月。

【分布】生于灌木丛、溪谷、山坡或村旁。产于广西、广东、海南、湖南、福建、浙江、台湾等地。

【性能主治】全株味甘、淡，性凉。有清热解毒、凉血解暑的作用。主治中毒，感冒，扁桃体炎，支气管炎，咽喉炎，肾炎水肿，肠炎，子宫出血，毒蛇咬伤。

【采收加工】全年均可采收，鲜用或晒干。

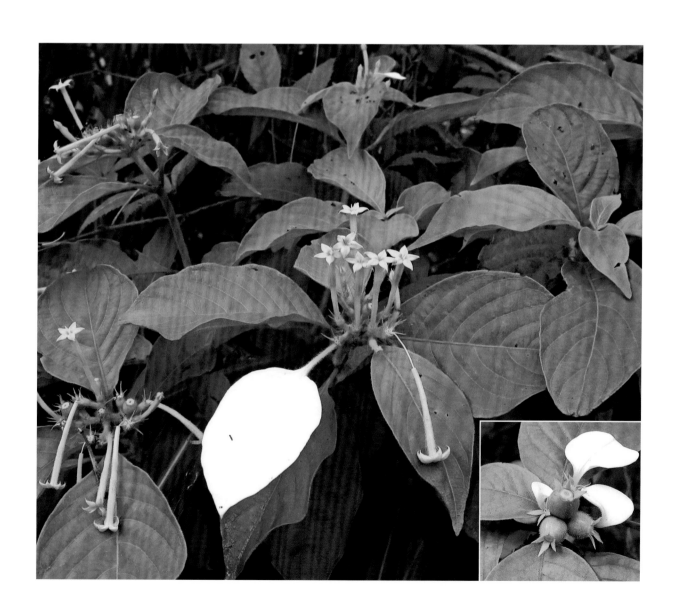

鸡矢藤

【基原】为茜草科鸡矢藤*Paederia scandens* (Lour.) Merr. 的根或全草。

【别名】雀儿藤、狗屁藤、臭屁藤。

【形态特征】多年生缠绕藤本。枝叶揉碎有强烈的鸡屎臭味。叶对生；叶片纸质，卵形至披针形，长5~10 cm，宽2~4 cm，顶端短尖或削尖，基部浑圆，有时心状形，腹面无毛，在背面脉上被微毛。圆锥花序式的聚伞花序腋生和顶生，扩展；花冠筒钟状，外面白色，内面紫红色，有茸毛。果球形，成熟时近黄色，有光泽，藤枯后仍不落。花期6~10月，果期11~12月。

【分布】生于山坡、林缘灌木丛中或缠绕于树上。产于广西、广东、云南、贵州、湖南、湖北、福建、江西、四川、安徽等地。

【性能主治】根或全草味甘、微苦，性平。有祛风利湿、消食化积、止咳、止痛的作用。主治风湿筋骨痛，黄疸型肝炎，肠炎，消化不良，肺结核咯血，支气管炎，外伤性疼痛，跌打损伤；外用治皮炎，湿疹，疮疡肿毒。

【采收加工】夏季采收全草，秋、冬季采挖根，洗净，晒干。

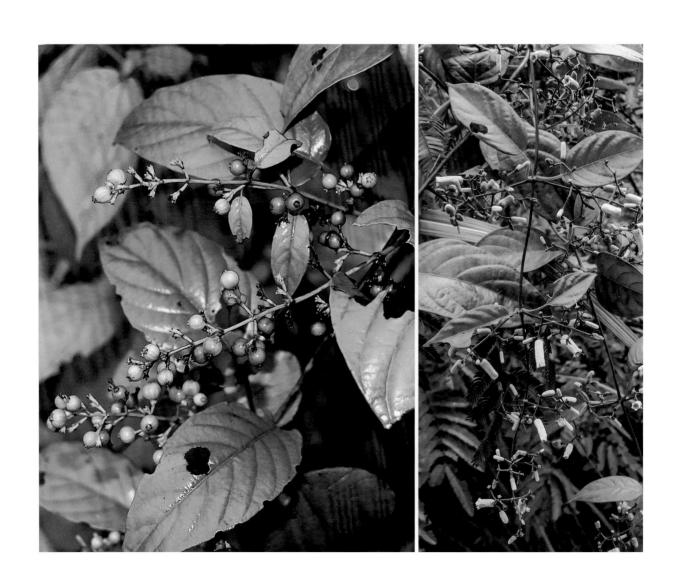

驳骨九节

【基原】为茜草科驳骨九节Psychotria prainii Levl. 的全株。

【别名】驳骨草、花叶九节木。

【形态特征】直立灌木，高0.5~2 m。嫩枝、叶背面、叶柄、托叶背面和花序均被暗红色的皱曲柔毛。叶对生，常较密聚生于枝顶；叶片椭圆形、长圆形至卵形，长3~15 cm，宽1.3~6.5 cm。聚伞花序顶生，密集成头状；花冠白色。核果椭圆形或倒卵形，红色，具纵棱，顶冠以宿萼，密集成头状。花期5~8月，果期7~11月。

【分布】生于山坡、山谷溪边林中或灌木丛中。产于广西、广东、云南、贵州。

【性能主治】全株味苦，性凉。有清热解毒、祛风止痛、散瘀止血的作用。主治感冒，咳嗽，肠炎，痢疾，风湿骨痛，跌打损伤，骨折。

【采收加工】全年均可采收，洗净，切段，晒干。

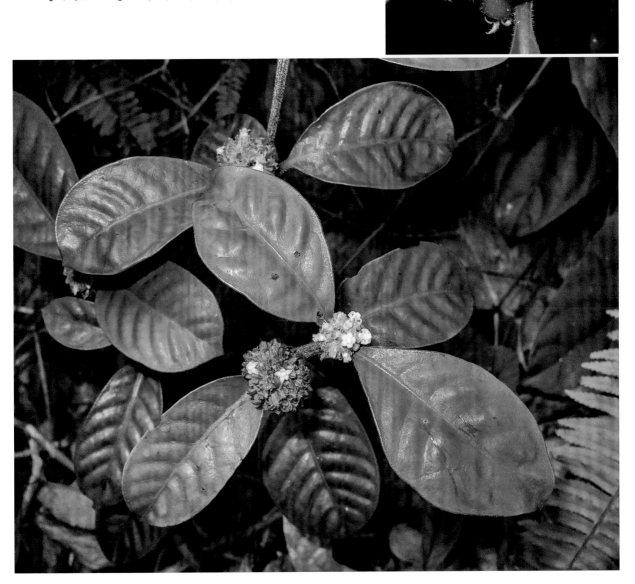

九节

【基原】为茜草科九节 *Psychotria rubra* (Lour.) Poir. 的嫩枝及叶。

【别名】暗山香、大罗伞。

【形态特征】灌木或小乔木，高0.5~5 m。叶对生；叶片纸质或革质，长圆形、椭圆状长圆形或倒披针状长圆形，长5~23.5 cm，宽2~9 cm。聚伞花序常顶生，多花，总花梗常极短；花冠白色，喉部被白色长柔毛；花冠裂片近三角形，开放时反折。核果球形或宽椭圆形，有纵棱，红色。花果期全年。

【分布】生于平地、丘陵、山坡、山谷溪边的灌木丛中或林中。产于广西、广东、海南、贵州、云南、湖南、浙江、福建、台湾等地。

【性能主治】嫩枝及叶味苦，性凉。有清热解毒、祛风除湿、活血止痛的作用。主治感冒发热，咽喉肿痛，白喉，痢疾，肠伤寒，疮疡肿毒，风湿痹痛，跌打损伤，毒蛇咬伤。

【采收加工】全年均可采收，鲜用或晒干。

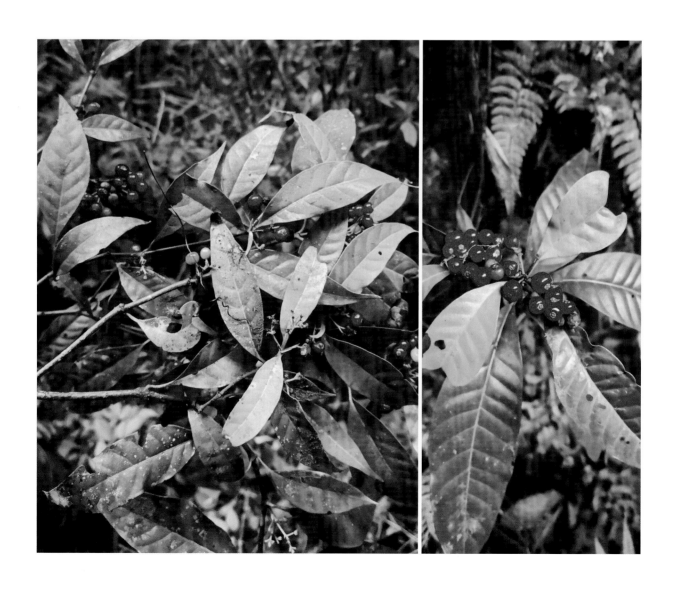

裂果金花

【基原】为茜草科裂果金花*Schizomussaenda henryi* (Hutch.) X. F. Deng et D. X. Zhang 的根、茎。

【别名】树甘草、白头将军、木辣。

【形态特征】大灌木，高达7~8 m。小枝被糙伏毛，后近无毛，有散生的淡黄色皮孔。叶对生；叶片倒披针形，长圆状倒披针形或卵状披针形，长10~17 cm，宽2.5~6 cm，顶端渐尖或短尖，基部楔形。聚伞花序顶生，多花；花金黄色，近无梗；花叶卵状披针形，白色；花冠筒状，被绢毛。蒴果倒卵圆形或椭圆状倒卵形，长约8 mm。花期5~10月，果期7~12月。

【分布】生于山坡、河谷疏林中或林缘、路旁。产于广西、广东、云南。

【性能主治】根、茎味甘，性平。有清热解毒、止咳化痰、利尿消肿的作用。主治肺热咳嗽，咽喉肿痛，肾炎水肿，尿路感染。

【采收加工】全年均可采收，洗净，切片，晒干。

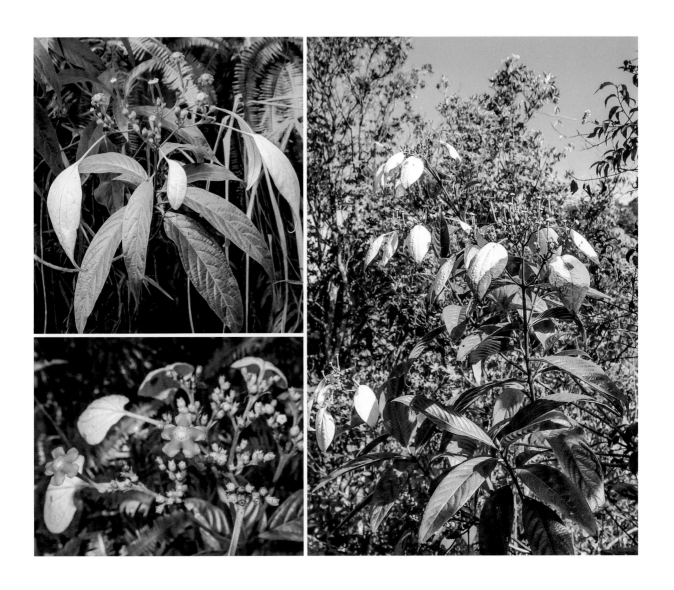

乌口树

【基原】为茜草科假桂乌口树*Tarenna attenuata* (Voigt) Hutchins. 的全株。

【别名】乌木、达仑木。

【形态特征】灌木或乔木，高1~8 m。叶片纸质或薄革质，长圆状披针形、倒披针形或倒卵形，长4.5~15 cm，宽1.5~6 cm，顶端渐尖或骤然短渐尖，基部楔形或短尖，全缘，有时略背卷，干时变黑褐色。伞房状聚伞花序顶生，三歧分枝，分枝稍密，花序梗较短；花冠白色或淡黄色，顶部5裂；裂片长圆形，开放时向外反折。果实球形，熟时紫黑色。花期3~7月，果期5月至翌年1月。

【分布】生于旷野、丘陵、山地、沟边、林中或灌木丛中。产于广西、广东、海南、云南。

【性能主治】全株味酸、辛、微苦，性微温。有祛风消肿、散瘀止痛的作用。主治跌打损伤，风湿骨痛，胃肠绞痛，蜂窝组织炎，脓肿，口腔炎。

【采收加工】夏、秋季采收，切段，扎成捆，晒干。

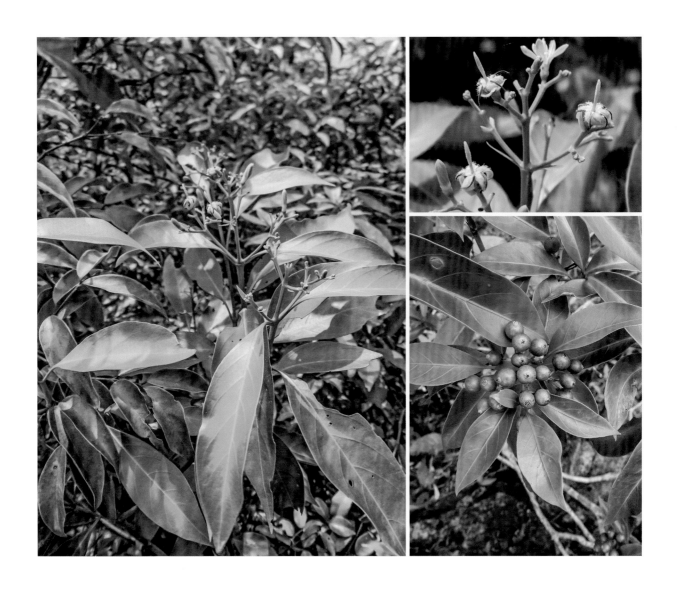

钩藤

【基原】为茜草科大叶钩藤*Uncaria macrophylla* Wall. 的带钩茎枝。

【别名】双钩藤、鹰爪风。

【形态特征】大藤本。嫩枝方柱形或略有棱角，疏被硬毛。叶对生；叶片近革质，卵形或阔椭圆形，长10~16 cm，宽6~12 cm，顶端短尖或渐尖，基部圆、近心形或心形。头状花序单生叶腋，花序梗具1个节。小蒴果有苍白色短柔毛，宿存萼裂片线形，星状辐射。种子两端有白色膜质的翅，仅一端的翅2深裂。花期夏季。

【分布】生于次生林中，常攀缘于林冠上。产于广西、广东、海南、云南。

【性能主治】带钩茎枝味甘，性凉。有清热平肝、息风定惊的作用。主治肝风内动，惊痫抽搐，高热惊厥，感冒夹惊，小儿惊啼，妊娠子痫，头痛眩晕。

【采收加工】秋、冬季采收，去叶，切段，晒干。

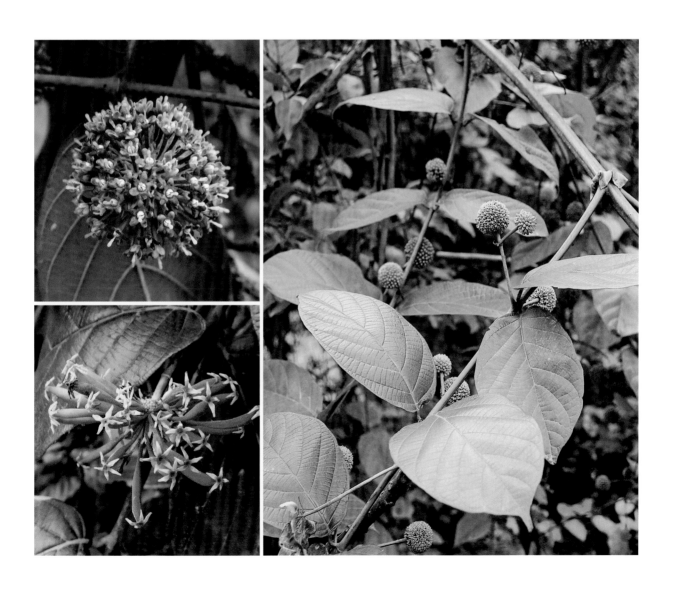

山银花

【基原】为忍冬科菰腺忍冬*Lonicera hypoglauca* Miq. 的花蕾或初开的花。

【别名】大银花。

【形态特征】缠绕藤本。小枝、叶柄、叶及总花梗均密被淡黄褐色短柔毛。叶片纸质，卵形至卵状长圆形，长6~11.5 cm，顶端渐尖或尖，基部近圆形或带心形，背面具橘红色蘑菇状腺。双花单生至多朵集生于侧生短枝上，或于小枝顶集合成总状；苞片线状披针形；花白色，后变黄色。果近球形，黑色，具白粉。花期4~5月，果期10~11月。

【分布】生于灌木丛中或疏林中。产于广西、广东、四川、贵州、云南、安徽、江西、福建等地。

【性能主治】花蕾或初开的花味甘，性寒。有清热解毒、疏散风热的作用。主治风热感冒，温病发热，喉痹，丹毒，热毒血痢，痈肿疔疮。

【采收加工】夏初花开放前采收，干燥。

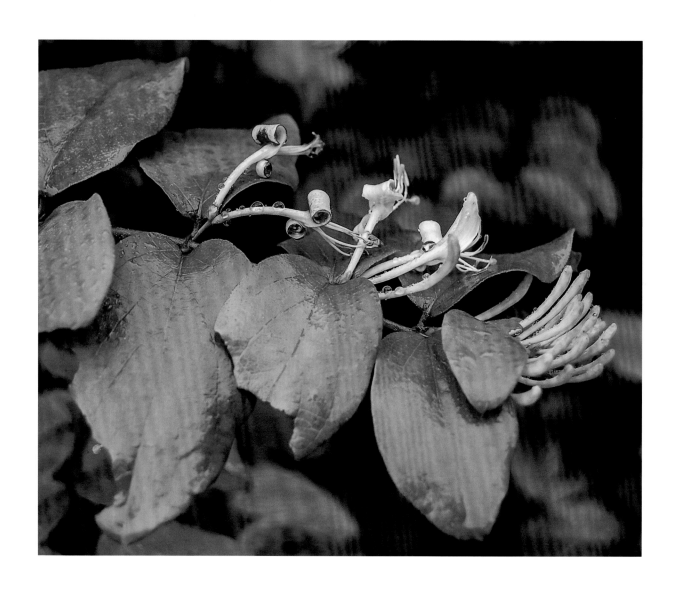

满山红

【基原】为忍冬科南方荚蒾 *Viburnum fordiae* Hance 的根、茎及叶。

【别名】火柴树、心伴木。

【形态特征】灌木或小乔木，高可达5 m。植株几乎均被暗黄色或黄褐色茸毛。叶片纸质至厚纸质，宽卵形或菱状卵形，长4~9 cm，顶端钝或短尖至短渐尖，基部圆形至截形或宽楔形，稀楔形，边缘常有小尖齿；叶脉在腹面略凹陷，背面突起。复伞形式聚伞花序；花冠白色，辐状，裂片卵形。果红色，卵圆形。花期4~5月，果期10~11月。

【分布】生于山谷旁疏林中、山坡灌木丛中。产于广西、广东、云南、湖南、安徽、福建等地。

【性能主治】根、茎及叶味苦，性凉。有祛风清热、活血散瘀的作用。主治感冒，发热，月经不调，肥大性脊椎炎，风湿痹痛，跌打骨折，湿疹。

【采收加工】根全年均可采收，洗净，切段，晒干。茎及叶夏、秋季采收，切段，鲜用或晒干。

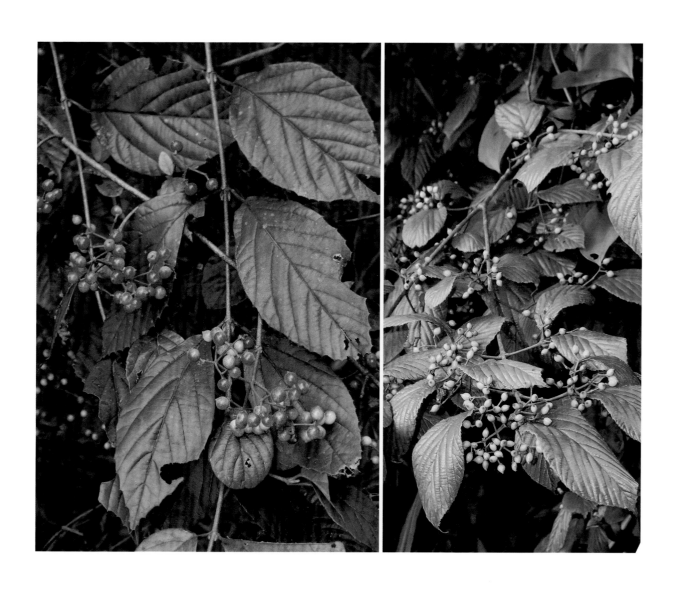

东风草

【基原】为菊科东风草*Blumea megacephala* (Randeria) C. C. Chang et Y. Q. Tseng 的全草。

【别名】黄花地胆草。

【形态特征】攀缘状草质或基部木质藤本。茎圆柱形，多分枝，有明显的沟纹。叶片卵形、卵状长圆形或长椭圆形，长7~10 cm，宽2.5~4 cm，基部圆形，顶端短尖，边缘有疏细齿或点状齿。头状花序通常1~7个在腋生枝顶排成总状或近伞房状，再组成具叶圆锥花序；花黄色，雌花多数，细管状。瘦果圆柱形，有10条棱，冠毛白色。花期8~12月。

【分布】生于林缘、灌木丛中、山坡阳处。产于广西、广东、云南、贵州、四川、湖南、江西、福建、台湾等地。

【性能主治】全草味微辛、苦，性凉。有清热明目、祛风止痒、解毒消肿的作用。主治目赤肿痛，翳膜遮睛，风疹，疥疮，皮肤瘙痒，痈肿疮疖，跌打红肿。

【采收加工】夏、秋季采收，鲜用或晒干。

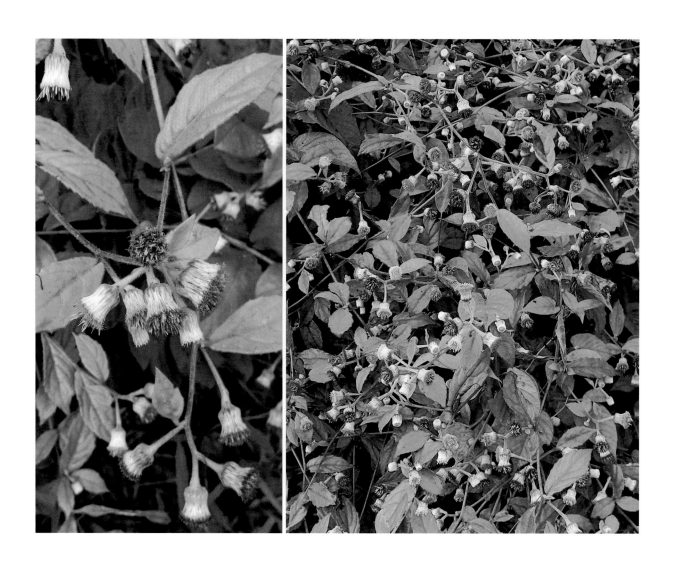

鹤虱

【基原】为菊科天名精*Carpesium abrotanoides* L. 的成熟果实。

【别名】天蔓青、地菘。

【形态特征】多年生粗壮草本。茎直立，上部多分枝，下部木质化，密生短柔毛，有明显的纵条纹。基生叶于开花前凋萎；茎下部叶广椭圆形或长椭圆形，边缘齿端有腺体状胼胝体。头状花序多数，生于茎端及沿茎、枝生于叶腋。瘦果顶端有短喙，无冠毛。花期8~10月，果期10~12月。

【分布】生于村边、路旁荒地、林缘。产于我国大部分地区。

【性能主治】果实味苦、辛，性平；有小毒。有杀虫消积的作用。主治蛔虫病，蛲虫病，绦虫病，虫积腹痛，小儿疳积。

【采收加工】秋季果实成熟时采收，晒干。

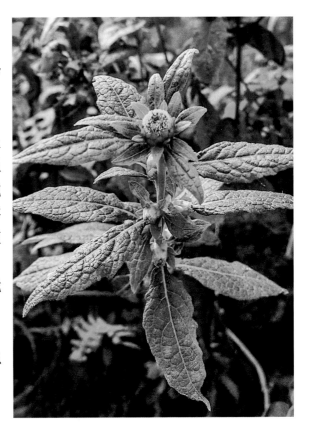

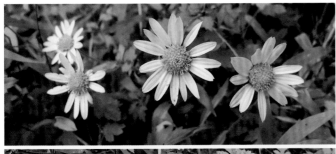

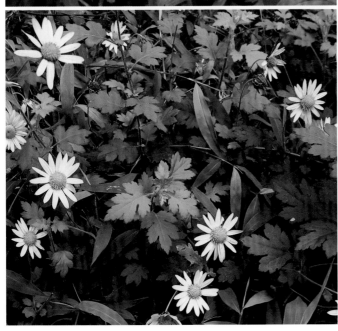

野菊

【基原】为菊科野菊*Chrysanthemum indicum* L. 的头状花序。

【别名】野黄菊。

【形态特征】多年生草本。有地下长或短匍匐茎。茎直立或铺散，分枝或仅在茎顶有伞房状花序分枝。基生叶和茎下部叶花期脱落；茎中部叶卵形、长卵形或椭圆状卵形。头状花序常在枝顶排成伞房状圆锥花序；全部苞片边缘白色或褐色宽膜质；舌状花黄色。瘦果。花期6~11月。

【分布】生于田边、路旁、灌木丛中及山坡草地。产于东北、华北、华中、华南及西南各地。

【性能主治】头状花序味辛、苦，性微寒。有清热解毒、泻火平肝的作用。主治目赤肿痛，头痛眩晕，疔疮痈肿。

【采收加工】秋、冬季花初开放时采摘，晒干或蒸后晒干。

鱼眼草

【基原】为菊科鱼眼草*Dichrocephala auriculata* (Thunb.) Druce 的全草。

【别名】夜明草、白头菜。

【形态特征】一年生草本，直立或铺散，高12~50 cm。茎通常粗壮，不分枝或分枝自基部而铺散，茎枝被白色长或短茸毛。叶片卵形、椭圆形或披针形；茎中部叶长3~12 cm，宽2~4.5 cm，大头羽裂；自茎中部向上或向下的叶渐小同形；基部叶通常不裂，常卵形；全部叶边缘重粗齿或缺刻状，少有规则圆齿的。头状花序小，球形，多数头状花序在枝端或茎顶排列成伞房状花序或伞房状圆锥花序；外围雌花多层，紫色；中央两性花黄绿色。花果期全年。

【分布】生于山坡、山谷、荒地或水沟边。产于广西、广东、贵州、湖南、云南、四川、湖北、浙江等地。

【性能主治】全草味辛、苦，性平。有活血调经、消肿解毒的作用。主治月经不调，扭伤肿痛，毒蛇咬伤。

【采收加工】夏、秋季采收，鲜用或晒干。

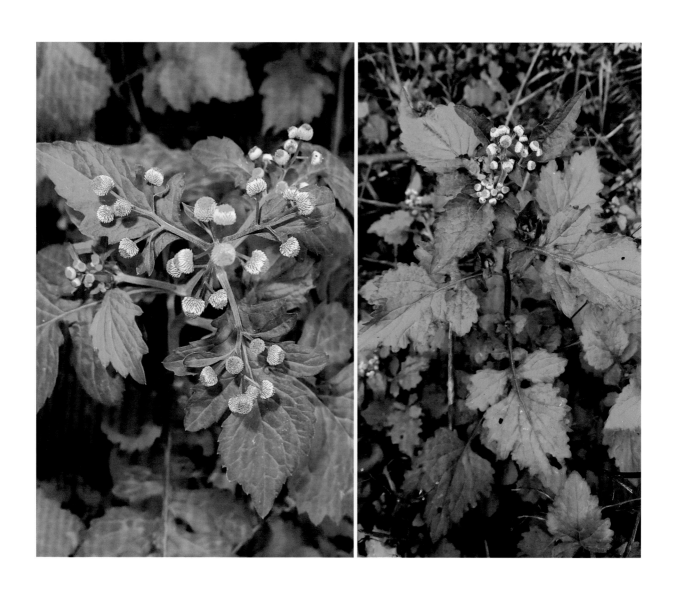

墨旱莲

【基原】为菊科鳢肠*Eclipta prostrata* (L.) L. 的地上部分。

【别名】墨菜、旱莲草。

【形态特征】一年生草本。茎直立、斜升或平卧，通常自基部分枝，被贴生糙毛。叶片长圆状披针形或披针形，无柄或有极短的柄，长3~10 cm，宽0.5~2.5 cm，顶端尖或渐尖，边缘有细齿或有时仅波状，两面被密硬糙毛。头状花序具细长梗；花白色，中央为管状花，外层2列为舌状花，花序形如莲蓬。瘦果暗褐色，雌花的瘦果三棱形，两性花的瘦果扁四棱形。花期6~9月。

【分布】生于河边、田边及路旁。产于我国各地。

【性能主治】地上部分味甘、酸，性寒。有滋补肝肾、凉血止血的作用。主治眩晕耳鸣，腰膝酸软，阴虚血热，崩漏下血，外伤出血。

【采收加工】花开时采割，晒干。

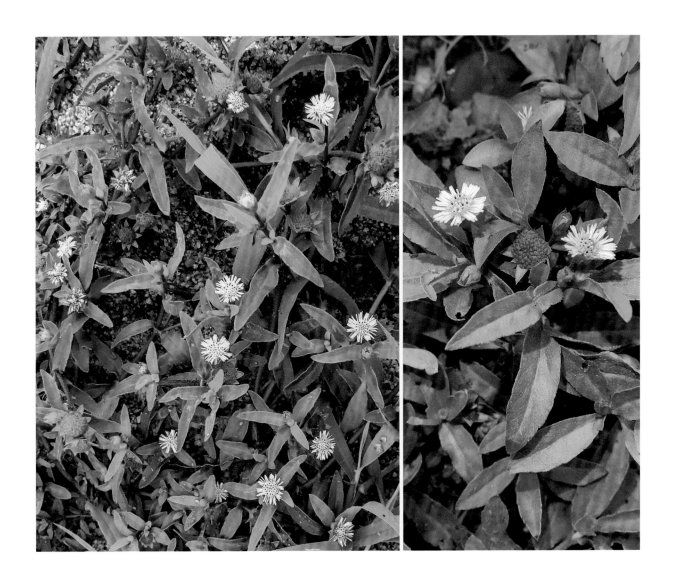

苦地胆

【基原】为菊科地胆草*Elephantopus scaber* L. 的根。

【别名】地胆头、草鞋跟。

【形态特征】直立草本。根状茎平卧或斜升，具多数纤维状根。茎高20~60 cm，密被白色贴生长硬毛。基部叶莲座状，匙形或倒披针状匙形，长5~18 cm，宽2~4 cm，顶端圆钝，或具短尖，基部渐狭成宽短柄，边缘具圆齿状齿；茎部叶少数而小。头状花序束生于枝顶，基部被3片叶状苞片包围；花淡紫色或粉红色。瘦果长圆状线形，冠毛污白色，基部宽扁。花期7~11月。

【分布】生于开旷山坡、路旁或山谷林缘。产于广西、广东、云南、贵州、江西、福建、台湾、湖南、浙江等地。

【性能主治】根味苦，性寒。有清热解毒、除湿的作用。主治中暑发热，头痛，牙痛，肾炎水肿，肠炎，乳腺炎，月经不调，白带异常。

【采收加工】全年均可采挖，鲜用或晒干。

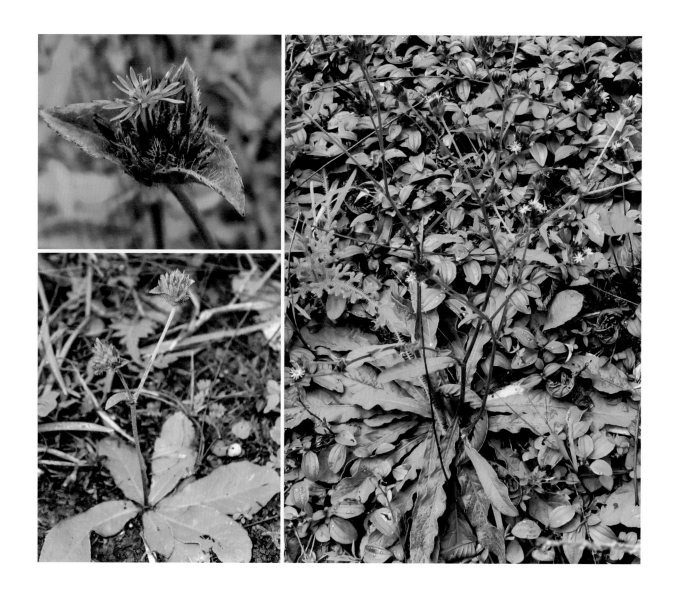

羊耳菊

【基原】为菊科羊耳菊*Inula cappa* (Buch.-Ham. ex D. Don) DC. 的地上部分。

【别名】山白芷、土白芷、猪耳风。

【形态特征】亚灌木。茎直立，高70~200 cm，粗壮，全部被污白色或浅褐色密茸毛。叶片长圆形或长圆状披针形，上部叶渐小近无柄，边缘有小尖头状细齿或浅齿，网脉明显。头状花序倒卵圆形，多数密集于茎和枝端成聚伞圆锥花序，被绢状密茸毛；花黄色。瘦果长圆柱形，被白色长绢毛。花期6~10月，果期8~12月。

【分布】生于丘陵地、荒地、灌木丛或草地。产于广西、广东、四川、云南、贵州、江西、福建、浙江等地。

【性能主治】地上部分味辛、微苦，性温。有祛风、利湿、行气化滞的作用。主治风湿关节痛，胸膈痞闷，疟疾，痢疾，泄泻，产后感冒，肝炎，痔疮，疥癣。

【采收加工】夏、秋季采割，除去杂质，干燥。

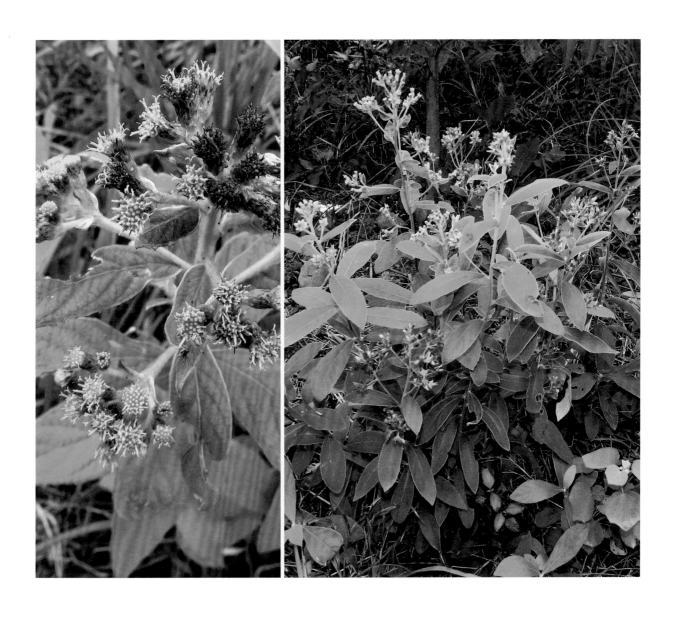

千里光

【基原】为菊科千里光*Senecio scandens* Buch.-Ham. ex D. Don 的全草。

【别名】九里明。

【形态特征】多年生攀缘草本。茎多分枝，被柔毛或无毛，老时变木质。叶具柄；叶片卵状披针形至长三角形，通常具浅齿或深齿，有时具细裂或羽状浅裂。头状花序有舌状花，多数，在茎枝端排列成顶生复聚伞圆锥花序，花冠黄色。瘦果圆柱形，被柔毛。花期10月到翌年3月。

【分布】生于森林、灌木丛中，攀缘于灌木、岩石上或溪边。产于广西、广东、云南、贵州、四川、湖南、湖北、江西、福建、台湾、浙江、陕西、西藏等地。

【性能主治】全草味苦、辛，性凉。有清热解毒、明目退翳、杀虫止痒的作用。主治流感，上呼吸道感染，肺炎，急性扁桃体炎，前列腺炎，急性肠炎，菌痢，黄疸型肝炎，胆湿癣炎，急性尿路感染，目赤肿痛翳障，痈肿疔毒，丹毒，湿疹，干湿癣疮，滴虫性阴道炎，烧烫伤。

【采收加工】9~10月采割全草，鲜用或晒干。

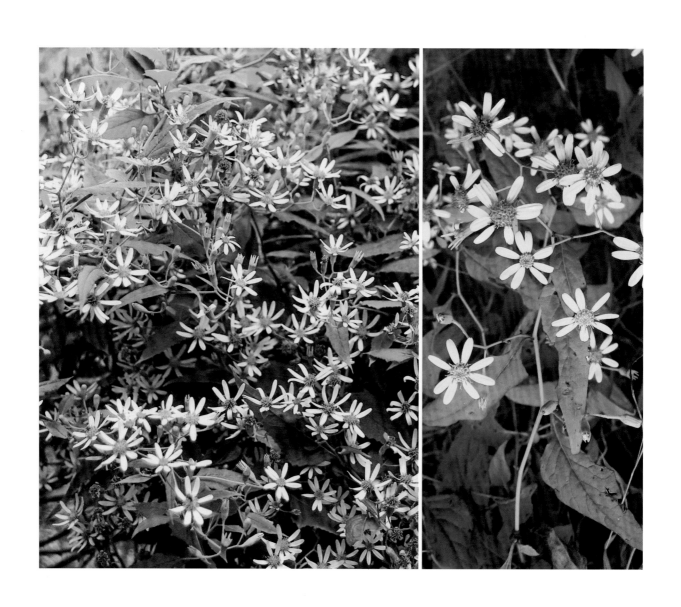

毒根斑鸠菊

【基原】为菊科毒根斑鸠菊*Vernonia cumingiana* Benth. 的藤茎或根。

【别名】过山龙、惊风红、夜牵牛。

【形态特征】攀缘灌木或藤本。枝被锈色或灰褐色密茸毛。叶片卵状长圆形，全缘或稀具疏浅齿，两面均有树脂状腺体。头状花序较多数，通常在枝端或上部叶腋排成疏圆锥花序；花淡红或淡红紫色。瘦果近圆柱形，被短柔毛。花期10月至翌年4月。

【分布】生于河边、溪边、山谷阴处灌木丛中或疏林中，常攀缘于乔木上。产于广西、广东、福建、贵州、云南、四川。

【性能主治】藤茎或根味苦，性凉；有毒。有祛风解表、舒筋活络的作用。主治感冒，疟疾，喉痛，牙痛，风火赤眼，风湿痹痛，腰肌劳损，跌打损伤。

【采收加工】全年均可采收，鲜用或晒干。

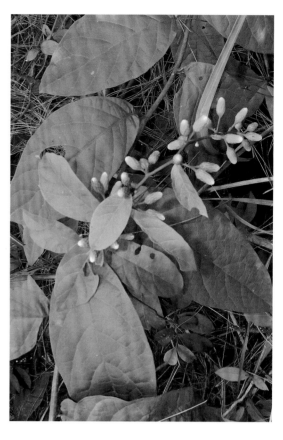

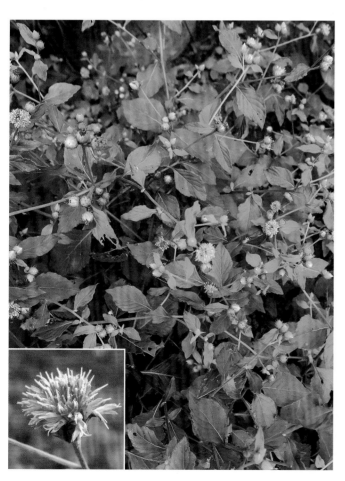

狗仔花

【基原】为菊科咸虾花*Vernonia patula* (Dryand.) Merr. 的全草。

【别名】狗仔菜、鲫鱼草。

【形态特征】一年生粗壮草本。茎直立，具明显条纹，被灰色短柔毛，具腺体。基部和下部叶在花期常凋落；中部叶具柄，卵形或卵状椭圆形，背面被灰色绢状柔毛，具腺体。头状花序通常2~3个生于枝顶端，或排列成分枝宽圆锥状或伞房状；花淡红紫色。花期7月至翌年5月。

【分布】生于荒地、旷野、田边、路旁。产于广西、广东、海南、云南、贵州、福建。

【性能主治】全草味苦、辛，性平。有发表散寒、凉血解毒、清热止泻的作用。主治感冒发热，疟疾，热泻，痧气，湿疹，荨麻疹，久热不退，高血压，乳腺炎。

【采收加工】夏、秋季采收，晒干。

北美苍耳

【基原】为菊科北美苍耳*Xanthium chinense* Mill. 的成熟带总苞的果实。

【别名】老苍子、苍子、毛苍子。

【形态特征】一年生草本，高20~90 cm。根纺锤状，分枝或不分枝。叶片三角状卵形或心形，长4~9 cm，宽5~10 cm，近全缘或有3~5不明显浅裂，顶端尖或钝，基部稍心形或截形，边缘有不规则的粗齿，两面被贴生糙毛。雄头状花序球形，花冠钟形；雌头状花序椭圆形。成熟瘦果的总苞变坚硬，刺果长12~20 m；苞刺长约2 m，苞制略密，顶端两喙近相等。花期7~9月，果期8~11月。

【分布】生于丘陵及山地草丛中。广泛分布于西南、华南、华东、华北、西北、东北各地。

【性能主治】果实味辛、苦，性温；有毒。有散风寒、通鼻窍、祛风湿的作用。主治风寒头痛，鼻塞流涕，鼻衄，鼻渊，风瘼瘙痒，湿痹拘挛。

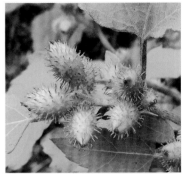

【采收加工】秋季果实成熟时采收，除去梗、叶等杂质，干燥。

【附注】北美苍耳原产于墨西哥，现广泛分布于各地，药用功效与苍耳 *X. sibiricum* 相似。

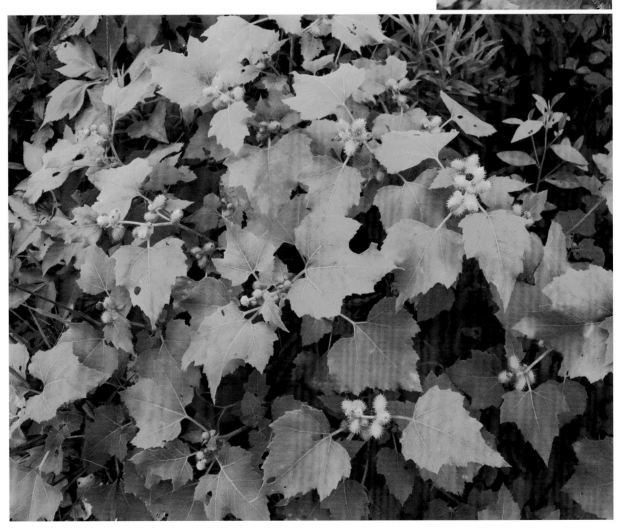

穿心草

【基原】为龙胆科穿心草*Canscora lucidissima* (H. Lévl. et Vaniot) Hand.-Mazz. 的全草。

【别名】顶心风、穿线草、狮子钱。

【形态特征】一年生草本，高10~30 cm。全株光滑无毛。茎直立，黄绿色，多分枝，枝柔弱。基生叶对生，具短柄，卵形；茎生叶呈圆形的贯穿叶，背面灰绿色，具突起的清晰网脉。复聚伞花序呈假二叉状分枝，具多花，有叶状苞片；花冠白色或淡黄白色，钟状。蒴果内藏，无柄，宽矩圆形。种子多数，扁平，黄褐色。花果期8月。

【分布】生于石灰岩山坡较阴湿的岩壁下或石缝中。产于广西、贵州。

【性能主治】全草味微甘、微苦，性凉。有清热解毒、理气活血的作用。主治肺热咳嗽，肝炎，胸痛，胃痛，跌打损伤，毒蛇咬伤。

【采收加工】秋、冬季采收，洗净，鲜用或扎把晒干。

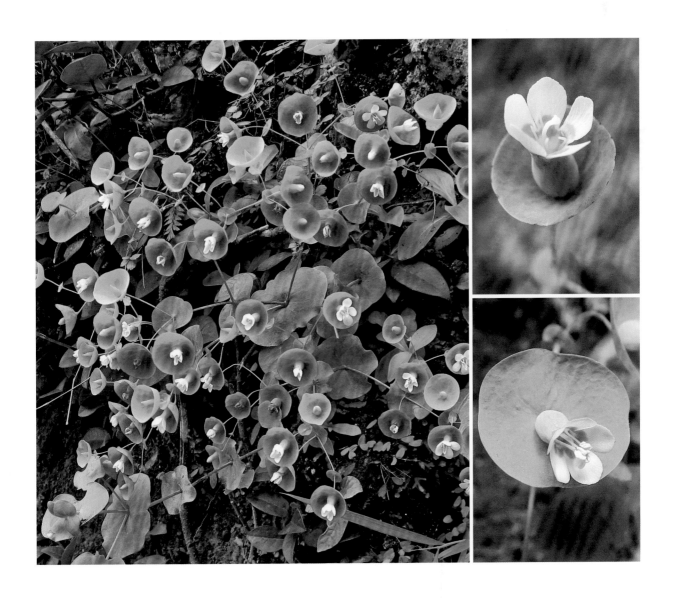

石山细梗香草

【基原】为报春花科石山细梗香草*Lysimachia capillipes* var. *cavaleriei* (H. Lév.) Hand.-Mazz. 的全草。

【别名】排香草、香草。

【形态特征】植株干后有浓郁香气。茎坚硬，木质化，具棱，棱边不成翅状，上部叶腋常发出多数长仅2~3 mm的短枝和少数较长枝条。叶片披针形至卵状披针形，茎下部的叶片有时呈卵圆形，质地较厚；短枝上的叶长度常为茎叶的1/3~1/2。花萼长约4 mm，裂片披针形，先端渐尖成钻形。蒴果直径约3 mm。花期6~7月，果期10月。

【分布】生于石灰岩石山地区。产于广西、广东、贵州、云南。

【性能主治】全草味甘，性平。有祛风除湿、行气止痛、调经、解毒的作用。主治感冒咳嗽，风湿痹痛，脘腹胀痛，月经不调，疔疮，蛇咬伤。

【采收加工】夏季开花时采收，鲜用或晒干。

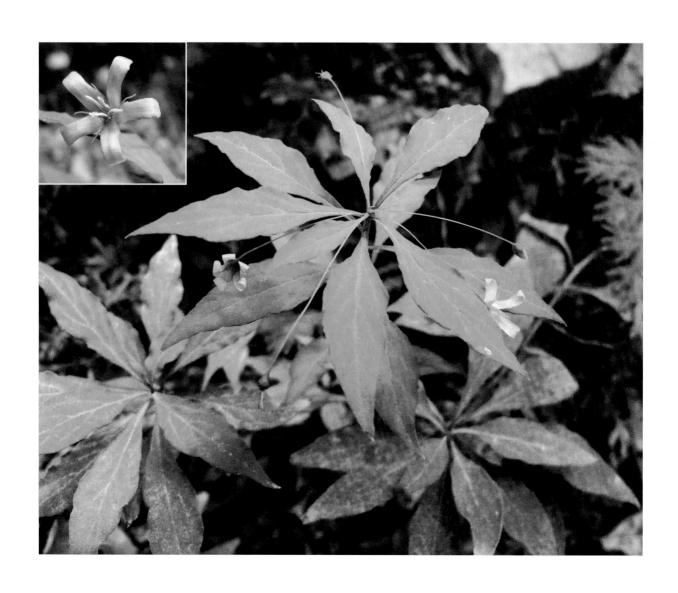

临时救

【基原】为报春花科临时救*Lysimachia congestiflora* Hemsl. 的全草。

【别名】过路黄、小过路黄。

【形态特征】茎下部匍匐，节上生根，上部及分枝上升，密被多细胞卷曲柔毛。叶对生；叶片卵形、阔卵形以至近圆形，有时沿中肋和侧脉染紫红色，边缘具褐色或紫红色腺点。花2~4朵聚生于茎端和枝端成近头状的总状花序，在花序下方的1对叶腋有时具单生花；花冠黄色，内面基部紫红色。花期5~6月，果期7~10月。

【分布】生于水沟边、田基上和山坡林缘、草地等湿润处。产于长江以南各地以及陕西、甘肃南部、台湾。

【性能主治】全草味辛、微苦，性微温。有祛风散寒、止咳化痰、消积解毒的作用。主治风寒头痛，咳嗽痰多，咽喉肿痛，黄疸，胆道结石，尿路结石，小儿腹积，痈疽疔疮，毒蛇咬伤。

【采收加工】在栽种当年10~11月可采收1次，以后第二、第三年的5~6月和10~11月可各采收1次，齐地面割下，去除杂草，晒干或烘干。

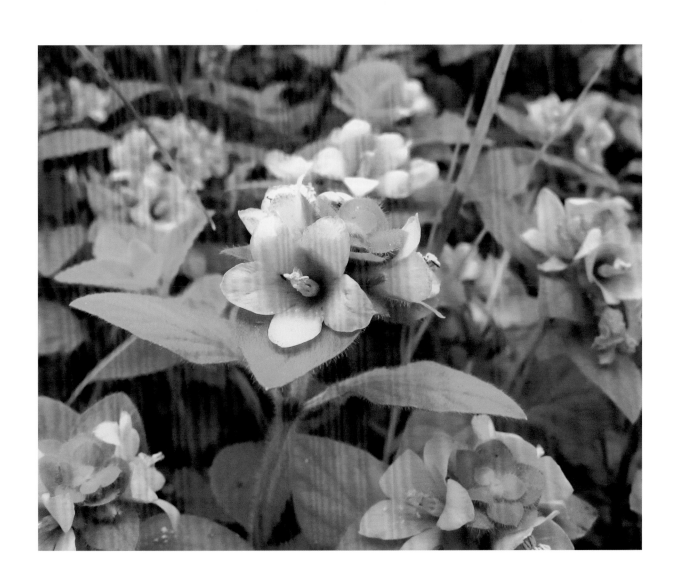

疬子草

【基原】为报春花科延叶珍珠菜*Lysimachia decurrens* Forst. f. 的全草。

【别名】黑疗草、狮子草、白当归。

【形态特征】多年生草本。全株无毛。茎直立，粗壮，高40~90 cm，有棱角，上部分枝。叶互生，有时近对生；叶片披针形或椭圆状披针形，长6~13 cm，宽1.5~4 cm，先端锐尖或渐尖，基部楔形，下延至叶柄成狭翅，两面均有不规则的黑色腺点；叶柄基部沿茎下延。总状花序顶生；花冠白色或带淡紫色。蒴果球形或略扁。花期4~5月，果期6~7月。

【分布】生于村旁荒地、路边、山谷溪边疏林下或草丛中。产于广西、广东、台湾、福建、湖南、贵州、云南等地。

【性能主治】全草味苦、辛，性平。有清热解毒、活血散结、消肿止痛的作用。主治喉痹，疔疮肿毒，月经不调，跌打损伤。

【采收加工】春、夏季采收，鲜用或晒干。

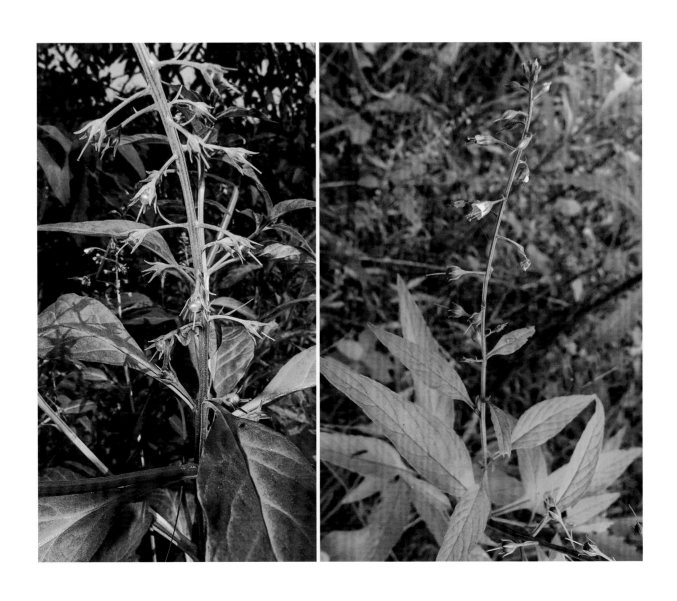

三叶香草

【基原】为报春花科三叶香草*Lysimachia insignis* Hemsl. 的全草或根。

【别名】三块瓦、三支叶、节骨风。

【形态特征】根圆柱状，自粗短的根茎发出，4条至多条丛生，长可达20 cm，通直或弯曲，多少肉质。茎单条或2~3条，直立，高25~90 cm。叶大，通常3片聚生茎顶，近轮生状；叶片卵形至卵状披针形；茎下部叶退化成鳞片状或仅存1个疤痕。总状花序多数，在叶轮下沿茎着生；花冠白色或黄色。蒴果球形，白色，不开裂。花期4~5月，果期10~11月。

【分布】生于山谷溪边或山坡疏林下岩石缝隙中。产于广西、贵州、云南等地。

【性能主治】全草或根味辛、苦，性温。有祛风通络、行气活血的作用。主治风湿痹痛，脘腹疼痛，跌打肿痛。

【采收加工】全年均可采收，洗净，切段，鲜用或晒干。

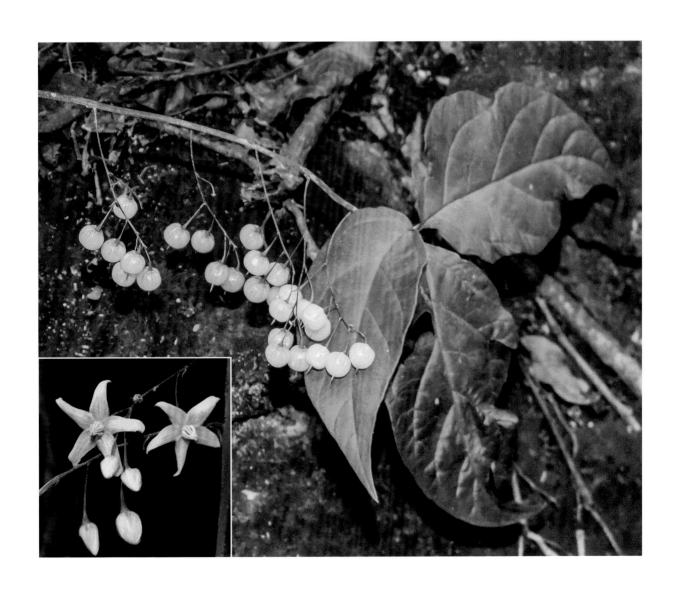

白花丹

【基原】为白花丹科白花丹*Plumbago zeylanica* L. 的全草。

【别名】猛老虎、火灵丹、余笑花。

【形态特征】常绿半灌木，高1~3 m。枝条开散或上端蔓状，常被明显钙质颗粒，具腺体，无毛。叶薄，通常长卵形，长（3）5~8（13）cm，宽（1.8）2.5~4（7）cm。穗状花序顶生；花轴与花序梗皆有头状或具柄的腺体；花冠白色或微带蓝白色。蒴果长圆形，淡黄褐色。种子红褐色。花期10月至翌年3月，果期12月至翌年4月。

【分布】生于污秽阴湿处或半阴处。产于广西、广东、贵州、云南、四川、重庆、台湾、福建。

【性能主治】全草味辛、苦、涩，性温；有毒。有祛风、散瘀、解毒、杀虫的作用。主治风湿性关节疼痛，慢性肝炎，肝区疼痛，血瘀经闭，跌打损伤，肿毒恶疮，疥癣，肛周脓肿，急性淋巴腺炎，乳腺炎，蜂窝组织炎，瘰疬未溃。

【采收加工】全年均可采收，干燥。

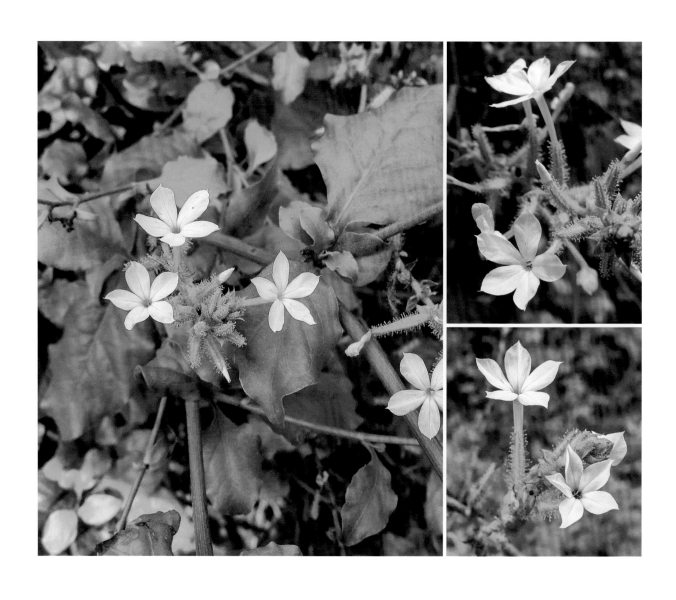

车前草

【基原】为车前科车前草*Plantago asiatica* L. 的全草、成熟种子。

【别名】咳麻草、车前。

【形态特征】多年生草本。须根多数。根茎短，稍粗。叶基生呈莲座状，平卧、斜展或直立；叶片卵形至椭圆形，先端钝圆至急尖，边缘波状。花序3~10个，直立或弓曲上升；穗状花序细圆柱状；花冠白色。蒴果纺锤状，具角，背腹面微隆起；子叶背腹向排列。花期4~8月，果期6~9月。

【分布】生于草地、沟边、河岸湿地、田边、路旁或村边空旷处。产于广西、广东、云南、贵州、四川、西藏、海南、江西、福建等地。

【性能主治】全草味甘，性寒。有清热利尿通淋、祛痰、凉血、解毒的作用。主治热淋涩痛，水肿尿少，暑湿泄泻，痰热咳嗽，痈肿疮毒，吐血。种子味甘，性寒。有清热利尿、渗湿通淋、明目、祛痰的作用。主治水肿胀满，热淋涩痛，暑湿泄泻，目赤肿痛，痰热咳嗽。

【采收加工】全草夏季采挖，除去泥沙，晒干。夏、秋季种子成熟时采收果穗，晒干，搓出种子，除去杂质。

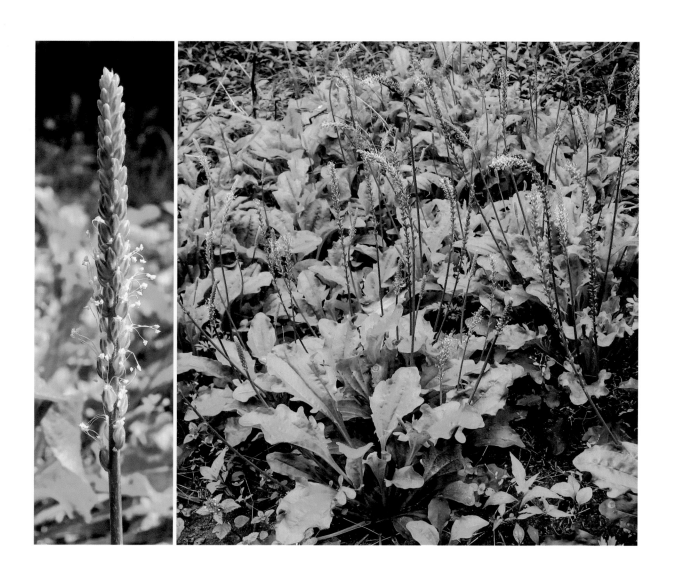

土党参

【基原】为桔梗科大花金钱豹*Campanumoea javanica* Blume 的根。

【别名】桂党参、奶参、土羊乳。

【形态特征】缠绕草质藤本。全株具乳汁。具胡萝卜状根。茎无毛，多分枝。叶对生；叶片心形，长3~11 cm，宽2~9 cm，边缘具浅钝齿。花单生于叶腋；花冠大，长 2~3 cm，花冠上位，白色或黄绿色，内面紫色，钟状，裂至中部。浆果黑紫色或紫红色，球状。种子不规则形，常为短柱状，表面有网状纹。花期5~11月。

【分布】生于山坡或丛林中。产于广西、广东、贵州、云南。

【性能主治】根味甘，性平。有健脾益气、补肺止咳、下乳的作用。主治虚劳内伤，气虚乏力，心悸，多汗，脾虚泄泻，白带异常，乳汁稀少，小儿疳积，遗尿，肺虚咳嗽。

【采收加工】秋季采挖，洗净，晒干。

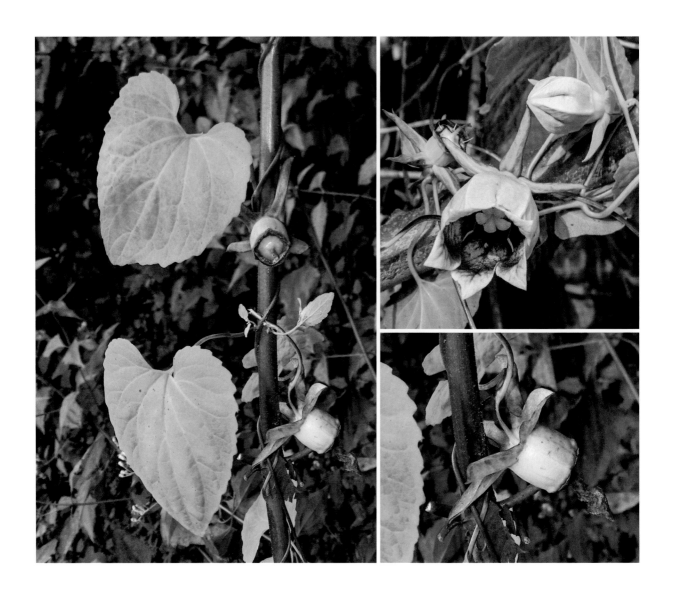

铜锤玉带草

【基原】为半边莲科铜锤玉带草*Lobelia angulata* Forst. 的全草、果实。

【别名】小铜锤、扣子草、铜锤草。

【形态特征】多年生匍匐草本。全株有白色乳汁。茎平卧，被开展的柔毛，节上生根。叶互生；叶片卵形或心形，边缘具细齿，叶脉掌状至掌状羽脉。花单生于叶腋；花冠紫红色、淡紫色、绿色或黄白色。浆果紫红色，椭圆状球形。种子多数，近圆球状，稍压扁状，表面有小疣突。花果期全年。

【分布】生于田边、路旁或疏林中潮湿处。产于广西、广东、湖南、湖北、四川等地。

【性能主治】全草味辛、苦，性平。有祛风除湿、活血、解毒的作用。主治风湿疼痛，跌打损伤，月经不调，目赤肿痛，乳痈，无名肿毒。果实味辛、苦，性平。有祛风利湿、理气散瘀的作用。主治风湿痹痛，疝气，跌打损伤，遗精，白带异常。

【采收加工】全草全年可采收，洗净，鲜用或晒干。8~9月采收果实，鲜用或晒干。

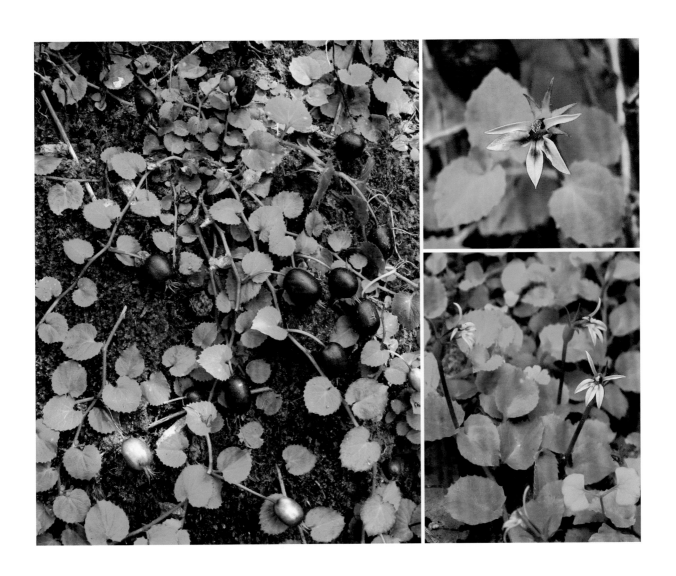

柔弱斑种草

【基原】为紫草科柔弱斑种草 *Bothriospermum zeylanicum* (J. Jacq.) Druce 的全草。

【别名】小马耳朵、细叠子草、雀灵草。

【形态特征】一年生草本。茎丛生，多分枝，被向上贴伏的糙伏毛。叶片椭圆形或狭椭圆形，长1~2.5 cm，宽0.5~1 cm，先端钝，具小尖，基部宽楔形，两面被向上贴伏的糙伏毛或短硬毛。花序柔弱；花萼果期增大；花冠蓝色或淡蓝色，喉部有5个梯形的附属物。小坚果肾形，腹面具纵椭圆形的环状凹陷。花果期2~10月。

【分布】生于山坡路边、田间草丛、山坡草地及溪边阴湿处。产于西南、华南、华东、东北各地及台湾、河南、陕西。

【性能主治】全草味苦、涩，性平；有小毒。有止咳、止血的作用。主治咳嗽，吐血。

【采收加工】夏、秋季采收，去除杂质，晒干。

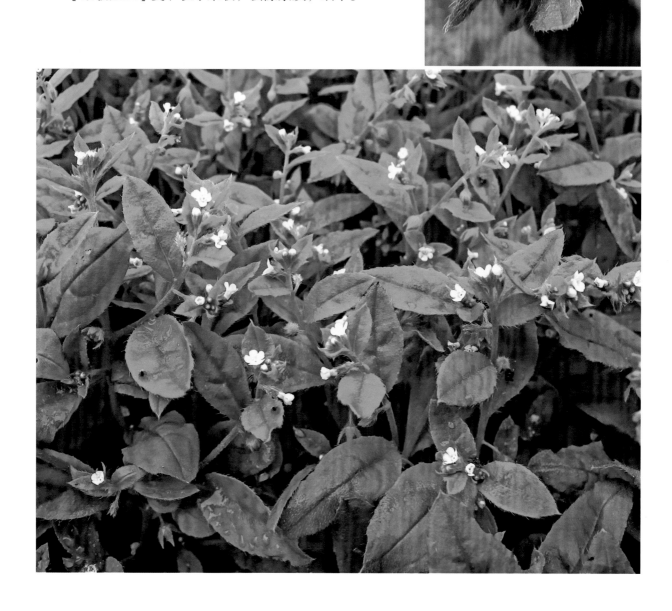

红丝线

【基原】为茄科红丝线*Lycianthes biflora* (Lour.) Bitter 的全株。

【别名】十萼茄、双花红丝线、红珠草。

【形态特征】亚灌木。小枝、叶背、叶柄、花梗及萼的外面密被淡黄色毛。叶常假双生，大小不相等；大叶片椭圆状卵形，偏斜，先端渐尖，基部楔形渐窄至叶柄而成窄翅，小叶片宽卵形。花2~5朵生于叶腋；花冠淡紫色或白色，星形；萼齿10枚，钻状线形。浆果球形，直径6~8 mm，熟时绯红色，宿萼盘形。花期5~8月，果期7~11月。

【分布】生于山谷林下、路旁、水边。产于广西、广东、云南、四川、江西等地。

【性能主治】全株味苦，性凉。有清热解毒、祛痰止咳的作用。主治热淋，狂犬咬伤，咳嗽，哮喘，外伤出血。

【采收加工】夏季采收，通常鲜用。

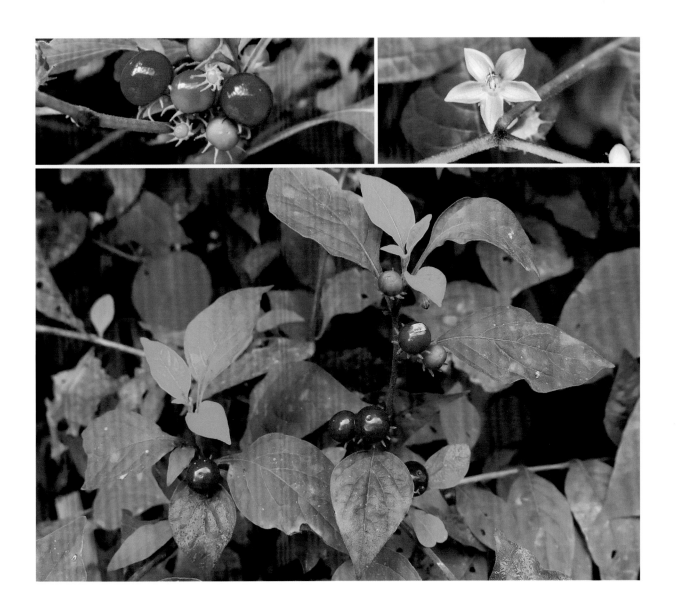

野烟叶

【基原】为茄科假烟叶树*Solanum erianthum* D. Don 的全株或叶。

【别名】大黄叶、土烟叶、假烟叶。

【形态特征】灌木或小乔木。小枝密被白色具柄头状簇茸毛。叶片大而厚，卵状长圆形，先端短渐尖，基部阔楔形或钝，腹面绿色，背面灰绿色，毛被较腹面厚，两面被簇茸毛。聚伞花序形成顶生圆锥状；萼钟状；花冠筒隐于萼内，冠檐深5裂，裂片长圆形，端尖。浆果球形，具宿存萼，熟时黄褐色，初时具星状簇茸毛，后渐脱落。种子扁平状。花果期几全年。

【分布】生于旷野灌木丛中。产于广西、广东、云南、四川、贵州、福建、台湾等地。

【性能主治】全株或叶味辛、苦，性微湿；有毒。有行气血、消肿毒、止痛的作用。主治胃痛，腹痛，痛风，骨折，跌打损伤，痈疖肿毒，皮肤溃疡，外伤出血。

【采收加工】叶于开花前采收，全株全年均可采收，洗净，切段，鲜用或晒干。

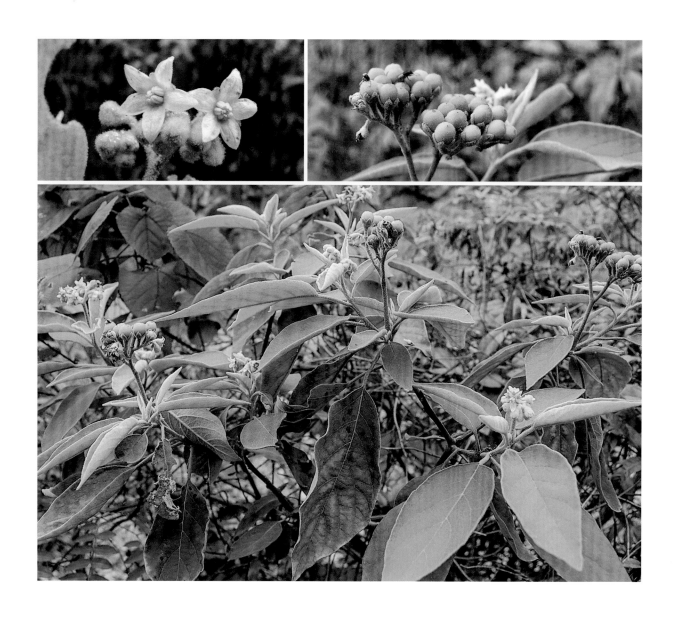

白英

【基原】为茄科白英*Solanum lyratum* Thunb. 的全草。

【别名】千年不烂心、鬼目草、白毛藤。

【形态特征】多年生草质藤本植物。茎、叶密生有节长柔毛。叶互生；叶片多数为琴形，基部常3~5深裂，裂片全缘，两面均被白色发亮的长柔毛。聚伞花序顶生或腋外生；花冠蓝色或白色，花冠筒隐于萼内。浆果球形，熟时红黑色。种子近盘状、扁平状。花期夏秋，果期秋末。

【分布】生于路旁、田边或山谷草地。产于广西、广东、湖南、湖北、云南、四川、福建、江西、甘肃、陕西等地。

【性能主治】全草味甘、苦，性寒；有小毒。有清热利湿、解毒消肿的作用。主治湿热黄疸，胆囊炎，胆石症，肾炎水肿，风湿关节痛，妇女湿热带下，小儿高热惊搐，湿疹瘙痒，带状疱疹。

【采收加工】夏、秋季采收，鲜用或晒干。

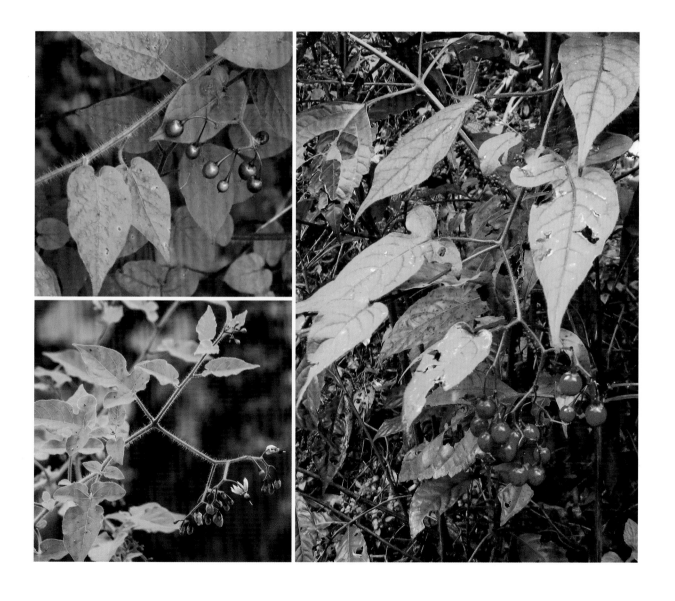

水茄

【基原】为茄科水茄*Solanum torvum* Swartz 的根及老茎。

【别名】山颠茄、天茄子。

【形态特征】灌木。小枝、叶背面、叶柄及花序柄均具稍不等长的尘土色星状毛。叶单生或双生；叶片卵形至椭圆形，基部心脏形或楔形。伞房花序腋外生，二歧或三歧；花白色；萼杯状，外面被星状毛及腺毛；花冠辐状。浆果黄色，圆球形，宿萼外面被稀疏的星状毛。花果期全年。

【分布】生于路旁、荒地、灌木丛中、沟谷及村旁等潮湿处。产于广西、广东、台湾、云南等地。

【性能主治】根及老茎味辛，性平；有小毒。有活血消肿、止痛的作用。主治胃痛，痧证，闭经，跌打瘀痛，腰肌劳损，痈肿，疔疮。

【采收加工】全年均可采收，洗净，切片，鲜用或晒干。

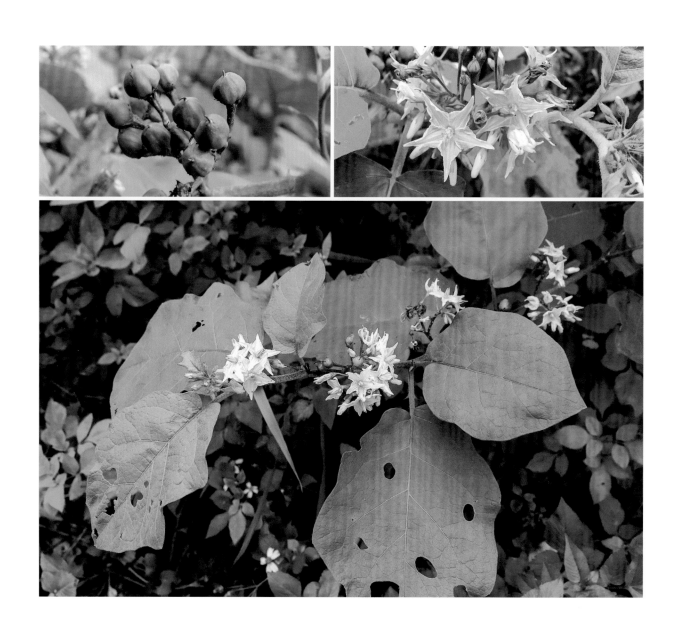

菟丝子

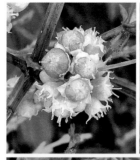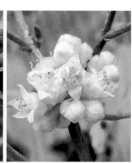

【基原】为旋花科南方菟丝子*Cuscuta australis* R. Br. 的种子。

【别名】豆寄生、无根草、黄丝。

【形态特征】一年生寄生缠绕草本。茎缠绕，金黄色，直径1 mm左右。无叶。花序侧生，少花或多花簇生成小伞形或小团伞花序；花序梗近无；花萼杯状，基部连合；花冠杯形，白色或淡黄色。蒴果扁球形，直径3 mm，通常有4粒种子。种子淡褐色，卵形，表面粗糙。花果期9~12月。

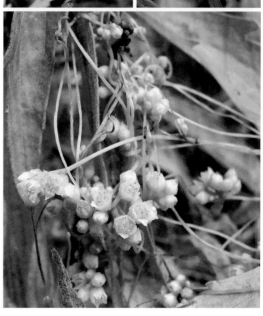

【分布】寄生于田边、路旁的草地或小灌木上。产于广西、广东、湖南、湖北、贵州、云南、四川等地。

【性能主治】种子味辛、甘，性平。有补益肝肾、固精缩尿、安胎、明目、止泻的作用，外用消风祛斑。主治于肝肾不足，腰膝酸软，阳痿遗精，遗尿尿频，肾虚胎漏，胎动不安，目昏耳鸣，脾肾虚泻。

【采收加工】秋季采收植株，晒干，打下种子。

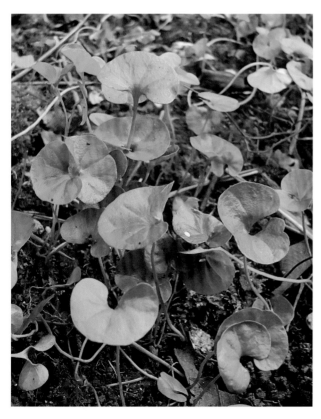

马蹄金

【基原】为旋花科马蹄金*Dichondra micrantha* Urb. 的全草。

【别名】荷包草、黄疸草、金挖耳。

【形态特征】多年生匍匐小草本。茎细长，被灰色短柔毛，节上生根。叶片先端宽圆形或微缺，基部阔心形，腹面微被毛，背面被贴生短柔毛，全缘；具长的叶柄。花单生于叶腋；花冠钟状，较短至稍长于萼，黄色，深5裂，裂片长圆状披针形，无毛。蒴果近球形，膜质。花果期7~11月。

【分布】生于山坡草地，路旁或沟边。产于长江以南各地及台湾。

【性能主治】全草味辛，性凉。有清热利湿、解毒的作用。主治黄疸，痢疾，砂淋，白浊，水肿，疔疮肿毒，跌打损伤，毒蛇咬伤。

【采收加工】全年均可采收，鲜用或晒干。

土丁桂

【基原】为旋花科土丁桂*Evolvulus alsinoides* (L.) L. 的全草。

【别名】白头妹、银花草、烟油花。

【形态特征】多年生草本。茎平卧或上升，细长，具贴生的柔毛。叶片长圆形、椭圆形或匙形，长（7）15~25 mm，宽5~10 mm，先端钝及具小短尖，基部圆形或渐狭，两面或多或少被贴生疏柔毛，或有时腹面少毛至无毛。花序梗丝状，被贴生毛；花单一或数朵组成聚伞花序；花冠辐状，蓝色或白色。蒴果球形，无毛。种子4粒或较少，黑色，平滑。花期5~9月。

【分布】生于山坡草地、灌木丛中或路旁。产于我国长江以南各地及台湾。

【性能主治】全草味甘、苦，性凉。有清热、利湿、解毒的作用。主治黄疸、痢疾、淋浊、带下、疔肿、疥疮。

【采收加工】夏、秋季采收，洗净，鲜用或晒干。

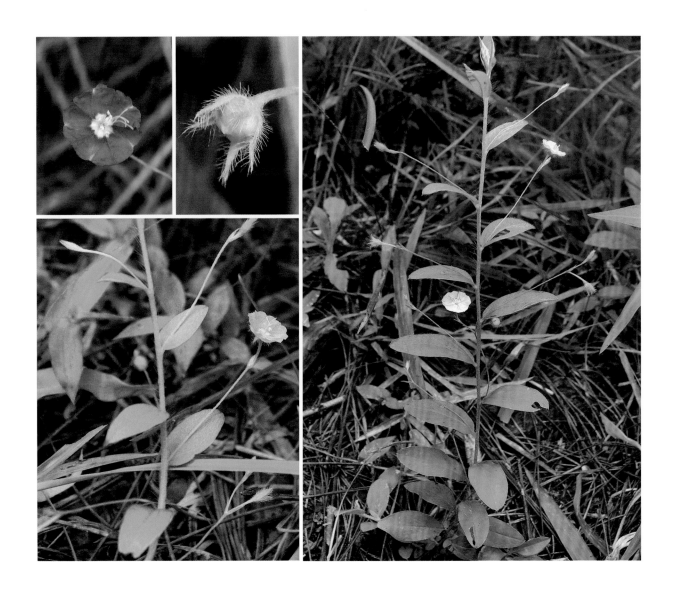

独脚柑

【基原】为玄参科独脚金*Striga asiatica* (L.) Kuntze 的全草。

【别名】疳积草、地莲芝。

【形态特征】一年生半寄生草本,高10~30 cm。全株被刚毛。茎单生,少分枝。叶较狭窄,仅基部的为狭披针形,长0.5~2 cm,其他的为条形,有时鳞片状。花单朵腋生或在茎顶端形成穗状花序;花萼有棱10条;花冠通常黄色,少红色或白色,花冠筒顶端急剧弯曲。蒴果卵状,包于宿存的萼内。花期秋季。

【分布】生于庄稼地和荒草地,寄生于寄主的根上。产于广西、广东、云南、贵州、湖南、江西、福建、台湾。

【性能主治】全草味甘、微苦,性凉。有健脾消积、清热杀虫的作用。主治小儿伤食,疳积黄肿,夜盲,腹泻,肝炎。

【采收加工】夏、秋季采收,洗净,晒干。

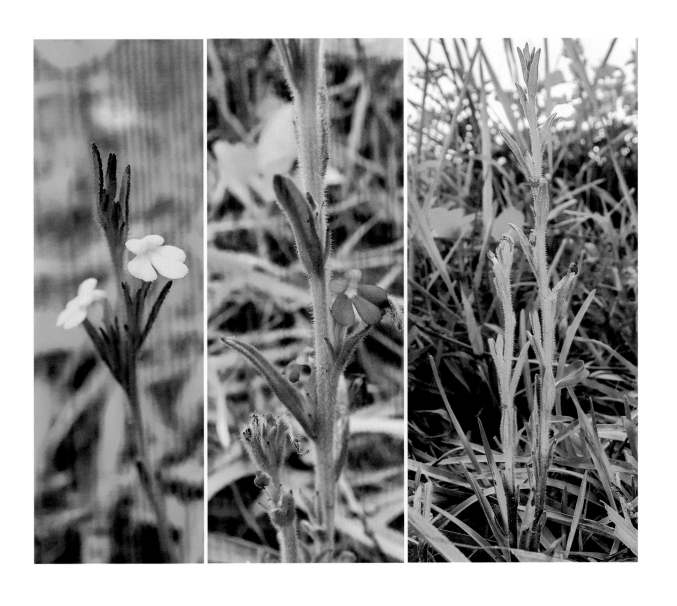

芒毛苣苔

【基原】为苦苣苔科芒毛苣苔Aeschynanthus acuminatus Wall. ex A. DC. 的全株。

【别名】大叶榕藤、石壁风、白背风、石榕。

【形态特征】附生小灌木。茎长约90 cm，无毛，常多分枝；枝条对生，灰色或灰白色。叶对生，无毛；叶片薄纸质，椭圆形或狭倒披针形，长4.5~9 cm，宽1.7~3 cm，顶端渐尖或短渐尖，基部楔形或宽楔形，边缘全缘。花序生茎顶部叶腋，有1~3朵花；苞片对生，宽卵形，无毛；花冠红色，外面无毛，内面在口部及下唇基部有短柔毛。蒴果线形，无毛。花期10~12月。

【分布】生于山谷林中树上或溪边石上。产于广西、广东、云南、四川、西藏、台湾。

【性能主治】全株味甘，性平。有宁心、养肝、止咳、止痛的作用。主治神经衰弱，慢性肝炎，咳嗽，风湿骨痛，跌打损伤。

【采收加工】全年均可采收，鲜用或阴干。

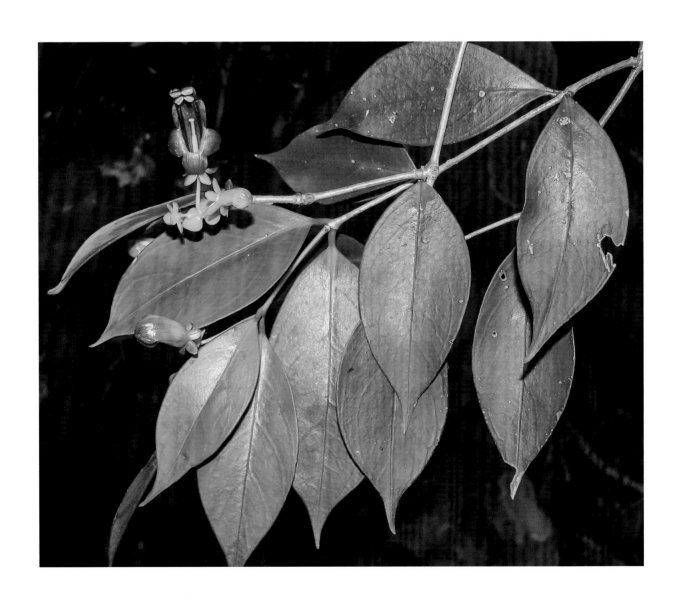

线叶唇柱苣苔

【基原】为苦苣苔科线叶唇柱苣苔*Chirita linearifolia* W. T. Wang 的根状茎。

【别名】红接骨、石上莲。

【形态特征】多年生草本。根状茎圆柱形，长10~18 cm，粗4~10 mm，上部常分枝。叶5~6对密集于根状茎顶端，无柄；叶片革质，线形，常稍镰状，长3~8.3 cm，宽4~8 mm，两端渐狭，边缘全缘，干时反卷，两面密被贴伏柔毛，中脉稍下陷，侧脉不明显。花序3~5个，似伞形花序，二回分枝，每个花序有花4~7朵；花冠白色，筒细漏斗状，长1.4 cm，口部直径6.5 mm；上唇2裂达基部，下唇3裂至中部，裂片宽卵形，顶端圆形。蒴果线形，长2.2~3.6 cm，被短腺毛。花期4月。

【分布】生于石灰岩山石上。产于广西南部。

【性能主治】根状茎味苦、甘，性凉。主治劳伤咳嗽，外用治骨折，跌打肿痛，疔疮。

【采收加工】全年均可采收，鲜用或晒干。

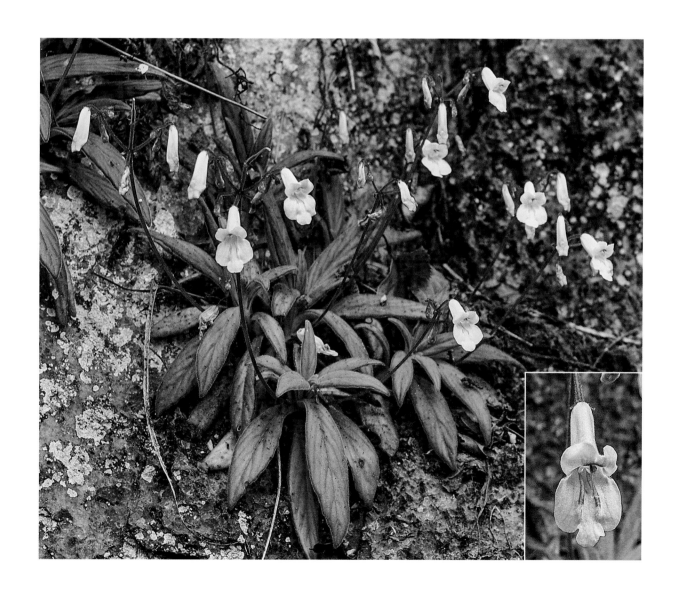

木蝴蝶

【基原】为紫葳科木蝴蝶Oroxylum indicum (L.) Benth. ex Kurz 的成熟种子。

【别名】土黄柏、土大黄、千张纸树皮。

【形态特征】直立小乔木，高6~10 m。大型奇数二回至四回羽状复叶；小叶三角状卵形，长5~13 cm，宽3~10 cm，顶端短渐尖，基部近圆形或心形，偏斜，两面无毛，干后变蓝色。总状聚伞花序顶生；花大，紫红色；花萼钟状，紫色，膜质，果期近木质。花冠肉质，在傍晚开放，有恶臭气味。蒴果木质。种子多数，周翅薄如纸，故称千张纸。花期6~8月，果期9~11月。

【分布】生于低丘河谷密林及公路边丛林中，常单株生长。产于广西、广东、台湾、福建、贵州、云南、四川。

【性能主治】成熟种子味苦、甘，性凉。有清肺利咽、疏肝和胃的作用。主治肺热咳嗽，喉痹，音哑等。

【采收加工】秋、冬季采收成熟果实，暴晒至果实开裂，取出种子，晒干。

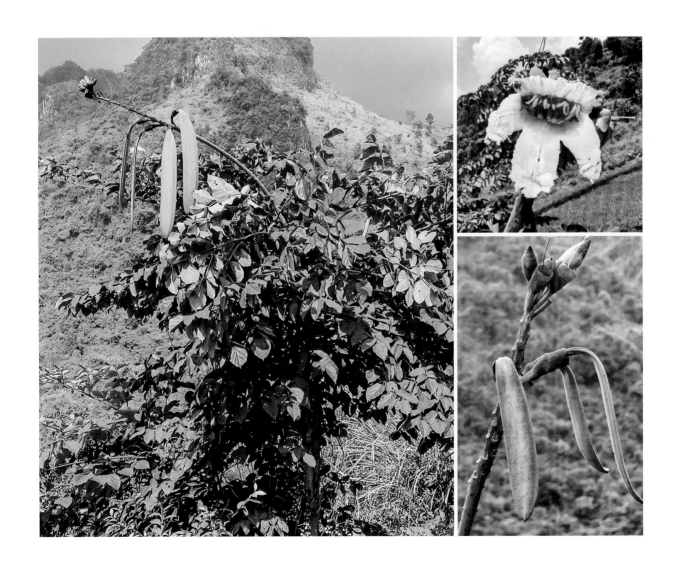

菜豆树

【基原】为紫葳科菜豆树*Radermachera sinica* (Hance) Hemsl. 的根、叶或果实。

【别名】牛尾豆、蛇仔豆、鸡豆木。

【形态特征】小乔木，高达10 m。叶柄、叶轴、花序均无毛。二回羽状复叶，稀为三回羽状复叶；小叶卵形至卵状披针形，长4~7 cm，宽2~3.5 cm，顶端尾状渐尖，基部阔楔形，全缘，两面均无毛，侧生小叶在近基部的一侧疏生少数盘菌状腺体。顶生圆锥花序；花冠钟状漏斗形，白色或淡黄色。蒴果细长，多沟纹，果皮薄革质。花期5~9月，果期10~12月。

【分布】生于山谷或平地疏林中。产于广西、广东、台湾、贵州、云南。

【性能主治】根、叶或果实味苦，性寒。有清暑解毒、散瘀消肿的作用。主治伤暑发热，痈肿，跌打骨折，毒蛇咬伤。

【采收加工】全年均可采挖根，洗净切片，晒干。夏、秋季节采收叶，秋季采摘果实，鲜用或晒干。

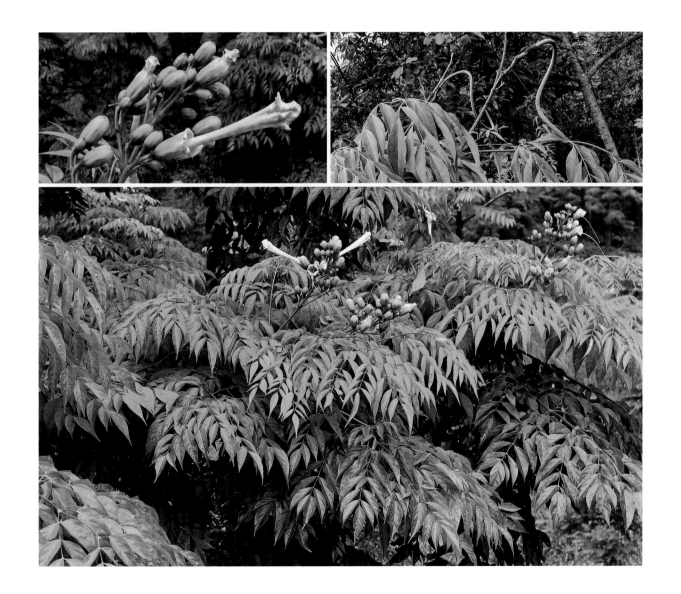

穿心莲

【基原】为爵床科穿心莲*Andrographis paniculata* (Burm. f.) Nees 的地上部分。

【别名】四方草、斩舌剑。

【形态特征】一年生草本。茎高50~80 cm，具4棱，下部多分枝，节膨大。叶片卵状矩圆形至矩圆状披针形，长4~8 cm，宽1~2.5 cm，顶端略钝；花序轴上叶较小。总状花序顶生和腋生，集成大型圆锥花序；苞片和小苞片微小，花萼裂片三角状披针形，有腺毛和微毛；花冠白色而小，下唇带紫色斑纹，外有腺毛和短柔毛。蒴果扁，中有1条沟，疏生腺毛。

【分布】产于广西、广东、海南、云南、福建，常见栽培，江苏、陕西亦有引种。

【性能主治】地上部分味苦，性寒。有清热解毒、凉血、消肿的作用。主治感冒发热，咽喉肿痛，口舌生疮，顿咳劳嗽，泄泻，热淋涩痛，痈肿疮疡，毒蛇咬伤。

【采收加工】初秋茎叶茂盛时采割，晒干。

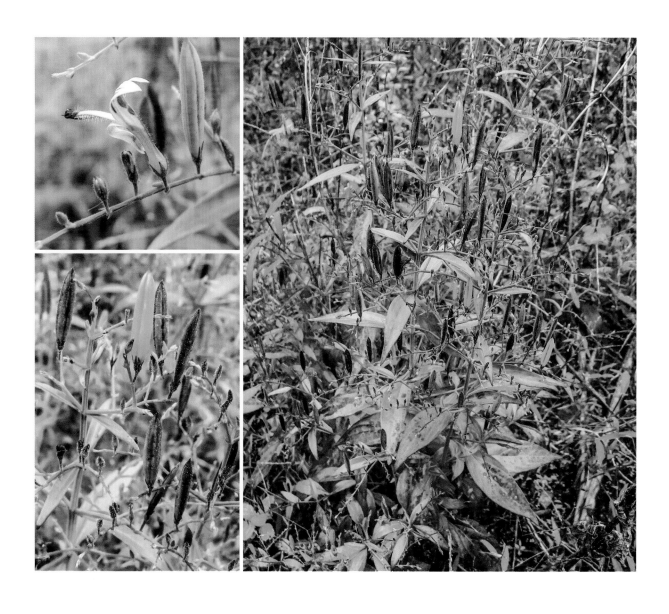

狗肝菜

【基原】为爵床科狗肝菜*Dicliptera chinensis* (L.) Juss. 的全草。

【别名】金龙棒、猪肝菜。

【形态特征】草本。茎外倾或上升，节常膨大呈曲膝状。叶片纸质，卵状椭圆形，两面近无毛或背面脉上被疏柔毛。花序由3~4个聚伞花序组成；花冠淡紫红色，二唇形，上唇阔卵状近圆形，有紫红色斑点，下唇长圆形。花期10~11月，果期翌年2~3月。

【分布】生于疏林下、溪边或路旁。产于广西、广东、贵州、四川等地。

【性能主治】全草味甘、微苦，性寒。有清热利湿、凉血、解毒的作用。主治感冒发热，热病发斑，崩漏，肺热咳嗽，咽喉肿痛，肝热目赤，小儿惊风，小便淋沥，带下，带状疱疹，痈肿疔疮，蛇犬咬伤。

【采收加工】夏、秋季采收，鲜用或晒干。

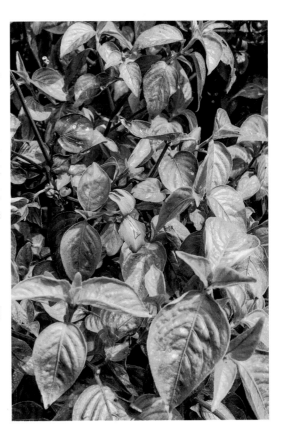

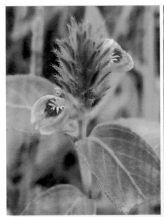
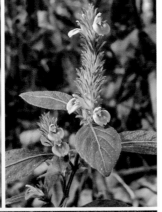
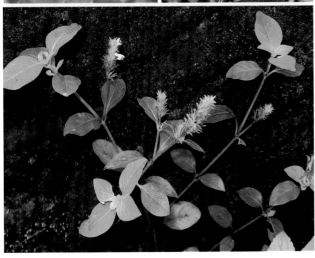

爵床

【基原】为爵床科爵床*Justicia procumbens* L. 的全草。

【别名】爵卿、香苏、赤眼。

【形态特征】一年生草本，高20~50 cm。茎基部匍匐。叶片椭圆形至椭圆状长圆形，长1.5~3.5 cm，宽1.3~2 cm。穗状花序顶生或生于上部叶腋；花冠粉红色。蒴果长约5 mm。种子表面有瘤状皱纹。花期8~11月，果期10~11月。

【分布】生于山坡林间草丛中和路旁阴湿处。产于广西、广东、云南、四川、福建、山东、浙江等地。

【性能主治】全草味苦、咸、辛，性寒。有清热解毒、利湿消积、活血止痛的作用。主治感冒发热，咳嗽，咽喉肿痛，目赤肿痛，疳积，湿热泻痢，疟疾，黄疸，浮肿，小便淋浊，筋肌疼痛，跌打损伤，痈疽疔疮，湿疹。

【采收加工】8~9月盛花期采收，晒干。

小驳骨

【基原】为爵床科小驳骨*Justicia gendarussa* L. f. 的干燥地上部分。

【别名】接骨草。

【形态特征】多年生草本或亚灌木。枝对生。叶片纸质，全缘。穗状花序顶生，上部密花，下部间断；苞片披针状线形，内含2朵至数朵花；萼裂片披针线形；花冠白色或粉红色，上唇长圆状卵形，下唇3浅裂。蒴果长约1 cm。花期春季。

【分布】生于村旁或路边灌木丛中。产于广西、广东、香港、海南、台湾、福建、云南等地。

【性能主治】干燥地上部分味辛，性温。有祛瘀止痛、续筋接骨的作用。主治跌打损伤，筋伤骨折，风湿骨痛，血瘀闭经，产后腹痛。

【采收加工】全年均可采收，除去杂质，晒干。

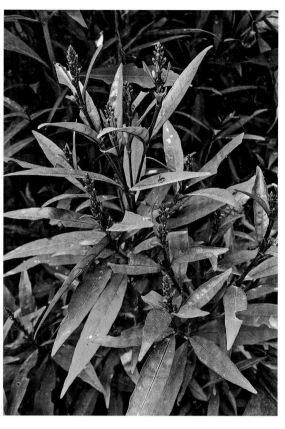

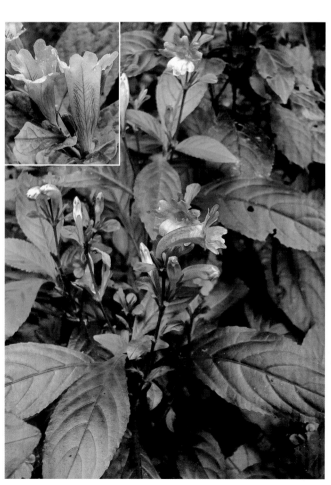

板蓝

【基原】为爵床科板蓝*Strobilanthes cusia* (Nees) Kuntze 的根、叶。

【别名】靛花、蓝靛。

【形态特征】草本，多年生一次性结实。茎直立或基部外倾，稍木质化，通常成对分枝，幼嫩部分和花序均被锈色、鳞片状毛。叶片柔软，纸质，椭圆形或卵形，顶端短渐尖，基部楔形，边缘有稍粗的齿，两面无毛，干时黑色。穗状花序直立；苞片对生。蒴果，无毛。种子卵形。花期11月。

【分布】生于潮湿处。产于广西、广东、海南、香港、云南、贵州、四川、福建等地。

【性能主治】根、叶味咸，性寒。有清热解毒、凉血消斑、泻火定惊的作用。主治温毒发斑，血热吐衄，胸痛咳血，口疮，痄腮，喉痹，小儿惊痫。

【采收加工】夏、秋季采收，晒干。

大叶紫珠

【基原】为马鞭草科大叶紫珠*Callicarpa macrophylla* Vahl 的叶、根。

【别名】赶风紫、贼子叶、羊耳朵。

【形态特征】灌木，稀小乔木，高3~5 m。小枝近四方形，稍有臭味。幼枝、叶背、叶柄和花序密生灰白色茸毛。叶片多为长椭圆形，长10~23 cm，宽5~11 cm，顶端短渐尖，基部钝圆或宽楔形，边缘具细齿。聚伞花序宽4~8 cm，5~7次分歧；花序梗粗壮，长2~3 cm；萼杯状，萼齿不明显或钝三角形；花冠紫色，疏生星状毛。花期4~7月，果期7~12月。

【分布】生于山坡、村边疏林中或灌木丛中。产于广西、广东、云南、贵州等地。

【性能主治】叶、根味辛、苦，性平。有散瘀止血、消肿止痛的作用。主治咯血，吐血，便血，衄血，创伤出血，跌打肿痛，风湿痹痛。

【采收加工】根全年均可采挖，洗净，切片，晒干。叶夏、秋季采收，鲜用或晒干。

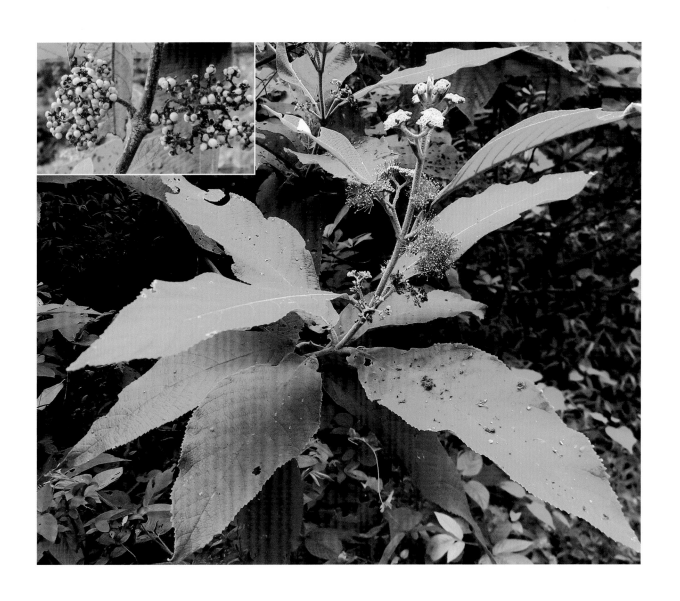

过墙风

【基原】为马鞭草科尖齿臭茉莉Clerodendrum lindleyi Decne. ex Planch. 的全株。

【别名】臭茉莉、臭牡丹。

【形态特征】灌木，高0.5~3 m。幼枝近四棱形，老枝近圆形，皮孔不显，被短柔毛。叶片纸质，宽卵形或心形，基部脉腋有数个盘状腺体，叶缘有不规则齿或波状齿。伞房状聚伞花序密集，顶生；花萼钟状，长1~1.5 cm，密被柔毛和少数盘状腺体，萼齿线状披针形，长4~10 mm；花冠紫红色或淡红色。核果近球形，熟时蓝黑色，大半被紫红色增大的宿萼所包。花果期6~11月。

【分布】生于山坡、路边、沟边或杂木林下。产于广西、广东、海南、湖南、江苏、安徽、浙江、江西、贵州、云南等地。

【性能主治】全株味苦，性温。有祛风除湿、活血消肿的作用。主治风湿痹痛，偏头痛，白带异常，子宫脱垂，湿疹，疮疡。

【采收加工】全年均可采收，洗净，切段，晒干。

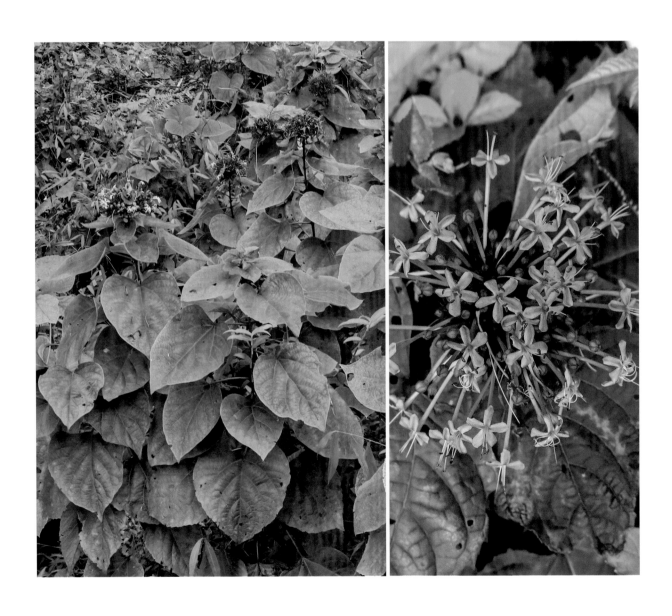

三对节

【基原】为马鞭草科三对节 *Clerodendrum serratum* (L.) Moon 的全株。

【别名】大常山、山利桐、三百棒。

【形态特征】灌木。小枝四棱形或略呈四棱形，幼枝密被土黄色短柔毛。叶对生或3片轮生；叶片倒卵状长圆形或长椭圆形，基部楔形或下延成狭楔形，边缘具齿，两面疏生短柔毛，侧脉10~11对。聚伞花序组成直立、开展的圆锥花序，密被黄褐色柔毛；花冠淡紫色，蓝色或白色，近二唇形。核果近球形。花果期6~12月。

【分布】生于山坡疏林中或林缘灌木丛中。产于广西、贵州、云南、西藏。

【性能主治】全株味苦、辛，性凉；有小毒。有清热解毒、截疟、接骨、祛风除湿的作用。主治扁桃体炎，咽喉炎，风湿骨痛，疟疾，肝炎；外用治痈疖肿毒，骨折，跌打损伤。

【采收加工】全年均可采收，洗净，切段，鲜用或晒干。

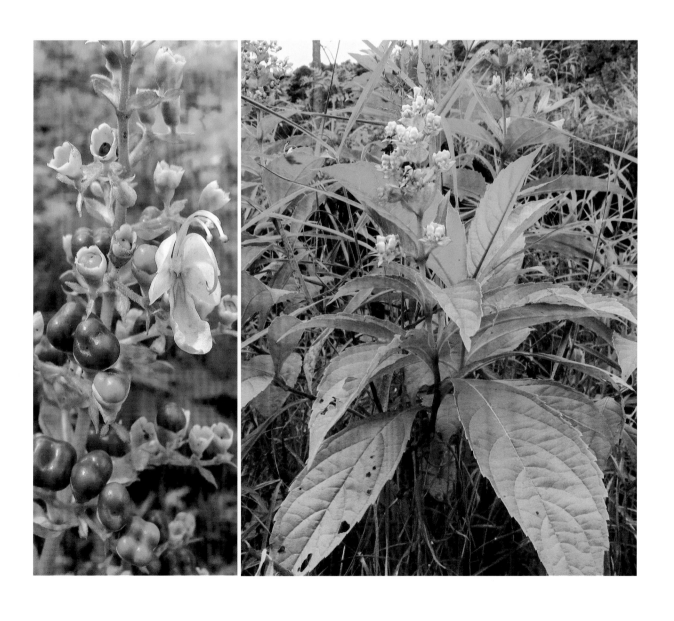

假马鞭

【基原】为马鞭草科假马鞭Stachytarpheta jamaicensis (L.) Vahl 的全草或根。

【别名】玉郎鞭、假败酱、大蓝草。

【形态特征】多年生粗壮草本或亚灌木。幼枝近四方形，疏生短毛。叶片椭圆形至卵状椭圆形，边缘有粗齿，两面均散生短毛；叶柄长1~3 cm。穗状花序顶生，长11~29 cm；花单生于苞腋内，一半嵌生于花序轴的凹穴中；花冠深蓝紫色。果实藏于膜质的花萼内，熟后2片裂。花期8月，果期9~12月。

【分布】生于山谷阴湿处草丛中。分布广西、广东、福建、云南。

【性能主治】全草或根味甘、微苦，性寒。有清热利湿、解毒消肿的作用。主治热淋，石淋，白浊，白带异常，风湿骨痛，急性结膜炎，咽喉炎，牙龈炎，胆囊炎，痈疖，痔疮，跌打肿痛。

【采收加工】全年均可采收，鲜用，或全草切段；根切片，晒干。

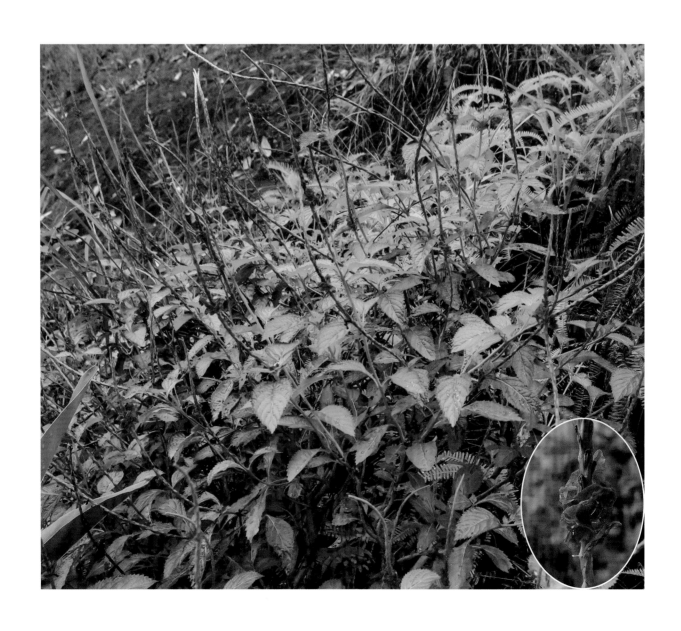

马鞭草

【基原】为马鞭草科马鞭草 *Verbena officinalis* L. 的地上部分。

【别名】鹤膝风、顺刺草。

【形态特征】多年生草本，高30~120 cm。茎四棱形，节和棱上有硬毛。叶片卵圆形至长圆状披针形，长2~8 cm，宽1~5 cm，基生叶边缘常有粗齿和缺刻，茎生叶多数3深裂，裂片边缘有不整齐齿，两面有硬毛。穗状花序顶生和腋生；花小，淡紫色至蓝色。果长圆形，长约2 mm，熟时4片裂。花期6~8月，果期7~10月。

【分布】生于路边、山坡、溪边或林旁。产于广西、广东、贵州、云南、湖南、山西、安徽、浙江、福建、江西、湖北等地。

【性能主治】地上部分味苦，性凉。有活血散瘀、解毒、利水、退黄、截疟的作用。主治症瘕积聚，痛经经闭，喉痹，痈肿，水肿，黄疸，疟疾。

【采收加工】6~8月花开时采割，除去杂质，晒干。

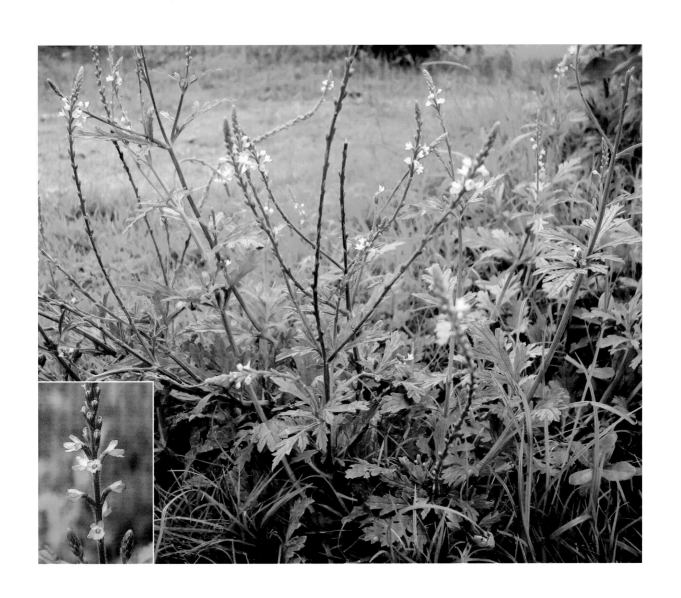

黄荆

【基原】为马鞭草科黄荆*Vitex negundo* L. 的根、枝、叶。

【别名】五指风、黄荆条、山荆。

【形态特征】灌木或小乔木。枝四棱形。小枝、叶背、花序梗密被灰白色茸毛。掌状复叶；小叶5片，偶有3片，长圆状披针形，全缘或每边有少数粗齿。聚伞花序排成圆锥状，顶生，长10~27 cm，花序梗密生灰白色茸毛；花冠淡紫色，二唇形。核果近球形，宿萼接近果实的长度。花期4~6月，果期7~10月。

【分布】生于向阳处的山坡、路旁及山地灌木丛中。产于长江以南各地。

【性能主治】根味辛、微苦，性温。有解表、止咳、祛风除湿、理气止痛的作用。主治感冒，慢性气管炎，风湿痹痛，胃痛，疝气，腹痛。枝味辛、微苦，性平。有祛风解表、消肿止痛的作用。主治感冒发热，咳嗽，风湿骨痛，牙痛，烫伤。叶味辛、苦，性凉。有解表散热、化湿和中、杀虫止痒的作用。主治感冒发热，伤暑吐泻，疝气腹痛，肠炎，疟疾，湿疹。

【采收加工】2月或8月采挖根，洗净，鲜用或切片晒干。春季至秋季均可采收枝条，切段，晒干。夏末开花时采叶，鲜用或晒干。

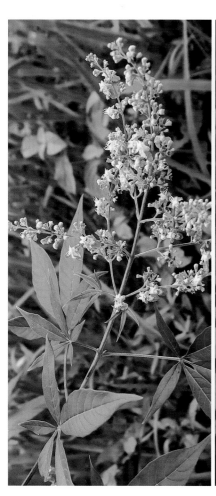
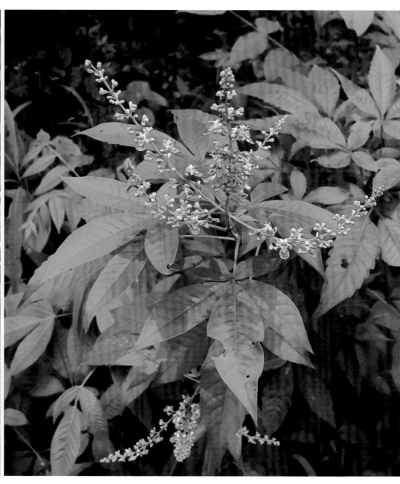

金疮小草

【基原】为唇形科金疮小草*Ajuga decumbens* Thunb. 的全草。

【别名】青鱼胆、苦地胆、散血草。

【形态特征】一年生或二年生匍匐草本。茎被白色长柔毛。基生叶较多，比茎生叶长而大；叶片匙形或倒卵状披针形，边缘具波状圆齿或近全缘，叶脉在腹面微隆起。轮伞花序多花，排列成间断长7~12 cm的穗状花序，位于下部的轮伞花序疏离，上部者密集；花冠淡蓝色或淡红紫色。花期3~7月，果期5~11月。

【分布】生于溪边、路旁及湿润的草坡上。产于广西、广东、江西、湖南、湖北、福建等地。

【性能主治】全草味苦、甘，性寒。有清热解毒、化痰止咳、凉血散血的作用。主治咽喉肿痛，肺热咳嗽，肺痈，目赤肿痛，痢疾，痈肿疔疮，毒蛇咬伤，跌打损伤。

【采收加工】春季至秋季均可采收，鲜用或晒干。

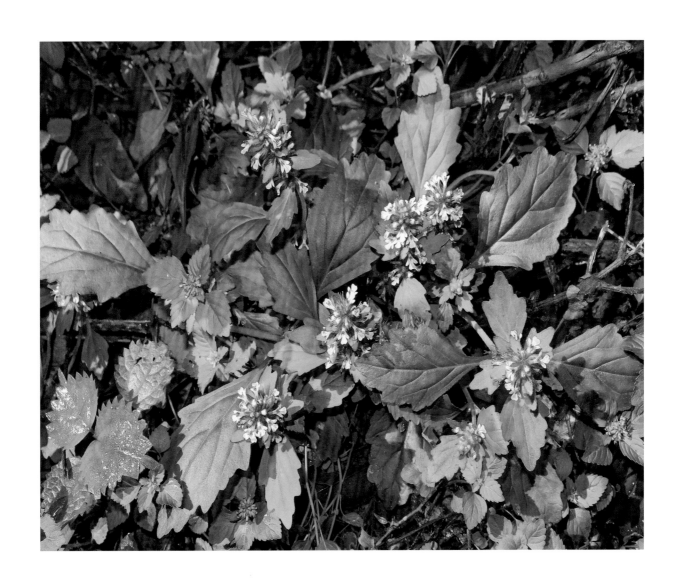

广防风

【基原】为唇形科广防风Anisomeles indica (L.) Kuntze的全草。

【别名】假稀莶、防风草、土防风。

【形态特征】直立草本。茎四棱形，具浅槽，密被白色贴生短柔毛。叶片阔卵圆形，长4~9 cm，宽2.5~6.5 cm，基部截状阔楔形，边缘有不规则的齿。轮伞花序在主茎及侧枝的顶部排列成长穗状花序；花淡紫色，冠檐二唇形，上唇全缘，下唇3裂。小坚果黑色，近圆球形。花期8~9月，果期9~11月。

【分布】生于林缘或路旁荒地上。产于广西、广东、云南、四川、贵州、湖南、浙江、福建等地。

【性能主治】全草味辛、苦，性平。有祛风湿、消疮毒的作用。主治感冒发热，风湿痹痛，筋骨痿软；肾虚者可取其头部浸酒饮。

【采收加工】夏、秋季采挖，洗净，鲜用或晒干。

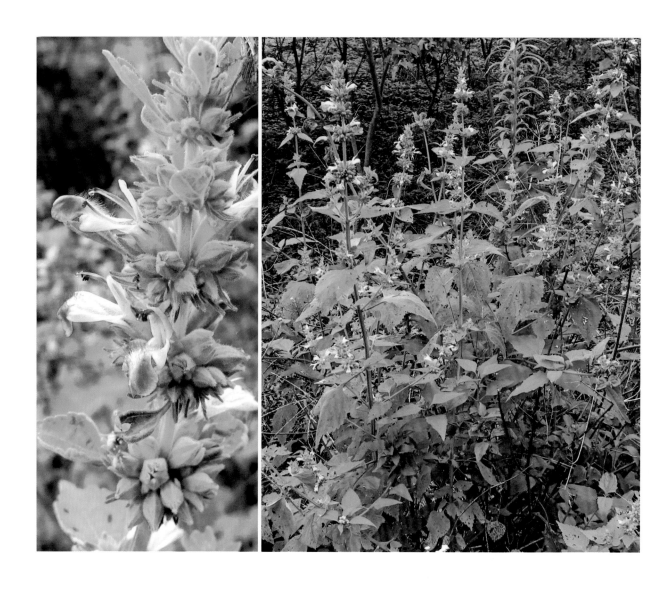

连钱草

【基原】为唇形科活血丹*Glechoma longituba* (Nakai) Kuprian的地上部分。

【别名】风灯盏、透骨消、驳骨消。

【形态特征】多年生草本。具匍匐茎，上升，逐节生根。叶草质；叶片心形或近肾形，边缘具圆齿或粗齿状圆齿，腹面被疏粗伏毛或微柔毛，叶脉不明显，背面常带紫色；叶柄长为叶片的1~2倍；轮伞花序具花2朵，稀4~6花；花冠淡蓝色、蓝色至紫色，下唇具深色斑点。花期4~5月，果期6~7月。

【分布】生于林缘、疏林下、草地中、溪边等阴湿处。除甘肃、青海、新疆、西藏外，产于全国其余各地。

【性能主治】地上部分味辛、微苦，性微寒。有利湿通淋、清热解毒、散瘀消肿的作用。主治热淋，石淋，湿热黄疸，疮痈肿痛，跌打损伤。

【采收加工】春季至秋季采收，除去杂质，晒干。

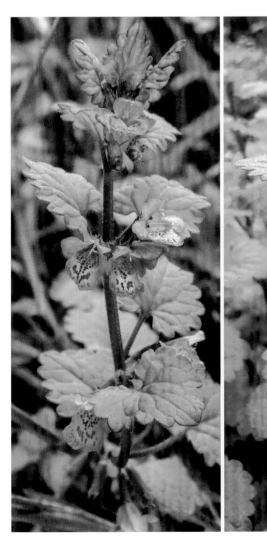
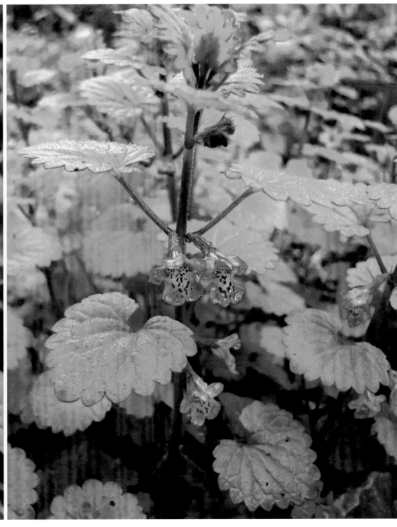

益母草

【基原】为唇形科益母草*Leonurus japonicus* Houtt. 的地上部分。

【别名】益母艾、红花艾、燕艾。

【形态特征】一年生或二年生草本。茎四棱形，有倒向糙伏毛。叶对生；茎下部叶片掌状3裂，小裂片再不规则分裂；茎上部叶片亦为3裂，小裂片呈条形。轮伞花序腋生；花冠粉红至淡紫红色。小坚果长圆状三棱形，长2.5 mm，顶端截平而略宽大，基部楔形，光滑。花期6~9月，果期9~10月。

【分布】生于荒地、草地、路边或村边。产于全国大部分地区。

【性能主治】地上部分味辛、苦，性微寒。有活血调经、利尿消肿、清热解毒的作用。主治月经不调，痛经经闭，恶露不尽，水肿尿少，疮疡肿毒。

【采收加工】春季幼苗期至初夏花前期采割鲜品；干品夏季茎叶茂盛、花未开或初开时采割，晒干，或切段晒干。

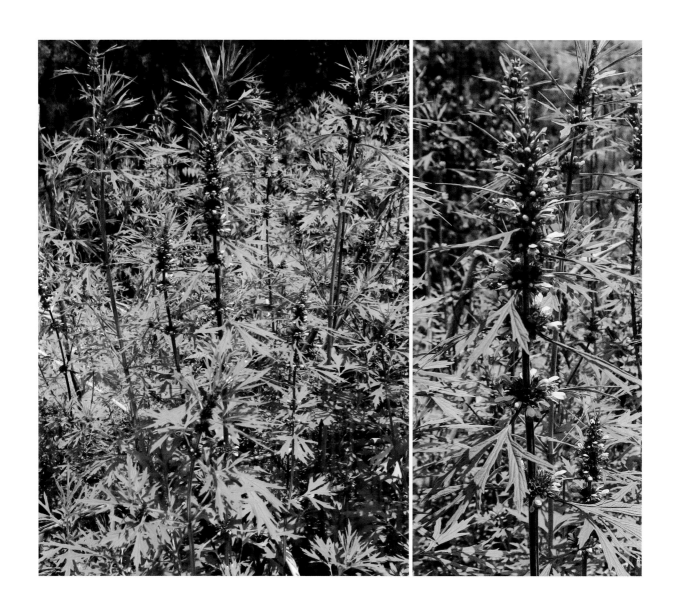

石生鸡脚参

【基原】为唇形科石生鸡脚参*Orthosiphon marmoritis* (Hance) Dunn 的全草。

【别名】蛇头花、山薄荷。

【形态特征】多年生草本。茎、枝四棱形，被短硬毛。叶片卵形至阔卵形，边缘具圆齿，两面被短硬毛及金色腺点；叶柄长1.8~2.8 cm，被短硬毛。轮伞花序具花4~6朵，组成疏而纤细的总状花序；花冠白色，长约1.5 cm，外被微柔毛及腺点，冠檐二唇形。小坚果近三棱状卵珠形，锈色，具小疣点，无毛。花期7~8月，果期8月以后。

【分布】生于山坡、山谷林下阴湿岩石上或路旁。产于广西、广东等地。

【性能主治】全草味微苦，性凉。有清热解毒的作用。主治口舌生疮，毒蛇咬伤。

【采收加工】夏、秋季采收，鲜用或晒干。

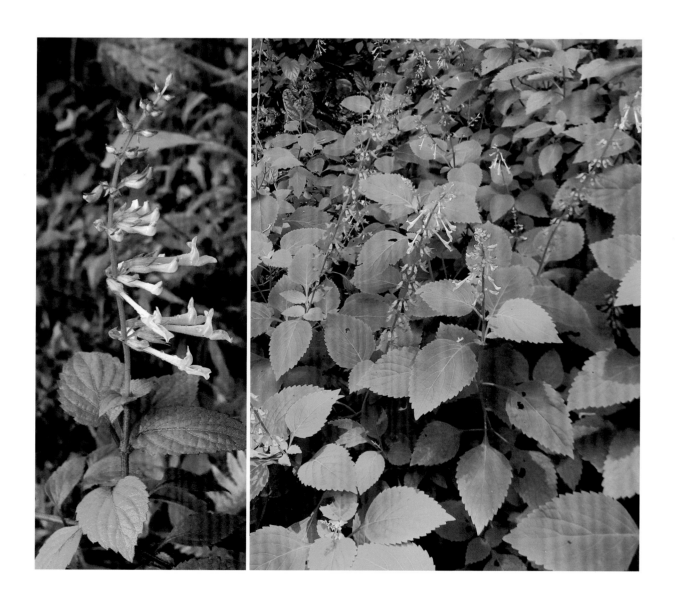

紫苏

【基原】为唇形科紫苏*Perilla frutescens* (L.) Britton var. *frutescens* 的成熟果实、茎及叶。

【别名】假紫苏、红苏、臭苏。

【形态特征】一年生直立草本。茎钝四棱形，具4槽，密被长柔毛。叶片阔卵形或圆形，长7~13 cm，宽4.5~10 cm。轮伞花序2花，组成长1.5~15 cm、偏向一侧的顶生及腋生总状花序；花白色至紫红色，冠檐近二唇形，上唇微缺，下唇3裂。小坚果近球形，灰褐色，直径约1.5 mm。花期8~11月，果期8~12月。

【分布】生于山地、路旁、村边。全国各地均有栽培。

【性能主治】成熟果实、茎及叶味辛，性温。果实有降气化痰、止咳平喘、润肠通便的作用。主治痰壅气逆，咳嗽气喘，肠燥便秘。叶有解表散寒、行气和胃的作用。主治风寒感冒，咳嗽呕恶，妊娠呕吐。茎有理气宽中、止痛、安胎的作用。主治胸膈痞闷，胃脘疼痛，嗳气呕吐，胎动不安。

【采收加工】秋季果实成熟后采收，除去杂质，晒干。夏季枝叶茂盛时采叶，除去杂质，晒干。秋季果实成熟后采割茎，除去杂质，晒干；或趁鲜切片，晒干。

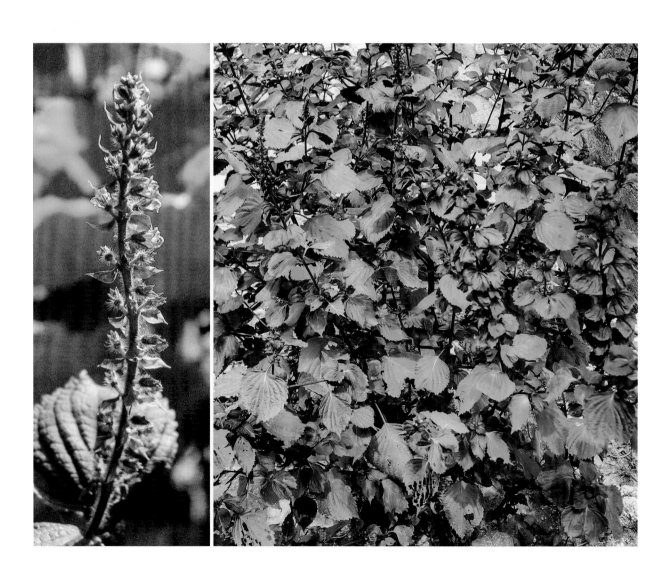

荔枝草

【基原】为唇形科荔枝草*Salvia plebeia* R. Br. 的全草。

【别名】野芥菜、癞子草、大塔花。

【形态特征】一年生或二年生草本。茎多分枝，被向下疏柔毛。叶片椭圆状卵圆形或椭圆状披针形，边缘具齿，腹面被稀疏的微硬毛，背面被短疏柔毛。轮伞花序具6朵花，在茎、枝顶端密集成总状或总状圆锥花序；花冠淡红色、淡紫色、紫色、蓝紫色至蓝色，稀白色。小坚果倒卵圆形。花期4~5月，果期6~7月。

【分布】生于山坡、沟边、田野潮湿处。产于除新疆、甘肃、青海、西藏外的全国大部分地区。

【性能主治】全草味苦、辛，性凉。有清热解毒、利水消肿的作用。主治感冒发热，肺热咳嗽，咳血，肾炎水肿，白浊，痢疾，痈肿疮毒，湿疹瘙痒。

【采收加工】6~7月割取全草，除去泥土，鲜用或扎成小把晒干。

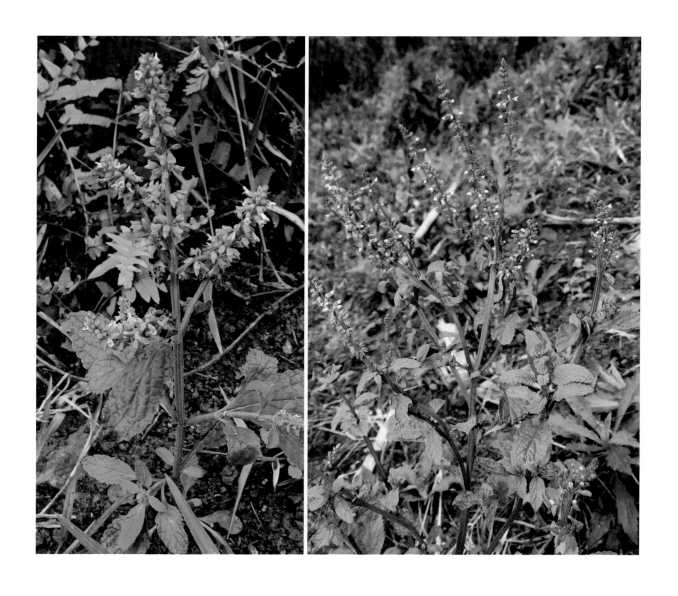

韩信草

【基原】为唇形科韩信草 *Scutellaria indica* L. 的全草。

【别名】耳挖草、大力草。

【形态特征】多年生草本。茎四棱形，暗紫色，被微柔毛。叶对生；叶片卵圆形至椭圆形，边缘密生整齐圆齿，两面被微柔毛或糙伏毛；叶柄长0.4~2.8 cm，密被微柔毛。花对生于枝端成总状花序；花冠蓝紫色，二唇形，下唇具深紫色斑点。小坚果成熟时暗褐色，卵形，具瘤。花期4~8月，果期6~9月。

【分布】生于山坡、路边、田边及草地上。产于广西、广东、湖南、贵州、河南、陕西、江苏、浙江、福建、四川等地。

【性能主治】全草味辛、苦，性平。有祛风活血、解毒止痛的作用。主治吐血，咳血，痈肿，疔毒，喉风，牙痛，跌打损伤。

【采收加工】春、夏季采收，洗净，鲜用或晒干。

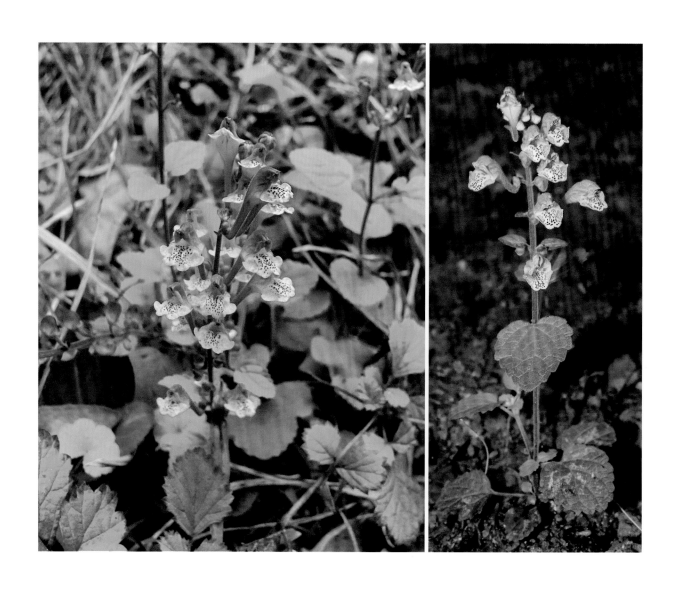

血见愁

【基原】为唇形科血见愁*Teucrium viscidum* Bl. 的全草。

【别名】消炎草、四方草、假紫苏。

【形态特征】多年生草本。具匍匐茎。茎直立，高30~70 cm。叶片卵圆形至卵圆状长圆形；叶柄长1~3 cm。假穗状花序生于茎及短枝上部；苞片披针形，全缘，比开放的花稍短或等长；花冠白色、淡红色或淡紫色，长6.5~7.5 mm，唇片与冠筒成大角度的钝角。小坚果扁球形，黄棕色。花期6~11月。

【分布】生于山地林下润湿处。产于广西、广东、湖南、云南、浙江、江西、福建、江苏等地。

【性能主治】全草味辛，性凉。有消肿解毒、凉血止血的作用。主治咳血，吐血，衄血，肺痈，跌打损伤，痈疽肿毒，痔疮肿痛，漆疮，脚癣，狂犬及毒蛇咬伤。

【采收加工】7~8月采收，洗净，鲜用或晒干。

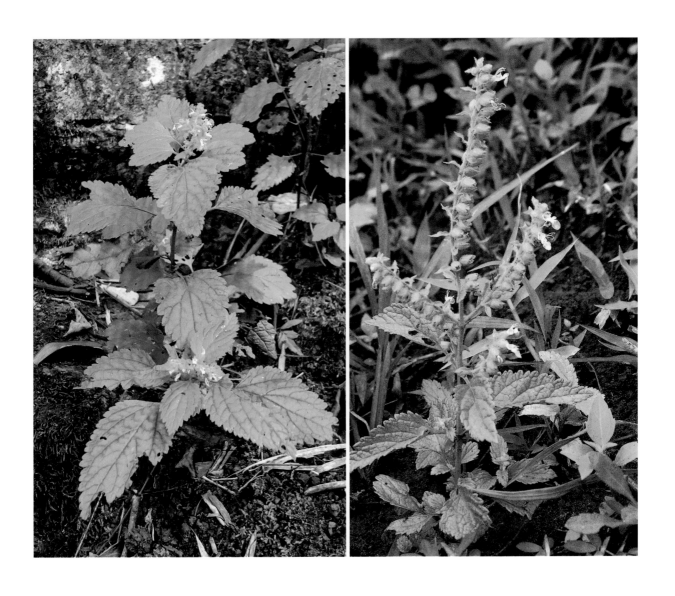

鸭跖草

【基原】为鸭跖草科鸭跖草*Commelina communis* L. 的地上部分。

【别名】耳环草、蓝花菜、蓝花水竹草。

【形态特征】一年生披散草本。茎匍匐生根，下部无毛，上部被短毛。叶片披针形至卵状披针形。总苞片佛焰苞状，有1.5~4 cm的柄，与叶对生，折叠状，边缘常有硬毛；聚伞花序，下面一个仅有花1朵，不孕；上面一个具花3~4朵，具短梗，几乎不伸出佛焰苞；花瓣深蓝色。蒴果椭圆形，2片裂。花果期6~10月。

【分布】生于路旁、荒地、林缘灌木草丛中。产于云南、四川、甘肃以东的南北各地区。

【性能主治】地上部分味甘、淡，性寒。有清热泻火、解毒、利水消肿的作用。主治感冒发热，热病烦渴，咽喉肿痛，水肿尿少，热淋涩痛，痈肿疔毒。

【采收加工】夏、秋季采收，晒干。

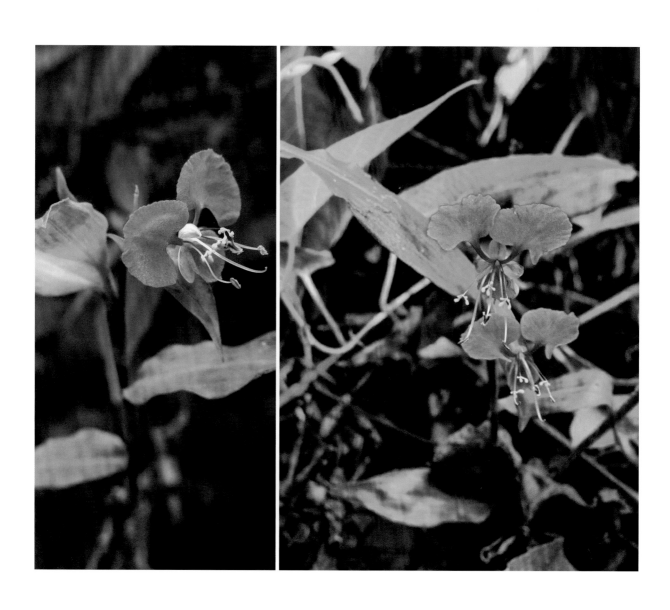

聚花草

【基原】为鸭跖草科聚花草 *Floscopa scandens* Loureiro 的全草。

【别名】塘壳菜、过江竹。

【形态特征】多年生草本。根状茎节上密生不定根。茎高20~70 cm，不分枝。叶片椭圆形至披针形，腹面有鳞片状突起，无柄或有带翅短柄。圆锥花序多个，顶生并兼有腋生，组成长8 cm、宽4 cm的扫帚状复圆锥花序；花蓝色或紫色，少白色。蒴果卵圆状，长宽各约2 mm，侧扁。花果期7~11月。

【分布】生于水边、沟边草地及林中。产于广西、广东、海南、浙江、台湾、湖南等地。

【性能主治】全草味苦，性凉。有清热解毒、利水的作用。主治肺热咳嗽，目赤肿痛，疮疖肿毒，水肿，淋证。

【采收加工】夏、秋季采收，洗净，鲜用或晒干。

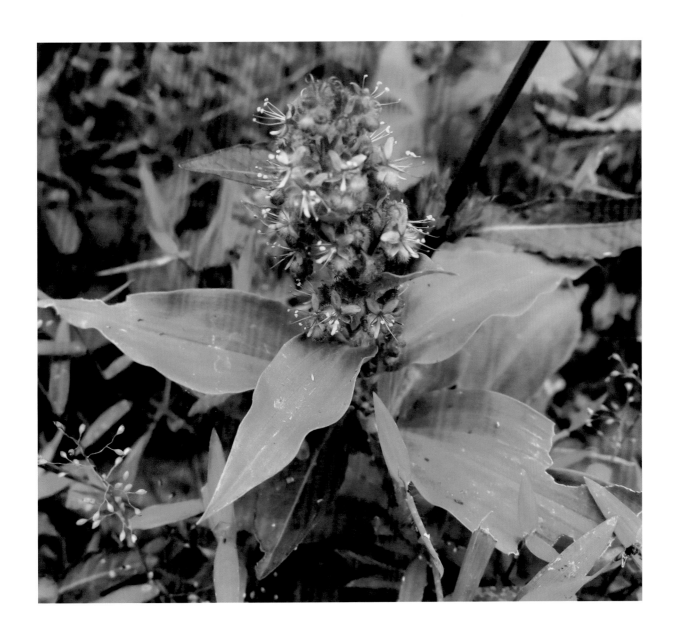

竹叶莲

【基原】为鸭跖草科杜若*Pollia japonica* Thunb. 的根状茎或全草。

【别名】水芭蕉、竹叶菜、山竹壳菜。

【形态特征】多年生草本。茎不分枝，高30~80 cm，被短柔毛。叶鞘无毛；叶片长椭圆形，近无毛。蝎尾状聚伞花序长2~4 cm，常多个成轮状排列，也有不成轮状的，集成圆锥花序；花序总梗长15~30 cm，花序远伸出叶子，各级花序轴和花梗被相当密的钩状毛；花瓣白色。果球状。花期7~9月，果期9~10月。

【分布】生于山谷疏林、密林下或林缘。产于广西、广东、台湾、福建、浙江、安徽、江西、贵州、四川等地。

【性能主治】根状茎或全草味微苦，性凉。有清热利尿、解毒消肿的作用。主治小便黄赤，热淋，疔痈疖肿，蛇虫咬伤。

【采收加工】夏、秋季采收，洗净，鲜用或晒干。

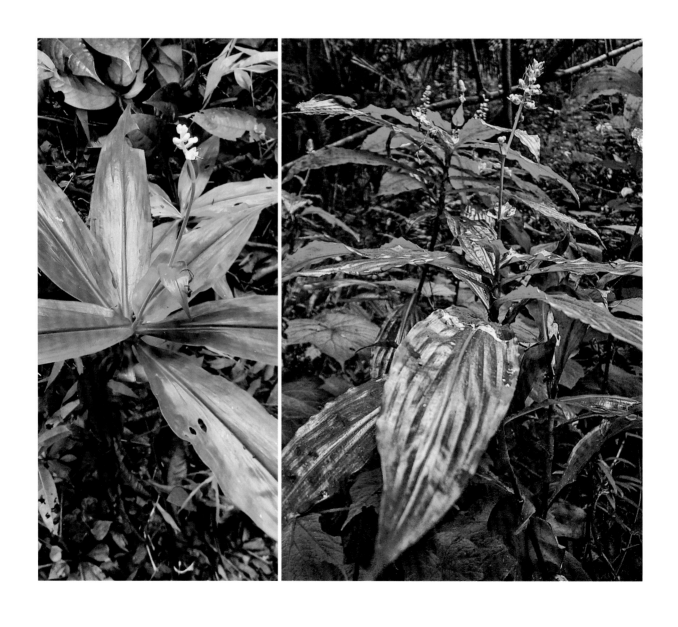

红豆蔻

【基原】为姜科红豆蔻*Alpinia galanga* (L.) Willd 的果实。

【别名】大高良姜、大良姜、山姜。

【形态特征】多年生草本。根茎块状，稍有香气。叶片长圆形或披针形，两面均无毛或背面被长柔毛。圆锥花序密生多花，花序轴被毛；花绿白色，有异味；花冠管长6~10 mm，裂片长圆形；侧生退化雄蕊细齿状至线形，紫色；唇瓣倒卵状匙形，白色而有红线条。果长圆形，成熟时棕色或枣红色。花期5~8月，果期9~11月。

【分布】生于山野沟谷阴湿林下、灌木丛中或草丛中。产于广西、广东、台湾、云南等地。

【性能主治】果实味辛，性温。有燥湿散寒、醒脾消食的作用。用于脘腹冷痛，食积胀满，呕吐泄泻，饮酒过多。

【采收加工】秋季果实变红时采收，除去杂质，阴干。

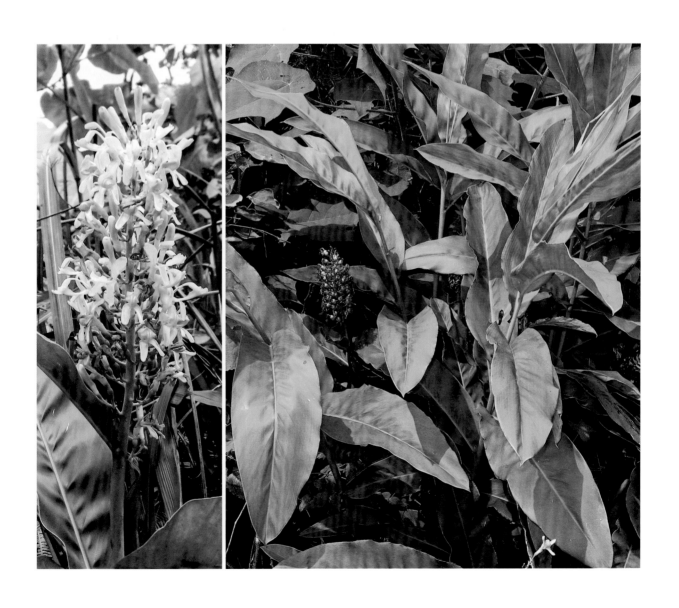

砂仁

【基原】为姜科砂仁*Amomum villosum* Lour. 的成熟果实。

【别名】阳春砂仁、长泰砂仁。

【形态特征】根茎匍匐地面。节上被褐色膜质鳞片。叶片两面光滑无毛；叶鞘上有略凹陷的方格状网纹。穗状花序椭圆形，总花梗长4~8 cm，被褐色短茸毛；花冠裂片倒卵状长圆形，白色；唇瓣圆匙形，白色，顶端具2裂、反卷、黄色的小尖头。蒴果椭圆形，成熟时紫红色，表面被不分裂或分裂的柔刺。花期5~6月，果期8~9月。

【分布】生于山坡、山谷疏林或密林下荫蔽处，通常为栽培。产于广西、广东、福建、云南等地。

【性能主治】成熟果实味辛，性温。有化湿开胃、温脾止泻、理气安胎的作用。主治湿浊中阻，脘痞不饥，脾胃虚寒，呕吐泄泻，妊娠恶阻，胎动不安。

【采收加工】夏、秋季果实成熟时采收，晒干或低温干燥。

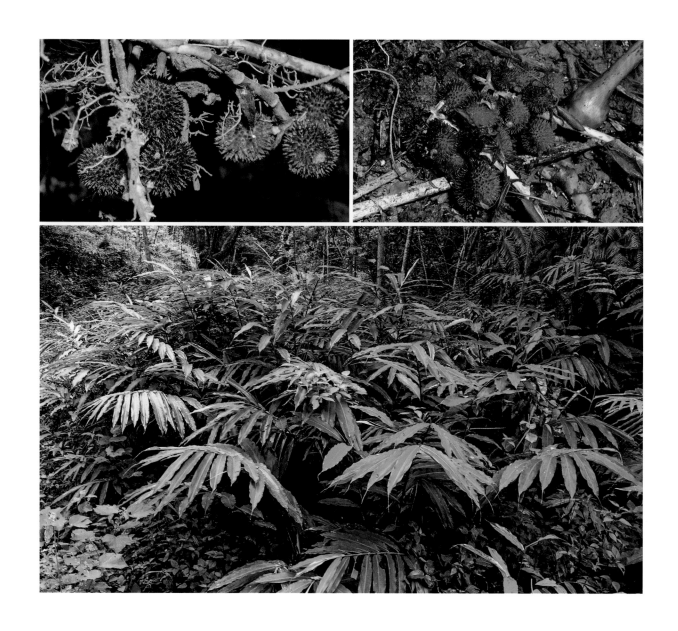

樟柳头

【基原】为姜科闭鞘姜*Costus speciosus* (Koen.) Smith 的根状茎。

【别名】白石笋、水蕉花、广商陆。

【形态特征】多年生宿根草本，高1~3 m。具匍匐的根状茎。叶螺旋状排列；叶片长圆形或披针形，长15~20 cm，宽6~10 cm，背面密被绢毛。穗状花序顶生，椭圆形或卵形，长5~15 cm；苞片红色，革质；花冠白色或顶部红色；唇瓣宽喇叭形，纯白色。蒴果稍木质化，红色。花期7~9月，果期9~11月。

【分布】生于疏林下、山谷阴湿地、路边草丛、荒坡、水沟边等处。产于广西、广东、台湾、云南等地。

【性能主治】根状茎味辛，性寒；有毒。有利水消肿、解毒止痒的作用。主治水肿膨胀，淋证，白浊，痈肿恶疮。

【采收加工】秋季采挖，去净茎叶、须根，鲜用或晒干，或切片晒干。

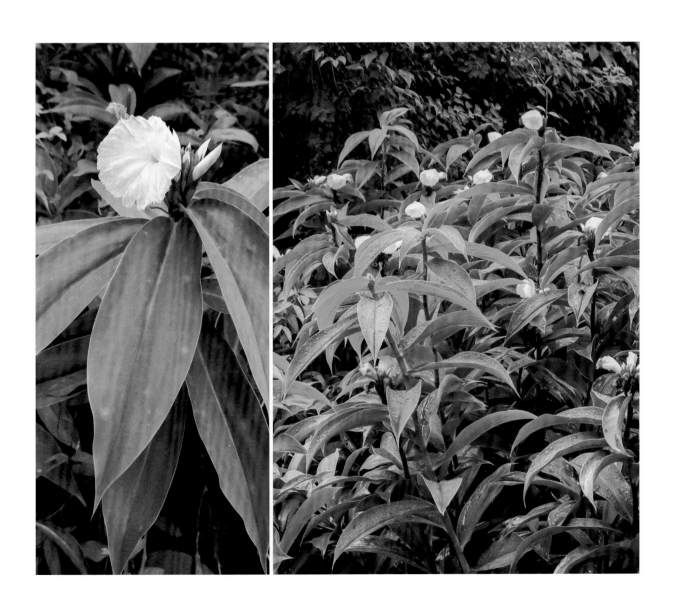

郁金

【**基原**】为姜科郁金*Curcuma aromatica* Salisb. 的块根。

【**别名**】马莲、黄郁。

【**形态特征**】株高约1 m。根状茎肉质，椭圆形或长椭圆形，黄色。叶基生；叶片长圆形，长30~60 cm，宽10~20 cm，顶端具细尾尖，腹面无毛，背面被短柔毛；叶柄约与叶片等长。花葶单独由根状茎抽出；穗状花序圆柱形，长约15 cm，有花的苞片淡绿色；花冠管漏斗形，喉部被毛，裂片白色而带粉红色；唇瓣黄色，倒卵形。花期4~6月。

【**分布**】生于疏林下，通常为人工栽培。产于我国西南、东南各地。

【**性能主治**】块根味辛、苦，性寒。有行气化瘀、清心解郁、利胆退黄的作用。主治胸腹胁肋诸痛，失心癫狂，热病神昏，吐血，衄血，尿血，血淋，妇女倒经，黄疸。

【**采收加工**】冬、春季采挖，摘取块根，除去须根，洗净泥土，投入沸水中煮或蒸至透心，晒干。

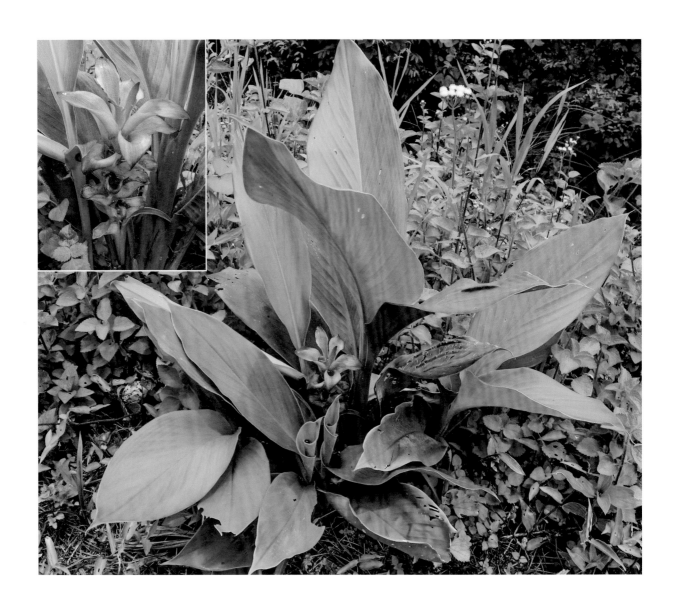

红球姜

【基原】为姜科红球姜*Zingiber zerumbet* (L.) Smith 的根状茎。

【别名】球姜、山南姜。

【形态特征】多年生草本。根状茎块状，内部淡黄色。叶片披针形至长圆状披针形，无毛或背面被疏长柔毛；无柄或具短柄。花序球果状，顶端钝；花冠管长2~3 cm，纤细，裂片披针形，淡黄色；唇瓣淡黄色，中央裂片近圆形或近倒卵形。蒴果椭圆形，长8~12 mm。种子黑色。花期7~9月，果期10月。

【分布】生于林下阴湿处。产于广西、广东、云南等地。

【性能主治】根状茎味辛，性温。有祛瘀消肿、解毒止痛的作用。主治腹痛，腹泻，食滞及解毒。

【采收加工】秋季采挖，去净茎叶、须根，鲜用或晒干。

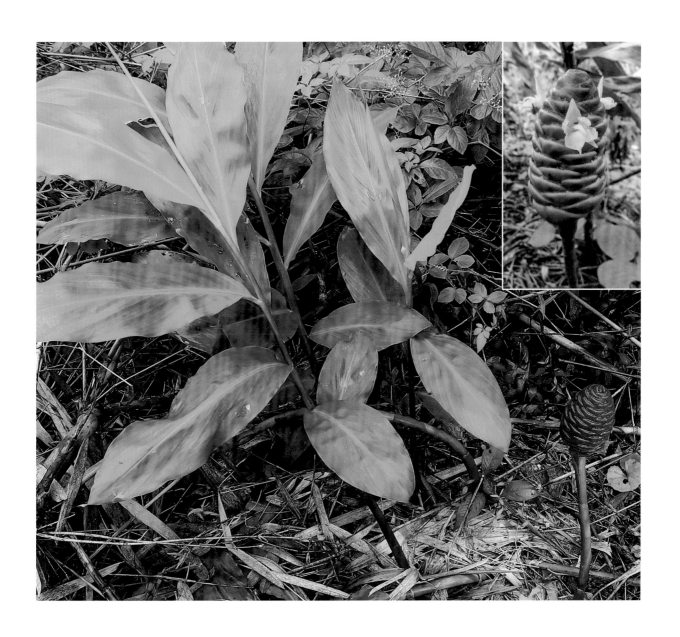

天冬

【基原】为百合科天门冬*Asparagus cochinchinensis* (Lour.) Merr. 的块根。

【别名】三百棒、天冬草、丝冬。

【形态特征】多年生攀缘状草本。块根肉质，簇生，长椭圆形或纺锤形，长4~10 cm，灰黄色。叶状枝2~3条簇生，线形扁平状或由于中脉龙骨状而略呈锐三棱形。叶退化为鳞片，主茎上的鳞状叶常变为下弯的短刺。花1~3朵簇生于叶状枝腋，黄白色或白色。浆果球形，熟时红色。花期5~6月，果期8~10月。

【分布】生于山野、疏林中或灌木丛中，亦有栽培。产于我国中部、西北、长江流域及南方各地。

【性能主治】块根味甘、苦，性寒。有清肺生津、养阴润燥的作用。主治肺燥干咳，顿咳痰黏，腰膝酸痛，骨蒸潮热，内热消渴，热病津伤，咽干口渴，肠燥便秘。

【采收加工】秋、冬季采挖，洗净，除去茎基和须根，置沸水中煮或蒸至透心，趁热除去外皮，洗净，干燥。

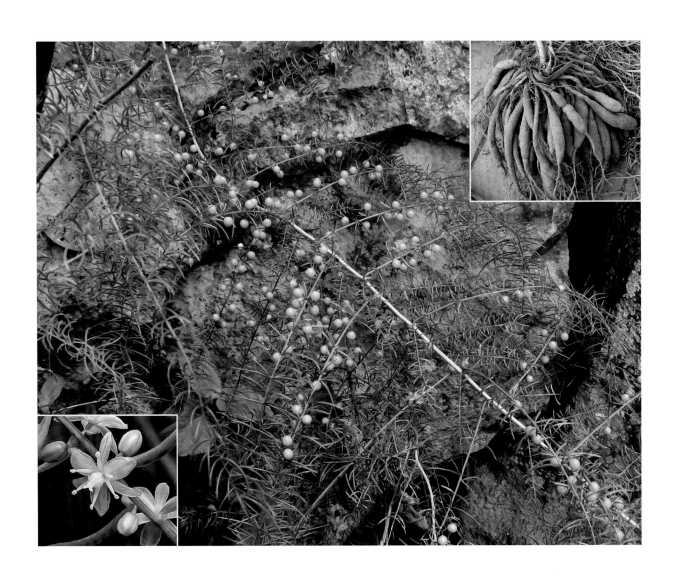

百合

【基原】为百合科野百合*Lilium brownii* F. E. Brown ex Miellez 的肉质鳞茎。

【别名】山百合、药百合。

【形态特征】多年生草本。鳞茎球形，鳞片卵状披针形，白色。叶散生；叶片披针形或线形，具5~7条脉，全缘，两面无毛。花单生或2~3朵排成顶生的伞形花序；花梗长3~10 cm；花大，芳香，喇叭形，乳白色，外面稍紫红色；花柱长8.5~11 cm，柱头3裂。蒴果圆柱形，具6条棱。花期5~6月，果期9~10月。

【分布】生于山坡草地。产于广西、广东、贵州、湖南、江苏、江西、湖北、山东等地。

【性能主治】肉质鳞茎味甘，性寒。有清心安神、养阴润肺的作用。主治虚烦惊悸，失眠多梦，精神恍惚，阴虚久咳，劳嗽咳血，痰中带血。

【采收加工】秋季采挖，洗净，剥取鳞叶，置沸水中略烫，干燥。

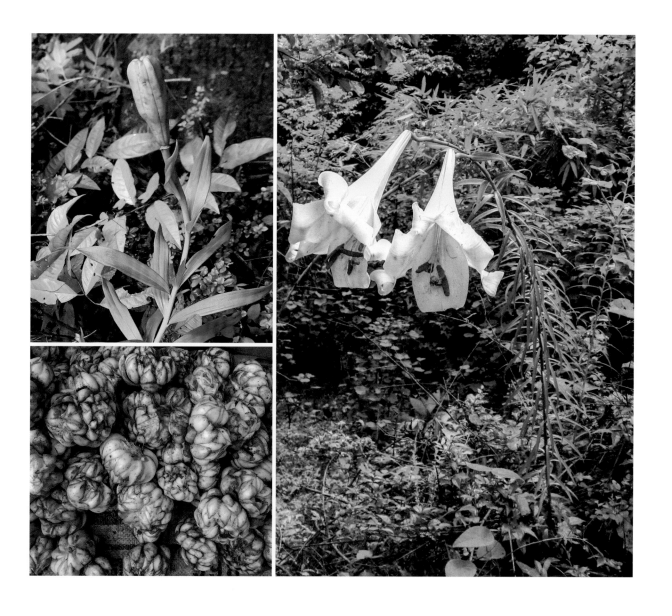

土茯苓

【基原】为菝葜科土茯苓 *Smilax glabra* Roxb. 的根状茎。

【别名】光叶菝葜。

【形态特征】攀缘灌木。根状茎粗厚，块状，常由匍匐茎相连接，直径2~5 cm。茎光滑，无刺。叶片狭椭圆状披针形至狭卵状披针形，背面通常绿色，有时带苍白色；叶柄有卷须。伞形花序通常具10多朵花。花绿白色，六棱状球形。浆果熟时紫黑色，具粉霜。花期7~11月，果期11月至翌年4月。

【分布】生于丘陵及山地灌木丛中、疏林中或山谷。产于广西、广东、湖南、湖北、浙江、四川、安徽、甘肃等地。

【性能主治】根状茎味甘、淡，性平。有除湿、解毒、通利关节的作用。主治梅毒及汞中毒所致的肢体拘挛，筋骨疼痛，湿热淋浊，带下，痈肿，瘰疬，疥癣。

【采收加工】夏、秋采挖，除去须根，洗净，干燥；或趁鲜切成薄片，干燥。

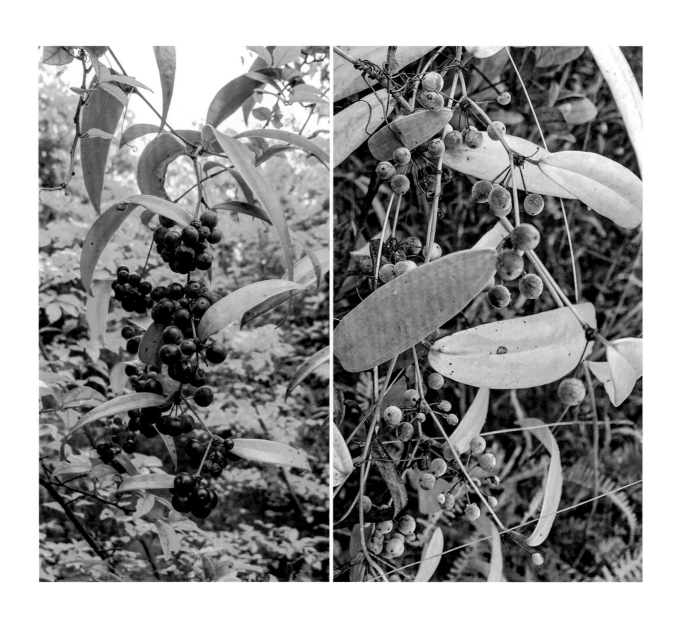

牛尾菜

【基原】为菝葜科牛尾菜*Smilax riparia* A. DC. 的根及根状茎。

【别名】白须公、软叶菝葜、牛尾草。

【形态特征】多年生草质藤本。具密结节状根状茎。根细长弯曲，密生于节上，长15~40 cm，质坚韧不易折断。叶片长圆状卵形或披针形，长7~15 cm，宽2.5~11 cm，无毛，主脉5条；叶柄具卷须。伞形花序有花多朵；总花梗纤细。浆果直径7~9 mm，熟时黑色。花期6~7月，果期8~10月。

【分布】生于山坡林下、灌木丛中或草丛中。产于广西、广东、贵州、陕西、浙江、江苏、江西等地。

【性能主治】根及根状茎味甘、苦，性平。有祛痰止咳、祛风活络的作用。主治支气管炎，肺结核咳嗽咯血，风湿性关节炎，筋骨疼痛，腰肌劳损，跌打损伤。

【采收加工】夏、秋季采挖，洗净，晾干。

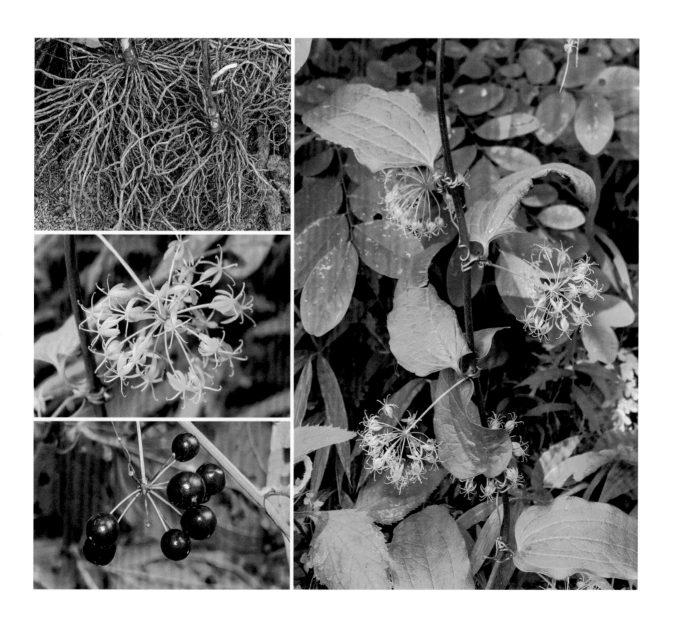

石菖蒲

【基原】为天南星科石菖蒲*Acorus tatarinowii* Schott 的根状茎。

【别名】水蜈蚣、石蜈蚣。

【形态特征】多年生草本，禾草状。硬质的根状茎横走，多弯曲，常有分枝，具香气。叶无柄；叶片线形，较狭而短，长20~40 cm，宽7~13 mm，不具中肋。花序柄腋生，长4~15 cm，三棱形；叶状佛焰苞长13~25 cm，为肉穗花序长的2~5倍或更长；肉穗花序圆柱状，花小而密生，白色。成熟果序长7~8 cm。花果期2~6月。

【分布】生于溪边岩石上或林下湿地。产于黄河以南各地。

【性能主治】根状茎味辛、苦，性温。有醒神益智、化湿开胃、开窍豁痰的作用。主治神昏癫痫，健忘失眠，耳鸣耳聋，脘痞不饥，噤口下痢。

【采收加工】秋、冬季采挖，除去须根，晒干。

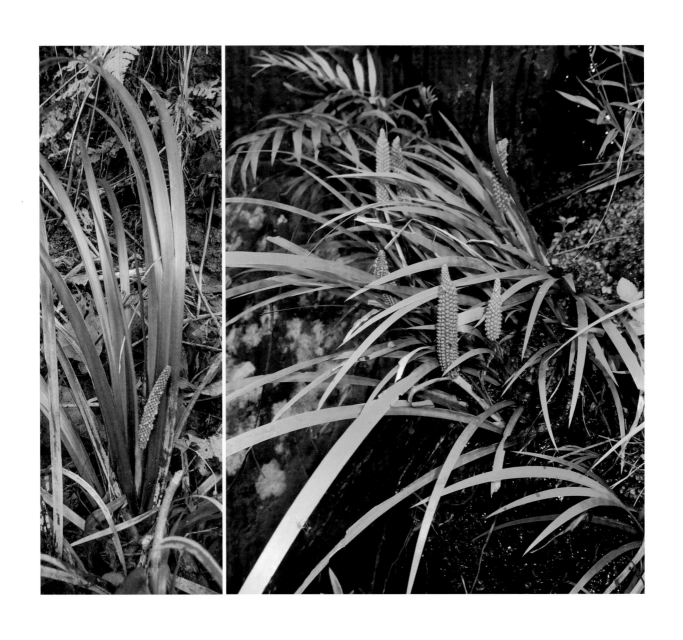

广东万年青

【**基原**】为天南星科广东万年青*Aglaonema modestum* Schott. 的根茎及叶。

【**别名**】万年青、亮丝草。

【**形态特征**】多年生常绿草本。鳞叶披针形，基部扩大抱茎。叶片卵形或卵状披针形，先端有长2 cm的渐尖。花序柄纤细，长5~12.5 cm；佛焰苞长圆披针形；肉穗花序长为佛焰苞的2/3，具长1 cm的梗；雌花序长5~7.5 mm。浆果绿色至黄红色，长圆形，柱头宿存。花期5月，果10~11月成熟。

【**分布**】生于疏林或密林下荫蔽处，常盆栽置室内供药用和观赏。产于广西、广东、云南等地。

【**性能主治**】根茎及叶味辛、微苦，性寒；有毒。有清热凉血、消肿拔毒、止痛的作用。主治咽喉肿痛，白喉，肺热咳嗽，吐血，热毒便血，疮疡肿毒，蛇、犬咬伤。

【**采收加工**】根茎秋后采收，切片，鲜用或晒干。叶夏末采收，切段，鲜用或晒干。

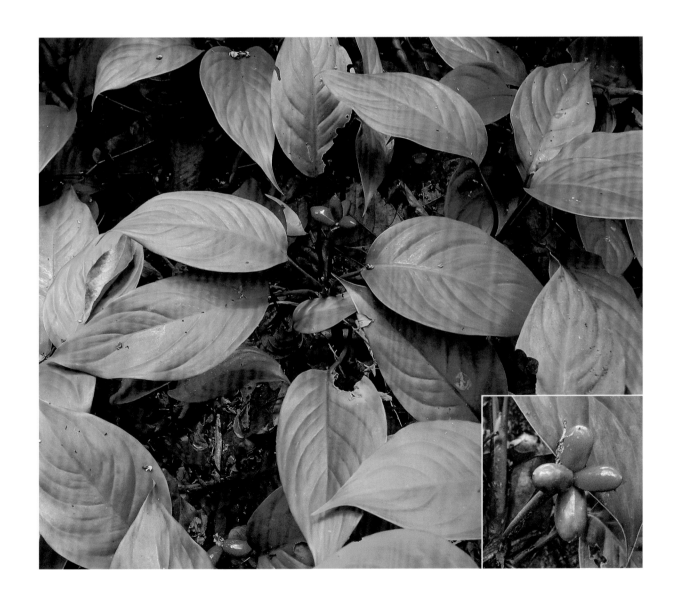

海芋

【基原】为天南星科海芋*Alocasia odora* (Roxb.) K. Koch 的根状茎或茎。

【别名】野芋。

【形态特征】直立草本。根状茎粗，圆柱形，有节。叶柄粗大；叶片革质，极宽，箭状卵形，侧脉每边9~12条。花序梗2~3个丛生；佛焰苞管部席卷成长圆状卵形，檐部舟状，长圆形；肉穗花序芳香；雌花序白色；能育雄花序淡黄色；附属器淡绿色至乳黄色，圆锥状。浆果红色。花果期4~8月。

【分布】生于山谷林缘或沟谷中。产于广西、广东、台湾、福建、江西、湖南、贵州、云南、四川等地。

【性能主治】根状茎或茎味辛，性寒；有毒。有清热解毒、行气止痛、散结消肿的作用。主治流感，感冒，腹痛，肺结核，风湿骨痛，疔疮，痈疽肿毒，瘰疬，附骨疽，斑秃，疥癣，虫蛇咬伤。

【采收加工】全年均可采收，用刀削去外皮，切片，用清水浸漂5~7天，期间多次换水，鲜用或晒干。加工时戴手套，以免中毒。

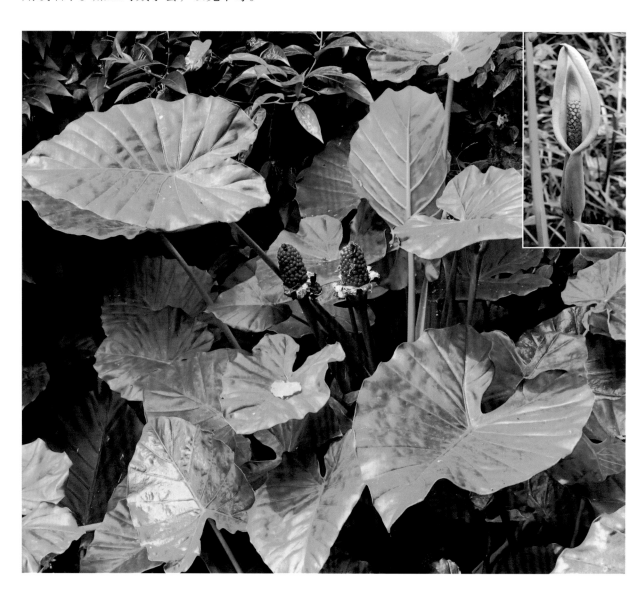

石柑子

【基原】为天南星科石柑子*Pothos chinensis* (Raf.) Merr. 的全草。

【别名】石葫芦、上树葫芦、爬石蜈蚣。

【形态特征】附生藤本。茎亚木质，节上常束生气生根。叶片纸质，椭圆形、披针状卵形至披针状长圆形，先端渐尖至长渐尖，常有芒状尖头；叶柄倒卵状长圆形或楔形，长1~4 cm，宽0.5~1.2 cm。花序腋生，佛焰苞卵状，肉穗花序短。浆果黄绿色至红色，卵形或长圆形，长约1 cm。花果期全年。

【分布】生于阴湿密林中，常匍匐于石上或附生于树干上。产于广西、广东、台湾、四川、贵州、湖北等地。

【性能主治】全草味辛、苦，性平；有小毒。有行气止痛、消积、祛风湿、散瘀解毒的作用。主治心气痛，胃气痛，食积胀满，疝气，小儿疳积，风湿痹痛，脚气，跌打损伤，骨折，中耳炎，耳疮，鼻窦炎。

【采收加工】春、夏季采收，洗净，切段，鲜用或晒干。

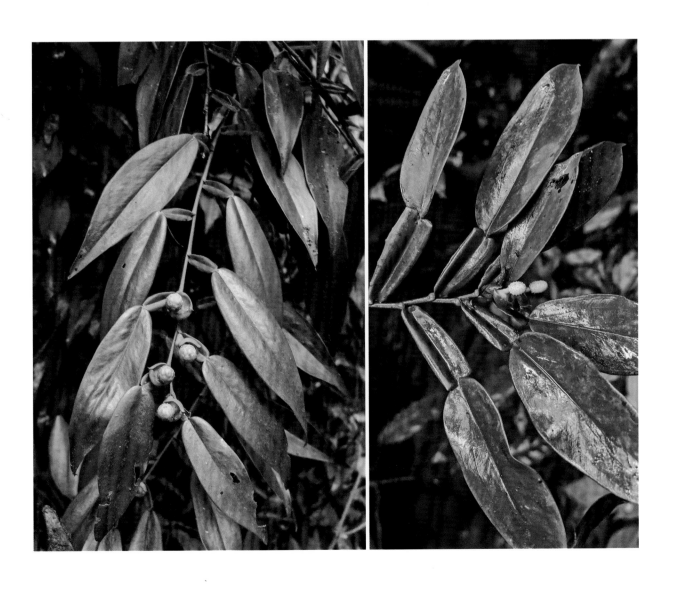

爬树龙

【基原】为天南星科爬树龙*Rhaphidophora decursiva* (Roxb.) Schott 的根或茎。

【别名】飞天蜈蚣、上树龙、过山标。

【形态特征】常绿攀缘藤本，长达8 m。茎粗壮，节处生根。幼枝叶片圆形，全缘；成熟枝叶片卵状长圆形或卵形，羽状深裂达中肋。佛焰苞肉质，卵状长圆形，花时展开成舟状；肉穗花序无柄，圆柱形，长约20 cm，外托1枚白色大型佛焰苞片。浆果绿白色。花期5~8月，果期翌年夏、秋季。

【分布】附生于阴湿密林中的大树上或石壁上。产于广西、广东、台湾、福建、贵州、云南、西藏。

【性能主治】根或茎味苦、辛，性寒。有活血舒筋、解表镇咳、消肿解毒的作用。主治跌打骨折，风湿痹痛，流脑，感冒，咳嗽，百日咳，咽喉肿痛，痈疮疖肿，外伤出血，蛇咬伤。

【采收加工】全年均可采挖，洗净，切片，鲜用或晒干。

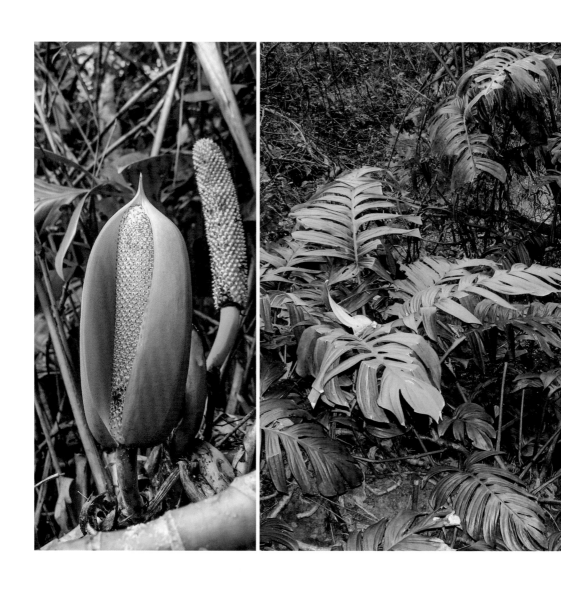

射干

【基原】为鸢尾科射干*Belamcanda chinensis* (L.) DC. 的根状茎。

【别名】萹蓄、交剪兰、扇把草。

【形态特征】多年生草本。根茎呈不规则块状，表面和断面均黄色。叶互生，嵌迭状排列；叶片剑形，基部鞘状抱茎，无中脉。二歧聚伞花序顶生，每分枝的顶端聚生有数朵花；花橙红色，散生暗红色斑点。蒴果倒卵形，顶端无喙，常残存有凋萎的花被，熟时室背开裂。花期5~7月，果期6~9月。

【分布】生于低海拔的山谷、山脚路边及林下阴湿草地，或栽培于庭院。产于广西、广东、福建、湖南、浙江、贵州、云南等地。

【性能主治】根状茎味苦，性寒。有清热解毒、消痰利咽的作用。主治咽喉肿痛，咳嗽气喘，热毒痰火郁结，痰涎壅盛。

【采收加工】春季刚发芽或秋季茎叶枯萎时采挖，除去须根，干燥。

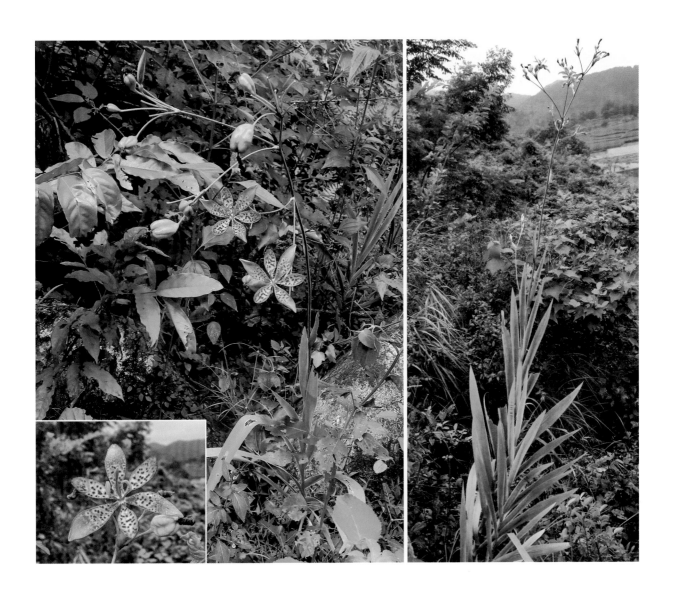

百部

【基原】为百部科大百部*Stemona tuberosa* Lour. 的块根。

【别名】对叶百部、山百根、野天门冬。

【形态特征】多年生缠绕草本。块根肉质，纺锤形，数个簇生成束。叶通常对生或轮生；叶片卵状披针形、卵形或宽卵形，基部心形，边缘稍波状，纸质或薄革质；叶柄长3~10 cm。花单生或2~3朵排成总状花序，腋生；花被片4枚，披针形，黄绿色，具紫色脉纹。蒴果压扁状倒卵形。花期4~7月，果期7~8月。

【分布】生于山坡疏林下或旷野。产于长江流域以南各地。

【性能主治】块根味甘、苦，性微温。有润肺下气、止咳、杀虫灭虱的作用。主治新久咳嗽，肺痨咳嗽，顿咳；外用治头虱，体虱，蛲虫病，阴痒。

【采收加工】春、秋季采挖，除去须根，洗净，置沸水中略烫或蒸至无白心，取出，晒干。

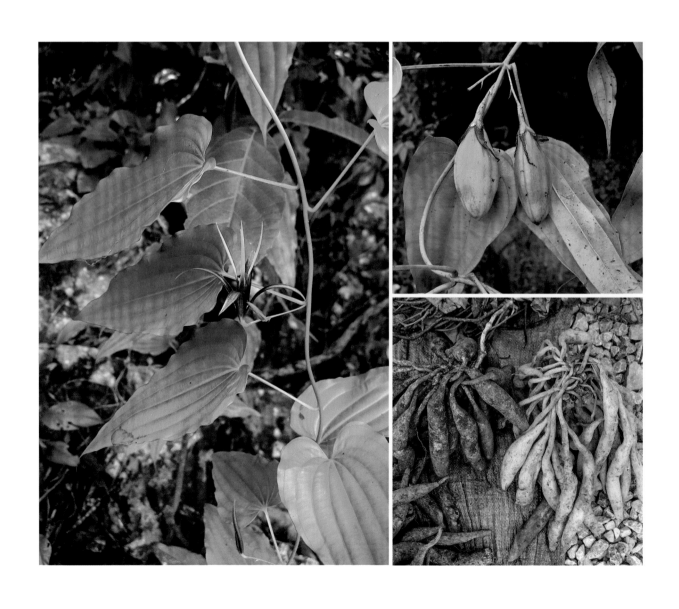

黄药子

【基原】为薯蓣科黄独 *Dioscorea bulbifera* L. 的块茎。

【别名】零余薯、黄药根、雷公薯。

【形态特征】缠绕草质藤本植物。块茎卵圆形至梨形，浮于地面，外皮黑色并具多数须根，断面淡黄色。茎左旋，略带紫红色，光滑无毛，在叶腋内有大小不等的珠芽。单叶互生；叶片卵状心形，两面无毛。雌花序与雄花序相似，常2个至数个丛生于叶腋，花鲜时紫色。蒴果三棱状长圆形，无毛。花期7~10月，果期8~11月。

【分布】生于山谷、河岸或杂木林边缘。产于广西、广东、云南、湖南、贵州、四川、河北、山东、湖北、浙江、安徽、江苏等地。

【性能主治】块茎味苦，性寒；有小毒。有散结消瘿、清热解毒、凉血止血的作用。主治瘿瘤，喉痹，痈肿疮毒，毒蛇咬伤，咯血，百日咳，肺热咳喘。

【采收加工】冬季采挖，洗去泥土，剪去须根后，横切成厚1 cm的片，鲜用、晒干或烘干。

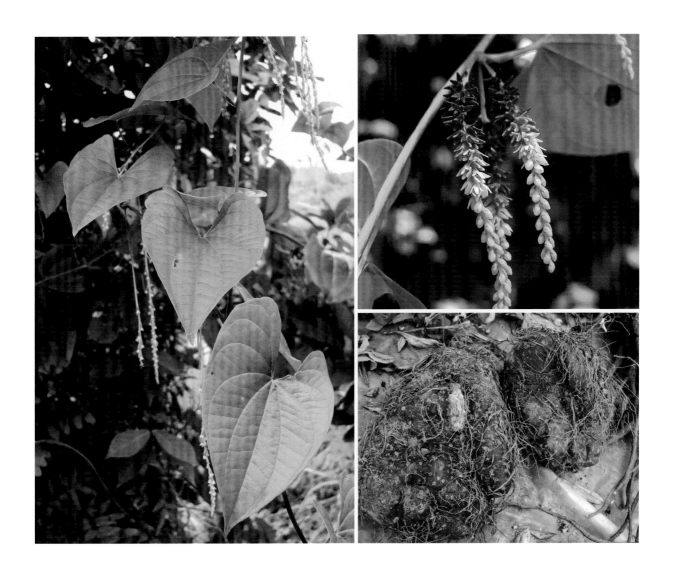

桄榔子

【基原】为棕榈科桄榔*Arenga westerhoutii* Griff. 的果实。

【别名】山椰子、铁木。

【形态特征】常绿乔木，单干型，高10 m以上。茎被叶柄基部纤维所包围。叶簇生于茎顶，长5~6 m或更长；羽状全裂，呈2列排列，基部两侧常有不均等的耳垂，顶端呈不整齐的啮蚀状齿或2裂，背面苍白色。肉穗花序腋生，有异臭。果实球形或扁球形。花期6月，果实在开花后2~3年成熟。

【分布】生于石山密林下阴湿处，亦栽培为园林植物。产于广西、海南、云南。

【性能主治】果实味甘，性平；有毒。有祛瘀破积、止痛的作用。主治产后血瘀腹痛，心腹冷痛。

【采收加工】果实成熟时采收，除去杂质，晒干。

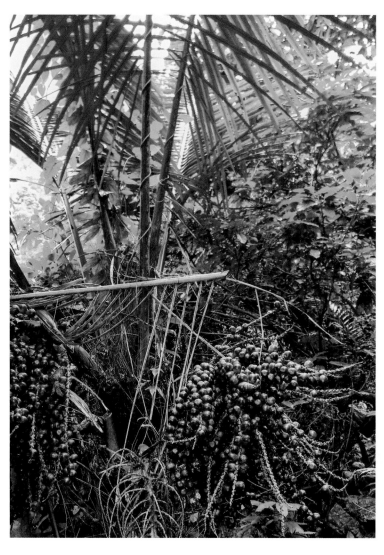
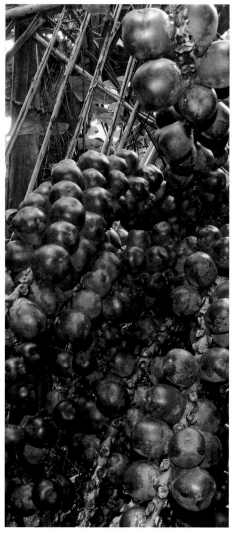

露兜树

【基原】为露兜树科露兜树*Pandanus tectorius* Soland. 的根、果实。

【别名】假菠萝、簕菠萝。

【形态特征】常绿分枝灌木或小乔木，常具气生根。叶簇生于枝顶，带状，长约1.5 m，宽3~5 cm，边缘和背面中脉上有锐刺。雄花序由数个穗状花序组成，穗状花序无总花梗；佛焰苞长披针形，近白色；雌花序单生于枝顶，圆球形；佛焰苞乳白色，边缘具疏密相间的细齿。聚花果大，向下悬垂。花期8月，果期9~10月。

【分布】生于村旁、路边、山谷、溪边及滨海地区。产于广西、广东、海南、台湾、福建、贵州、云南等地。

【性能主治】根味淡、辛，性凉。有发汗解表、清热利湿、行气止痛的作用。主治感冒，高热，肝炎，肝硬化腹水，肾炎水肿，小便淋痛，眼结膜炎，风湿痹痛，疝气，跌打损伤。果实味甘、淡，性凉。有发汗解表、清热解毒、利水化痰的作用。主治感冒发热，肾炎水肿，尿路结石，肝炎，肝硬化腹水，角膜炎。

【采收加工】根全年均可采挖，洗净，切片，晒干。果实冬季采摘，鲜用或晒干。

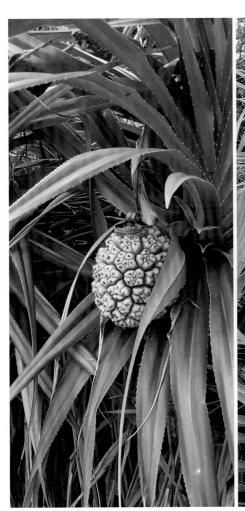
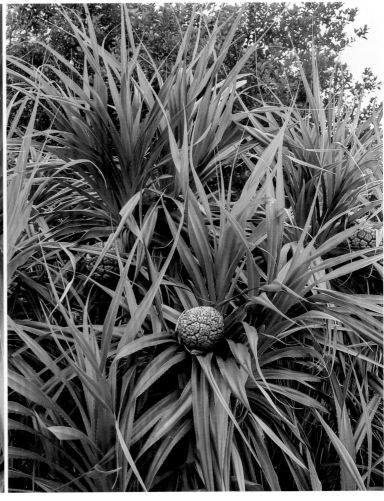

独脚仙茅

【基原】为仙茅科仙茅*Curculigo orchioides* Gaertn. 的根状茎。

【别名】黄茅参、独脚黄茅、仙茅参。

【形态特征】多年生草本。根状茎近圆柱状，直立。叶较窄；叶片线形、线状披针形，大小变化甚大，长10~45（90）cm，宽5~25 mm，两面散生疏柔毛或无毛；叶柄短或近无柄。花葶长2~7 cm；总状花序多少呈伞房状，通常具4~6朵花；花黄色。浆果近纺锤形，顶端具长喙。花果期4~9月。

【分布】生于林中、草地或荒坡上。产于广西、广东、云南、贵州、湖南、四川、福建、台湾、浙江、江西。

【性能主治】根状茎味辛，性温；有毒。有补肾壮阳、祛除寒湿的作用。主治阳萎精冷，小便失禁，脘腹冷痛，腰膝酸痛，筋骨软弱，下肢拘挛。

【采收加工】秋、冬季采挖，除去根头和须根，洗净，干燥。

【附注】野生资源少见，有少量栽培，通常在移栽2年后开花，在10月倒苗后至春季末发芽前采挖。

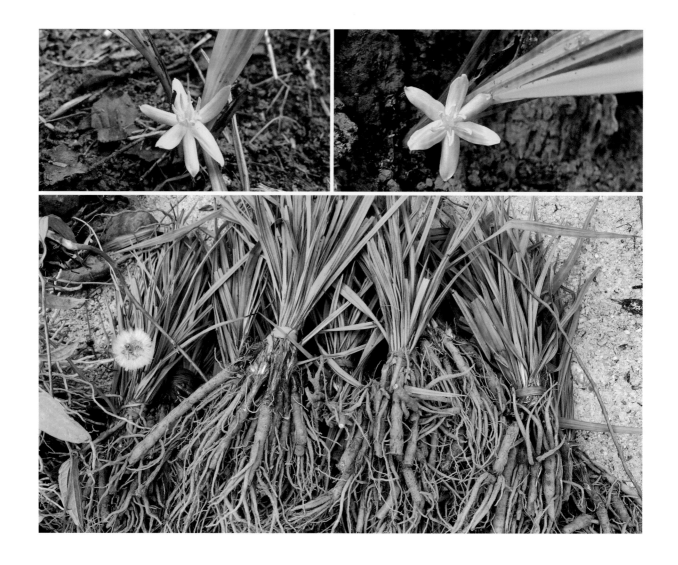

水田七

【基原】为蒟蒻薯科裂果薯*Schizocapsa plantaginea* Hance 的块根、叶。

【别名】水鸡仔、屈头鸡、长须果。

【形态特征】多年生草本。根茎块状粗短，常弯曲。叶基生；叶片狭椭圆形，长10~25 cm，宽4~8 cm，基部下延，沿叶柄两侧有狭翅。花葶长6~13 cm，总苞片4片，卵形或三角状卵形；伞形花序有花10多朵；花被裂片6枚，2轮，外面淡绿色，内面淡紫色。蒴果近倒卵形，3片开裂。花果期4~11月。

【分布】生于沟边、山谷、林下、路边潮湿处。产于广西、广东、湖南、江西、贵州、云南等地。

【性能主治】块根味甘、苦，性凉；有小毒。有清热解毒、止咳祛痰、理气止痛、散瘀止血的作用。主治感冒发热，痰热咳嗽，百日咳，脘腹胀痛，泻痢腹痛，消化不良，小儿疳积，肝炎，咽喉肿痛，牙痛，疟腮，瘰疬，疮疖，烧烫伤，带状疱疹，跌打损伤，外伤出血。叶味苦，性寒。有清热解毒的作用。主治疮疖，无名肿毒。

【采收加工】根春、夏季采挖，洗净，切片，鲜用或晒干。叶全年均可采收，鲜用或晒干。

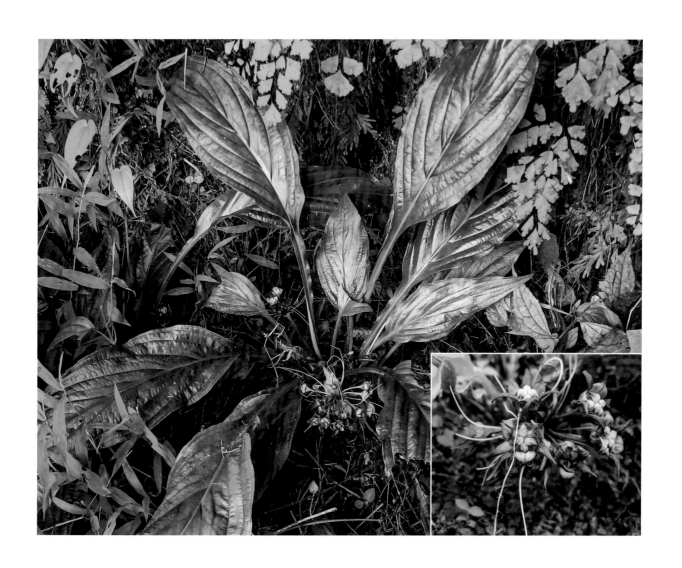

箭根薯

【基原】为蒟蒻薯科箭根薯*Tacca chantrieri* André 的根茎。

【别名】老虎须、大水田七、大叶屈头鸡。

【形态特征】多年生草本。根茎粗壮，圆柱形。叶片长圆形或长椭圆形，长20~60 cm，宽7~24 cm，顶端短尾尖，基部楔形或圆楔形，两侧稍不相等；叶柄长10~30 cm，基部有鞘。伞形花序有花5~18朵；花紫褐色至黑色，形状独特，花瓣基部生有数十条紫褐色细丝。浆果肉质，椭圆形，具6条棱，紫黑色，顶端有宿存的花被裂片。花果期4~11月。

【分布】生于水边、林下、山谷阴湿处。产于广西、广东、湖南、云南。

【性能主治】根茎味苦，性凉；有小毒。有清热解毒、理气止痛的作用。主治胃肠炎，胃及十二指肠溃疡，消化不良，痢疾，肝炎，疮疖，咽喉肿痛，烧烫伤。

【采收加工】春、夏季采挖，洗净，切片，鲜用或晒干。

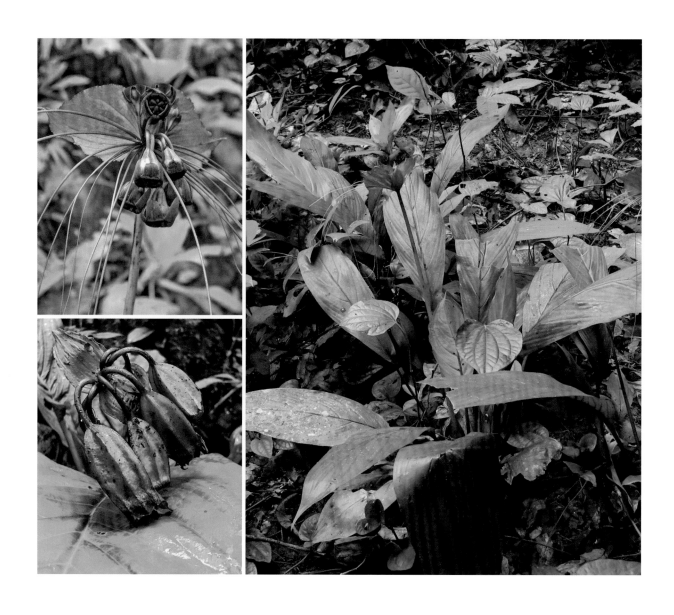

一匹草

【基原】为兰科梳帽卷瓣兰*Bulbophyllum andersonii* (Hook. f.) J. J. Smith 的全草。

【别名】一匹叶。

【形态特征】附生兰。假鳞茎在根状茎上彼此相距3~11 cm，卵状圆锥形或狭卵形，长2~5 cm，顶生1片叶。叶革质；叶片长圆形，先端钝并且稍凹陷，基部具短柄。花葶从假鳞茎基部抽出，通常长约17 cm；伞形花序具数朵花；花浅白色，密布紫红色斑点；中萼片近先端处具齿，先端具芒1枚；药帽黄色，先端边缘篦齿状。花期2~10月。

【分布】生于山地林中树干上或林下岩石上，野生资源量稀少，为野生重点保护植物。产于广西、四川、贵州、云南。

【性能主治】全草味甘，性平。有润肺止咳、益肾补虚、消食、祛风活血的作用。主治风热咳嗽，肺燥咳嗽，肺痨咳嗽，百日咳，肾亏体虚，小儿食积，风湿痹痛，跌打损伤。

【采收加工】全年均可采收，洗净，蒸后晒干。

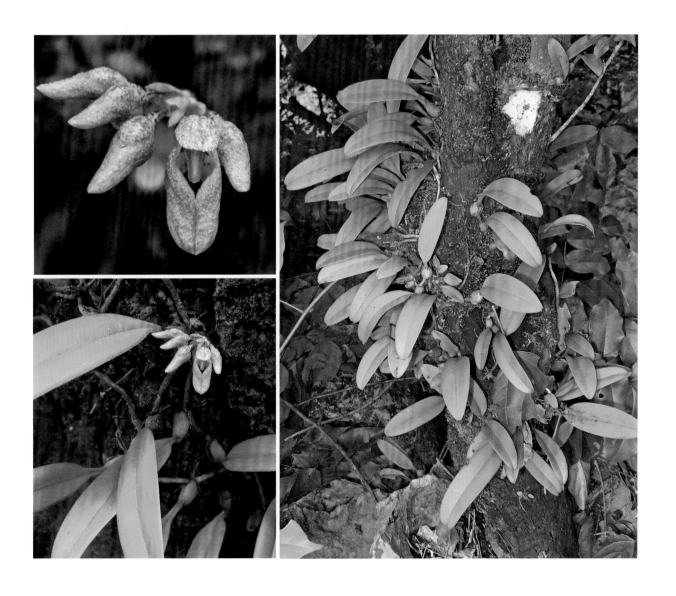

流苏石斛

【基原】为兰科流苏石斛 *Dendrobium fimbriatum* Hook. 的全草。

【别名】带爪石斛、有瓜石斛。

【形态特征】附生兰。茎粗壮，斜立或下垂，圆柱形，具许多钝纵棱。叶互生；叶片长圆形或长圆状披针形，长8~15.5 cm，宽2~3.6 cm，基部具紧抱于茎的革质鞘。总状花序长5~15 cm，花序生于老茎节间，有花6~12朵；花金黄色；唇瓣的颜色较深，中央部分有1个深紫色斑块，边缘流苏状。花期4~6月。

【分布】生于密林中树干上或山谷阴湿岩石上，野生资源量稀少，为野生重点保护植物。产于广西、贵州、云南。

【性能主治】全草味甘、淡，性微寒。有清热润肺、止咳的作用。主治咳嗽，肺结核，哮喘，胸膜炎，津伤口渴。

【采收加工】夏、秋季采收，蒸后晒干。

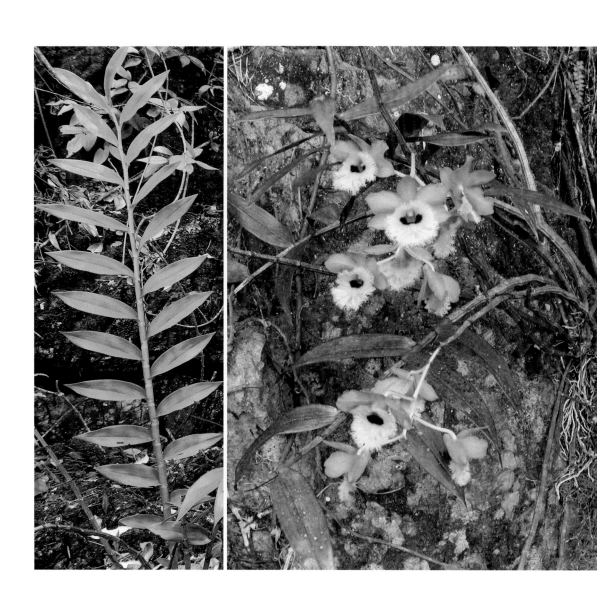

美花石斛

【基原】为兰科美花石斛*Dendrobium loddigesii* Rolfe 的茎。

【别名】春石斛、小黄草、粉花石斛。

【形态特征】附生兰。茎柔软，悬垂，细圆柱形。叶片纸质，2列，互生，长圆状披针形或舌形，通常长2~4 cm，宽1~1.3 cm，先端锐尖而稍钩转。花序每束具花1~2朵；花白色或淡紫红色；花瓣椭圆形，与中萼片等长，全缘；唇盘近圆形，凹陷，金黄色，周边淡紫红色，边缘流苏状。花期4~5月。

【分布】生于山地林中树干上或林下岩石上，野生资源量稀少，为野生重点保护植物。产于广西、广东、海南、贵州、云南。

【性能主治】茎味甘，性微寒。有生津益胃、滋阴清热、润肺益肾、明目强腰的作用。主治热病伤津，口干烦渴，胃阴不足，胃痛干呕，肺燥干咳，虚热不退，阴伤目暗，腰膝软弱。

【采收加工】全年均可采收，鲜用者除去须根及杂质，另行保存；干用者去根洗净，除去薄膜状叶鞘，晒干或烘干，也可置开水中略烫，再晒干或烘干。

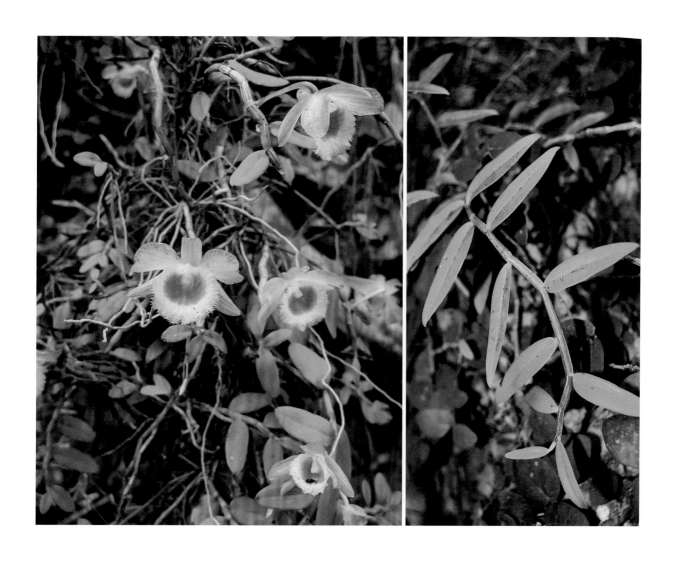

半柱毛兰

【基原】为兰科半柱毛兰*Eria corneri* Rchb. f. 的全草。

【别名】上石虾、石壁风、黄绒兰。

【形态特征】附生兰。植株无毛。假鳞茎密生，幼时卵形，熟时圆柱形，粗短，粗1~2.5 cm，顶端具2~3片叶。叶片椭圆状披针形至倒卵状披针形。花葶从叶的外侧发出，具10多朵花，有时可多达60朵；花白色或略带黄色，唇瓣具3片褶片。花期8~9月，果期10~12月，翌年3~4月蒴果开裂。

【分布】生于林中树上或林下岩石上，野生资源量稀少，为野生重点保护植物。产于广西、广东、海南、福建、贵州、云南等地。

【性能主治】全草味甘，性平。有滋阴清热、生津止渴的作用。主治热病伤津，烦渴，盗汗，肺结核，瘰疬，疮疡肿毒。

【采收加工】夏、秋季采收，洗净，蒸后晒干。

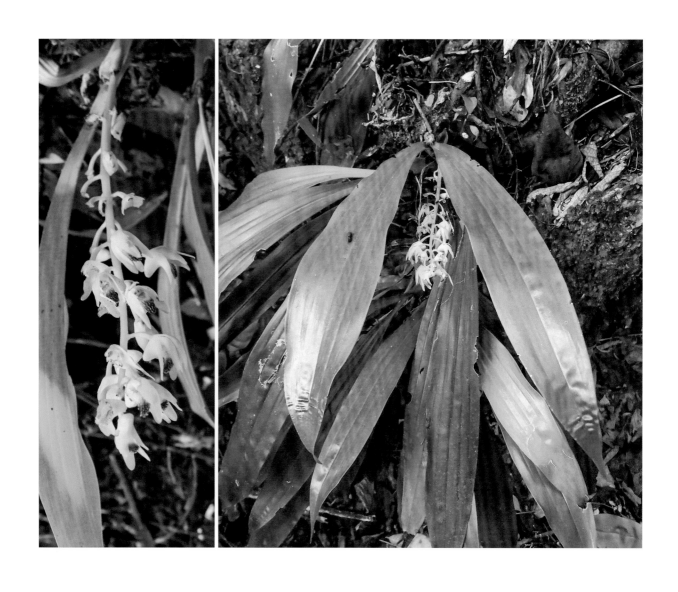

鹅毛玉凤花

【基原】为兰科鹅毛玉凤花*Habenaria dentata* (Sw.) Schltr. 的茎叶、块茎。

【别名】白凤兰、仙鹅抱蛋、肾经草、金刚如意草。

【形态特征】块茎肉质，长圆状卵形至长圆形。茎直立，圆柱形，具3~5片疏生的叶。叶片长圆形至长椭圆形，长5~15 cm，宽1.5~4 cm，基部抱茎，干时边缘常具狭的白色镶边。总状花序常具多朵花，长5~12 cm，花序轴无毛；花瓣镰状披针形，不裂；唇瓣3裂；侧裂片近菱形或近半圆形，前部边缘具齿。花期8~10月。

【分布】生于山坡、山谷疏林或密林下，或沟边，野生资源量稀少，为野生重点保护植物。产于广西、广东、福建、浙江、湖南、湖北、贵州、云南、四川等地。

【性能主治】茎叶、块茎味甘、微苦；性平。茎叶有清热利湿的作用。主治热淋。块茎有补肺肾、利尿的作用。主治肾虚腰痛，病后体虚，肾虚阳痿，疝气痛，胃痛，肺结核咳嗽，睾丸炎，尿路感染。

【采收加工】茎叶夏季采收，洗净，晒干。块茎秋、冬季采挖，洗净，蒸熟，鲜用或晒干。

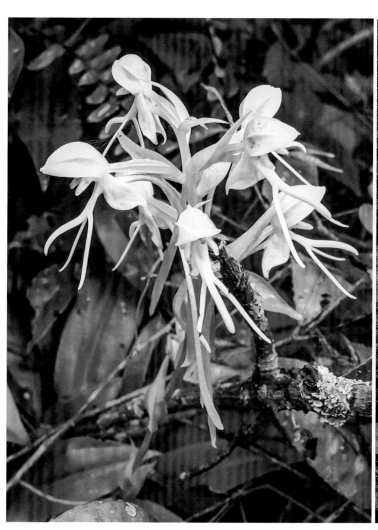
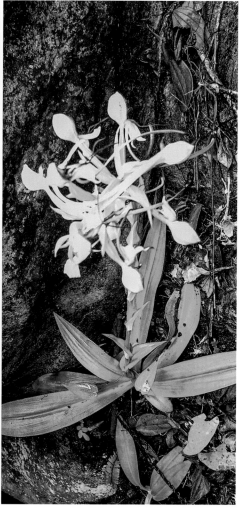

钗子股

【基原】为兰科钗子股*Luisia morsei* Rolfe 的全草。

【别名】金钗股、圆柱兰、金环草。

【形态特征】附生兰。茎丛生，具多节。叶互生，圆柱形，肉质，先端钝，基部具1个关节和扩大的鞘。总状花序腋生，通常具4~6朵花；花序柄基部被数枚鳞片状的鞘；花绿色带暗紫红色；唇瓣中部缢缩而形成前后唇，前唇先端微凹，上面具1个圆锥形的乳突，边缘具圆缺刻。蒴果棒状纺锤形。花期4~5月。

【分布】生于山地林中树干上，野生资源量稀少，为野生重点保护植物。产于广西、海南、贵州、云南等地。

【性能主治】全草味苦、辛，性凉；有小毒。有清热解毒、祛风利湿的作用。主治疟疾，痈疽，咽喉肿痛，风湿痹痛，水肿，白浊，白带过多，跌打损伤，药物或食物中毒。

【采收加工】夏、秋季采收，鲜用或晒干。

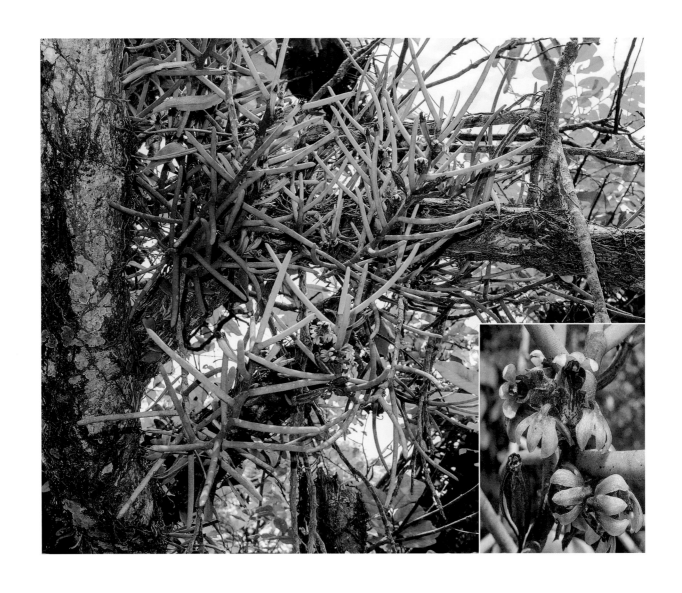

青天葵

【基原】为兰科毛唇芋兰*Nervilia fordii* (Hance) Schltr. 的块茎和全草。

【别名】独脚莲、独叶莲、珍珠叶。

【形态特征】宿根小草本。块茎球形或扁球形，肉质，白色，直径1~1.5 cm。叶1片，圆状卵形，质地较薄，干后带黄色。花葶高15~30 cm，下部具3~6枚筒状鞘；总状花序具3~5朵花；花先于叶开放，花瓣和萼片淡绿色，具紫色脉；唇瓣白色，倒卵形，内面密生长柔毛，基部楔形，前部3裂。花期5月。

【分布】生于山坡或沟谷林下阴湿处，野生资源量稀少，为野生重点保护植物。产于广西、广东、香港、四川。

【性能主治】块茎和全草味甘，性凉。有润肺止咳、清热解毒、散瘀止痛的作用。主治肺痨咯血，肺热咳嗽，口腔炎，咽喉肿痛，瘰疬，疮疡肿毒，跌打损伤。

【采收加工】7~8月用刀齐地面割取叶片，洗净后生晒或用热水烫，置于阳光下暴晒，晒至半干时用手将每片叶搓成粒状，再晒干。

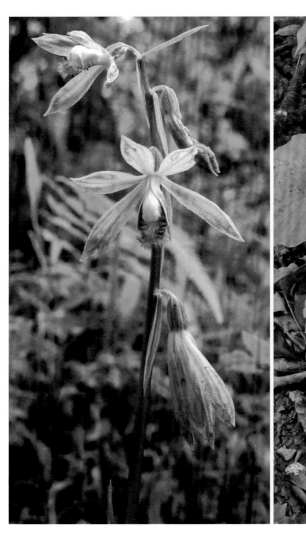
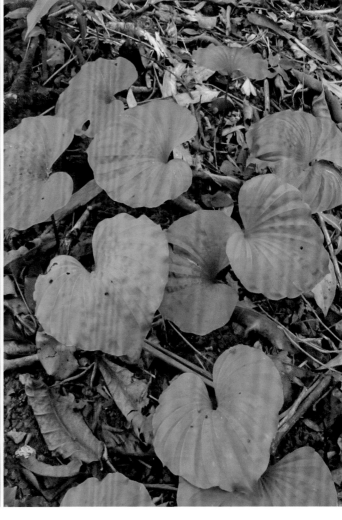

同色兜兰

【基原】为兰科同色兜兰*Paphiopedilum concolor* (Bateman) Pfitz. 的全草。

【别名】红草鞋、狮子利、狗舌草。

【形态特征】地生或半附生植物。叶基生，2列，4~6片；叶片狭椭圆形至椭圆状长圆形，先端钝并略有不对称，腹面有深浅绿色相间的网格斑，背面具极密集的紫点或几乎完全紫色。花葶直立，长5~12 cm，紫褐色，被白色短柔毛；花淡黄色或罕有近象牙白色，具紫色细斑点；唇瓣深囊状。花期通常6~8月。

【分布】生于石灰岩石山山坡、山顶多腐殖质土壤上或崖壁缝隙中，野生资源量稀少，为野生重点保护植物。产于广西、贵州、云南等地。

【性能主治】全草味苦、酸，性平。有清热解毒、散瘀消肿的作用。主治疗疮肿毒，毒蛇咬伤，脾肿大，肺结核咳血，跌打损伤。

【采收加工】夏、秋季采收，鲜用或晒干。

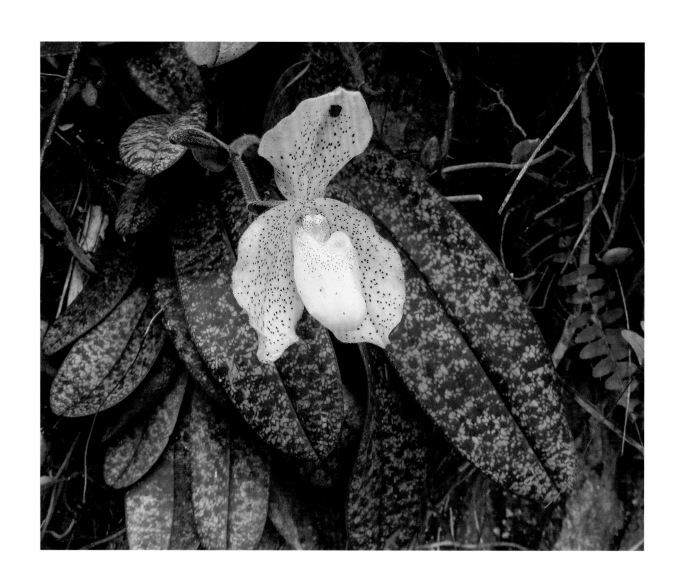

琴唇万带兰

【基原】为兰科琴唇万代兰 *Vanda concolor* Blume 的全草。

【别名】松兰、同色万带兰。

【形态特征】附生兰。茎长4~13 cm或更长，粗约1 cm。叶2列，革质，带状，长20~30 cm，宽1~3 cm，中部以下常"V"形对折，先端具2~3个不等长的尖齿状缺刻。花序1~3个，疏生数朵花，萼片和花瓣在外面白色，内面黄褐色带黄色花纹，唇瓣中裂片提琴形，上面具多条黄色疣状突起的条纹。花期4~5月。

【分布】生于海拔800~1200 m的山地林缘树干上或岩壁上，野生资源量稀少，为野生重点保护植物。产于广西、广东、贵州、云南。

【性能主治】全草味甘、淡，性平。有祛湿解毒的作用。主治风湿痹痛，疮疖。

【采收加工】春、夏季采收，鲜用或晒干。

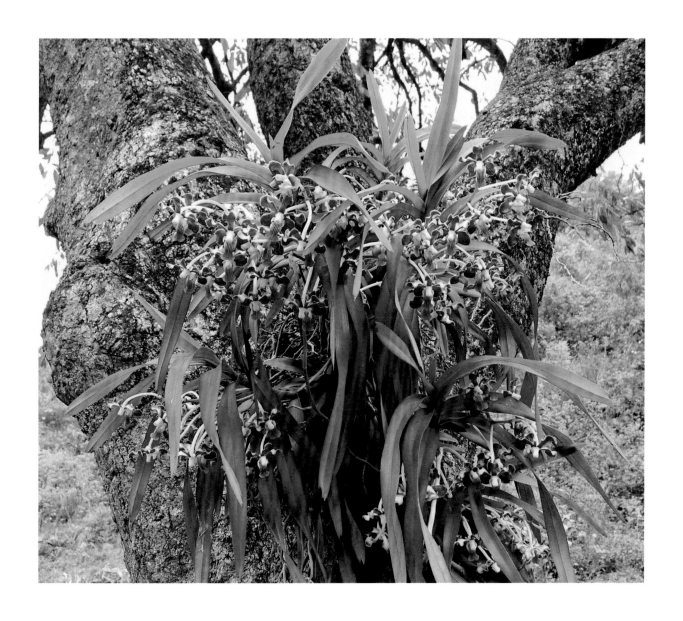

白茅根

【基原】为禾亚科大白茅*Imperata cylindrica* (L.) Raeuschel var. *major* (Nees) C. E. Hubb. 的根状茎。

【别名】茅针、黄茅、茅根。

【形态特征】多年生草本。具横走多节被鳞片的长根状茎。秆高25~90 cm，节具长白柔毛。叶片线形或线状披针形，长15~60 cm。圆锥花序长5~20 cm；小穗圆柱状，基部生长约1.5 cm的白色丝状毛，成对着生；颖长圆状披针形，第一颖有脉3~4条，第二颖有脉4~6条；雄蕊2枚，柱头紫黑色。花果期5~8月。

【分布】生于低山带平原河岸草地、山坡、疏林下。产于广西、海南、安徽、浙江、四川、西藏、河北、河南等地。

【性能主治】根状茎味甘，性寒。有凉血止血、清热利尿的作用。主治血热吐血，衄血，尿血，热病烦渴，湿热黄疸，水肿尿少，热淋涩痛。

【采收加工】春、秋季采挖，洗净，晒干，除去须根和膜质叶鞘，捆成小把。

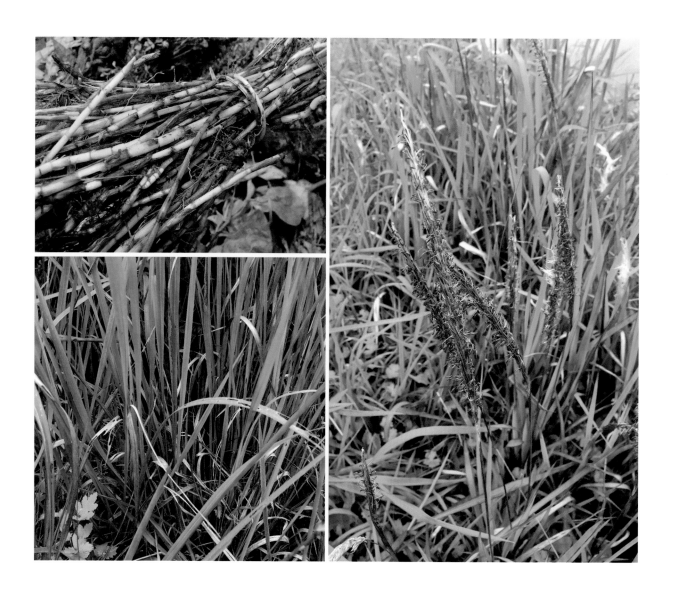

总名录

隆安县药用植物名录

真菌门 Eumycota

霜霉科 Peronosporaceae
禾生指梗霉 *Sclerospora graminicola* (Sacc.) J. Schröt.
功效来源：《广西中药资源名录》

丛赤壳科 Nectriaceae
藤仓赤霉 *Gibberella fujikuroi* (Saw.) Wollenw.
功效来源：《广西中药资源名录》

黑粉菌科 Ustilaginaceae
粟黑粉菌 *Ustilago crameri* Körn.
功效来源：《广西中药资源名录》

菰黑粉菌（茭白黑粉菌） *Ustilago esculenta* Henn.
功效来源：《广西中药资源名录》

玉黍蜀黑粉（玉米黑粉菌） *Ustilago maydis* (DC.) Corda
功效来源：《广西中药资源名录》

木耳科 Auriculariaceae
木耳 *Auricularia heimuer* F. Wu, B. K. Cui, Y. C. Dai
功效来源：《广西中药资源名录》

毛木耳 *Auricularia cornea* Ehrenb.
功效来源：《广西中药资源名录》

裂褶菌科 Schizophyllaceae
裂摺菌 *Schizophyllum commune* Fr.
功效来源：《广西中药资源名录》

猴头菌科 Hericiaceae
猴头菌 *Hericium erinaceus* (Bull.) Pers.
功效来源：《广西中药资源名录》

多孔菌科 Polyporaceae
云芝（云芝栓孔菌） *Trametes versicolor* (L.) Lloyd
功效来源：《广西中药资源名录》

茯苓（茯苓沃菲卧孔菌） *Wolfiporia cocos* (Schwein.) Ryvarden et Gilb.
功效来源：《广西中药资源名录》

血朱栓菌（血红密孔菌） *Pycnoporus sanguineus* (L.) Murrill
功效来源：《广西中药资源名录》

光茸菌科（类脐菇科） Omphalotaceae
香菇 *Lentinula edodes* (Berk.) Pegler
功效来源：《广西中药资源名录》

口磨科 Tricholomataceae
雪丸 *Omphalia lapidescens* (Horan.) E. Cohn et J. Schröt.
功效来源：《广西中药资源名录》

侧耳科 Pleurotaceae
侧耳 *Pleurotus ostreatus* (Jacq.) P. Kumm.
功效来源：《广西中药资源名录》

桃红侧耳 *Pleurotus djamor* (Rumph. ex Fr.) Boedijn
功效来源：《广西中药资源名录》

光柄菇科 Pluteaceae
草菇 *Volvariella volvacea* (Bull.) Singer
功效来源：《广西中药资源名录》

伞菌科 Agaricaceae
双孢蘑菇 *Agaricus bisporus* (J. E. Lange) Imbach
功效来源：《广西中药资源名录》

麦角菌科 Clavicipitaceae
稻绿核菌 *Ustilaginoidea virens* (Cooke) Tak.
功效来源：《广西中药资源名录》

虫草菌科 Cordycipitaceae
蝉花（蝉棒束孢） *Isaria cicadae* Miq.
功效来源：《全国中草药汇编》

线虫草科 Ophiocordycipitaceae
下垂线虫草 *Ophiocordyceps nutans* (Pat.) G. H. Sung
功效来源：《中国药用真菌图志》

炭团菌科 Hypoxylaceae
黑轮层炭壳 *Daldinia concentrica* (Bolton) Ces. et De Not.
功效来源：《中国食用菌》

炭角菌科 Xylariaceae
黑柄炭角菌 *Xylaria nigripes* (Klotzsch) Cooke
功效来源：《菌物资源学》

网纹马勃 *Lycoperdon perlatum* Pers.

功效来源：《菌物资源学》

膨瑚菌科（泡头菌科） Physalcriaceae
长根小奥德蘑 *Oudemansiella radicata* (Relhan) Singer
功效来源：《菌物资源学》

小脆柄菇科 Psathyrellaceae
辐毛小鬼伞 *Coprinellus radians* (Desm.) Vilgalys
功效来源：《中国药用真菌图志》

皱木耳 *Auricularia delicata* (Mont.) Henn.
功效来源：《中国药用真菌图志》

锈革菌 Hymenochaetaceae
淡黄木层孔菌 *Phellinus gilvus* (Schwein.) Pat.
功效来源：《菌物资源学》

灵芝科 Ganodermaceae
假芝 *Amauroderma rugosum* (Blume et T. Nees) Torrend
功效来源：《中国药用真菌图志》

树舌（树舌灵芝） *Ganoderma applanatum* (Pers.) Pat.
功效来源：《广西中药资源名录》

灵芝 *Ganoderma lingzhi* Sheng H. Wu et al.
功效来源：《菌物资源学》

热带灵芝 *Ganoderma tropicum* (Jungh.) Bres.
功效来源：《菌物资源学》

红贝俄氏孔菌 *Earliella scabrosa* (Pers.) Gilb. et Ryvarden
功效来源：《菌物资源学》

毛蜂窝菌 *Hexagonia apiaria* (Pers.) Fr.
功效来源：《菌物资源学》

漏斗多孔菌 *Polyporus arcularius* (Batsch) Fr.
功效来源：《中国药用真菌图志》

雅致栓孔菌 *Trametes elegans* (Spereng.) Fr.
功效来源：《菌物学报》

毛栓孔菌 *Trametes hirsuta* (Wulfen) Lloyd
功效来源：《菌物资源学》

花耳科 Dacrymycetaceae
匙盖假花耳 *Dacryopinax spathularia* (Schwein.) G. W. Martin
功效来源：《菌物资源学》

银耳科 Tremellaceae
茶色银耳 *Tremella foliacea* Pers. Fr.
功效来源：《菌物学报》

银耳 *Tremella fuciformis* Berk.
功效来源：《菌物资源学》

苔藓植物门 Bryophyta
葫芦藓科 Funariaceae
葫芦藓 *Funaria hygrometrica* Hedw.
功效来源：《广西中药资源名录》

真藓科 Bryaceae
真藓 *Bryum argenteum* Hedw.
功效来源：《广西中药资源名录》

提灯藓科 Mniaceae
尖叶提灯藓 *Mnium cuspidatum* Hedw.
功效来源：《广西中药资源名录》

卷柏藓科 Racopilaceae
毛尖卷柏藓 *Racopilum aristatun* Mitt.
功效来源：《广西中药资源名录》

灰藓科 Hypnaceae
大灰藓 *Hypnum plumaeforme* Wils.
功效来源：《广西中药资源名录》

金发藓科 Polytrichaceae
东亚小金发藓 *Pogonatum inflexum* (Lindb.) Lec.
功效来源：《广西中药资源名录》

蛇苔科 Conocephalaceae
蛇苔 *Conocephalum conicum* (Linn.) Dum.
功效来源：《广西中药资源名录》

地钱科 Marchantiaceae
地钱 *Marchantia polymorpha* Linn.
功效来源：《广西中药资源名录》

蕨类植物门 Pteridophyta
F.01. 松叶蕨科 Psilotaceae
松叶蕨属 *Psilotum* Sw.
松叶蕨 石刷把
Psilotum nudum (L.) Beauv.
凭证标本：隆安县普查队 450123130114001LY（IBK、GXMG、CMMI）
功效：全草，活血止血、通经、祛风除湿。

功效来源：《中华本草》

F.02. 石杉科 Huperziaceae
石杉属 *Huperzia* Bernh.
蛇足石杉 千层塔
Huperzia serrata (Thunb.) Trevis.
功效：全草，散瘀消肿、解毒、止痛。
功效来源：《全国中草药汇编》
注：《隆安县志》记载。

F.03. 石松科 Lycopodiaceae
垂穗石松属 *Palhinhaea* Franco et Vasc. ex Vasc. et Franco
垂穗石松 伸筋草
Palhinhaea cernua (L.) Franco et Vasc.
凭证标本：隆安县普查队 450123130507023LY（IBK、GXMG、CMMI）
功效：全草，祛风除湿、舒筋活络。
功效来源：《中国药典》（2020年版）

F.04. 卷柏科 Selaginellaceae
卷柏属 *Selaginella* P. Beauv.
二形卷柏
Selaginella biformis A. Braun ex Kuhn
凭证标本：杨金财等 LH1499（IBK）
功效：全草，清热解毒、降火消肿。
功效来源：《药用植物辞典》

大叶卷柏 贵州卷柏
Selaginella bodinieri Hieron. ex Christ
凭证标本：隆安县普查队 450123130505051LY（IBK、GXMG、CMMI）
功效：全草，清热利湿、舒筋活络。
功效来源：《中华本草》

澜沧卷柏
Selaginella davidii Franch. subsp. *gebaueriana* (Hand.-Mazz.) X. C. Zhang
功效：全草，用于肺热咳嗽、外伤出血。
功效来源：《广西中药资源名录》
注：《广西植物名录》有记载。

薄叶卷柏
Selaginella delicatula (Desv.) Alston
凭证标本：隆安县普查队 450123130505029LY（IBK、GXMG、CMMI）
功效：全草，活血调血、清热解毒。
功效来源：《全国中草药汇编》

深绿卷柏 石上柏
Selaginella doederleinii Hieron. subsp. *doederleinii*
凭证标本：高成芝等 73217（GXMI）
功效：全草，清热解毒、抗癌、止血。
功效来源：《广西壮族自治区壮药质量标准 第二卷》（2011年版）

粗叶卷柏
Selaginella doederleinii Hieron. subsp. *trachyphylla* (Warb.) X. C. Zhang
功效：全草，清热止咳、凉血止血。
功效来源：《中华本草》
注：《广西植物名录》有记载。

细叶卷柏
Selaginella labordei Hieron. ex Christ
凭证标本：隆安县普查队 450123130507043LY（IBK、GXMG、CMMI）
功效：全草，清热利湿、消炎退热、止血、止喘。
功效来源：《全国中草药汇编》

江南卷柏
Selaginella moellendorffii Hieron.
凭证标本：隆安县普查队 450123130122016LY（IBK、GXMG、CMMI）
功效：全草，清热利尿、活血消肿。
功效来源：《中药大辞典》

单孢卷柏
Selaginella monospora Spring
凭证标本：杨金财等 LH1580（IBK）
功效：全草，清热解毒，民间用于虫蛇咬伤。
功效来源：《药用植物辞典》

黑顶卷柏
Selaginella picta A. Braun ex Baker
凭证标本：杨金财等 LH0014（IBK）
功效：全草，凉血解毒、止痛。
功效来源：《中华本草》

翠云草
Selaginella uncinata (Desv.) Spring
凭证标本：隆安县普查队 450123121204012LY（IBK、GXMG、CMMI）
功效：全草，清热利湿、解毒、止血。
功效来源：《广西壮族自治区壮药质量标准 第一卷》（2008年版）

藤卷柏
Selaginella willdenowii (Desv.) Baker
凭证标本：杨金财等 LH0262（IBK）
功效：全草，活血散瘀、凉血止痛。
功效来源：文献

F.06. 木贼科 Equisetaceae
木贼属 *Equisetum* L.
披散木贼 密枝问荆
Equisetum diffusum D. Don
凭证标本：杨金财等 LH1344（IBK）
功效：全草，清热利尿、明目退翳、接骨。
功效来源：《中华本草》

节节草 笔筒草
Equisetum ramosissimum (Desf.) Boerner subsp. *Ramosissimum*
凭证标本：隆安县普查队 450123130115011LY（IBK、GXMG、CMMI）
功效：全草，祛风清热、除湿利尿。
功效来源：《中药大辞典》

笔管草 笔筒草
Equisetum ramosissimum (Desf.) Boerner subsp. *debile* (Roxb. ex Vauch.) Hauke
凭证标本：杨金财等 LH0199（IBK）
功效：地上部分，疏风散热、明目退翳、止血。
功效来源：《广西壮族自治区壮药质量标准 第二卷》（2011年版）

F.07. 七指蕨科 Helminthostachyaceae
七指蕨属 *Helminthostachys* Kaulf.
七指蕨 入地蜈蚣
Helminthostachys zeylanica (L.) Hook.
凭证标本：高成芝等 73172（GXMI）
功效：全草或根状茎，清热化痰、解蛇毒。
功效来源：《全国中草药汇编》

F.09. 瓶尔小草科 Ophioglossaceae
瓶尔小草属 *Ophioglossum* L.
心叶瓶尔小草 一支箭
Ophioglossum reticulatum L.
凭证标本：梁健英 K0617（IBK）
功效：全草，清热解毒、活血散瘀。
功效来源：《中华本草》

瓶尔小草 *Ophioglossum vulgatum* L.
凭证标本：隆安县普查队 450123130509044LY（IBK、GXMG、CMMI）
功效：全草，清热解毒、消肿止痛。
功效来源：《全国中草药汇编》

F.11. 观音座莲科 Angiopteridaceae
观音座莲属 *Angiopteris* Hoffm.
福建观音座莲 马蹄蕨
Angiopteris fokiensis Hieron.
功效：根状茎，清热凉血、祛瘀止血、镇痛安神。
功效来源：《广西壮族自治区壮药质量标准 第三卷》（2018年版）
注：《广西植物名录》有记载。

F.13. 紫萁科 Osmundaceae
紫萁属 *Osmunda* L.
紫萁 紫萁贯众
Osmunda japonica Thunb.
功效：根茎和叶柄残基，清热解毒、止血、杀虫。
功效来源：《中国药典》（2020年版）
注：《广西植物名录》有记载。

F.15. 里白科 Gleicheniaceae
芒萁属 *Dicranopteris* Bernh.
芒萁
Dicranopteris pedata (Houtt.) Nakaike
凭证标本：隆安县普查队 450123130118009LY（IBK、GXMG、CMMI）
功效：叶柄、根茎，化瘀止血、清热利尿、解毒消肿。
功效来源：《中华本草》

F.17. 海金沙科 Lygodiaceae
海金沙属 *Lygodium* Sw.
海南海金沙
Lygodium circinnatum (Burm. f.) Sw.
凭证标本：杨金财等 LH0064（IBK）
功效：全草，清热利尿。
功效来源：《药用植物辞典》

曲轴海金沙 金沙藤
Lygodium flexuosum (L.) Sw.
凭证标本：杨金财等 LH0001（IBK）
功效：地上部分，清热解毒、利水通淋。
功效来源：《广西壮族自治区壮药质量标准 第三卷》（2018年版）

海金沙
Lygodium japonicum (Thunb.) Sw.
凭证标本：隆安县普查队 450123130117029LY（IBK、GXMG、CMMI）
功效：成熟孢子，清利湿热、通淋止痛。
功效来源：《中国药典》（2020年版）

小叶海金沙 金沙藤
Lygodium microphyllum (Cav.) R. Br.
凭证标本：隆安县普查队 450123130509030LY（IBK、GXMG、CMMI）
功效：地上部分，清热解毒、利水通淋。
功效来源：《广西壮族自治区壮药质量标准 第三

卷》（2018年版）

F.18. 膜蕨科 Hymenophyllaceae
蕗蕨属 *Mecodium* Presl
蕗蕨
Mecodium badium (Hook. et Grev.) Copel.
凭证标本：隆安县普查队 450123130308024LY（IBK、GXMG、CMMI）

功效：全草，解毒清热、生肌止血。
功效来源：《中华本草》

F.19. 蚌壳蕨科 Dicksoniaceae
金毛狗属 *Cibotium* Kaulf.
金毛狗 狗脊
Cibotium barometz (L.) J. Sm.
凭证标本：隆安县普查队 450123130118019LY（IBK、GXMG、CMMI）

功效：根状茎，祛风湿、补肝肾、强腰膝。
功效来源：《中国药典》（2020年版）

F.22. 碗蕨科 Dennstaedtiaceae
鳞盖蕨属 *Microlepia* Presl
边缘鳞盖蕨
Microlepia marginata (Panz.) C. Chr.
凭证标本：隆安县普查队 450123130507053LY（IBK、GXMG、CMMI）

功效：全草，清热解毒、祛风除湿。
功效来源：《药用植物辞典》

F.23. 鳞始蕨科 Lindsaeaceae
鳞始蕨属 *Lindsaea* Dry.
异叶鳞始蕨
Lindsaea heterophylla Dryand
凭证标本：隆安县普查队 450123130116027LY（IBK、GXMG、CMMI）

功效：全草，利水、活血止痛。
功效来源：《中华本草》

团叶鳞始蕨
Lindsaea orbiculata (Lam.) Mett.
凭证标本：隆安县普查队 450123130509028LY（IBK、GXMG、CMMI）

功效：全草，清热解毒、止血。
功效来源：《中华本草》

乌蕨属 *Sphenomeris* Maxon
乌蕨 金花草
Sphenomeris chinensis (L.) Maxon
凭证标本：隆安县普查队 450123130509033LY（IBK、GXMG、CMMI）

功效：全草，清热解毒、利湿。
功效来源：《全国中草药汇编》

F.26. 蕨科 Pteridiaceae
蕨属 *Pteridium* Scopoli
蕨
Pteridium aquilinum (L.) Kuhn var. *latiusculum* (Desv.) Underw. ex A. Heller
功效：根状茎或全草，清热利湿、消肿、安神。
功效来源：《全国中草药汇编》
注：《广西植物名录》有记载。

F.27. 凤尾蕨科 Pteridaceae
凤尾蕨属 *Pteris* L.
条纹凤尾蕨
Pteris cadieri Christ
凭证标本：杨金财等 LH1795（IBK）
功效：全草，清热解毒。
功效来源：《药用植物辞典》

岩凤尾蕨
Pteris deltodon Baker
凭证标本：隆安县普查队 450123130506024LY（IBK、GXMG、CMMI）
功效：全草，清热利湿、敛肺止咳、定惊、解毒。
功效来源：《中华本草》

剑叶凤尾蕨 井边茜
Pteris ensiformis Burm. f.
凭证标本：隆安县普查队 450123140626043LY（IBK、GXMG、CMMI）
功效：全草，清热解毒、利尿。
功效来源：《全国中草药汇编》

傅氏凤尾蕨
Pteris fauriei Hieron. var. *fauriei*
功效：全草、叶，收敛、止血。
功效来源：《药用植物辞典》
注：《广西植物名录》有记载。

百越凤尾蕨 金钗凤尾蕨
Pteris fauriei Hieron. var. *chinensis* Ching et S. H. Wu
凭证标本：杨金财等 LH1054（IBK）
功效：叶，清热利湿、祛风定惊、敛疮止血。
功效来源：《中华本草》

狭叶凤尾蕨
Pteris henryi Christ
凭证标本：隆安县普查队 450123130505056LY（IBK、GXMG、CMMI）
功效：全草，清热解毒。

功效来源：《全国中草药汇编》

井栏凤尾蕨 凤尾草
Pteris multifida Poir.
凭证标本：隆安县普查队 450123140625044LY（IBK、GXMG、CMMI）
功效：全草，清热利湿、凉血止血、解毒止痢。
功效来源：《全国中草药汇编》

栗柄凤尾蕨 五齿剑
Pteris plumbea Christ
凭证标本：隆安县普查队 450123130505017LY（IBK、GXMG、CMMI）
功效：全草，清热利湿、活血止血。
功效来源：《中华本草》

半边旗
Pteris semipinnata L.
凭证标本：隆安县普查队 450123130116030LY（IBK、GXMG、CMMI）
功效：全草，清热解毒、消肿止痛。
功效来源：《广西壮族自治区壮药质量标准　第二卷》（2011年版）

蜈蚣草
Pteris vittata L.
凭证标本：隆安县普查队 450123130308028LY（IBK、GXMG、CMMI）
功效：全草或根状茎，祛风活血、解毒杀虫。
功效来源：《全国中草药汇编》

F.30. 中国蕨科 Sinopteridaceae
碎米蕨属 *Cheilosoria* Trev.
毛轴碎米蕨 川层草
Cheilosoria chusana (Hook.) Ching et K. H. Shing
凭证标本：隆安县普查队 450123130306002LY（IBK、GXMG、CMMI）
功效：全草，清热利湿、解毒。
功效来源：《中华本草》

碎米蕨
Cheilosoria mysurensis (Wall. ex Hook.) Ching et K. H. Shing
凭证标本：隆安县普查队 450123130116025LY（IBK、GXMG、CMMI）
功效：全草，清热解毒。
功效来源：《中华本草》

薄叶碎米蕨
Cheilosoria tenuifolia (Burm. f.) Trevis.
凭证标本：杨金财等 LH0195（IBK）

功效：地上部分，用于痢疾，外用治跌打损伤。
功效来源：《广西中药资源名录》

金粉蕨属 *Onychium* Kaulf.
野雉尾金粉蕨 小叶金花草
Onychium japonicum (Thunb.) Kunze
凭证标本：隆安县普查队 450123130509034LY（IBK、GXMG、CMMI）
功效：全草，清热解毒、利湿、止血。
功效来源：《广西壮族自治区壮药质量标准　第三卷》（2018年版）

F.31. 铁线蕨科 Adiantaceae
铁线蕨属 *Adiantum* L.
铁线蕨
Adiantum capillus-veneris L. f. capillus-veneris
凭证标本：中植联广西队 0300（IBK）
功效：全草，清热解毒、利尿消肿。
功效来源：《全国中草药汇编》

条裂铁线蕨
Adiantum capillus-veneris L. f. *dissectum* (Mart. et Galeot.) Ching
凭证标本：隆安县普查队 450123121204016LY（IBK、GXMG、CMMI）
功效：全草，清热解毒、软坚散结。
功效来源：《药用植物辞典》

鞭叶铁线蕨
Adiantum caudatum L.
凭证标本：隆安县普查队 450123130507059LY（IBK、GXMG、CMMI）
功效：全草，清热解毒、利水消肿。
功效来源：《中华本草》

扇叶铁线蕨 铁线草
Adiantum flabellulatum L.
凭证标本：隆安县普查队 450123130509029LY（IBK、GXMG、CMMI）
功效：全草，清热解毒、利湿消肿。
功效来源：《广西中药材标准》

白垩铁线蕨
Adiantum gravesii Hance
凭证标本：隆安县普查队 450123130122022LY（IBK、GXMG、CMMI）
功效：全草，利水通淋、清热解毒。
功效来源：《中华本草》

假鞭叶铁线蕨
Adiantum malesianum Ghatak

凭证标本：杨金财等 LH0082（IBK）

功效：全草，利水通淋、清热解毒。

功效来源：《中华本草》

半月形铁线蕨 黑龙丝

Adiantum philippense L.

凭证标本：杨金财等 LH0071（IBK）

功效：全草，凉血祛瘀、利尿、通乳、止咳。

功效来源：《全国中草药汇编》

F.32. 水蕨科 Parkeriaceae

水蕨属 *Ceratopteris* Brongn.

水蕨

Ceratopteris thalictroides (L.) Brongn.

凭证标本：杨金财等 LH1379（IBK）

功效：全草，散瘀拔毒、镇咳、化痰、止痢、止血。

功效来源：《全国中草药汇编》

F.34. 车前蕨科 Antrophyaceae

车前蕨属 *Antrophyum* Kaulf.

台湾车前蕨

Antrophyum formosanum Hieron.

功效：全草，用于肝脾肿大。

功效来源：《广西中药资源名录》

注：《广西植物名录》有记载。

车前蕨

Antrophyum henryi Hieron.

凭证标本：杨金财等 LH0717（IBK）

功效：全草（去根毛），用于咳嗽。

功效来源：《药用植物辞典》

F.36. 蹄盖蕨科 Athyriaceae

短肠蕨属 *Allantodia* R. Br. emend. Ching

毛柄短肠蕨

Allantodia dilatata (Blume) Ching

凭证标本：隆安县普查队 450123130509039LY（IBK、GXMG、CMMI）

功效：根状茎，清热解毒、除湿驱虫、杀虫。

功效来源：《药用植物辞典》

菜蕨属 *Callipteris* Bory

菜蕨

Callipteris esculenta (Retz.) J. Sm. ex T. Moore et Houlst.

凭证标本：杨金财等 LH1719（IBK）

功效：嫩叶，清热。

功效来源：《药用植物辞典》

双盖蕨属 *Diplazium* Sw.

单叶双盖蕨

Diplazium subsinuatum (Wall. ex Hook. et Grev.) Tagawa

凭证标本：隆安县普查队 450123130115002LY（IBK、GXMG、CMMI）

功效：全草，凉血止血、利尿通淋。

功效来源：《广西中药材标准》

F.37. 肿足蕨科 Hypodematiaceae

肿足蕨属 *Hypodematium* Kunze

肿足蕨

Hypodematium crenatum (Forsk.) Kuhn

凭证标本：隆安县普查队 450123140628004LY（IBK、GXMG、CMMI）

功效：全草，祛风利湿、止血、解毒。

功效来源：《全国中草药汇编》

F.38. 金星蕨科 Thelypteridaceae

星毛蕨属 *Ampelopteris* Kunze

星毛蕨

Ampelopteris prolifera (Retz.) Copel.

凭证标本：杨金财等 LH1730（IBK）

功效：全草，清热、利湿。

功效来源：《中华本草》

毛蕨属 *Cyclosorus* Link

渐尖毛蕨

Cyclosorus acuminatus (Houtt.) Nakai

凭证标本：隆安县普查队 450123130507045LY（IBK、GXMG、CMMI）

功效：根状茎，清热解毒、祛风除湿、健脾。

功效来源：《中华本草》

干旱毛蕨

Cyclosorus aridus (D. Don) Tagawa

凭证标本：杨金财等 LH1717（IBK）

功效：全草，清热解毒、止痢。

功效来源：《中华本草》

齿牙毛蕨 篦子舒筋草

Cyclosorus dentatus (Forssk.) Ching

凭证标本：隆安县普查队 450123130508008LY（IBK、GXMG、CMMI）

功效：根状茎，舒筋、活络、散寒。

功效来源：《全国中草药汇编》

华南毛蕨

Cyclosorus parasiticus (L.) Farwell

凭证标本：隆安县普查队 450123130123021LY（IBK、GXMG、CMMI）

功效：全草，祛风、除湿。

功效来源：《中华本草》

圣蕨属 *Dictyocline* Moore
圣蕨
Dictyocline griffithii T. Moore
凭证标本：梁健英 K0628（IBK）
功效：根状茎，用于小儿惊风。
功效来源：《广西中药资源名录》

针毛蕨属 *Macrothelypteris* (H. Ito) Ching
针毛蕨 金鸡尾巴草根
Macrothelypteris oligophlebia (Baker) Ching
凭证标本：杨金财等 LH1503（IBK）
功效：根状茎，利水消肿、清热解毒、止血、杀虫。
功效来源：《中药大辞典》

普通针毛蕨
Macrothelypteris torresiana (Gaud.) Ching
凭证标本：杨金财等 LH0510（IBK）
功效：全株，用于水肿、痈毒。
功效来源：《药用植物辞典》

凸轴蕨属 *Metathelypteris* (H. Ito) Ching
疏羽凸轴蕨
Metathelypteris laxa (Franch. et Sav.) Ching
凭证标本：隆安县普查队 450123130509032LY（IBK、GXMG、CMMI）
功效：根状茎，清热解毒、止血消肿、杀虫。
功效来源：《药用植物辞典》

新月蕨属 *Pronephrium* Presl
三羽新月蕨 蛇退步
Pronephrium triphyllum (Sw.) Holttum
凭证标本：隆安县普查队 450123130509031LY（IBK、GXMG、CMMI）
功效：全草，清热解毒、散瘀消肿、化痰止咳。
功效来源：《中药大辞典》

F.39. 铁角蕨科 Aspleniaceae
铁角蕨属 *Asplenium* L.
切边铁角蕨
Asplenium excisum C. Presl
凭证标本：杨金财等 LH1794（IBK）
功效：全株，清热利湿。
功效来源：《药用植物辞典》

镰叶铁角蕨 骨把
Asplenium falcatum Lam.
凭证标本：隆安县普查队 450123130505090LY（IBK、GXMG、CMMI）
功效：全草，清热、利湿、解毒、敛疮。
功效来源：《中华本草》

厚叶铁角蕨 旋鸡尾
Asplenium griffithianum Hook.
凭证标本：杨金财等 LH2409（IBK）
功效：根状茎，清热、解毒、利湿。
功效来源：《中华本草》

北京铁角蕨 铁杆地柏枝
Asplenium pekinense Hance
凭证标本：隆安县普查队 450123130116031LY（IBK、GXMG、CMMI）
功效：全草，化痰止咳、清热解毒、止血。
功效来源：《中华本草》

岭南铁角蕨
Asplenium sampsonii Hance
凭证标本：隆安县普查队 450123121203042LY（IBK、GXMG、CMMI）
功效：全草，清热解毒、止咳化痰、止血、消疳。
功效来源：《中华本草》

华中铁角蕨 地柏叶
Asplenium sarelii Hook.
凭证标本：隆安县普查队 450123130122001LY（IBK、GXMG、CMMI）
功效：全草，清热解毒、止咳利咽、利湿消肿、止血止痛。
功效来源：《全国中草药汇编》

石生铁角蕨 石上铁角蕨
Asplenium saxicola Rosenst.
凭证标本：隆安县普查队 450123121203046LY（IBK、GXMG、CMMI）
功效：全草，清热润肺、解毒消肿。
功效来源：《中华本草》

半边铁角蕨
Asplenium unilaterale Lam.
凭证标本：杨金财等 LH1043（IBK）
功效：全株，止血、解毒。
功效来源：《药用植物辞典》

巢蕨属 *Neottopteris* J. Sm.
狭翅巢蕨 斩妖剑
Neottopteris antrophyoides (Christ) Ching
凭证标本：隆安县普查队 450123130508011LY（IBK、GXMG、CMMI）
功效：全草，利尿通淋、解毒消肿。
功效来源：《中华本草》

巢蕨
Neottopteris nidus (L.) J. Sm.
功效：全草，活血散瘀、强筋壮骨。

功效来源：《药用植物辞典》

注：《广西植物名录》有记载。

F.42. 乌毛蕨科 Blechnaceae
乌毛蕨属 *Blechnum* L.
乌毛蕨 贯众

Blechnum orientale L.

功效：根状茎，清热解毒、凉血止血、杀虫。

功效来源：《广西中药材标准》

注：《广西植物名录》有记载。

狗脊蕨属 *Woodwardia* Smith
狗脊蕨

Woodwardia japonica (L. f.) Sm.

凭证标本：杨金财等 LH0169（IBK）

功效：根状茎，用于虫积腹痛、流行性感冒、风湿痹痛、虫蛇咬伤。

功效来源：《广西中药资源名录》

F.45. 鳞毛蕨科 Dryopteridaceae
复叶耳蕨属 *Arachniodes* Blume
中华复叶耳蕨

Arachniodes chinensis (Rosenst.) Ching

凭证标本：隆安县普查队 450123140625087LY（IBK、GXMG、CMMI）

功效：根状茎、全草，清热解毒、消肿散瘀、止血。

功效来源：《药用植物辞典》

贯众属 *Cyrtomium* Presl
贯众 小贯众

Cyrtomium fortunei J. Sm.

凭证标本：隆安县普查队 450123130507068LY（IBK、GXMG、CMMI）

功效：根状茎、叶柄残基，清热平肝、解毒杀虫、止血。

功效来源：《全国中草药汇编》

鳞毛蕨属 *Dryopteris* Adans.
阔鳞鳞毛蕨 润鳞鳞毛蕨

Dryopteris championii (Benth.) C. Chr.

功效：根状茎，敛疮、解毒。

功效来源：《全国中草药汇编》

注：《广西植物名录》有记载。

无盖鳞毛蕨

Dryopteris scottii (Bedd.) Ching ex C. Chr.

凭证标本：杨金财等 LH0290（IBK）

功效：根状茎，消炎。

功效来源：《药用植物辞典》

变异鳞毛蕨

Dryopteris varia (L.) Kuntze

凭证标本：隆安县普查队 450123130509024LY（IBK、GXMG、CMMI）

功效：根状茎，清热、止痛。

功效来源：《中华本草》

F.46. 叉蕨科 Tectariaceae
轴脉蕨属 *Ctenitopsis* Ching ex Tard.–Blot et C. Chr.
毛叶轴脉蕨

Ctenitopsis devexa (Kunze ex Mett.) Ching et Chu H. Wang

凭证标本：隆安县普查队 450123130505030LY（IBK、GXMG、CMMI）

功效：全草，清热解毒。

功效来源：《中华本草》

牙蕨属 *Pteridrys* C. Chr. et Ching
毛轴牙蕨

Pteridrys australis Ching

功效：全草，清热止血。

功效来源：《药用植物辞典》

注：《广西植物名录》有记载。

地耳蕨属 *Quercifilix* Copel.
地耳蕨 散血草

Quercifilix zeylanica (Houtt.) Copel.

凭证标本：隆安县普查队 450123130121053LY（IBK、GXMG）

功效：全草，清热利湿、凉血止血。

功效来源：《全国中草药汇编》

三叉蕨属 *Tectaria* Cav.
大齿叉蕨

Tectaria coadunata (Wall. ex Hook. et Grev.) C. Chr.

凭证标本：隆安县普查队 450123130117043LY（IBK、GXMG、CMMI）

功效：根状茎，清热解毒。

功效来源：《药用植物辞典》

掌状叉蕨

Tectaria subpedata (Harr.) Ching

凭证标本：隆安县普查队 450123130121026LY（IBK、GXMG、CMMI）

功效：根或叶，清热解毒、消炎、散瘀消肿。

功效来源：《药用植物辞典》

三叉蕨 三羽叉蕨

Tectaria subtriphylla (Hook. et Arn.) Copel.

凭证标本：方鼎等 805（GXMI）

功效：叶，祛风除湿、解毒止血。

功效来源：《中华本草》

F.50. 肾蕨科 Nephrolepidaceae

肾蕨属 *Nephrolepis* Schott

肾蕨

Nephrolepis cordifolia (L.) C. Presl

凭证标本：隆安县普查队 450123130120040LY（IBK、GXMG、CMMI）

功效：根茎，清热利湿、通淋止咳、消肿解毒。

功效来源：《广西壮族自治区壮药质量标准 第二卷》（2011年版）

F.56. 水龙骨科 Polypodiaceae

线蕨属 *Colysis* C. Presl

线蕨

Colysis elliptica (Thunb.) Ching var. *elliptica*

凭证标本：隆安县普查队 450123130507047LY（IBK、GXMG、CMMI）

功效：全草，活血散瘀、清热利尿。

功效来源：《中华本草》

宽羽线蕨

Colysis elliptica (Thunb.) Ching var. *pothifolia* Ching

凭证标本：杨金财等 LH0202（IBK）

功效：根茎、全草，祛风通络、散瘀止痛。

功效来源：《中华本草》

胄叶线蕨 三枝枪

Colysis hemitoma (Hance) Ching

凭证标本：隆安县普查队 450123130308022LY（IBK、GXMG、CMMI）

功效：全草，清热解毒。

功效来源：《中华本草》

矩圆线蕨

Colysis henryi (Baker) Ching

凭证标本：杨金财等 LH0381（IBK）

功效：全草，凉血止血、利湿解毒。

功效来源：《中华本草》

褐叶线蕨 蓝天草

Colysis wrightii (Hook.) Ching

凭证标本：隆安县普查队 450123130305034LY（IBK、GXMG、CMMI）

功效：全草，补肺镇咳、散瘀止血、止带。

功效来源：《中华本草》

伏石蕨属 *Lemmaphyllum* C. Presl

肉质伏石蕨 金鱼藤

Lemmaphyllum carnosum (J. Sm. ex Hook.) C. Presl

凭证标本：隆安县普查队 450123130120027LY（IBK、GXMG、CMMI）

功效：全草，清热止咳、活血散瘀、解毒消肿。

功效来源：《中华本草》

伏石蕨

Lemmaphyllum microphyllum C. Presl var. *microphyllum*

功效：全草，清热解毒、凉血止血、润肺止咳。

功效来源：《药用植物辞典》

注：《广西中药资源名录》有记载。

倒卵叶伏石蕨 上石田螺

Lemmaphyllum microphyllum C. Presl var. *obovatum* (Harr.) C. Chr.

功效：全草，清肺止咳、凉血止血、通络止痛、清热解毒。

功效来源：《中华本草》

注：《广西中药资源名录》有记载。

骨牌蕨属 *Lepidogrammitis* Ching

抱石莲 鱼鳖金星

Lepidogrammitis drymoglossoides (Baker) Ching

功效：全草，清热解毒、祛风化痰、凉血祛瘀。

功效来源：《全国中草药汇编》

注：《广西植物名录》有记载。

瓦韦属 *Lepisorus* (J. Sm.) Ching

扭瓦韦 一皮草

Lepisorus contortus (Christ) Ching

凭证标本：隆安县普查队 450123130308020LY（IBK、GXMG、CMMI）

功效：全草，活血止痛、清热解毒。

功效来源：《中华本草》

星蕨属 *Microsorum* Link

江南星蕨 大叶骨牌草

Microsorum fortunei (T. Moore) Ching

凭证标本：隆安县普查队 450123130507050LY（IBK、GXMG、CMMI）

功效：全草，清热利湿、凉血解毒。

功效来源：《中华本草》

羽裂星蕨

Microsorum insigne (Blume) Copel.

凭证标本：隆安县普查队 450123130121031LY（IBK、GXMG、CMMI）

功效：全草，清热利湿、活血散瘀、止血。

功效来源：《药用植物辞典》

星蕨

Microsorum punctatum (L.) Copel.

功效：全草，清热利湿、解毒。

功效来源：《中华本草》

注：《广西植物名录》有记载。

广叶星蕨

Microsorum steerei (Harr.) Ching

凭证标本：隆安县普查队 450123130121054LY（IBK、GXMG、CMMI）

功效：全草，清热利尿、活血散瘀、消肿止痛。

功效来源：《药用植物辞典》

瘤蕨属 *Phymatosorus* Pic. Serm.

光亮瘤蕨 猪毛蕨

Phymatosorus cuspidatus (D. Don) Pic. Serm.

凭证标本：隆安县普查队 450123130120013LY（IBK、GXMG、CMMI）

功效：根状茎，补肾、活血消肿、续骨。

功效来源：《中华本草》

石韦属 *Pyrrosia* Mirbel

贴生石韦

Pyrrosia adnascens (Sw.) Ching

凭证标本：隆安县普查队 450123130117046LY（IBK、GXMG、CMMI）

功效：全草，用于咳嗽、腮腺炎、瘰疬、小便不利。

功效来源：《广西中药资源名录》

庐山石韦 石韦

Pyrrosia sheareri (Baker) Ching

凭证标本：隆安县普查队 450123121204005LY（IBK、GXMG、CMMI）

功效：叶，利尿通淋、清肺止咳、凉血止血。

功效来源：《中国药典》（2020年版）

相似石韦

Pyrrosia similis Ching

凭证标本：杨金财等 LH0359（IBK）

功效：全草、叶，清热利尿、通淋、接骨。

功效来源：《药用植物辞典》

中越石韦 宽尾石韦

Pyrrosia tonkinensis (Giesenh.) Ching

凭证标本：隆安县普查队 450123130116033LY（IBK、GXMG、CMMI）

功效：全草，清肺热、利尿通淋。

功效来源：《中华本草》

F.57. 槲蕨科 Drynariaceae

槲蕨属 *Drynaria* (Bory) J. Sm.

团叶槲蕨

Drynaria bonii Christ

凭证标本：隆安县普查队 450123130506022LY（IBK、GXMG、CMMI）

功效：根状茎，益肾气、壮筋骨、散瘀止血。

功效来源：《中华本草》

槲蕨 骨碎补

Drynaria roosii Nakaike

凭证标本：隆安县普查队 450123130116024LY（IBK、GXMG、CMMI）

功效：根状茎，疗伤止痛、补肾强骨、消风祛斑。

功效来源：《中国药典》（2020年版）

F.60. 剑蕨科 Loxogrammaceae

剑蕨属 *Loxogramme* (Blume) C. Presl

中华剑蕨

Loxogramme chinensis Ching

凭证标本：隆安县普查队 450123130308013LY（IBK、GXMG、CMMI）

功效：根状茎、全草，清热解毒、利尿。

功效来源：《中华本草》

F.61. 蘋科 Marsileaceae

蘋属 *Marsilea* L.

蘋

Marsilea quadrifolia L.

功效：全草，清热解毒、消肿利湿、止血、安神。

功效来源：《新华本草纲要》

注：《广西中药资源名录》有记载。

F.62. 槐叶蘋科 Salviniaceae

槐叶蘋属 *Salvinia* Adans.

槐叶蘋

Salvinia natans (L.) All.

功效：全草，用于虚劳发热，外治湿疹、丹毒、疔疮。

功效来源：《广西中药资源名录》

注：《广西中药资源名录》有记载。

F.63. 满江红科 Azollaceae

满江红属 *Azolla* Lam.

满江红 满江红根

Azolla pinnata R. Brown subsp. *asiatica* R. M. K. Saunders et K. Fowler

功效：根，润肺止咳。

功效来源：《中华本草》

注：《广西植物名录》有记载。

种子植物门 Spermatophyta

G.01. 苏铁科 Cycadaceae

苏铁属 *Cycas* L.
宽叶苏铁
Cycas balansae Warb.
凭证标本：杨金财等 LH1319（IBK）
功效：叶、果实，清热解毒。
功效来源：文献

苏铁
Cycas revoluta Thunb.
凭证标本：高成芝等 73182（GXMI）
功效：叶、根、大孢子叶及种子，收敛止血、解毒止痛。
功效来源：《全国中草药汇编》

石山苏铁
Cycas spiniformis J. Y. Liang
凭证标本：隆安县普查队 450123130307049LY（IBK、GXMG、CMMI）
功效：叶、果实，清热解毒。
功效来源：文献

G.04. 松科 Pinaceae
松属 *Pinus* L.
马尾松 油松节
Pinus massoniana Lamb.
功效：分支节、瘤状节，祛风除湿、通络止痛。花粉，收敛止血、燥湿敛疮。
功效来源：《中国药典》（2020年版）
注：《广西植物名录》有记载。

G.05. 杉科 Taxodiaceae
柳杉属 *Cryptomeria* DC.
日本柳杉 柳杉
Cryptomeria japonica (Thunb. ex L. f.) D. Don
功效：根皮、树皮，解毒杀虫、止痒。叶，清热解毒。
功效来源：《中华本草》
注：《广西植物名录》有记载。

杉木属 *Cunninghamia* R. Br.
杉木 杉木叶
Cunninghamia lanceolata (Lamb.) Hook.
凭证标本：杨金财等 LH1996（IBK）
功效：干燥叶或带叶嫩枝，祛风止痛、散瘀止血。
功效来源：《广西中药材标准》

G.06. 柏科 Cupressaceae
刺柏属 *Juniperus* L.
圆柏
Juniperus chinensis L.
功效：枝、叶、树皮，祛风散寒、活血消肿、解毒利尿。
功效来源：《全国中草药汇编》
注：《广西植物名录》有记载。

侧柏属 *Platycladus* Spach
侧柏
Platycladus orientalis (L.) Franco
功效：枝梢和叶、成熟种仁，凉血止血、化痰止咳、生发乌发。
功效来源：《中国药典》（2020年版）
注：《广西植物名录》有记载。

G.07. 罗汉松科 Podocarpaceae
竹柏属 *Nageia* Gaertn.
竹柏
Nageia nagi (Thunb.) Kuntze
功效：叶，止血、接骨、消肿。树皮、根，祛风除湿。
功效来源：《药用植物辞典》
注：民间常见栽培物种。

G.08. 三尖杉科 Cephalotaxaceae
三尖杉属 *Cephalotaxus* Sieb. et Zucc.
三尖杉
Cephalotaxus fortunei Hook.
功效：种子及枝、叶，驱虫、消积。
功效来源：《全国中草药汇编》
注：民间常见栽培物种。

G.10. 买麻藤科 Gnetaceae
买麻藤属 *Gnetum* L.
买麻藤
Gnetum montanum Markgr.
凭证标本：杨金财等 LH0280（IBK）
功效：藤茎，祛风活血、消肿止痛、化痰止咳。
功效来源：《广西中药材标准》

小叶买麻藤 买麻藤
Gnetum parvifolium (Warb.) Chun
凭证标本：梁健英 K1016（IBK）
功效：藤茎，祛风活血、消肿止痛、化痰止咳。
功效来源：《广西中药材标准》

被子植物亚门 Angiospermae
1. 木兰科 Magnoliaceae
长喙木兰属 *Lirianthe* Spach
香港木兰 长叶木兰
Lirianthe championii Benth.
凭证标本：杨金财等 LH1181（IBK）

功效：树皮，用于食滞腹胀痛。叶，用于咳嗽。花，用于头痛、鼻塞、痰多。

功效来源：《广西中药资源名录》

显脉木兰

Lirianthe fistulosa (Finet et Gagnep.) N. H. Xia et C. Y. Wu

凭证标本：隆安县普查队 450123130505041LY（IBK、GXMG、CMMI）

功效：花，可提炼芳香油。

功效来源：文献

木莲属 *Manglietia* Blume

桂南木莲

Manglietia conifera Dandy

凭证标本：黄冬生 2-0219（GXMI）

功效：树皮，消积、下气。

功效来源：《药用植物辞典》

含笑属 *Michelia* L.

白兰 白兰花

Michelia alba DC.

凭证标本：隆安县普查队 450123130509069LY（IBK、GXMG、CMMI）

功效：根、叶、花，芳香化湿、利尿、止咳化痰。

功效来源：《全国中草药汇编》

苦梓含笑

Michelia balansae (Aug. DC.) Dandy

凭证标本：杨金财等 LH2242（IBK）

功效：花，可提炼芳香油。

功效来源：文献

含笑花

Michelia figo (Lour.) Spreng.

凭证标本：杨金财等 LH1877（IBK）

功效：花，用于月经不调。叶，用于跌打损伤。

功效来源：《药用植物辞典》

2a. 八角科 Illiciaceae

八角属 *Illicium* L.

地枫皮

Illicium difengpi K. I. B. et K. I. M. ex B. N. Chang

功效：树皮，祛风除湿、行气止痛。

功效来源：《中国药典》（2020年版）

注：《广西中药资源名录》有记载。

八角 八角茴香

Illicium verum Hook. f.

凭证标本：隆安县普查队 450123130121008LY（IBK、GXMG、CMMI）

功效：果实，温阳散寒、理气止痛。

功效来源：《中国药典》（2020年版）

3. 五味子科 Schisandraceae

南五味子属 *Kadsura* Juss.

黑老虎 大钻

Kadsura coccinea (Lem.) A. C. Sm.

功效：根，行气活血、祛风止痛。

功效来源：《广西壮族自治区壮药质量标准 第二卷》（2011年版）

注：《广西植物名录》有记载。

异形南五味子 海风藤

Kadsura heteroclita (Roxb.) Craib

功效：藤茎，祛风散寒、行气止痛、舒筋活络。

功效来源：《广西壮族自治区壮药质量标准 第一卷》（2008年版）

注：《广西植物名录》有记载。

8. 番荔枝科 Annonaceae

藤春属 *Alphonsea* Hook. f. et Thomson

石密

Alphonsea mollis Dunn

凭证标本：杨金财等 LH2420（IBK）

功效：用于跌打损伤、祛风湿。

功效来源：《药用植物辞典》

藤春

Alphonsea monogyna Merr. et Chun

凭证标本：隆安县普查队 450123130727014LY（IBK、GXMG、CMMI）

功效：树枝，解热镇痛。

功效来源：文献

番荔枝属 *Annona* L.

番荔枝 番荔枝

Annona squamosa L.

功效：果实，补脾胃、清热解毒、杀虫。

功效来源：《中华本草》

注：民间常见栽培物种。

鹰爪花属 *Artabotrys* R. Br.

鹰爪花 鹰爪花根

Artabotrys hexapetalus (L. f.) Bhandari

凭证标本：杨金财等 LH0850（IBK）

功效：果实，清热解毒、散结。

功效来源：《中华本草》

依兰属 *Cananga* (DC.) Hook. f. et Thomson

依兰

Cananga odorata (Lamk.) Hook. f. et Thoms.

功效：花，用于头痛。

功效来源：《广西中药资源名录》

注：民间常见栽培物种。

假鹰爪属 *Desmos* Lour.

假鹰爪 鸡爪风

Desmos chinensis Lour.

凭证标本：隆安县普查队 450123121203019LY（IBK、GXMG、CMMI）

功效：叶，祛风利湿、化瘀止痛、健脾和胃、截疟杀虫。

功效来源：《广西壮族自治区壮药质量标准 第二卷》（2011年版）

毛叶假鹰爪

Desmos dumosus (Roxb.) Saff.

凭证标本：杨金财等 LH2165（IBK）

功效：根，用于风湿骨痛、疟疾。

功效来源：《广西药用植物名录》

瓜馥木属 *Fissistigma* Griff.

瓜馥木 钻山风

Fissistigma oldhamii (Hemsl.) Merr.

凭证标本：梁健英 K0722（IBK）

功效：根及藤茎，祛风镇痛、活血化瘀。

功效来源：《广西壮族自治区瑶药材质量标准 第一卷》（2014年版）

黑风藤 黑皮跌打

Fissistigma polyanthum (Hook. f. et Thomson) Merr.

凭证标本：杨金财等 LH2319（IBK）

功效：根和藤，通经络、强筋骨、健脾温中。

功效来源：《广西壮族自治区壮药质量标准 第一卷》（2008年版）

凹叶瓜馥木

Fissistigma retusum (H. Lév.) Rehder

凭证标本：梁健英 K0702（IBK）

功效：根、茎，用于风湿骨痛、跌打损伤、小儿麻痹症后遗症。

功效来源：《广西中药资源名录》

哥纳香属 *Goniothalamus* (Blume) Hook. f. et Thomson

田方骨

Goniothalamus donnaiensis Finet et Gagnep.

凭证标本：杨金财等 LH2207（IBK）

功效：茎、叶，外治骨折。

功效来源：《广西中药资源名录》

野独活属 *Miliusa* Lesch. ex A. DC.

野独活

Miliusa chunii W. T. Wang

凭证标本：隆安县普查队 450123130306010LY（IBK、GXMG、CMMI）

功效：根、茎，用于心胃气痛、疝痛、肾虚腰痛、风湿痹痛、痛经。

功效来源：《广西中药资源名录》

中华野独活

Miliusa sinensis Finet et Gagnep.

凭证标本：杨金财等 LH1523（IBK）

功效：根，用于心胃气痛、疝痛、肾虚腰痛、风湿痹痛、痛经。

功效来源：《广西中药资源名录》

银钩花属 *Mitrephora* (Blume) Hook. f. et Thomson

山蕉

Mitrephora maingayi Hook. f. et Thoms.

凭证标本：隆安县普查队 450123140624024LY（IBK、GXMG、CMMI）

功效：树枝，抗病毒。

功效来源：文献

澄广花属 *Orophea* Blume

广西澄广花

Orophea anceps Pierre

凭证标本：隆安县普查队 450123130117006LY（IBK、GXMG、CMMI）

功效：根、茎、叶或全株，解毒、排毒、止痛。

功效来源：文献

暗罗属 *Polyalthia* Blume

陵水暗罗 黑皮根

Polyalthia nemoralis A. DC.

凭证标本：隆安县普查队 450123121204009LY（IBK、GXMG、CMMI）

功效：根，补益脾胃、滋肾固精。

功效来源：《中华本草》

紫玉盘属 *Uvaria* L.

紫玉盘

Uvaria macrophylla Roxb.

凭证标本：隆安县普查队 450123140713019LY（IBK、GXMG、CMMI）

功效：根、叶，健胃行气、祛风止痛。

功效来源：《全国中草药汇编》

扣匹

Uvaria tonkinensis Finet et Gagnep.

凭证标本：中植联广西队 0307（IBK）

功效：根、茎，用于淋浊。叶，外治骨折。

功效来源：《广西中药资源名录》

11. 樟科 Lauraceae

黄肉楠属 *Actinodaphne* Nees

毛黄肉楠

Actinodaphne pilosa (Lour.) Merr.

凭证标本：隆安县普查队 450123130121003LY（IBK、GXMG、CMMI）

功效：树皮，活血止痛、解毒消肿。根或叶，清热消肿、降逆止呕。

功效来源：《中华本草》

琼楠属 *Beilschmiedia* Nees

琼楠

Beilschmiedia intermedia C. K. Allen

凭证标本：杨金财等 LH1688（IBK）

功效：果实，消肿散结。

功效来源：《广西药用植物名录》

无根藤属 *Cassytha* L.

无根藤

Cassytha filiformis L.

凭证标本：隆安县普查队 450123121203001LY（IBK、GXMG、CMMI）

功效：全草，清热利湿、凉血止血。

功效来源：《广西壮族自治区壮药质量标准　第一卷》（2008年版）

樟属 *Cinnamomum* Schaeff.

阴香

Cinnamomum burmannii (Nees et T. Nees) Blume

凭证标本：杨金财等 LH1562（IBK）

功效：树皮或根，温中止痛、祛风散寒、解毒消肿、止血。

功效来源：《广西壮族自治区壮药质量标准　第二卷》（2011年版）

樟 香樟

Cinnamomum camphora (L.) Presl

凭证标本：隆安县普查队 450123140626032LY（IBK、GXMG、CMMI）

功效：根和茎基，祛风散寒、行气止痛。

功效来源：《广西壮族自治区壮药质量标准　第一卷》（2008年版）

肉桂

Cinnamomum cassia (L.) D. Don

功效：树皮、嫩枝，补火助阳、引火归元、散寒止痛、温通经脉。

功效来源：《中国药典》（2020年版）

注：民间常见栽培物种。

山胡椒属 *Lindera* Thunb.

乌药

Lindera aggregata (Sims) Kosterm.

凭证标本：黄长春等 11445（GXMI）

功效：块根，行气止痛、温肾散寒。

功效来源：《中国药典》（2020年版）

香叶树

Lindera communis Hemsl.

凭证标本：杨金财等 LH2193（IBK）

功效：枝叶或茎皮，解毒消肿、散瘀止痛。

功效来源：《中华本草》

绒毛山胡椒

Lindera nacusua (D. Don) Merr.

凭证标本：隆安县普查队 450123130117052LY（IBK、GXMG、CMMI）

功效：叶，可提炼挥发油。根，具抗肿瘤活性。

功效来源：文献

木姜子属 *Litsea* Lam.

山鸡椒 荜澄茄

Litsea cubeba (Lour.) Per.

凭证标本：隆安县普查队 450123130121036LY（IBK、GXMG、CMMI）

功效：果实，温中散寒、行气止痛。

功效来源：《中国药典》（2020年版）

潺槁木姜子 潺槁树

Litsea glutinosa (Lour.) C. B. Rob.

凭证标本：隆安县普查队 450123130504021LY（IBK、GXMG、CMMI）

功效：根、皮、叶，清湿热、消肿毒、止血、止痛。

功效来源：《全国中草药汇编》

毛叶木姜子

Litsea mollis Hemsl.

凭证标本：隆安县普查队 450123130112001LY（IBK、GXMG、CMMI）

功效：根，祛风消肿。

功效来源：《广西药用植物名录》

假柿木姜子

Litsea monopetala (Roxb.) Pers.

凭证标本：隆安县普查队 450123130507033LY（IBK、GXMG、CMMI）

功效：叶，用于骨折、脱臼。

功效来源：《广西药用植物名录》

红叶木姜子
Litsea rubescens Lec.
凭证标本：杨金财等 LH1864（IBK）
功效：果实、根，祛风散寒、消食化滞。
功效来源：《药用植物辞典》

润楠属 *Machilus* Nees
粗壮润楠
Machilus robusta W. W. Sm.
凭证标本：隆安县普查队 450123130305002LY（IBK、GXMG、CMMI）
功效：树皮，含木脂素类成分，可抗炎。
功效来源：文献

柳叶润楠
Machilus salicina Hance
凭证标本：隆安县普查队 450123130112004LY（IBK、GXMG、CMMI）
功效：叶，消肿解毒。
功效来源：《药用植物辞典》

新樟属 *Neocinnamomum* H. Liou
滇新樟
Neocinnamomum caudatum (Nees) Merr.
凭证标本：隆安县普查队 450123130308030LY（IBK、GXMG、CMMI）
功效：树皮、根皮，祛风除湿、祛瘀活血、散寒止痛。
功效来源：《药用植物辞典》

海南新樟 木大力王
Neocinnamomum lecomtei Liou
凭证标本：杨金财等 LH0854（IBK）
功效：全株，祛风除湿、舒筋活血、行气止痛。
功效来源：《中华本草》

新木姜子属 *Neolitsea* (Benth.) Merr.
新木姜子
Neolitsea aurata (Hay.) Koidz.
凭证标本：杨金财等 LH0811（IBK）
功效：根、树皮，行气止痛、利水消肿。
功效来源：《中华本草》

楠属 *Phoebe* Nees
石山楠
Phoebe calcarea S. Lee et f. N. Wei
凭证标本：杨金财等 LH0896（IBK）
功效：枝叶，用于风湿痹痛。
功效来源：《广西中药资源名录》

13a. 青藤科 Illigeraceae
青藤属 *Illigera* Blume
香青藤 黑吹风
Illigera aromatica S. Z. Huang et S. L. mo
功效：藤茎，祛风除湿、行气止痛、舒筋活络。
功效来源：《广西壮族自治区壮药质量标准　第一卷》（2008年版）
注：隆安市场收购药材。

宽药青藤
Illigera celebica Miq.
凭证标本：隆安县普查队 450123130727011LY（IBK、GXMG、CMMI）
功效：根、茎藤，祛风除湿、行气止痛。
功效来源：《药用植物辞典》

红花青藤 三叶青藤
Illigera rhodantha Hance var. *rhodantha*
凭证标本：隆安县普查队 450123130117008LY（IBK、GXMG、CMMI）
功效：地上部分，祛风散瘀、消肿止痛。
功效来源：《广西壮族自治区壮药质量标准　第一卷》（2008年版）

锈毛青藤 红花青藤
Illigera rhodantha Hance var. *dunniana* (Levl.) Kubitzki
功效：全株，祛风散瘀、消肿止痛。
功效来源：《全国中草药汇编》
注：《广西植物名录》有记载。

15. 毛茛科 Ranunculaceae
铁线莲属 *Clematis* L.
钝齿铁线莲 川木通
Clematis apiifolia DC. var. *argentilucida* (H. Lév. et Vaniot) W. T. Wang
凭证标本：杨金财等 LH1606（IBK）
功效：藤茎，消食止痢、利尿消肿、通经下乳。
功效来源：《广西中药材标准》

小木通 川木通
Clematis armandii Franch.
凭证标本：隆安县普查队 450123130114009LY（IBK、GXMG、CMMI）
功效：藤茎，清热利尿、利尿通淋、清心除烦、通经下乳。
功效来源：《中国药典》（2020年版）

威灵仙
Clematis chinensis Osbeck
功效：根及根状茎，祛风除湿、通经络。
功效来源：《中国药典》（2020年版）

注：《广西植物名录》有记载。

毛蕊铁线莲 小木通
Clematis lasiandra Maxim.
凭证标本：杨金财等 LH2374（IBK）
功效：茎藤，舒筋活血、祛湿止痛、解毒利尿。
功效来源：《全国中草药汇编》

绣毛铁线莲
Clematis leschenaultiana DC.
凭证标本：杨金财等 LH2125（IBK）
功效：全株，用于风湿痹痛、鱼骨鲠痛，外治骨折、蛇咬伤、疮疖。
功效来源：《广西中药资源名录》

丝铁线莲 紫木通
Clematis loureiriana DC.
凭证标本：隆安县普查队 450123130306013LY（IBK、GXMG、CMMI）
功效：全草，舒筋活络、利尿通淋、祛风解表。
功效来源：《中华本草》

毛柱铁线莲 威灵仙
Clematis meyeniana Walp. var. *meyeniana*
凭证标本：杨金财等 LH2030（IBK）
功效：根、根状茎，祛风湿、通经络。
功效来源：《中国药典》（2020年版）

沙叶铁线莲 软骨过山龙
Clematis meyeniana Walp. var. *granulata* Finet et Gagnep.
凭证标本：隆安县普查队 450123140625037LY（IBK、GXMG、CMMI）
功效：全株，清热利尿、通经活络。
功效来源：《全国中草药汇编》

曲柄铁线莲
Clematis repens Finet et Gagnep.
凭证标本：杨金财等 LH2247（IBK）
功效：全株，凉血、降火、解毒、祛风解表、化痰止咳。
功效来源：《药用植物辞典》

柱果铁线莲
Clematis uncinata Champ. ex Benth.
凭证标本：隆安县普查队 450123130123004LY（IBK、GXMG）
功效：根及叶，祛风除湿、舒筋活络、镇痛。
功效来源：《全国中草药汇编》

翠雀属 *Delphinium* L.
还亮草
Delphinium anthriscifolium Hance

凭证标本：隆安县普查队 450123130506017LY（IBK、CXMG、CMMI）
功效：全草，祛风除湿、通络止痛、化食、解毒。
功效来源：《中华本草》

锡兰莲属 *Naravelia* Adans.
两广锡兰莲
Naravelia pilulifera Hance
凭证标本：杨金财等 LH1187（IBK）
功效：根、茎，用于小便不利、风湿痹痛。
功效来源：《广西中药资源名录》

毛茛属 *Ranunculus* L.
禹毛茛 自扣草
Ranunculus cantoniensis DC.
凭证标本：陈秀香等 2-242（GXMI）
功效：全草，清肝明目、除湿解毒、截疟。
功效来源：《中华本草》

茴茴蒜
Ranunculus chinensis Bunge
凭证标本：隆安县普查队 450123130310022LY（IBK、GXMG、CMMI）
功效：全草，消炎退肿、截疟、杀虫。
功效来源：《中华本草》

石龙芮
Ranunculus sceleratus L.
凭证标本：隆安县普查队 450123130310026LY（IBK、GXMG、CMMI）
功效：全草、果实，清热解毒、消肿散结、止痛、截疟。
功效来源：《中华本草》

18. 睡莲科 Nymphaeaceae
莼菜属 *Brasenia* Schreb.
莼菜
Brasenia schreberi J. f. Gmel.
功效：全草，清热解毒、止呕。
功效来源：《全国中草药汇编》
注：民间常见栽培物种。

莲属 *Nelumbo* Adans.
莲 藕节
Nelumbo nucifera Gaertn.
功效：根状茎，收敛止血、化瘀。
功效来源：《中国药典》（2020年版）
注：《广西植物名录》有记载。

睡莲属 *Nymphaea* L.
睡莲

Nymphaea tetragona Georgi
功效：花，消暑、解酒、定惊。
功效来源：《中华本草》
注：《广西植物名录》有记载。

19. 小檗科 Berberidaceae
十大功劳属 *Mahonia* Nutt.
单刺十大功劳 功劳木
Mahonia monodens J. Y. Wu, H. N. Qin et S. Z. He
凭证标本：隆安县普查队 450123130306023LY（IBK、GXMG、CMMI）
功效：根和茎，清热解毒。叶，清热补虚、止咳化痰。
功效来源：《广西中药材标准 第一册》

南天竹属 *Nandina* Thunb.
南天竹
Nandina domestica Thunb.
功效：果实、叶、茎枝，敛肺镇咳。
功效来源：《中华本草》
注：民间常见栽培物种。

21. 木通科 Lardizabalaceae
野木瓜属 *Stauntonia* DC.
尾叶那藤 五指那藤
Stauntonia obovatifoliola Hayata subsp. *urophylla* (Hand.-Mazz.) H. N. Qin
凭证标本：陈秀香等 2–329（GXMI）
功效：藤茎，祛风止痛、舒筋活络、消肿散毒、清热利尿。
功效来源：《广西壮族自治区壮药质量标准 第二卷》（2011年版）

22. 大血藤科 Sargentodoxaceae
大血藤属 *Sargentodoxa* Rehd. & Wils.
大血藤
Sargentodoxa cuneata (Oliv.) Rehder et E. H. Wilson
凭证标本：杨金财等 LH0757（IBK）
功效：藤茎，清热解毒、活血、祛风止痛。
功效来源：《中国药典》（2020年版）

23. 防己科 Menispermaceae
木防己属 *Cocculus* DC.
樟叶木防己 衡州乌药
Cocculus laurifolius DC.
凭证标本：隆安县普查队 450123130507062LY（IBK、GXMG、CMMI）
功效：根，顺气宽胸、祛风止痛。
功效来源：《中华本草》

木防己 小青藤
Cocculus orbiculatus (L.) DC. var. *orbiculatus*
凭证标本：隆安县普查队 450123130508033LY（IBK、GXMG、CMMI）
功效：茎，祛风除湿、调气止痛、利水消肿。
功效来源：《中华本草》

轮环藤属 *Cyclea* Arn. ex Wight
毛叶轮环藤
Cyclea barbata Miers
凭证标本：杨金财等 LH1658（IBK）
功效：根，散热解毒、散瘀止痛。
功效来源：《全国中草药汇编》

粉叶轮环藤 百解藤
Cyclea hypoglauca (Schauer) Diels
凭证标本：隆安县普查队 450123121203043LY（IBK、GXMG、CMMI）
功效：根、藤茎，清热解毒、祛风止痛、利水通淋。
功效来源：《广西壮族自治区壮药质量标准 第一卷》（2008年版）

南轮环藤 银锁匙
Cyclea tonkinensis Gagnep.
凭证标本：杨金财等 LH1239（IBK）
功效：根，清热解毒、活血止痛。
功效来源：《中华本草》

秤钩风属 *Diploclisia* Miers
苍白秤钩风
Diploclisia glaucescens (Blume) Diels
凭证标本：隆安县普查队 450123140624098LY（IBK、GXMG、CMMI）
功效：藤茎、根或茎，清热解毒、祛风除湿。
功效来源：《中华本草》

天仙藤属 *Fibraurea* Lour.
天仙藤 黄藤
Fibraurea recisa Pierre
凭证标本：黄长春等 11570（GXMI）
功效：藤茎，清热解毒、泻火通便。
功效来源：《广西壮族自治区壮药质量标准 第二卷》（2011年版）

夜花藤属 *Hypserpa* Miers
夜花藤
Hypserpa nitida Miers
功效：全株，凉血止血、消炎利尿。
功效来源：《全国中草药汇编》
注：《广西植物名录》有记载。

连蕊藤属 *Parabaena* Miers
连蕊藤
Parabaena sagittata Miers
凭证标本：中植联广西队 0167（IBK）
功效：叶，用于肺热咳嗽、便秘。
功效来源：《广西中药资源名录》

细圆藤属 *Pericampylus* Miers
细圆藤 黑风散
Pericampylus glaucus (Lam..) Merr.
凭证标本：隆安县普查队 450123130307017LY（IBK、GXMG、CMMI）
功效：藤茎或叶，清热解毒、息风止痉、扶除风湿。
功效来源：《中华本草》

密花藤属 *Pycnarrhena* Miers ex Hook. f. et Thoms.
密花藤
Pycnarrhena lucida (Teijsm. et Binn.) Miq.
凭证标本：杨金财等 LH0798（IBK）
功效：根状茎，清热解毒、祛风除湿。
功效来源：《药用植物辞典》

千金藤属 *Stephania* Lour.
江南地不容
Stephania excentrica H. S. Lo
凭证标本：D.C.W 940309（GXMI）
功效：块根，理气止痛。
功效来源：《中华本草》

桐叶千金藤
Stephania japonica (Thunb.) Miers var. *discolor* (Blume) Forman
功效：根状茎，清热解毒、祛风除湿。
功效来源：《药用植物辞典》
注：《广西植物名录》有记载。

广西地不容 金不换
Stephania kwangsiensis H. S. Lo
凭证标本：中植联广西队 0319（IBK）
功效：块根，散瘀止痛、清热解毒。
功效来源：《广西壮族自治区壮药质量标准 第一卷》（2008年版）

糞箕笃
Stephania longa Lour.
凭证标本：隆安县普查队 450123130504007LY（IBK、GXMG、CMMI）
功效：茎叶，清热解毒、利湿消肿、祛风活络。
功效来源：《广西壮族自治区壮药质量标准 第二卷》（2011年版）

马山地不容 山乌龟
Stephania mashanica H. S. Lo et B. N. Chang
凭证标本：陈秀香等 2-370（GXMI）
功效：块根，散瘀止痛、清热解毒。
功效来源：《中华本草》

大叶藤属 *Tinomiscium* Miers ex Hook. f. et Thomson
大叶藤
Tinomiscium petiolare Miers ex Hook. f. et Thoms.
凭证标本：杨金财等 LH1539（IBK）
功效：根或茎，祛风湿、通经络、散瘀止痛、解毒。
功效来源：《中华本草》

青牛胆属 *Tinospora* Miers
青牛胆 金果榄
Tinospora sagittata (Oliv.) Gagnep. var. *sagittata*
凭证标本：隆安县普查队 450123130305026LY（IBK、GXMG、CMMI）
功效：块根，清热解毒、利咽、止痛。
功效来源：《中国药典》（2020年版）

白果青牛胆
Tinospora sagittata (Oliv.) Gagnep. var. *leucocarpa* Y. Wan ex C. Z. Gao
凭证标本：郭伟 82188（GXMI）
功效：块根，用于小儿惊风、咽喉痛、口腔炎、胃腹痛、肠炎、痢疾、外治痈疮肿毒、黄蜂蜇伤。
功效来源：《广西中药资源名录》

中华青牛胆 宽筋藤
Tinospora sinensis (Lour.) Merr.
凭证标本：隆安县普查队 450123130507038LY（IBK、GXMG、CMMI）
功效：藤茎，祛风止痛、舒筋活络。
功效来源：《广西壮族自治区壮药质量标准 第一卷》（2008年版）

24. 马兜铃科 Aristolochiaceae
马兜铃属 *Aristolochia* L.
通城虎
Aristolochia fordiana Hemsl.
功效：全株，祛风止痛、解毒消肿。
功效来源：《广西壮族自治区壮药质量标准 第三卷》（2018年版）
注：《隆安县志》记载。

凹脉马兜铃 穿石藤
Aristolochia impressinervia C. f. Liang
凭证标本：隆安县普查队 450123130116003LY（IBK、GXMG、CMMI）

功效：全株，祛风通络、活血止痛。

功效来源：《中华本草》

广西马兜铃 大百解薯

Aristolochia kwangsiensis Chun et f. C. How ex C. f. Liang

凭证标本：杨金财等 LH0492（IBK）

功效：块根，理气止痛、清热解毒、止血。

功效来源：《中华本草》

耳叶马兜铃

Aristolochia tagala Cham.

凭证标本：杨金财等 LH1351（IBK）

功效：根，清热解毒、祛风除湿、行气利水。

功效来源：《药用植物辞典》

变色马兜铃 白金果榄

Aristolochia versicolor S. M. Hwang

凭证标本：隆安县普查队 450123130117039LY（IBK、GXMG、CMMI）

功效：块根，清热解毒、消肿止痛。

功效来源：《中华本草》

细辛属 *Asarum* L.

尾花细辛

Asarum caudigerum Hance

凭证标本：杨金财等 LH0106（IBK）

功效：全草，温经散寒、消肿止痛、化痰止咳。

功效来源：《中华本草》

地花细辛 大块瓦

Asarum geophilum Hemsl.

凭证标本：隆安县普查队 450123121204019LY（IBK、GXMG、CMMI）

功效：根、根状茎或全草，疏风散寒、宣肺止咳、消肿止痛。

功效来源：《中华本草》

28. 胡椒科 Piperaceae

草胡椒属 *Peperomia* Ruiz et Pavón

石蝉草

Peperomia blanda (Jacq.) Kunth

凭证标本：隆安县普查队 450123130116017LY（IBK、GXMG、CMMI）

功效：全草，清热解毒、化瘀散结、利水消肿。

功效来源：《中华本草》

硬毛草胡椒

Peperomia cavaleriei C. DC.

凭证标本：陈秀香等 2-258（GXMI）

功效：全草，用于皮肤湿疹。

功效来源：《药用植物辞典》

草胡椒

Peperomia pellucida (L.) Kunth

功效：全草，散瘀止痛、清热解毒。

功效来源：《中华本草》

注：《广西植物名录》有记载。

胡椒属 *Piper* L.

蒌叶

Piper betle L.

凭证标本：杨金财等 LH0205（IBK）

功效：全株或茎、叶，祛风散寒、行气化痰、消肿止痒。

功效来源：《中华本草》

苎叶蒟 芦子藤

Piper boehmeriifolium (Miq.) Wall. ex C. DC.

凭证标本：隆安县普查队 450123130727012LY（IBK、GXMG、CMMI）

功效：全株，祛风除湿、除湿通络。

功效来源：《中华本草》

复毛胡椒

Piper bonii C. DC.

凭证标本：陈秀香等 2-272（GXMI）

功效：全草，活血通经、祛风消肿、温中散寒。

功效来源：《药用植物辞典》

海南蒟

Piper hainanense Hemsl.

凭证标本：隆安县普查队 450123130725008LY（IBK、GXMG、CMMI）

功效：茎叶，温中健脾、祛风除湿、敛疮。

功效来源：《中华本草》

山蒟

Piper hancei Maxim.

凭证标本：杨金财等 LH0311（IBK）

功效：藤茎，祛风湿、强腰膝、止喘咳。

功效来源：《广西中药材标准》

风藤 海风藤

Piper kadsura (Choisy) Ohwi

凭证标本：隆安县普查队 450123121204010LY（IBK、GXMG、CMMI）

功效：全株，祛风湿、通经络、止痹痛。

功效来源：《中国药典》（2020年版）

大叶蒟

Piper laetispicum C. DC.

凭证标本：杨金财等 LH1522（IBK）

功效：全株，活血、消肿止痛。

功效来源：《广西壮族自治区壮药质量标准 第一卷》（2008年版）

荜拨 荜芨

Piper longum L.

功效：近成熟或成熟果穗，温中散寒、下气止痛。

功效来源：《中国药典》（2020年版）

注：《广西植物名录》有记载。

胡椒

Piper nigrum L.

功效：果实，温中散寒、下气、消痰。

功效来源：《中国药典》（2020年版）

注：《广西植物名录》有记载。

假蒟

Piper sarmentosum Roxb.

凭证标本：隆安县普查队 450123130508037LY（IBK、GXMG、CMMI）

功效：地上部分，温中散寒、祛风利湿、消肿止痛。

功效来源：《广西壮族自治区壮药质量标准 第二卷》（2011年版）

石南藤

Piper wallichii (Miq.) Hand.-Mazz.

凭证标本：杨金财等 LH1497（IBK）

功效：带叶茎枝，祛风湿、强腰膝、止咳、止痛。

功效来源：《广西中药材标准》

齐头绒属 *Zippelia* Blume

齐头绒

Zippelia begoniifolia Blume ex Schultes et Schult. f.

凭证标本：隆安县普查队 450123130720020LY（IBK、GXMG、CMMI）

功效：全草，温经散寒、活血止痛。

功效来源：《药用植物辞典》

29. 三白草科 Saururaceae

裸蒴属 *Gymnotheca* Decne.

裸蒴 百部还魂

Gymnotheca chinensis Decne.

凭证标本：隆安县普查队 450123130123008LY（IBK、GXMG、CMMI）

功效：全草或叶，消食、利水、活血、解毒。

功效来源：《中华本草》

蕺菜属 *Houttuynia* Thunb.

蕺菜 鱼腥草

Houttuynia cordata Thunb.

凭证标本：杨金财等 LH2210（IBK）

功效：全草或地上部分，清热解毒、消痈排脓、利尿通淋。

功效来源：《中国药典》（2020年版）

三白草属 *Saururus* L.

三白草

Saururus chinensis (Lour.) Baill.

凭证标本：隆安县普查队 450123130507031LY（IBK、GXMG、CMMI）

功效：地上部分，利尿消肿、清热解毒。

功效来源：《中国药典》（2020年版）

30. 金粟兰科 Chloranthaceae

金粟兰属 *Chloranthus* Sw.

全缘金粟兰 四块瓦

Chloranthus holostegius (Hand.-Mazz.) S. J. Pei et Shan

凭证标本：隆安县普查队 450123130118007LY（IBK、GXMG、CMMI）

功效：全草，祛风除湿、散瘀消肿、散寒止痛、止咳。

功效来源：《广西壮族自治区壮药质量标准 第二卷》（2011年版）

草珊瑚属 *Sarcandra* Gardn.

草珊瑚 肿节风

Sarcandra glabra (Thunb.) Nakai

功效：全株，清热凉血、活血消斑、祛风通络。

功效来源：《中国药典》（2020年版）

注：《广西植物名录》有记载。

33. 紫堇科 Fumariaceae

紫堇属 *Corydalis* DC.

北越紫堇

Corydalis balansae Prain

凭证标本：隆安县普查队 450123130114021LY（IBK、GXMG、CMMI）

功效：全草，清热解毒、消肿拔毒。

功效来源：《药用植物辞典》

小花黄堇

Corydalis racemosa (Thunb.) Pers.

凭证标本：隆安县普查队 450123130121025LY（IBK、GXMG、CMMI）

功效：全草，清热利尿、止痢、止血。

功效来源：《全国中草药汇编》

岩黄连

Corydalis saxicola Bunting

凭证标本：隆安县普查队 450123130114002LY（IBK、GXMG、CMMI）

功效：全草，清热解毒、利湿、止痛止血。

功效来源：《广西壮族自治区壮药质量标准 第一卷》（2008年版）

大叶紫堇 山臭草
Corydalis temulifolia Franch.
功效：全草、根，活血止痛、清热解毒。
功效来源：《中华本草》
注：《广西植物名录》有记载。

36. 白花菜科 Capparidaceae

黄花草属 *Arivela* Raf.

黄花草
Arivela viscosa (L.) Raf.
凭证标本：隆安县普查队 450123121203013LY（IBK、GXMG、CMMI）
功效：全草，散瘀消肿、去腐生肌。
功效来源：《药用植物辞典》

山柑属 *Capparis* L.

马槟榔
Capparis masaikai H. Lév.
功效：成熟种子，清热解毒、生津止渴。
功效来源：《广西壮族自治区壮药质量标准 第三卷》（2018年版）
注：《广西植物名录》有记载。

雷公橘
Capparis membranifolia Kurz
凭证标本：隆安县普查队 450123130305030LY（IBK、GXMG、CMMI）
功效：根，通经活络、消肿止痛。
功效来源：《中华本草》

青皮刺
Capparis sepiaria L.
凭证标本：杨金财等 LH1884（IBK）
功效：根，用于伤寒、发烧、虫蛇咬伤。
功效来源：《药用植物辞典》

无柄山柑
Capparis subsessilis B. S. Sun
凭证标本：隆安县普查队 450123121204021LY（IBK、GXMG、CMMI）
功效：根，用于跌打肿痛。
功效来源：《广西中药资源名录》

牛眼睛
Capparis zeylanica L.
凭证标本：杨金财等 LH0270（IBK）
功效：根、叶，清热、活血散瘀、解痉止痛。
功效来源：《药用植物辞典》

鱼木属 *Crateva* L.

树头菜
Crateva unilocularis Buch.-Ham.
凭证标本：杨金财等 LH1242（IBK）
功效：树皮、果实，破血、退热。
功效来源：《全国中草药汇编》

39. 十字花科 Brassicaceae

芸苔属 *Brassica* L.

白花甘蓝
Brassica oleracea L. var. *albiflora* Kuntze
功效：叶，清热、止痛。
功效来源：《全国中草药汇编》
注：《广西植物名录》有记载。

擘蓝
Brassica oleracea L. var. *gongylodes* L.
功效：球茎，蜜渍嚼服治胃及十二指肠溃疡、消化不良、食欲不振。
功效来源：《广西中药资源名录》
注：《广西植物名录》有记载。

白菜
Brassica rapa L. var. *glabra* Regel
功效：叶，消食下气、利肠胃、利尿。
功效来源：《药用植物辞典》
注：《广西植物名录》有记载。

荠属 *Capsella* Medik.

荠
Capsella bursapastoris (L.) Medik.
凭证标本：隆安县普查队 450123121202016LY（IBK、GXMG、CMMI）
功效：全草、花序、种子，凉肝止血、平肝明目、清热利湿。
功效来源：《中华本草》

碎米荠属 *Cardamine* L.

弯曲碎米荠 碎米荠
Cardamine flexuosa With.
凭证标本：隆安县普查队 450123130114018LY（IBK、GXMG、CMMI）
功效：全草，清热利湿。
功效来源：《全国中草药汇编》

碎米荠 白带草
Cardamine hirsuta L.
凭证标本：隆安县普查队 450123130121027LY（IBK、GXMG、CMMI）
功效：全草，清热利湿、安神、止血。
功效来源：《中华本草》

独行菜属 *Lepidium* L.

北美独行菜 葶苈子
Lepidium virginicum L.
凭证标本：杨金财等 LH2302（IBK）
功效：种子，泻肺降气、祛痰平喘、利水消肿、逐邪。全草，清热解毒、利尿、通淋。
功效来源：《中华本草》

萝卜属 *Raphanus* L.

萝卜 莱菔子
Raphanus sativus L. var. *sativus*
功效：种子，消食除胀、降气化痰。全草，消食止渴、祛热解毒。
功效来源：《中国药典》（2020年版）
注：《广西植物名录》有记载。

蔊菜属 *Rorippa* Scop.

广州蔊菜
Rorippa cantoniensis (Lour.) Ohwi
凭证标本：陈秀香等 73118（GXMI）
功效：全草，清热解毒、镇咳。
功效来源：《药用植物辞典》

无瓣蔊菜 蔊菜
Rorippa dubia (Pers.) H. Hara
凭证标本：杨金财等 LH1608（IBK）
功效：全草，祛痰止咳、解表散寒、活血解毒、利湿退黄。
功效来源：《中华本草》

风花菜
Rorippa globosa (Turcz. ex Fisch. et C. A. Mey.) Vassilcz.
凭证标本：隆安县普查队 450123130122009LY（IBK、GXMG、CMMI）
功效：全草，用于肺热咳嗽、咳血、咽喉肿痛、口舌生疮、伤暑腹泻、暑热小便不利、水肿、脱肛。
功效来源：《广西中药资源名录》

蔊菜
Rorippa indica (L.) Hiern
凭证标本：隆安县普查队 450123121204039LY（IBK、GXMG、CMMI）
功效：全草，祛痰止咳、解表散寒、活血解毒、利湿退黄。
功效来源：《中华本草》

40. 堇菜科 Violaceae

堇菜属 *Viola* L.

七星莲 地白草
Viola diffusa Ging.
凭证标本：隆安县普查队 450123130305024LY（IBK、GXMG、CMMI）
功效：全草，清热解毒、散瘀消肿。
功效来源：《中华本草》

光叶堇菜
Viola hossei W. Becker
凭证标本：隆安县普查队 450123130308017LY（IBK、GXMG、CMMI）
功效：全草，清热解毒、散结、凉血、消肿。
功效来源：《药用植物辞典》

长萼堇菜
Viola inconspicua Blume
凭证标本：隆安县普查队 450123121204048LY（IBK、GXMG、CMMI）
功效：全草，清热解毒、散瘀消肿。
功效来源：《药用植物辞典》

紫花地丁
Viola philippica Sasaki
凭证标本：隆安县普查队 450123130114007LY（IBK、GXMG、CMMI）
功效：全草，清热解毒、凉血消肿。
功效来源：《中国药典》（2020年版）

42. 远志科 Polygalaceae

远志属 *Polygala* L.

华南远志 大金不换
Polygala chinensis L. var. *chinensis*
凭证标本：隆安县普查队 450123130118030LY（IBK、GXMG、CMMI）
功效：全草，祛痰、消积、散瘀、解毒。
功效来源：《广西壮族自治区壮药质量标准 第二卷》（2011年版）

长毛华南远志
Polygala chinensis L. var. *villosa* (C. Y. Wu et S. K. Chen) S. K. Chen et J. Parnell
凭证标本：黄长春等 11699（GXMI）
功效：全草，补肾祛积、消肿止痛。
功效来源：《药用植物辞典》

瓜子金
Polygala japonica Houtt.
凭证标本：陈秀香等 2-305（GXMI）
功效：全草，镇咳、化痰、活血、止血、安神、解毒。
功效来源：《广西壮族自治区瑶药材质量标准 第一卷》（2014年版）

齿果草属 *Salomonia* Lour.

齿果草 吹云草

Salomonia cantoniensis Lour.

凭证标本：隆安县普查队 450123130724017LY（IBK、GXMG、CMMI）

功效：全草，解毒消肿、散瘀止痛。

功效来源：《中华本草》

蝉翼藤属 *Securidaca* L.

蝉翼藤 五味藤

Securidaca inappendiculata Hassk.

凭证标本：梁健英 K734（IBK）

功效：根或全株，祛风除湿、散瘀止痛。

功效来源：《广西壮族自治区壮药质量标准 第一卷》（2008年版）

45. 景天科 Crassulaceae

落地生根属 *Bryophyllum* Salisb.

落地生根

Bryophyllum pinnatum (L. f.) Oken

凭证标本：隆安县普查队 450123130114022LY（IBK、GXMG、CMMI）

功效：根及全草，解毒消肿、活血止痛、拔毒。

功效来源：《中华本草》

伽蓝菜属 *Kalanchoe* Adans.

长寿花

Kalanchoe blossfeldiana Poelln.

凭证标本：隆安县普查队 450123130509067LY（IBK）

功效：全草，解毒、散瘀。

功效来源：民间用药

景天属 *Sedum* L.

佛甲草

Sedum lineare Thunb.

凭证标本：中植联广西队 0265（IBK）

功效：茎叶，清热解毒、利湿、止血。

功效来源：《中华本草》

垂盆草

Sedum sarmentosum Bunge

凭证标本：杨金财等 LH0116（IBK）

功效：全草，利湿退黄、清热解毒。

功效来源：《中国药典》（2020年版）

石莲属 *Sinocrassula* A. Berger

石莲 石上开花

Sinocrassula indica (Decne.) A. Berger

凭证标本：隆安县普查队 450123130509065LY（IBK、GXMG、CMMI）

功效：全草，清热解毒、凉血止血、收敛生肌、止咳。

功效来源：《中华本草》

52. 沟繁缕科 Elatinaceae

田繁缕属 *Bergia* L.

倍蕊田繁缕

Bergia serrata Blanco

功效：全草，用于蛇毒咬伤。

功效来源：《广西中药资源名录》

注：《广西植物名录》有记载。

53. 石竹科 Caryophyllaceae

石竹属 *Dianthus* L.

石竹 瞿麦

Dianthus chinensis L.

凭证标本：杨金财等 LH0570（IBK）

功效：地上部分，利尿通淋、活血通经。

功效来源：《中国药典》（2020年版）

荷莲豆草属 *Drymaria* Willd. ex Schult.

荷莲豆草 荷莲豆菜

Drymaria cordata (L.) Willd. ex Schult.

凭证标本：梁健英 K0725（IBK）

功效：全草，清热解毒、利湿、消食、化痰。

功效来源：《广西壮族自治区壮药质量标准 第二卷》（2011年版）

鹅肠菜属 *Myosoton* Moench

鹅肠菜 鹅肠草

Myosoton aquaticum (L.) Moench

凭证标本：隆安县普查队 450123121204045LY（IBK、GXMG、CMMI）

功效：全草，清热解毒、散瘀消肿。

功效来源：《中华本草》

繁缕属 *Stellaria* L.

繁缕

Stellaria media (L.) Vill.

凭证标本：隆安县普查队 450123130116038LY（IBK、GXMG、CMMI）

功效：全草，清热解毒、化瘀止痛、催乳。

功效来源：《全国中草药汇编》

54. 粟米草科 Molluginaceae

粟米草属 *Mollugo* L.

粟米草

Mollugo stricta L.

凭证标本：隆安县普查队 450123130114036LY（IBK、GXMG、CMMI）

功效：全草，清热化湿、解毒消肿。

功效来源：《中华本草》

56. 马齿苋科 Portulacaceae

马齿苋属 *Portulaca* L.

大花马齿苋 午时花

Portulaca grandiflora Hook.

凭证标本：杨金财等 LH2561（IBK）

功效：全草，散瘀止痛、解毒消肿。

功效来源：《全国中草药汇编》

马齿苋

Portulaca oleracea L.

凭证标本：隆安县普查队 450123130508020LY（IBK、GXMG、CMMI）

功效：全草，清热解毒、凉血止痢、除湿通淋。

功效来源：《广西壮族自治区壮药质量标准 第二卷》（2011年版）

土人参属 *Talinum* Adans.

土人参

Talinum paniculatum (Jacq.) Gaertn.

凭证标本：隆安县普查队 450123130114006LY（IBK、GXMG、CMMI）

功效：根，补气润肺、止咳、调经。

功效来源：《中华本草》

棱轴土人参 轴土人参

Talinum triangulare (Jacq.) Willd.

功效：根，用于肺燥咳、大便秘结。

功效来源：《全国中草药汇编》

注：民间常见栽培物种。

57. 蓼科 Polygonaceae

何首乌属 *Fallopia* Adans.

何首乌

Fallopia multiflora (Thunb.) Haraldson

凭证标本：杨金财等 LH2563（IBK）

功效：块根，解毒、消痈、截疟、润肠通便。

功效来源：《中国药典》（2020年版）

蓼属 *Polygonum* L.

褐鞘蓼 萹蓄

Polygonum aviculare L.

凭证标本：隆安县普查队 450123130116040LY（IBK、GXMG、CMMI）

功效：地上部分，利尿通淋、杀虫、止痒。

功效来源：《中国药典》（2020年版）

毛蓼

Polygonum barbatum L.

凭证标本：杨金财等 LH1003（IBK）

功效：全草，清热解毒、排脓生肌、活血、透疹。

功效来源：《中华本草》

火炭母

Polygonum chinense L. var. *chinense*

凭证标本：隆安县普查队 450123130120012LY（IBK、GXMG、CMMI）

功效：全草，清热解毒、利湿止痒、明目退翳。

功效来源：《广西壮族自治区壮药质量标准 第一卷》（2008年版）

硬毛火炭母 火炭母

Polygonum chinense L. var. *hispidum* Hook. f.

凭证标本：隆安县普查队 450123130113004LY（IBK、GXMG、CMMI）

功效：全草，清热解毒、利湿止痒、明目退翳。

功效来源：《广西壮族自治区瑶药材质量标准 第一卷》（2014年版）

水蓼 辣蓼

Polygonum hydropiper L.

凭证标本：隆安县普查队 450123130120052LY（IBK、GXMG、CMMI）

功效：全草，除湿、化滞。

功效来源：《广西壮族自治区壮药质量标准 第二卷》（2011年版）

蚕茧草

Polygonum japonicum Meissn.

凭证标本：陈秀香等 2-380（GXMI）

功效：全草，解毒、止痛、透疹。

功效来源：《中华本草》

愉悦蓼

Polygonum jucundum Meissn.

凭证标本：隆安县普查队 450123130509050LY（IBK、GXMG、CMMI）

功效：全草，外治风湿肿痛及跌打、扭挫伤肿痛。

功效来源：《广西中药资源名录》

酸模叶蓼 大马蓼

Polygonum lapathifolium L.

凭证标本：隆安县普查队 450123140624121LY（IBK、GXMG、CMMI）

功效：全草，清热解毒、利湿止痒。

功效来源：《全国中草药汇编》

长鬃蓼 白辣蓼

Polygonum longisetum Bruijn

凭证标本：隆安县普查队 450123121204047LY（IBK、GXMG、CMMI）

功效：全草，解毒、除湿。

功效来源：《中华本草》

扛板归 杠板归

Polygonum perfoliatum L.

凭证标本：隆安县普查队 450123130725006LY（IBK、GXMG、CMMI）

功效：全草，清热解毒、利湿消肿、散瘀止血。

功效来源：《广西壮族自治区壮药质量标准 第一卷》（2008年版）

习见蓼 小萹蓄

Polygonum plebeium R. Br.

凭证标本：隆安县普查队 450123121203032LY（IBK、GXMG、CMMI）

功效：全草，清热解毒、通淋利尿、化湿杀虫。

功效来源：《中华本草》

丛枝蓼

Polygonum posumbu Buch.-Ham. ex D. Don

凭证标本：隆安县普查队 450123130117023LY（IBK、GXMG、CMMI）

功效：全草，用于腹痛泄泻、痢疾。

功效来源：《中药大辞典》

伏毛蓼

Polygonum pubescens Blume

凭证标本：杨金财等 LH1481（IBK）

功效：全草，清热解毒、祛风利湿。

功效来源：《药用植物辞典》

香蓼

Polygonum viscosum Buch.-Ham. ex D. Don

凭证标本：杨金财等 LH2306（IBK）

功效：茎叶，理气除湿、健胃消食。

功效来源：《中华本草》

虎杖属 *Reynoutria* Houtt.

虎杖

Reynoutria japonica Houtt.

功效：根茎状和根，消痰、软坚散结、利水消肿。

功效来源：《中国药典》（2020年版）

注：《广西植物名录》有记载。

酸模属 *Rumex* L.

刺酸模 假菠菜

Rumex maritimus L.

凭证标本：隆安县普查队 450123130505098LY（IBK、GXMG、CMMI）

功效：全草，清热凉血、解毒杀虫。

功效来源：《全国中草药汇编》

小果酸模

Rumex microcarpus Campd.

凭证标本：隆安县普查队 450123130310027LY（IBK、GXMG、CMMI）

功效：用作缓泻剂。

功效来源：《药用植物辞典》

59. 商陆科 Phytolaccaceae

商陆属 *Phytolacca* L.

商陆

Phytolacca acinosa Roxb.

凭证标本：隆安县普查队 450123130505080LY（IBK、GXMG、CMMI）

功效：根，逐水消肿、通利二便。

功效来源：《中国药典》（2020年版）

垂序商陆 商陆

Phytolacca americana L.

功效：根，逐水消肿、通利二便。

功效来源：《中国药典》（2020年版）

注：民间常见栽培物种。

61. 藜科 Chenopodiaceae

甜菜属 *Beta* L.

莙荙菜 莙荙子

Beta vulgaris L. var. *cicla* L.

功效：果实，清热解毒、凉血止血。

功效来源：《中华本草》

注：《广西植物名录》有记载。

藜属 *Chenopodium* L.

藜

Chenopodium album L.

凭证标本：隆安县普查队 450123140624068LY（IBK、GXMG、CMMI）

功效：全草、果实或种子，清热祛湿、解毒消肿、杀虫止痒。

功效来源：《中华本草》

小藜

Chenopodium ficifolium Sm.

凭证标本：隆安县普查队 450123121202030LY（IBK、GXMG、CMMI）

功效：全草，清热解毒、祛湿、止痒、透疹、杀虫。

功效来源：《药用植物辞典》

刺藜属 *Dysphania* Pax

土荆芥

Dysphania ambrosioides (L.) Mosyakin et Clemants

凭证标本：隆安县普查队 450123140624064LY（IBK、GXMG、CMMI）

功效：全草，杀虫、祛风、痛经、止痛。

功效来源：《广西壮族自治区壮药质量标准 第三卷》（2018年版）

菠菜属 *Spinacia* L.

菠菜

Spinacia oleracea L.

功效：全草，滋阴平肝、止咳、润肠。

功效来源：《全国中草药汇编》

注：《广西植物名录》有记载。

63. 苋科 Amaranthaceae

牛膝属 *Achyranthes* L.

土牛膝 倒扣草

Achyranthes aspera L.

凭证标本：隆安县普查队 450123121205001LY（IBK、GXMG、CMMI）

功效：全草，解表清热、利湿。

功效来源：《广西壮族自治区壮药质量标准 第一卷》（2008年版）

牛膝

Achyranthes bidentata Blume

凭证标本：方鼎 73122（GXMI）

功效：根，逐瘀通经、补肝肾、强筋骨、引血下行。

功效来源：《中国药典》（2020年版）

白花苋属 *Aerva* Forssk.

少毛白花苋

Aerva glabrata Hook. f.

凭证标本：中植联广西队 0254（IBK）

功效：根，散瘀止痛、消肿除湿、止咳、止痢、调经。

功效来源：《药用植物辞典》

白花苋

Aerva sanguinolenta (L.) Blume

凭证标本：隆安县普查队 450123130505033LY（IBK、GXMG、CMMI）

功效：根或花，活血散瘀、清热除湿。

功效来源：《中华本草》

莲子草属 *Alternanthera* Forssk.

锦绣苋

Alternanthera bettzickiana (Regel) Nichols.

功效：全株，清热解毒、凉血止血、消积逐瘀。

功效来源：《药用植物辞典》

注：民间常见栽培物种。

喜旱莲子草 空心苋

Alternanthera philoxeroides (Mart.) Griseb.

凭证标本：隆安县普查队 450123130509049LY（IBK、GXMG、CMMI）

功效：全草，清热利尿、凉血解毒。

功效来源：《广西壮族自治区壮药质量标准 第三卷》（2018年版）

莲子草 节节花

Alternanthera sessilis (L.) R. Br. ex DC.

凭证标本：隆安县普查队 450123121202029LY（IBK、GXMG、CMMI）

功效：全草，凉血散瘀、清热解毒、除湿通淋。

功效来源：《中华本草》

苋属 *Amaranthus* L.

刺苋

Amaranthus spinosus L.

凭证标本：黄长春等 11538（GXMI）

功效：全草，清热利湿、解毒消肿、凉血止血。

功效来源：《广西壮族自治区壮药质量标准 第三卷》（2018年版）

苋

Amaranthus tricolor L.

凭证标本：杨金财等 LH2564（IBK）

功效：茎叶，清肝明目、通利二便。

功效来源：《中华本草》

皱果苋 野苋菜

Amaranthus viridis L.

凭证标本：隆安县普查队 450123130114037LY（IBK、GXMG、CMMI）

功效：全草，清热利湿。

功效来源：《全国中草药汇编》

青葙属 *Celosia* L.

青葙 青葙子

Celosia argentea L.

凭证标本：隆安县普查队 450123121202024LY（IBK、GXMG、CMMI）

功效：成熟种子，清虚热、除骨蒸、解暑热、截疟、退黄。

功效来源：《中国药典》（2020年版）

鸡冠花

Celosia cristata L.

凭证标本：杨金财等 LH2533（IBK）

功效：花序，收敛止血、止带、止痢。

功效来源：《中国药典》（2020年版）

杯苋属 *Cyathula* Blume

杯苋 蛇见怕

Cyathula prostrata (L.) Blume
凭证标本：杨金财等 LH1818（IBK）
功效：根，清热解毒。全草，消积除痰、消肿止痛。
功效来源：《全国中草药汇编》

浆果苋属 *Deeringia* R. Br.
浆果苋 九层风
Deeringia amaranthoides (Lam.) Merr.
凭证标本：隆安县普查队 450123121204011LY（IBK、GXMG、CMMI）
功效：全株，祛风利湿、清热解毒。
功效来源：《广西壮族自治区壮药质量标准 第一卷》（2008年版）

千日红属 *Gomphrena* L.
千日红
Gomphrena globosa L.
功效：花序，止咳平喘、平肝明目。
功效来源：《全国中草药汇编》
注：《广西植物名录》有记载。

血苋属 *Iresine* P. Browne
血苋
Iresine herbstii Hook. ex Lindl.
功效：全草，清热解毒、调经止血。
功效来源：《全国中草药汇编》
注：民间常见栽培物种。

64. 落葵科 Basellaceae
落葵薯属 *Anredera* Juss.
落葵薯 藤三七
Anredera cordifolia (Ten.) Steenis
功效：珠芽，补肾强腰、散瘀消肿。
功效来源：《中华本草》
注：《广西植物名录》有记载。

落葵属 *Basella* L.
落葵
Basella alba L.
凭证标本：隆安县普查队 450123130504015LY（IBK、GXMG、CMMI）
功效：全草，清热解毒、接骨止痛。
功效来源：《全国中草药汇编》

65. 亚麻科 Linaceae
亚麻属 *Linum* L.
亚麻 亚麻子
Linum usitatissimum L.
功效：种子，润肠通便、养血祛风。
功效来源：《全国中草药汇编》

注：《广西植物名录》有记载。

青篱柴属 *Tirpitzia* Hallier f.
米念芭 白花柴
Tirpitzia ovoidea Chun et How ex W. L. Sha
凭证标本：隆安县普查队 450123121203037LY（IBK、GXMG、CMMI）
功效：枝、茎、叶，活血散瘀、舒筋活络。
功效来源：《全国中草药汇编》

67. 牻牛儿苗科 Geraniaceae
天竺葵属 *Pelargonium* L'Her.
天竺葵 石蜡红
Pelargonium hortorum L. H. Bailey
功效：花，清热消炎。
功效来源：《全国中草药汇编》
注：《广西植物名录》有记载。

69. 酢浆草科 Oxalidaceae
阳桃属 *Averrhoa* L.
阳桃
Averrhoa carambola L.
凭证标本：隆安县普查队 450123130723006LY（IBK、GXMG、CMMI）
功效：根，祛风除湿、行气止痛、涩精止带。
功效来源：《广西壮族自治区壮药质量标准 第一卷》（2008年版）

感应草属 *Biophytum* DC.
感应草 小礼花种子
Biophytum sensitivum (L.) DC.
凭证标本：隆安县普查队 450123130720026LY（IBK、GXMG、CMMI）
功效：种子，解毒、消肿、愈创。
功效来源：《中华本草》

酢浆草属 *Oxalis* L.
酢浆草
Oxalis corniculata L.
凭证标本：隆安县普查队 450123130114032LY（IBK、GXMG、CMMI）
功效：全草，清热利湿、消肿解毒。
功效来源：《广西壮族自治区壮药质量标准 第二卷》（2011年版）

红花酢浆草 铜锤草
Oxalis corymbosa DC.
凭证标本：隆安县普查队 450123130119018LY（IBK、GXMG、CMMI）
功效：全草，散瘀消肿、清热利湿、解毒。

功效来源：《中华本草》

70. 金莲花科 Tropaeolaceae

旱金莲属 Tropaeolum L.

旱金莲 旱莲花

Tropaeolum majus L.

功效：全草，清热解毒、凉血止血。

功效来源：《中华本草》

注：《广西植物名录》有记载。

71. 凤仙花科 Balsaminaceae

凤仙花属 Impatiens L.

大叶凤仙花

Impatiens apalophylla Hook. f.

凭证标本：杨金财等 TK038（IBK）

功效：全草，散瘀通经。

功效来源：《中华本草》

凤仙花

Impatiens balsamina L.

功效：花，祛风除湿、活血止痛、解毒杀虫。

功效来源：《中华本草》

注：民间常见栽培物种。

棒凤仙花

Impatiens claviger Hook. f.

凭证标本：梁冠权 2–21（GXMI）

功效：全草，清热解毒、清凉消肿。

功效来源：《药用植物辞典》

丰满凤仙花

Impatiens obesa Hook. f.

凭证标本：陈秀香等 2–222（GXMI）

功效：根，用于风湿痹痛。

功效来源：《广西中药资源名录》

72. 千屈菜科 Lythraceae

水苋菜属 Ammannia L.

水苋菜

Ammannia baccifera L.

凭证标本：隆安县普查队 450123121203024LY（IBK、GXMG、CMMI）

功效：全草，散瘀止血、除湿解毒。

功效来源：《中华本草》

紫薇属 Lagerstroemia L.

紫薇

Lagerstroemia indica L.

凭证标本：隆安县普查队 450123130723002LY（IBK、GXMG、CMMI）

功效：根、树皮，活血、止血、解毒、消肿。

功效来源：《全国中草药汇编》

大花紫薇

Lagerstroemia speciosa (L.) Pers.

凭证标本：杨金财等 LH1622（IBK）

功效：树皮、根，收敛止泻。

功效来源：《药用植物辞典》

节节菜属 Rotala L.

节节菜 水马齿苋

Rotala indica (Willd.) Koehne

功效：全草，清热解毒、止泻。

功效来源：《中华本草》

注：《广西植物名录》有记载。

圆叶节节菜 水苋菜

Rotala rotundifolia (Buch.-Ham. ex Roxb.) Koehne

凭证标本：隆安县普查队 450123130307036LY（IBK、GXMG、CMMI）

功效：全草，清热利湿、解毒。

功效来源：《全国中草药汇编》

75. 安石榴科 Punicaceae

石榴属 Punica L.

石榴 石榴皮

Punica granatum L.

凭证标本：杨金财等 LH1274（IBK）

功效：果皮，涩肠止泻、止血、驱虫。

功效来源：《中国药典》（2020年版）

77. 柳叶菜科 Onagraceae

丁香蓼属 Ludwigia L.

水龙 过塘蛇

Ludwigia adscendens (L.) Hara

凭证标本：姚世海s.n.（IBK）

功效：全草，清热解毒、利尿消肿。

功效来源：《广西中药材标准》

草龙

Ludwigia hyssopifolia (G. Don) Exell

凭证标本：隆安县普查队 450123121204044LY（IBK、GXMG、CMMI）

功效：全草，清热解毒、利湿消肿。

功效来源：《广西壮族自治区壮药质量标准 第三卷》（2018年版）

毛草龙

Ludwigia octovalvis (Jacq.) P. H. Raven

凭证标本：隆安县普查队 450123121203009LY（IBK、GXMG、CMMI）

功效：全草，清热利湿、解毒消肿。
功效来源：《中华本草》

77a. 菱科 Trapaceae
菱属 *Trapa* L.
丘角菱
Trapa natans L.
功效：果实，补脾、止泻、止渴。
功效来源：《广西中药资源名录》
注：民间常见栽培物种。

78. 小二仙草科 Haloragaceae
小二仙草属 *Gonocarpus* Thunb.
小二仙草
Gonocarpus micrantha Thunb.
凭证标本：陈秀香等 2–346（GXMI）
功效：全草，止咳平喘、清热利湿、调经活血。
功效来源：《中华本草》

狐尾藻属 *Myriophyllum* L.
穗状狐尾藻
Myriophyllum spicatum L.
功效：全草，用于痢疾，外治烧烫伤。
功效来源：《广西中药资源名录》
注：《广西植物名录》有记载。

81. 瑞香科 Thymelaeaceae
荛花属 *Wikstroemia* Endl.
了哥王
Wikstroemia indica (L.) C. A. Mey.
凭证标本：隆安县普查队 450123121204051LY（IBK、GXMG、CMMI）
功效：茎叶，消热解毒、化痰散结、消肿止痛。
功效来源：《广西壮族自治区壮药质量标准 第一卷》（2008年版）

细轴荛花
Wikstroemia nutans Champ. ex Benth.
凭证标本：隆安县普查队 450123140628027LY（IBK、GXMG、CMMI）
功效：花、根、茎皮，消坚破瘀、止血、镇痛。
功效来源：《全国中草药汇编》

83. 紫茉莉科 Nyctaginaceae
叶子花属 *Bougainvillea* Comm. ex Juss.
光叶子花 紫三角
Bougainvillea glabra Choisy
功效：花，调和气血。
功效来源：《全国中草药汇编》
注：《广西植物名录》有记载。

紫茉莉属 *Mirabilis* L.
紫茉莉
Mirabilis jalapa L.
功效：叶、果实，清热解毒、祛风渗湿、活血。
功效来源：《中华本草》
注：《广西植物名录》有记载。

84. 山龙眼科 Proteaceae
山龙眼属 *Helicia* Lour.
小果山龙眼
Helicia cochinchinensis Lour.
功效：根、叶，行气活血、祛瘀止痛。
功效来源：《药用植物辞典》
注：《广西植物名录》有记载。

网脉山龙眼
Helicia reticulata W. T. Wang
功效：枝、叶，止血。
功效来源：《中华本草》
注：《广西植物名录》有记载。

85. 五桠果科 Dilleniaceae
五桠果属 *Dillenia* L.
大花五桠果 五桠果
Dillenia turbinata Finet et Gagnep.
功效：根，用于风湿骨痛。叶，用于喉痛、泄泻。
功效来源：《广西中药资源名录》
注：《广西植物名录》有记载。

锡叶藤属 *Tetracera* L.
锡叶藤
Tetracera sarmentosa (L.) Vahl.
凭证标本：隆安县普查队 450123130723012LY（IBK）
功效：根，收涩固脱、消肿止痛。
功效来源：《广西壮族自治区壮药质量标准 第二卷》（2011年版）

88. 海桐花科 Pittosporaceae
海桐花属 *Pittosporum* Banks ex Sol.
狭叶海桐 金刚口摆
Pittosporum glabratum Lindl. var. *neriifolium* Rehder et E. H. Wilson
凭证标本：隆安县普查队 450123130119006LY（IBK、GXMG、CMMI）
功效：果实或全株，清热利湿。
功效来源：《中华本草》

秀丽海桐
Pittosporum pulchrum Gagnep.
凭证标本：隆安县普查队 450123130119036LY（IBK、

GXMG、CMMI）

功效：全株，外治骨折、跌打肿痛。

功效来源：《广西中药资源名录》

海桐 海桐花

Pittosporum tobira (Thunb.) W. T. Aiton

功效：枝、叶，杀虫，煎水洗疥疮。

功效来源：《全国中草药汇编》

注：《广西植物名录》有记载。

四子海桐

Pittosporum tonkinense Gagnep.

凭证标本：黄冬生 2-0231（GXMI）

功效：全株，用于肝区痛、风湿痹痛。

功效来源：《广西中药资源名录》

93. 大风子科 Flacourtiaceae

山桂花属 *Bennettiodendron* Merr.

山桂花

Bennettiodendron leprosipes (Clos) Merr.

凭证标本：杨金财等 LH0847（IBK）

功效：树皮、叶，清热解毒、消炎、止血生肌。

功效来源：《药用植物辞典》

刺篱木属 *Flacourtia* Comm. ex L'Her.

大果刺篱木 挪挪果

Flacourtia ramontchii L'Hér.

凭证标本：陈秀香等 2-302（GXMI）

功效：树皮、种子，祛风除湿、健脾止泻。

功效来源：《中华本草》

大叶刺篱木 炉甘果

Flacourtia rukam Zoll. et Mor.

凭证标本：杨金财等 LH0818（IBK）

功效：幼果，止泻痢。

功效来源：《中华本草》

大风子属 *Hydnocarpus* Gaertn.

大叶龙角

Hydnocarpus annamensis (Gagnep.) Lescot et Sleum.

凭证标本：罗荣伟 2-220（GXMI）

功效：种子、种子油，攻毒、祛风、利湿、杀虫。

功效来源：《药用植物辞典》

海南大风子 大风子

Hydnocarpus hainanensis (Merr.) Sleum.

凭证标本：中植联广西队 0334（IBK）

功效：种子，祛风、功毒、杀虫。

功效来源：《全国中草药汇编》

山桐子属 *Idesia* Maxim.

山桐子

Idesia polycarpa Maxim.

功效：叶，清热凉血、散瘀消肿。种子油，杀虫。

功效来源：《药用植物辞典》

注：《广西植物名录》有记载。

箣柊属 *Scolopia* Schreb.

莿柊

Scolopia chinensis (Lour.) Clos

凭证标本：隆安县普查队 450123130114054LY（IBK、GXMG、CMMI）

功效：全株，活血祛瘀、消肿止痛。

功效来源：《中华本草》

柞木属 *Xylosma* G. Forst.

柞木

Xylosma congesta (Lour.) Merr.

凭证标本：杨金财等 LH1062（IBK）

功效：叶、根皮、茎皮，清热利湿、散瘀止血、消肿止痛。

功效来源：《全国中草药汇编》

南岭柞木

Xylosma controversa Clos var. *controversa*

凭证标本：隆安县普查队 450123130719021LY（IBK、GXMG、CMMI）

功效：根、叶，清热凉血、散瘀消肿。

功效来源：《药用植物辞典》

毛叶南岭柞木

Xylosma controversa Clos var. *pubescens* Q. E. Yang

凭证标本：隆安县普查队 450123130505064LY（IBK、GXMG、CMMI）

功效：根、叶，清热凉血、散瘀消肿。

功效来源：《药用植物辞典》

长叶柞木 柞木

Xylosma longifolia Clos

凭证标本：隆安县普查队 450123130508012LY（IBK、GXMG、CMMI）

功效：叶、根皮、茎皮，清热利湿、散瘀止血、消肿止痛。

功效来源：《全国中草药汇编》

101. 西番莲科 Passifloraceae

蒴莲属 *Adenia* Forssk.

异叶蒴莲 蒴莲

Adenia heterophylla (Bl.) Koord.

凭证标本：杨金财等 LH0849（IBK）

功效：根，祛风通络、益气升提。

功效来源：《中华本草》

西番莲属 *Passiflora* L.
鸡蛋果
Passiflora edulis Sims
凭证标本：隆安县普查队 450123130719010LY（IBK、GXMG、CMMI）
功效：果实，清热解毒、镇痛安神。
功效来源：《全国中草药汇编》

龙珠果
Passiflora foetida L.
凭证标本：隆安县普查队 450123121205015LY（IBK、GXMG、CMMI）
功效：全株或果，清热解毒、清肺止咳。
功效来源：《中华本草》

圆叶西番莲 锅铲叶
Passiflora henryi Hemsl.
功效：全株，清热祛湿、益肺止咳。
功效来源：《中华本草》
注：《广西植物名录》有记载。

蝴蝶藤
Passiflora papilio H. L. Li
凭证标本：隆安县普查队 450123130306015LY（IBK、GXMG、CMMI）
功效：全草，活血止血、祛湿止痛、清热解毒。
功效来源：《中华本草》

103. 葫芦科 Cucurbitaceae
冬瓜属 *Benincasa* Savi
冬瓜 冬瓜皮
Benincasa hispida (Thunb.) Cogn.
功效：果皮，利尿消肿。
功效来源：《中国药典》（2020年版）
注：《广西植物名录》有记载。

西瓜属 *Citrullus* Schrad.
西瓜 西瓜霜
Citrullus lanatus (Thunb.) Matsum. et Nakai
凭证标本：杨金财等 LH0564（IBK）
功效：果实与皮硝，清热泻火、消肿止痛。
功效来源：《中国药典》（2020年版）

黄瓜属 *Cucumis* L.
甜瓜 甜瓜子
Cucumis melo L. var. *melo*
功效：种子，清肺、润肠、化瘀、排脓、疗伤止痛。
功效来源：《中国药典》（2020年版）
注：《广西植物名录》有记载。

黄瓜
Cucumis sativus L.
功效：黄瓜，清热利尿。黄瓜藤，消炎、祛痰、镇痉。
功效来源：《全国中草药汇编》
注：《广西植物名录》有记载。

南瓜属 *Cucurbita* L.
南瓜 南瓜干
Cucurbita moschata (Duch. ex Lam.) Duch. ex Poir.
功效：成熟果实，补中益气、消炎止痛、解毒杀虫。
功效来源：《广西中药材标准》
注：《广西植物名录》有记载。

西葫芦 桃南瓜
Cucurbita pepo L.
功效：果实，平喘、止咳。
功效来源：《全国中草药汇编》
注：《广西植物名录》有记载。

毒瓜属 *Diplocyclos* (Endl.) Post & Kuntze
毒瓜
Diplocyclos palmatus (L.) C. Jeffrey
凭证标本：隆安县普查队 450123130307019LY（IBK、GXMG、CMMI）
功效：块茎、果实，清热解毒。
功效来源：《药用植物辞典》

金瓜属 *Gymnopetalum* Arn.
金瓜
Gymnopetalum chinense (Lour.) Merr.
凭证标本：杨金财等 LH0180（IBK）
功效：根或全草，活血调经、舒筋通络、化痰消瘰。
功效来源：《中华本草》

绞股蓝属 *Gynostemma* Blume
扁果绞股蓝
Gynostemma compressum X. X. Chen et D. R. Liang
凭证标本：杨金财等 LH0292（IBK）
功效：全草，用于慢性肝炎、慢性支气管炎。
功效来源：《广西中药资源名录》

广西绞股蓝
Gynostemma guangxiense X. X. Chen et D. H. Qin
凭证标本：隆安县普查队 450123121204007LY（IBK、GXMG、CMMI）
功效：全草，清热解毒、益气养阴。
功效来源：《药用植物辞典》

光叶绞股蓝
Gynostemma laxum (Wall.) Cogn.

凭证标本：中植联广西队 3428（IBK）

功效：全草，清热解毒、消炎、止咳祛痰。

功效来源：《药用植物辞典》

绞股蓝

Gynostemma pentaphyllum (Thunb.) Makino

凭证标本：隆安县普查队 450123130123030LY（IBK、GXMG、CMMI）

功效：全草，清热解毒、止咳祛痰、益气养阴、延缓衰老。

功效来源：《广西壮族自治区壮药质量标准 第三卷》（2018年版）

雪胆属 *Hemsleya* Cogn. ex F. B. Forbes et Hemsl.

马铜铃

Hemsleya graciliflora (Harms) Cogn.

凭证标本：杨金财等 TK026（IBK）

功效：块根，清热解毒、抗菌消炎、消肿止痛。果实，化痰止咳。

功效来源：《药用植物辞典》

葫芦属 *Lagenaria* Ser.

葫芦

Lagenaria siceraria (Molina) Standl. var. *siceraria*

功效：果皮及种子，利尿、消肿、散结。

功效来源：《全国中草药汇编》

注：《广西植物名录》有记载。

瓠瓜 瓢瓜

Lagenaria siceraria (Molina) Standl. var. *depressa* (Ser.) Hara

功效：果皮，利湿消肿。

功效来源：《全国中草药汇编》

注：民间常见栽培物种。

丝瓜属 *Luffa* Mill.

广东丝瓜 丝瓜络

Luffa acutangula (L.) Roxb.

凭证标本：隆安县普查队 450123130123029LY（IBK、GXMG、CMMI）

功效：果实的维管束，通络、活血、祛风。

功效来源：《广西中药材标准》

丝瓜 丝瓜络

Luffa cylindrica Roem.

功效：果实的维管束，祛风、通络、活血、下乳。

功效来源：《中国药典》（2020年版）

注：《广西植物名录》有记载。

苦瓜属 *Momordica* L.

苦瓜 苦瓜干

Momordica charantia L.

功效：果实，清暑涤热、明目、解毒。

功效来源：《广西壮族自治区壮药质量标准 第二卷》（2011年版）

注：《广西植物名录》有记载。

木鳖子

Momordica cochinchinensis (Lour.) Spreng.

凭证标本：杨金财等 LH0713（IBK）

功效：成熟种子，散结消肿、攻毒疗疮。

功效来源：《中国药典》（2020年版）

凹萼木鳖

Momordica subangulata Blume

凭证标本：杨金财等 LH2339（IBK）

功效：根，用于结膜炎、腮腺炎、喉咙肿痛、瘰疬、疮疡肿毒。

功效来源：《广西中药资源名录》

帽儿瓜属 *Mukia* Arn.

帽儿瓜

Mukia maderaspatana (L.) M. J. Roem.

凭证标本：隆安县普查队 450123121205003LY（IBK、GXMG、CMMI）

功效：根，用于疮疡肿毒。地上部分，用于肺热咳嗽。

功效来源：《广西中药资源名录》

佛手瓜属 *Sechium* P. Browne

佛手瓜

Sechium edule (Jacq.) Sw.

功效：叶，清热消肿。

功效来源：《药用植物辞典》

注：《广西植物名录》有记载。

茅瓜属 *Solena* Lour.

茅瓜

Solena amplexicaulis (Lam.) Gandhi

凭证标本：隆安县普查队 450123130721012LY（IBK、GXMG、CMMI）

功效：块根、叶，清热解毒、化瘀散结、化痰利湿。

功效来源：《中华本草》

赤瓟儿属 *Thladiantha* Bunge

大苞赤瓟

Thladiantha cordifolia (Blume) Cogn.

凭证标本：隆安县普查队 450123130505015LY（IBK、GXMG、CMMI）

功效：块根，消炎解毒。

功效来源：《药用植物辞典》

球果赤瓟

Thladiantha globicarpa A. M. Lu et Z. Y. Zhang

凭证标本：中植联广西队 0348（IBK）

功效：全草，用于深部脓肿、各种化脓性感染、骨髓炎。

功效来源：《广西中药资源名录》

栝楼属 *Trichosanthes* L.

蛇瓜

Trichosanthes anguina L.

凭证标本：陈秀香等 73107（GXMI）

功效：根、种子，清热化痰、散结消肿、止泻杀虫。

功效来源：《药用植物辞典》

短序栝楼

Trichosanthes baviensis Gagnep.

凭证标本：隆安县普查队 450123130724012LY（IBK、GXMG、CMMI）

功效：全草，退热、利水。

功效来源：《药用植物辞典》

王瓜

Trichosanthes cucumeroides (Ser.) Maxim.

凭证标本：隆安县普查队 450123140627079LY（IBK、GXMG、CMMI）

功效：种子、果实，清热利湿、凉血止血。

功效来源：《中华本草》

糙点栝楼

Trichosanthes dunniana H. Lév.

凭证标本：杨金财等 LH0764（IBK）

功效：种子，润肺、祛痰、滑肠。

功效来源：《药用植物辞典》

趾叶栝楼 石蟾蜍

Trichosanthes pedata Merr. et Chun

凭证标本：杨金财等 LH2338（IBK）

功效：全草，清热解毒。

功效来源：《中华本草》

截叶栝楼 栝蒌子

Trichosanthes truncata C. B. Clarke

凭证标本：隆安县普查队 450123140627080LY（IBK、GXMG、CMMI）

功效：种子，润肺化痰、滑肠通便。

功效来源：《广西中药材标准》

马㼌儿属 *Zehneria* Endl.

马㼌儿 马交儿

Zehneria indica (Lour.) Keraudren

凭证标本：隆安县普查队 450123130113007LY（IBK、GXMG、CMMI）

功效：根或叶，清热解毒、消肿散结。

功效来源：《全国中草药汇编》

钮子瓜

Zehneria maysorensis (Wight et Arn.) Arn.

凭证标本：隆安县普查队 450123140626010LY（IBK、GXMG、CMMI）

功效：全草或根，清热解毒、通淋。

功效来源：《中华本草》

104. 秋海棠科 Begoniaceae

秋海棠属 *Begonia* L.

花叶秋海棠 花酸苔

Begonia cathayana Hemsl.

凭证标本：杨金财等 LH1876（IBK）

功效：全草，消炎清热、解毒祛瘀。

功效来源：《中药大辞典》

四季秋海棠

Begonia cucullata Willd.

功效：全草，清热解毒、散结消肿。

功效来源：《药用植物辞典》

注：民间常见栽培物种。

食用秋海棠

Begonia edulis H. Lév.

凭证标本：隆安县普查队 450123130308016LY（IBK、GXMG、CMMI）

功效：根状茎，清热解毒、凉血润肺。

功效来源：《药用植物辞典》

紫背天葵 红天葵

Begonia fimbristipula Hance

功效：块茎或全草，清热凉血、散瘀消肿、止咳化痰。

功效来源：《广西中药材标准》

注：《广西植物名录》有记载。

秋海棠

Begonia grandis Dryand.

凭证标本：杨金财等 LH0572（IBK）

功效：块根、果实，凉血止血、散瘀、调经。

功效来源：《全国中草药汇编》

癞叶秋海棠 团扇叶秋海棠

Begonia leprosa Hance

凭证标本：隆安县普查队 450123121204025LY（IBK、GXMG、CMMI）

功效：全草，用于咳血、吐血、跌打损伤。

功效来源：《广西中药资源名录》

粗喙秋海棠 大半边莲
Begonia longifolia Blume
功效：根状茎，清热解毒、消肿止痛。
功效来源：《广西壮族自治区壮药质量标准 第二卷》（2011年版）
注：《广西植物名录》有记载。

竹节秋海棠 竹节海棠
Begonia maculata Raddi
功效：全草，散瘀、利水、解毒。
功效来源：《中华本草》
注：民间常见栽培物种。

裂叶秋海棠 红孩儿
Begonia palmata D. Don
凭证标本：隆安县普查队 450123121204024LY（IBK、GXMG、CMMI）
功效：全草，清热解毒、化瘀消肿。
功效来源：《广西壮族自治区壮药质量标准 第二卷》（2011年版）

106. 番木瓜科 Caricaceae
番木瓜属 *Carica* L.
番木瓜
Carica papaya L.
凭证标本：杨金财等 LH0743（IBK）
功效：果实，健胃消食、滋补催乳、舒筋通络。
功效来源：《全国中草药汇编》

107. 仙人掌科 Cactaceae
昙花属 *Epiphyllum* Haw.
昙花
Epiphyllum oxypetalum (DC.) Haw.
功效：花，清肺止咳、凉血止血、养心安神。茎，清热解毒。
功效来源：《中华本草》
注：《广西植物名录》有记载。

量天尺属 *Hylocereus* (A. Berger) Britton & Rose
量天尺
Hylocereus undatus (Haw.) Britton et Rose
凭证标本：杨金财等 LH0445（IBK）
功效：茎，舒筋活络、解毒消肿。
功效来源：《中华本草》

仙人杖属 *Nyctocereus* (A. Berger) Britton et Rose
仙人鞭
Nyctocereus serpentinus (Lag. et Rodr.) Britt. et Rose
功效：茎，理气消痞、清热解毒、泻水。
功效来源：《药用植物辞典》
注：民间常见栽培物种。

仙人掌属 *Opuntia* Mill.
仙人掌
Opuntia stricta (Haw.) Haw. var. *dillenii* (Ker Gawl.) L. D. Benson
功效：地上部分，行气活血、清热解毒。
功效来源：《广西壮族自治区壮药质量标准 第二卷》（2011年版）
注：《广西植物名录》有记载。

木麒麟属 *Pereskia* Mill.
木麒麟
Pereskia aculeata Mill.
凭证标本：杨金财等 LH2346（IBK）
功效：叶、花，用于跌打损伤。
功效来源：文献

仙人指属 *Schlumbergera* Lem.
蟹爪兰
Schlumbergera truncata (Haw.) Moran
功效：地上部分，解毒消肿。
功效来源：《中华本草》
注：民间常见栽培物种。

108. 山茶科 Theaceae
山茶属 *Camellia* L.
山茶 山茶花
Camellia japonica L.
功效：根、花，收敛凉血、止血。
功效来源：《全国中草药汇编》
注：《广西植物名录》有记载。

油茶
Camellia oleifera Abel
功效：根和茶子饼，清热解毒、活血散瘀、止痛。
功效来源：《全国中草药汇编》
注：《广西植物名录》有记载。

金花茶
Camellia petelotii (Merr.) Sealy
凭证标本：欧祖兰 s.n.（IBK）
功效：叶，清热解毒、利尿消肿、止痢。
功效来源：《广西壮族自治区壮药质量标准 第二卷》（2011年版）

毛瓣金花茶
Camellia pubipetala Y. Wan et S. Z. Huang
凭证标本：杨金财等 LH1219（IBK）
功效：叶、花，用于咽喉肿痛、小便不利。
功效来源：《全国中草药汇编》

茶 茶叶

Camellia sinensis (L.) O. Kuntze

凭证标本：杨金财等 LH0055（IBK）

功效：嫩叶或嫩芽，清头目、除烦渴、消食化痰、利尿止泻。

功效来源：《广西壮族自治区壮药质量标准 第三卷》（2018年版）

柃木属 *Eurya* Thunb.

米碎花

Eurya chinensis R. Br.

凭证标本：隆安县普查队 450123130121009LY（IBK、GXMG、CMMI）

功效：根及全株，清热解毒、除湿敛疮。

功效来源：《全国中草药汇编》

二列叶柃 山禾串

Eurya distichophylla Hemsl.

凭证标本：杨金财等 LH1090（IBK）

功效：全株，清热、解毒、消炎止痛。

功效来源：《全国中草药汇编》

岗柃

Eurya groffii Merr.

凭证标本：隆安县普查队 450123130118008LY（IBK、GXMG、CMMI）

功效：叶，化痰镇咳、消肿止痛。

功效来源：《全国中草药汇编》

细枝柃

Eurya loquaiana Dunn

凭证标本：隆安县普查队 450123130116029LY（IBK、GXMG、CMMI）

功效：茎、叶，祛风通络、活血止痛。

功效来源：《中华本草》

木荷属 *Schima* Reinw. ex Blume

银木荷 银木荷皮

Schima argentea E. Pritz.

凭证标本：杨金财等 LH0562（IBK）

功效：茎皮或根皮，清热止痢、驱虫。

功效来源：《中华本草》

红木荷 毛木树皮

Schima wallichii (DC.) Korth.

凭证标本：隆安县普查队 450123130121001LY（IBK、GXMG、CMMI）

功效：树皮，涩肠止泻、驱虫、截疟、收敛止血。

功效来源：《中华本草》

112. 猕猴桃科 Actinidiaceae

猕猴桃属 *Actinidia* Lindl.

阔叶猕猴桃 多花猕猴桃茎叶

Actinidia latifolia (Gardn. et Champ.) Merr.

凭证标本：陈秀香等 2-369（GXMI）

功效：茎、叶，清热解毒、消肿止痛、除湿。

功效来源：《中华本草》

113. 水东哥科 Saurauiaceae

水东哥属 *Saurauia* Willd.

水东哥 水枇杷

Saurauia tristyla DC.

凭证标本：隆安县普查队 450123130121024LY（IBK、GXMG、CMMI）

功效：根或叶，疏风清热、止咳、止痛。

功效来源：《中华本草》

118. 桃金娘科 Myrtaceae

岗松属 *Baeckea* L.

岗松

Baeckea frutescens L.

功效：带花果的叶，清利湿热、杀虫止痒。

功效来源：《广西壮族自治区壮药质量标准 第一卷》（2008年版）

注：《广西植物名录》有记载。

红千层属 *Callistemon* R. Br.

红千层

Callistemon rigidus R. Br.

凭证标本：杨金财等 LH1962（IBK）

功效：小枝、叶，祛痰泻热。

功效来源：《药用植物辞典》

子楝树属 *Decaspermum* J. R. Forst. et G. Forst.

子楝树 子楝树叶

Decaspermum gracilentum (Hance) Merr. et L. M. Perry

凭证标本：隆安县普查队 450123140624133LY（IBK、GXMG、CMMI）

功效：叶，理气化湿、解毒杀虫。

功效来源：《中华本草》

五瓣子楝树

Decaspermum parviflorum (Lam.) A. J. Scott

凭证标本：隆安县普查队 450123130123007LY（IBK、GXMG、CMMI）

功效：叶、果实，理气止痛、芳香化湿。

功效来源：《药用植物辞典》

桉属 *Eucalyptus* L'Her.

柠檬桉 柠檬桉叶

Eucalyptus citriodora Hook.

功效：叶，外用洗疮疖、治皮肤诸病及风湿痛。民间用治痢疾、又为提取桉油的原料。

功效来源：《广西中药材标准 第二册》

注：民间常见栽培物种。

桉 大叶桉

Eucalyptus robusta Sm.

功效：叶，清热泻火、燥湿解毒。

功效来源：《广西壮族自治区壮药质量标准 第一卷》（2008年版）

注：民间常见栽培物种。

细叶桉

Eucalyptus tereticornis Sm.

凭证标本：隆安县普查队 450123140625062LY（IBK、GXMG、CMMI）

功效：叶，消炎杀菌、祛痰止咳、收敛杀虫。

功效来源：《全国中草药汇编》

番石榴属 *Psidium* L.

番石榴

Psidium guajava L.

凭证标本：隆安县普查队 450123130119013LY（IBK、GXMG、CMMI）

功效：叶和果，收敛止泻、消炎止血。

功效来源：《广西壮族自治区壮药质量标准 第一卷》（2008年版）

桃金娘属 *Rhodomyrtus* (DC.) Rchb.

桃金娘

Rhodomyrtus tomentosa (Aiton) Hassk.

凭证标本：隆安县普查队 450123130122018LY（IBK、GXMG、CMMI）

功效：果实，补血滋养、涩肠固精。根，理气止痛、利湿止泻、化瘀止血、益肾养血。

功效来源：《广西壮族自治区壮药质量标准 第一卷》（2008年版）

蒲桃属 *Syzygium* R. Br. ex Gaertn.

乌墨 野冬青果

Syzygium cumini (L.) Skeels

凭证标本：隆安县普查队 450123130120006LY（IBK、GXMG、CMMI）

功效：果实、茎皮、叶，润肺定喘，用于肺结核、哮喘。

功效来源：《全国中草药汇编》

蒲桃

Syzygium jambos (L.) Alston

凭证标本：隆安县普查队 450123130115013LY（IBK、GXMG、CMMI）

功效：根皮、果，凉血、收敛。

功效来源：《全国中草药汇编》

水翁 土槿皮

Syzygium nervosum DC.

凭证标本：隆安县普查队 450123140624044LY（IBK、GXMG、CMMI）

功效：树皮，杀虫、止痒。花蕾，清热解毒、消滞、杀虫止痒。

功效来源：《广西壮族自治区壮药质量标准 第三卷》（2018年版）

四角蒲桃

Syzygium tetragonum (Wight) Wall. ex Walp.

凭证标本：隆安县普查队 450123130117020LY（IBK、GXMG、CMMI）

功效：根，祛风除湿、消肿止痛。

功效来源：《中华本草》

120. 野牡丹科 Melastomataceae

柏拉木属 *Blastus* Lour.

柏拉木 山崩砂

Blastus cochinchinensis Lour.

凭证标本：高成芝等 73166（GXMI）

功效：根，收敛止血、消肿解毒。

功效来源：《全国中草药汇编》

野海棠属 *Bredia* Blume

叶底红

Bredia fordii (Hance) Diels

凭证标本：杨金财等 LH2241（IBK）

功效：全株，养血调经。

功效来源：《中华本草》

酸脚杆属 *Medinilla* Gaudich.

北酸脚杆

Medinilla septentrionalis (W. W. Smith) H. L. Li

凭证标本：韦汉生 2-0206（GXMI）

功效：根，用于小儿惊风。全株，用于痢疾。

功效来源：《药用植物辞典》

野牡丹属 *Melastoma* L.

地菍

Melastoma dodecandrum Lour.

凭证标本：姚世海11824（IBK）

功效：全株，清热解毒、活血止血。

功效来源：《广西壮族自治区壮药质量标准 第三卷》（2018年版）

野牡丹
Melastoma malabathricum L.
凭证标本：隆安县普查队 450123130116018LY（IBK、GXMG、CMMI）
功效：根及茎，收敛止血、消食、清热解毒。
功效来源：《广西壮族自治区瑶药材质量标准 第一卷》（2014年版）

展毛野牡丹 羊开口
Melastoma normale D. Don
凭证标本：隆安县普查队 450123130508019LY（IBK、GXMG、CMMI）
功效：根、茎，收敛、止血、解毒。
功效来源：《广西壮族自治区壮药质量标准 第一卷》（2008年版）

毛菍
Melastoma sanguineum Sims
凭证标本：隆安县普查队 450123130727008LY（IBK、GXMG、CMMI）
功效：叶或全株，解毒止痛、生肌止血。
功效来源：《中华本草》

谷木属 *Memecylon* L.
细叶谷木
Memecylon scutellatum (Lour.) Hook. et Arn.
凭证标本：杨金财等 LH1706（IBK）
功效：根，用于瘰症、腰背痛。叶，用于骨折、跌打肿痛。
功效来源：《广西中药资源名录》

金锦香属 *Osbeckia* L.
金锦香 天香炉
Osbeckia chinensis L.
凭证标本：杨金财等 LH1109（IBK）
功效：全草或根，化痰利湿、祛瘀止血、解毒消肿。
功效来源：《中华本草》

朝天罐
Osbeckia opipara C. Y. Wu et C. Chen
功效：根、枝叶，止血、解毒。
功效来源：《广西壮族自治区壮药质量标准 第三卷》（2018年版）
注：《广西植物名录》有记载。

锦香草属 *Phyllagathis* Blume
红敷地发
Phyllagathis elattandra Diels
凭证标本：高成芝等 73163（GXMI）
功效：全草，用于肺炎、咳嗽、胃脘痛，外治疮疖、烧烫伤、皮肤病。

功效来源：《广西中药资源名录》

121. 使君子科 Combretaceae
风车子属 *Combretum* Loefl.
风车子 华风车子
Combretum alfredii Hance
凭证标本：杨金财等 LH0826（IBK）
功效：根，清热、利胆。叶，驱虫。
功效来源：《全国中草药汇编》

使君子属 *Quisqualis* L.
使君子
Quisqualis indica L.
凭证标本：杨金财等 LH1412（IBK）
功效：成熟果实，杀虫消积。
功效来源：《中国药典》（2020年版）

122. 红树科 Rhizophoraceae
竹节树属 *Carallia* Roxb.
锯叶竹节树 锯齿王
Carallia diplopetala Hand.-Mazz.
凭证标本：韦发南 K1127（IBK）
功效：根、叶，清热凉血、利尿消肿、接筋骨。
功效来源：《全国中草药汇编》

旁杞木
Carallia pectinifolia W. C. Ko
凭证标本：隆安县普查队 450123130115007LY（IBK、GXMG、CMMI）
功效：全株，清热凉血、利尿消肿、接骨。
功效来源：《药用植物辞典》

123. 金丝桃科 Hypericaceae
黄牛木属 *Cratoxylum* Blume
黄牛木 黄牛茶
Cratoxylum cochinchinense (Lour.) Bl.
凭证标本：隆安县普查队 450123130509052LY（IBK、GXMG、CMMI）
功效：叶，清热解毒、化湿消滞、祛瘀消肿。
功效来源：《广西壮族自治区壮药质量标准 第二卷》（2011年版）

金丝桃属 *Hypericum* L.
地耳草
Hypericum japonicum Thunb.
凭证标本：隆安县普查队 450123130507024LY（IBK、GXMG、CMMI）
功效：全草，清利湿热、散瘀消肿。
功效来源：《广西壮族自治区壮药质量标准 第二卷》（2011年版）

元宝草

Hypericum sampsonii Hance

凭证标本：隆安县普查队 450123130505096LY（IBK、GXMG、CMMI）

功效：全草，凉血止血、清热解毒、活血调经、祛风通络。

功效来源：《中华本草》

126. 藤黄科 Guttiferae

藤黄属 *Garcinia* L.

大苞藤黄

Garcinia bracteata C. Y. Wu ex Y. H. Li

凭证标本：隆安县普查队 450123130122038LY（IBK、GXMG、CMMI）

功效：枝叶、树皮，具抗肿瘤活性。

功效来源：文献

木竹子

Garcinia multiflora Champ. ex Benth.

凭证标本：杨金财等 LH2269（IBK）

功效：树皮、果实，清热解毒、收敛生肌。

功效来源：《中华本草》

岭南山竹子　山竹子叶

Garcinia oblongifolia Champ. ex Benth

凭证标本：杨金财等 LH1991（IBK）

功效：叶，消炎止痛、收敛生肌。果实，清热、生津。

功效来源：《广西中药材标准》

金丝李

Garcinia paucinervis Chun ex f. C. How

凭证标本：隆安县普查队 450123130306039LY（IBK、GXMG、CMMI）

功效：枝叶、树皮，清热解毒、消肿。

功效来源：《中华本草》

128. 椴树科 Tiliaceae

黄麻属 *Corchorus* L.

甜麻　野黄麻

Corchorus aestuans L.

凭证标本：隆安县普查队 450123130508032LY（IBK、GXMG、CMMI）

功效：全草，清热利湿、消肿拔毒。

功效来源：《全国中草药汇编》

黄麻

Corchorus capsularis L.

凭证标本：杨金财等 LH0900（IBK）

功效：根，利尿、止泻止痢。叶，理气止血、排脓生肌。

功效来源：《药用植物辞典》

长蒴黄麻　山麻

Corchorus olitorius L.

凭证标本：隆安县普查队 450123121203025LY（IBK、GXMG、CMMI）

功效：全草，疏风、止咳、利湿。

功效来源：《中华本草》

蚬木属 *Excentrodendron* H. T. Chang

蚬木

Excentrodendron tonkinense (A. Chev.) H. T. Chang et R. H. Miao

凭证标本：隆安县普查队 450123130116019LY（IBK、GXMG、CMMI）

功效：蚬木寄生，用于痨伤咳嗽。

功效来源：《药用植物辞典》

扁担杆属 *Grewia* L.

苘麻叶扁担杆

Grewia abutilifolia W. Vent. ex Juss.

凭证标本：隆安县普查队 450123121203036LY（IBK、GXMG、CMMI）

功效：根，用于肝炎。叶，止泻痢。

功效来源：《药用植物辞典》

扁担杆

Grewia biloba G. Don

凭证标本：隆安县普查队 450123140627025LY（IBK、GXMG、CMMI）

功效：根或全株，健脾益气、固精止带、祛风除湿。

功效来源：《全国中草药汇编》

毛果扁担杆　野火绳

Grewia eriocarpa Juss.

凭证标本：隆安县普查队 450123130721003LY（IBK、GXMG、CMMI）

功效：根内皮，收敛止血、生肌、接骨。

功效来源：《全国中草药汇编》

黄麻叶扁担杆

Grewia henryi Burret

凭证标本：隆安县普查队 450123130718030LY（IBK、GXMG、CMMI）

功效：根皮，止痢。

功效来源：《药用植物辞典》

寡蕊扁担杆　狗核树

Grewia oligandra Pierre

凭证标本：隆安县普查队 450123121202040LY（IBK、GXMG、CMMI）

功效：根，祛湿解毒。

功效来源：《全国中草药汇编》

钝叶扁担杆
Grewia retusifolia Pierre
凭证标本：隆安县普查队 450123130309007LY（IBK、GXMG、CMMI）
功效：叶，收敛、杀菌、润肤。
功效来源：《药用植物辞典》

破布叶属 *Microcos* L.
破布叶
Microcos paniculata L.
凭证标本：杨金财等 LH0057（IBK）
功效：叶，清热利湿、健胃消滞。
功效来源：《中华本草》

刺蒴麻属 *Triumfetta* L.
毛刺蒴麻 毛黐头婆
Triumfetta cana Blume
凭证标本：隆安县普查队 450123130507029LY（IBK、GXMG、CMMI）
功效：全株，祛风除湿、利尿消肿。
功效来源：《中华本草》

长勾刺蒴麻 金纳香
Triumfetta pilosa Roth
凭证标本：隆安县普查队 450123130119008LY（IBK、GXMG、CMMI）
功效：根和叶，活血行气、散瘀消肿。
功效来源：《中华本草》

刺蒴麻 黄花地桃花
Triumfetta rhomboidea Jacquem.
凭证标本：隆安县普查队 450123130505050LY（IBK、GXMG、CMMI）
功效：根或全草，清热利湿、通淋化石。
功效来源：《中华本草》

128a. 杜英科 Elaeocarpaceae
杜英属 *Elaeocarpus* L.
山杜英
Elaeocarpus sylvestris (Lour.) Poir.
功效：根皮，散瘀、消肿。
功效来源：《药用植物辞典》
注：《广西植物名录》有记载。

猴欢喜属 *Sloanea* L.
薄果猴欢喜
Sloanea leptocarpa Diels
功效：根，消肿止痛、祛风除湿。
功效来源：《药用植物辞典》

注：《广西植物名录》有记载。

130. 梧桐科 Sterculiaceae
昂天莲属 *Ambroma* L. f.
昂天莲
Ambroma augustum (L.) L. f.
凭证标本：杨金财等 LH0663（IBK）
功效：根，通经活血、消肿止痛。
功效来源：《广西壮族自治区壮药质量标准 第三卷》（2018年版）

刺果藤属 *Byttneria* Loefl.
刺果藤
Byttneria grandifolia DC.
凭证标本：隆安县普查队 450123130509017LY（IBK、GXMG、CMMI）
功效：根、茎，祛风湿、强筋骨。
功效来源：《中华本草》

火绳树属 *Eriolaena* DC.
桂火绳
Eriolaena kwangsiensis Hand.-Mazz.
凭证标本：隆安县普查队 450123140626019LY（IBK、GXMG、CMMI）
功效：根，用于肝炎，外治骨折。
功效来源：《广西中药资源名录》

火绳树 赤火绳
Eriolaena spectabilis (DC.) Planch. ex Mast.
凭证标本：隆安县普查队 450123140627077LY（IBK、GXMG、CMMI）
功效：根的韧皮部，收敛止血、续筋接骨。
功效来源：《中华本草》

梧桐属 *Firmiana* Marsili
梧桐
Firmiana simplex (L.) W. Wight
凭证标本：隆安县普查队 450123140628002LY（IBK、GXMG、CMMI）
功效：树皮、花、种子，祛风除湿、调经止血、解毒疗疮。
功效来源：《中华本草》

山芝麻属 *Helicteres* L.
细齿山芝麻 地磨薯
Helicteres glabriuscula Wall. ex Mast.
凭证标本：隆安县普查队 450123121203040LY（IBK、GXMG、CMMI）
功效：根，截疟、清热解毒。
功效来源：《中华本草》

剑叶山芝麻　大山芝麻
Helicteres lanceolata DC.
凭证标本：杨金财等 LH0627（IBK）
功效：根，清热解毒。
功效来源：《桂本草　第二卷》（上）

马松子属 *Melochia* L.
马松子　木达地黄
Melochia corchorifolia L.
凭证标本：隆安县普查队 450123140627091LY（IBK、GXMG、CMMI）
功效：茎、叶，清热利湿。
功效来源：《全国中草药汇编》

翅子树属 *Pterospermum* Schreb.
翻白叶树
Pterospermum heterophyllum Hance
凭证标本：杨金财等 LH1093（IBK）
功效：全株，祛风除湿、舒筋活络。
功效来源：《广西壮族自治区瑶药材质量标准　第一卷》（2014年版）

截裂翅子树
Pterospermum truncatolobatum Gagnep.
凭证标本：隆安县普查队 450123121202039LY（IBK）
功效：根，用于坐骨神经痛、腰腿痛。
功效来源：《药用植物辞典》

苹婆属 *Sterculia* L.
粉苹婆
Sterculia euosma W. W. Sm.
凭证标本：杨金财等 LH1050（IBK）
功效：树皮，止咳平喘。
功效来源：《药用植物辞典》

假苹婆　红郎伞
Sterculia lanceolata Cav.
凭证标本：杨金财等 LH0667（IBK）
功效：叶，散瘀止痛。
功效来源：《全国中草药汇编》

苹婆
Sterculia monosperma Vent.
凭证标本：隆安县普查队 450123130505018LY（IBK、GXMG、CMMI）
功效：树皮、果壳、种子，下气平喘。
功效来源：《中华本草》

蛇婆子属 *Waltheria* L.
蛇婆子
Waltheria indica L.

凭证标本：隆安县普查队 450123121202023LY（IBK、GXMG、CMMI）
功效：全株，用于咳嗽痰浓、子宫脱垂、深部脓肿。
功效来源：《广西中药资源名录》

131. 木棉科 Bombacaceae
木棉属 *Bombax* L.
木棉
Bombax ceiba L.
凭证标本：杨金财等 LH1670（IBK）
功效：花，清热利湿、解毒。树皮，宣散风湿、消肿止痛。
功效来源：《广西壮族自治区壮药质量标准　第二卷》（2011年版）

132. 锦葵科 Malvaceae
秋葵属 *Abelmoschus* Medik.
黄葵
Abelmoschus moschatus (L.) Medik.
凭证标本：隆安县普查队 450123130507069LY（IBK、GXMG、CMMI）
功效：根、叶、花，清热利湿、拔毒排脓。
功效来源：《全国中草药汇编》

苘麻属 *Abutilon* Mill.
磨盘草
Abutilon indicum (L.) Sweet
凭证标本：隆安县普查队 450123130114015LY（IBK、GXMG、CMMI）
功效：地上部分，疏风清热、益气通窍、祛痰利尿。
功效来源：《广西壮族自治区壮药质量标准　第二卷》（2011年版）

金铃花
Abutilon pictum (Gillies ex Hooker) Walp.
功效：花，清热解毒、活血。叶，活血。
功效来源：《药用植物辞典》
注：民间常见栽培物种。

蜀葵属 *Alcea* L.
蜀葵
Alcea rosea L.
功效：种子，利尿通淋。花，利尿、解毒散结。根，清热利湿、解毒排脓。
功效来源：《中华本草》
注：《广西植物名录》有记载。

棉属 *Gossypium* L.
海岛棉
Gossypium barbadense L.

凭证标本：隆安县普查队 450123130725011LY（IBK、GXMG、CMMI）

功效：种毛，止血。

功效来源：《药用植物辞典》

木槿属 *Hibiscus* L.

木芙蓉 芙蓉叶

Hibiscus mutabilis L.

功效：叶，清肺凉血、解毒、消肿排脓。

功效来源：《广西壮族自治区壮药质量标准 第一卷》（2008年版）

注：民间常见栽培物种。

朱槿 扶桑

Hibiscus rosa-sinensis L.

凭证标本：杨金财等 LH0149（IBK）

功效：花，清热解毒、利水消肿。

功效来源：《广西中药材标准》

木槿 木槿花

Hibiscus syriacus L.

功效：花，清湿热、凉血。

功效来源：《广西壮族自治区壮药质量标准 第一卷》（2008年版）

注：民间常见栽培物种。

锦葵属 *Malva* L.

冬葵

Malva crispa L.

功效：根，清热利水、解毒。嫩苗或叶，清热、利湿、滑肠、通乳。种子，利水通淋、滑肠通便、下乳。

功效来源：《中华本草》

注：民间常见栽培物种。

野葵 冬葵根

Malva verticillata L.

功效：根，清热利水、解毒。种子，利水通淋、滑肠通便、下乳。

功效来源：《中华本草》

注：《广西植物名录》有记载。

赛葵属 *Malvastrum* A. Gray

赛葵

Malvastrum coromandelianum (L.) Gürcke

凭证标本：隆安县普查队 450123130114014LY（IBK、GXMG、CMMI）

功效：全草，清热利湿、解毒消肿。

功效来源：《中华本草》

悬铃花属 *Malvaviscus* Fabr.

垂花悬铃花

Malvaviscus penduliflorus DC.

凭证标本：隆安县普查队 450123130508017LY（IBK、GXMG、CMMI）

功效：全株，清热解毒、拔毒消肿、收湿敛疮。

功效来源：《药用植物辞典》

黄花稔属 *Sida* L.

黄花稔

Sida acuta Burm. f.

凭证标本：隆安县普查队 450123140628012LY（IBK、GXMG、CMMI）

功效：叶或根，清热解毒、消肿止痛、收敛生肌。

功效来源：《中华本草》

桤叶黄花稔 黄花稔

Sida alnifolia L. var. *alnifolia*

凭证标本：隆安县普查队 450123140625067LY（IBK、GXMG、CMMI）

功效：全株，清热利湿、排脓止痛。

功效来源：《全国中草药汇编》

小叶黄花稔

Sida alnifolia L. var. *microphylla* (Cav.) S. Y. Hu

凭证标本：杨金财等 LH1366（IBK）

功效：叶或根，清热解毒、消肿止痛、收敛生肌。

功效来源：《药用植物辞典》

心叶黄花稔 心叶黄花仔

Sida cordifolia L.

凭证标本：隆安县普查队 450123130505074LY（IBK、GXMG、CMMI）

功效：全草，清热利湿、止咳、解毒消痈。

功效来源：《中华本草》

粘毛黄花稔

Sida mysorensis Wight et Arn.

凭证标本：杨金财等 LH1939（IBK）

功效：全草，清热解毒、活血消肿、止咳。

功效来源：《中华本草》

榛叶黄花稔

Sida subcordata Span.

凭证标本：隆安县普查队 450123121203014LY（IBK、GXMG、CMMI）

功效：全草，清热解毒、消肿止痛、收敛生肌。

功效来源：《药用植物辞典》

云南黄花稔

Sida yunnanensis S. Y. Hu

凭证标本：隆安县普查队 450123130122005LY（IBK、GXMG、CMMI）

功效：根，消炎、拔毒，用于疮疖。

功效来源：《药用植物辞典》

梵天花属 *Urena* L.

地桃花

Urena lobata L. var. *lobata*

凭证标本：隆安县普查队 450123130507027LY（IBK、GXMG、CMMI）

功效：根或全草，祛风利湿、消热解毒、活血消肿。

功效来源：《广西壮族自治区壮药质量标准 第一卷》（2008年版）

粗叶地桃花

Urena lobata L. var. *glauca* (Blume) Borssum Waalkes

凭证标本：隆安县普查队 450123121202033LY（IBK、GXMG、CMMI）

功效：根或全草，祛风利湿、清热解毒。

功效来源：《药用植物辞典》

梵天花

Urena procumbens L.

凭证标本：隆安县普查队 450123130307011LY（IBK、GXMG、CMMI）

功效：全草，祛风利湿、消热解毒。

功效来源：《中华本草》

133. 金虎尾科 Malpighiaceae

盾翅藤属 *Aspidopterys* A. Juss.

贵州盾翅藤

Aspidopterys cavaleriei H. Lév.

凭证标本：万煜83114（GXMI）

功效：茎，用于尿路感染、尿路结石、风湿痹痛。

功效来源：《广西中药资源名录》

盾翅藤

Aspidopterys glabriuscula (Wall.) A. Juss.

凭证标本：杨金财等 LH1643（IBK）

功效：茎藤，消炎利尿、清热排石。

功效来源：《中药大辞典》

风筝果属 *Hiptage* Gaertn.

风筝果 风车藤

Hiptage benghalensis (L.) Kurz

凭证标本：隆安县普查队 450123140626012LY（IBK、GXMG、CMMI）

功效：藤茎，温肾益气、涩精止遗。

功效来源：《中华本草》

136. 大戟科 Euphorbiaceae

铁苋菜属 *Acalypha* L.

铁苋菜 铁苋

Acalypha australis L.

凭证标本：隆安县普查队 450123140624135LY（IBK、GXMG、CMMI）

功效：地上部分，清热解毒、利湿、收敛止血。

功效来源：《广西壮族自治区壮药质量标准 第二卷》（2011年版）

山麻杆属 *Alchornea* Sw.

山麻杆

Alchornea davidii Franch.

凭证标本：陈秀香等 2–230（GXMI）

功效：茎皮、叶，解表、止痛、杀虫。

功效来源：《药用植物辞典》

海南山麻杆

Alchornea rugosa var. *pubescens* (Pax et Hoffm.) H. S. Kiu

凭证标本：隆安县普查队 450123130723013LY（IBK、GXMG、CMMI）

功效：根，清暑解毒；用于发冷发热。

功效来源：文献

红背山麻杆 红背娘

Alchornea trewioides (Benth.) Müll. Arg. var. *trewioides*

凭证标本：隆安县普查队 450123130122031LY（IBK、GXMG、CMMI）

功效：全株，清热解毒、杀虫止痒。

功效来源：《广西壮族自治区壮药质量标准 第三卷》（2018年版）

绿背山麻杆

Alchornea trewioides (Benth.) Müll. Arg. var. *sinica* (Benth.) Müll. Arg.

凭证标本：隆安县普查队 450123130506020LY（IBK、GXMG、CMMI）

功效：根，用于肾炎水肿。枝叶，用于外伤出血、疮疡肿毒。

功效来源：《广西中药资源名录》

石栗属 *Aleurites* J. R. Forst. et G. Forst.

石栗

Aleurites moluccana (L.) Willd.

凭证标本：隆安县普查队 450123130509068LY（IBK、GXMG、CMMI）

功效：叶，活血通经、止血。种子，活血、润肠；有小毒。

功效来源：《中华本草》

五月茶属 *Antidesma* L.

五月茶

Antidesma bunius (L.) Spreng.

凭证标本：覃海宁等 529004（IBK）

功效：根、叶，收敛止泻、止咳生津、行气活血。

功效来源：《全国中草药汇编》

方叶五月茶

Antidesma ghaesembilla Gaertn.

凭证标本：隆安县普查队 450123130718020LY（IBK、GXMG、CMMI）

功效：叶，拔脓止痒。

功效来源：《中华本草》

日本五月茶

Antidesma japonicum Sieb. et Zucc.

凭证标本：杨金财等 LH0840（IBK）

功效：全株，祛风湿、止泻、生津。

功效来源：《药用植物辞典》

山地五月茶

Antidesma montanum Blume var. *montanum*

凭证标本：隆安县普查队 450123130507048LY（IBK、GXMG、CMMI）

功效：地上部分，治眼疾。

功效来源：文献

小叶五月茶

Antidesma montanum Blume var. *microphyllum* Petra ex Hoffmam.

凭证标本：隆安县普查队 450123130507036LY（IBK、GXMG、CMMI）

功效：根、叶，收敛止泻、生津止渴、行气活血。

功效来源：《药用植物辞典》

银柴属 *Aporusa* Blume

银柴

Aporusa dioica (Roxb.) Müll. Arg.

凭证标本：覃德海 73236（GXMI）

功效：叶，拔毒生肌。

功效来源：《药用植物辞典》

毛银柴

Aporusa villosa (Lindl.) Baill.

凭证标本：万煜81262（GXMI）

功效：全株，用于麻风病。

功效来源：《药用植物辞典》

秋枫属 *Bischofia* Blume

秋枫

Bischofia javanica Blume

凭证标本：杨金财等 LH0030（IBK）

功效：根、树皮及叶，行气活血、消肿解毒。

功效来源：《全国中草药汇编》

重阳木

Bischofia polycarpa (H. Lév.) Airy Shaw

凭证标本：杨金财等 LH1393（IBK）

功效：根，用于风湿痹痛。树皮，用于痢疾。叶，用于肝炎、肝区痛。

功效来源：《广西中药资源名录》

黑面神属 *Breynia* J. R. Forst. et G. Forst.

黑面神 鬼画符

Breynia fruticosa (L.) Hook. f.

凭证标本：隆安县普查队 450123121203035LY（IBK、GXMG、CMMI）

功效：全株，清热解毒、散瘀止痛、收敛止痒。

功效来源：《广西壮族自治区壮药质量标准 第一卷》（2008年版）

喙果黑面神

Breynia rostrata Merr.

凭证标本：梁健英 K0859（IBK）

功效：根、叶，清热解毒、止血止痛。

功效来源：《药用植物辞典》

土蜜树属 *Bridelia* Willd.

禾串树

Bridelia balansae Tutcher

凭证标本：杨金财等 LH1124（IBK）

功效：根，用于骨折、跌打损伤。叶，用于慢性肝炎、慢性气管炎。

功效来源：《药用植物辞典》

大叶土蜜树

Bridelia retusa (L.) A. Jussieu

凭证标本：隆安县普查队 450123140627008LY（IBK、GXMG、CMMI）

功效：全株，清热利尿、活血调经。

功效来源：《药用植物辞典》

土蜜树

Bridelia tomentosa Blume

凭证标本：隆安县普查队 450123130118018LY（IBK、GXMG、CMMI）

功效：根皮、茎、叶，安神调经、清热解毒。

功效来源：《全国中草药汇编》

白大凤属 *Cladogynos* Zipp. ex Span.

白大凤 枝实

Cladogynos orientalis Zipp. ex Span.

凭证标本：隆安县普查队 450123121204004LY（IBK、GXMG、CMMI）

功效：根，用于风湿瘫痪。枝叶，外治跌打肿痛、外伤出血。

功效来源：《广西中药资源名录》

白桐树属 *Claoxylon* A. Juss.
白桐树 丢了棒根
Claoxylon indicum (Reinw. ex Bl.) Hassk.
凭证标本：隆安县普查队 450123130507037LY（IBK、GXMG、CMMI）
功效：根，祛风除湿、散瘀止痛。
功效来源：《广西壮族自治区壮药质量标准　第二卷》（2011年版）

蝴蝶果属 *Cleidiocarpon* Airy Shaw
蝴蝶果
Cleidiocarpon cavaleriei (H. Lév.) Airy Shaw
凭证标本：郭伟 40（GXMG）
功效：叶，有抗氧化活性。果可食。
功效来源：文献

棒柄花属 *Cleidion* Blume
棒柄花 大树三台
Cleidion brevipetiolatum Pax et K. Hoffm.
凭证标本：隆安县普查队 450123130305015LY（IBK、GXMG、CMMI）
功效：树皮，消炎解表、利湿解毒、通便。
功效来源：《广西壮族自治区壮药质量标准　第一卷》（2008年版）

闭花木属 *Cleistanthus* Hook. f. ex Planch.
闭花木
Cleistanthus sumatranus (Miq.) Müll. Arg.
功效：根，用于胃痛、风湿骨痛、月经不调。叶，用于咳嗽。
功效来源：《广西中药资源名录》
注：《广西植物名录》有记载。

粗毛藤属 *Cnesmone* Blume
灰岩粗毛藤
Cnesmone tonkinensis (Gagnep.) Croiz.
凭证标本：隆安县普查队 450123140626031LY（IBK、GXMG、CMMI）
功效：全株，用于麻醉。
功效来源：《广西中药资源名录》

巴豆属 *Croton* L.
银叶巴豆
Croton cascarilloides Raeusch.
凭证标本：韦发南 K1178（IBK）
功效：根，用于感冒头痛、小儿惊风、风湿痹痛。
功效来源：《广西中药资源名录》

石山巴豆 巴豆
Croton euryphyllus W. W. Sm.
凭证标本：隆安县普查队 450123121202007LY（IBK、GXMG、CMMI）
功效：干燥成熟果实、种子，泻下消积、逐水消肿。根，温中散寒、祛风活络。叶，外用治冻疮，并可杀孑孓、蝇蛆。
功效来源：《中国药典》（2020年版）

毛果巴豆 小叶双眼龙
Croton lachynocarpus Benth.
凭证标本：杨金财等 LH1736（IBK）
功效：根、叶，散寒除湿、祛风活血。
功效来源：《中华本草》

巴豆
Croton tiglium L.
功效：种子，泻下祛积、逐水消肿。根，温中散寒、祛风活络。叶，外用治冻疮，并可杀孑孓、蝇蛆。
功效来源：《中国药典》（2020年版）
注：《广西植物名录》有记载。

小巴豆
Croton xiaopadou (Y. T. Chang et S. Z. Huang) H. S. Kiu
凭证标本：隆安县普查队 450123140624016LY（IBK、GXMG、CMMI）
功效：全株，祛风散寒、化瘀活血。
功效来源：文献

大戟属 *Euphorbia* L.
火殃勒 火秧竻蕊
Euphorbia antiquorum L.
凭证标本：梁健英 K0891（IBK）
功效：花蕊，利尿、解毒。茎，利尿通便、拔毒去腐、杀虫止痒。
功效来源：《中华本草》

猩猩草
Euphorbia cyathophora Murray
凭证标本：隆安县普查队 450123140627088LY（IBK）
功效：全草，调经、止血、止咳、接骨、消肿。
功效来源：《药用植物辞典》

乳浆大戟 猫眼草
Euphorbia esula L.
凭证标本：隆安县普查队 450123130118002LY（IBK、GXMG、CMMI）
功效：全草，利尿消肿、拔毒止痒。
功效来源：《全国中草药汇编》

白苞猩猩草 叶象花
Euphorbia heterophylla L.

凭证标本：隆安县普查队 450123140625016LY（IBK、GXMG、CMMI）

功效：全草，凉血调经、散瘀消肿。

功效来源：《中华本草》

飞扬草

Euphorbia hirta L.

凭证标本：隆安县普查队 450123121202028LY（IBK、GXMG、CMMI）

功效：全草，清热解毒、止痒、利湿、通乳。

功效来源：《中国药典》（2020年版）

通奶草

Euphorbia hypericifolia L.

凭证标本：隆安县普查队 450123121203034LY（IBK、GXMG、CMMI）

功效：全草，清热解毒、利水、健脾、通乳。

功效来源：《药用植物辞典》

铁海棠

Euphorbia milii Des Moul.

凭证标本：隆安县普查队 450123130509066LY（IBK、GXMG、CMMI）

功效：花，止血。茎、叶，拔毒消肿。

功效来源：《全国中草药汇编》

大戟 京大戟

Euphorbia pekinensis Rupr.

凭证标本：隆安县普查队 450123130309003LY（IBK、GXMG、CMMI）

功效：根，泻水逐饮、消肿散结。

功效来源：《中国药典》（2020年版）

匍匐大戟 铺地草

Euphorbia prostrata Aiton

凭证标本：隆安县普查队 450123121203033LY（IBK、GXMG、CMMI）

功效：全草，清热利湿、凉血解毒、催乳。

功效来源：《中华本草》

一品红 猩猩木

Euphorbia pulcherrima Willd. ex Klotzsch

凭证标本：杨金财等 LH1456（IBK）

功效：全株，调经止血、接骨消肿。

功效来源：《全国中草药汇编》

土沉香属 *Excoecaria* L.

红背桂花 红背桂

Excoecaria cochinchinensis Lour.

功效：全株，祛风除湿、通络止痛、活血。

功效来源：《广西壮族自治区壮药质量标准 第二卷》（2011年版）

注：民间常见栽培物种。

鸡尾木

Excoecaria venenata S. Lee et f. N. Wei

功效：叶，外治牛皮癣；有毒。

功效来源：《广西中药资源名录》

注：《广西植物名录》有记载。

白饭树属 *Flueggea* Willd.

白饭树

Flueggea virosa (Roxb. ex Willd.) Voigt

凭证标本：隆安县普查队 450123130504025LY（IBK、GXMG、CMMI）

功效：全株，清热解毒、消肿止痛、止痒止血。

功效来源：《广西壮族自治区壮药质量标准 第三卷》（2018年版）

算盘子属 *Glochidion* J. R. Forst. et G. Forst.

四裂算盘子

Glochidion ellipticum Wight

凭证标本：杨金财等 LH2230（IBK）

功效：叶，外用于湿疹、痈疮肿毒、牛皮癣。

功效来源：《药用植物辞典》

毛果算盘子

Glochidion eriocarpum Champ. ex Benth.

凭证标本：隆安县普查队 450123130305011LY（IBK、GXMG、CMMI）

功效：地上部分，清热利湿、散瘀消肿、解毒止痒。

功效来源：《广西壮族自治区壮药质量标准 第一卷》（2008年版）

厚叶算盘子

Glochidion hirsutum (Roxb.) Voigt

凭证标本：陈秀香等 2-359（GXMI）

功效：根、叶，收敛固脱、祛风消肿。

功效来源：《药用植物辞典》

艾胶算盘子

Glochidion lanceolarium (Roxb.) Voigt

凭证标本：杨金财等 LH0851（IBK）

功效：茎、叶，散瘀、消炎止痛。根，退黄。

功效来源：《药用植物辞典》

甜叶算盘子

Glochidion philippicum (Cav.) C. B. Rob.

凭证标本：隆安县普查队 450123130310011LY（IBK、GXMG、CMMI）

功效：叶，清热。

功效来源：《药用植物辞典》

算盘子

Glochidion puberum (L.) Hutch.

凭证标本：中植联广西队 0282（IBK）

功效：全株，清热利湿、解毒消肿。

功效来源：《广西壮族自治区壮药质量标准　第三卷》（2018年版）

圆果算盘子　山柑算盘子

Glochidion sphaerogynum (Müll. Arg.) Kurz

凭证标本：梁健英 K0840（IBK）

功效：枝、叶，清热解毒。

功效来源：《全国中草药汇编》

水柳属 *Homonoia* Lour.

水柳　水椎木

Homonoia riparia Lour.

凭证标本：隆安县普查队 450123130121040LY（IBK、GXMG、CMMI）

功效：根，清热利胆、消炎解毒。

功效来源：《全国中草药汇编》

麻疯树属 *Jatropha* L.

麻疯树　麻风树

Jatropha curcas L.

凭证标本：隆安县普查队 450123130504008LY（IBK、GXMG、CMMI）

功效：树皮，凉血止血、散瘀消肿、敛疮止痒。

功效来源：《广西壮族自治区壮药质量标准　第三卷》（2018年版）

血桐属 *Macaranga* Thouars

中平树

Macaranga denticulata (Blume) Müll. Arg.

凭证标本：隆安县普查队 450123130121046LY（IBK、GXMG、CMMI）

功效：根，行气止痛、清热利湿。茎皮，清热消炎、泻下。

功效来源：《药用植物辞典》

尾叶血桐

Macaranga kurzii (Kuntze) Pax et Hoffm.

凭证标本：梁健英 K0668（IBK）

功效：茎枝、叶，疗癣。

功效来源：《药用植物辞典》

野桐属 *Mallotus* Lour.

白背叶

Mallotus apelta (Lour.) Müll. Arg.

凭证标本：杨金财等 LH0193（IBK）

功效：根及叶，柔肝活血、健脾化湿、收敛固脱。

功效来源：《广西壮族自治区壮药质量标准　第一卷》（2008年版）

毛桐

Mallotus barbatus (Wall.) Müll. Arg.

凭证标本：隆安县普查队 450123130505057LY（IBK、GXMG、CMMI）

功效：根，清热利尿。

功效来源：《广西壮族自治区壮药质量标准　第三卷》（2018年版）

尼泊尔野桐　山桐子

Mallotus nepalensis Müll. Arg.

凭证标本：杨金财等 LH0998（IBK）

功效：根，皮，生新解毒。

功效来源：《全国中草药汇编》

白楸

Mallotus paniculatus (Lam.) Müll. Arg.

凭证标本：隆安县普查队 450123121202008LY（IBK、GXMG、CMMI）

功效：全株，固脱、止痢、消炎。

功效来源：《药用植物辞典》

粗糠柴　粗糠柴根

Mallotus philippinensis (Lam.) Müll. Arg.

凭证标本：隆安县普查队 450123121203004LY（IBK、GXMG、CMMI）

功效：根，清热利湿。

功效来源：《广西壮族自治区壮药质量标准　第一卷》（2008年版）

石岩枫　杠香藤

Mallotus repandus (Willd.) Müll. Arg.

凭证标本：隆安县普查队 450123130310005LY（IBK、GXMG、CMMI）

功效：全株，祛风除湿、活血通络、解毒消肿、驱虫止痒。

功效来源：《中华本草》

木薯属 *Manihot* Mill.

木薯

Manihot esculenta Crantz

凭证标本：隆安县普查队 450123130115009LY（IBK、GXMG、CMMI）

功效：叶或根，解毒消肿。

功效来源：《中华本草》

小盘木属 *Microdesmis* Hook. f. ex Hook.

小盘木

Microdesmis caseariifolia Planch. ex Hook. f.

凭证标本：韦发南 K1182（IBK）

功效：树汁，止痛，用于牙齿疼痛。

功效来源：《药用植物辞典》

珠子木属 Phyllanthodendron Hemsl.
珠子木

Phyllanthodendron anthopotamicum (Hand.-Mazz.) Croiz.

凭证标本：杨金财等 LH0459（IBK）

功效：全株，止痛。

功效来源：《药用植物辞典》

叶下珠属 Phyllanthus L.
余甘子

Phyllanthus emblica L.

凭证标本：隆安县普查队 450123130310006LY（IBK、GXMG、CMMI）

功效：成熟果实，清热凉血、消食健胃、生津止咳。

功效来源：《中国药典》（2020年版）

小果叶下珠 红鱼眼

Phyllanthus reticulatus Poir.

凭证标本：隆安县普查队 450123121205004LY（IBK、GXMG、CMMI）

功效：茎，祛风活血、散瘀消肿。

功效来源：《广西中药材标准》

叶下珠

Phyllanthus urinaria L.

凭证标本：隆安县普查队 450123121202020LY（IBK、GXMG、CMMI）

功效：全草，平肝清热、利水解毒。

功效来源：《广西壮族自治区壮药质量标准 第二卷》（2011年版）

黄珠子草

Phyllanthus virgatus G. Forst.

凭证标本：隆安县普查队 450123130114031LY（IBK、GXMG、CMMI）

功效：全草，健脾消积、利尿通淋、清热解毒。

功效来源：《中华本草》

蓖麻属 Ricinus L.
蓖麻 蓖麻子

Ricinus communis L.

凭证标本：隆安县普查队 450123121205008LY（IBK、GXMG、CMMI）

功效：成熟种子，消肿拔毒、泻下通滞。

功效来源：《中国药典》（2020年版）

乌桕属 Sapium Jacq.
山乌桕

Sapium discolor (Champ. ex Benth.) Müll. Arg.

凭证标本：梁健英 K0996（IBK）

功效：根皮、树皮及叶，泻下逐水、消肿散瘀。

功效来源：《全国中草药汇编》

圆叶乌桕

Sapium rotundifolium Hemsl.

凭证标本：隆安县普查队 450123140624042LY（IBK、GXMG、CMMI）

功效：叶或果实，解毒消肿、杀虫。

功效来源：《中华本草》

乌桕 乌桕根

Sapium sebiferum (L.) Roxb.

凭证标本：隆安县普查队 450123140625090LY（IBK、GXMG、CMMI）

功效：根，泻下逐水、消肿散结、解蛇虫毒。

功效来源：《广西壮族自治区壮药质量标准 第二卷》（2011年版）

守宫木属 Sauropus Blume
茎花守宫木

Sauropus bonii Beille

凭证标本：杨金财等 LH1084（IBK）

功效：全草，用于急慢性肝炎、肝硬化。叶，外洗治疮毒和皮肤瘙痒等。

功效来源：文献

方枝守宫木

Sauropus quadrangularis (Willd.) Müll. Arg.

功效：全草，用于毒蛇咬伤。

功效来源：《广西中药资源名录》

注：《广西植物名录》有记载。

三宝木属 Trigonostemon Blume
三宝木

Trigonostemon chinensis Merr.

凭证标本：隆安县普查队 450123121205014LY（IBK、GXMG、CMMI）

功效：茎，化痰、止泻、防腐、杀菌。

功效来源：文献

黄花三宝木

Trigonostemon fragilis (Gagnep.) Airy Shaw

凭证标本：隆安县普查队 450123121203012LY（IBK、GXMG、CMMI）

功效：茎，化痰、止泻、防腐、杀菌。

功效来源：文献

长梗三宝木

Trigonostemon thyrsoideus Stapf

凭证标本：隆安县普查队 450123130720007LY（IBK、GXMG、CMMI）

功效：茎，化痰、止泻、防腐、杀菌。

功效来源：文献

油桐属 *Vernicia* Lour.

油桐

Vernicia fordii (Hemsl.) Airy Shaw

功效：全株、种子油，下气消积、利水化痰、驱虫。

功效来源：《中华本草》

注：《广西植物名录》有记载。

木油桐

Vernicia montana Lour.

凭证标本：隆安县普查队 450123130509026LY（IBK、GXMG、CMMI）

功效：根、叶、果实，杀虫止痒、拔毒生肌。

功效来源：《药用植物辞典》

136a. 虎皮楠科 Daphniphyllaceae

虎皮楠属 *Daphniphyllum* Blume

牛耳枫

Daphniphyllum calycinum Benth.

凭证标本：隆安县普查队 450123130509021LY（IBK、GXMG、CMMI）

功效：全株，清热解毒、活血化瘀。

功效来源：《广西壮族自治区壮药质量标准 第一卷》（2008年版）

139a. 鼠刺科 Escalloniaceae

鼠刺属 *Itea* L.

毛鼠刺

Itea indochinensis Merr. var. *indochinensis*

凭证标本：杨金财等 LH0987（IBK）

功效：茎，用于风湿痹痛、跌打损伤。叶，外治骨折。

功效来源：《广西中药资源名录》

毛脉鼠刺

Itea indochinensis Merr. var. *pubinervia* (H. T. Chang) C. Y. Wu

凭证标本：隆安县普查队 450123130506018LY（IBK、GXMG、CMMI）

功效：叶，止血、消肿。

功效来源：《药用植物辞典》

142. 绣球花科 Hydrangeaceae

常山属 *Dichroa* Lour.

常山

Dichroa febrifuga Lour.

功效：根，涌吐痰涎、截疟。

功效来源：《中国药典》（2020年版）

注：《广西植物名录》有记载。

143. 蔷薇科 Rosaceae

龙芽草属 *Agrimonia* L.

小花龙芽草

Agrimonia nipponica Koidz. var. *occidentalis* Koidz.

凭证标本：隆安县普查队 450123130114029LY（IBK、GXMG、CMMI）

功效：全草，用于咳血、吐血、血痢、感冒发热。

功效来源：《广西中药资源名录》

龙芽草 仙鹤草

Agrimonia pilosa Ledeb.

凭证标本：隆安县普查队 450123140625069LY（IBK、GXMG、CMMI）

功效：地上部分，收敛止血、杀虫。

功效来源：《广西壮族自治区壮药质量标准 第二卷》（2011年版）

桃属 *Amygdalus* L.

桃 桃花

Amygdalus persica L.

凭证标本：隆安县普查队 450123130508034LY（IBK、GXMG、CMMI）

功效：花，泻下通便、利水消肿。

功效来源：《全国中草药汇编》

杏属 *Armeniaca* Scop.

梅 梅花

Armeniaca mume Sieb.

凭证标本：杨金财等 LH2015（IBK）

功效：花蕾，疏肝和中、化痰散结。

功效来源：《中国药典》（2020年版）

木瓜属 *Chaenomeles* Lindl.

毛叶木瓜 榠楂

Chaenomeles cathayensis (Hemsl.) Schneid.

功效：果实，和胃化湿、舒筋活络。

功效来源：《中华本草》

注：民间常见栽培物种。

蛇莓属 *Duchesnea* Sm.

蛇莓

Duchesnea indica (Andrews) Focke

凭证标本：隆安县普查队 450123130121028LY（IBK、GXMG、CMMI）

功效：全草，清热解毒、散瘀消肿、凉血止血。

功效来源：《中华本草》

枇杷属 *Eriobotrya* Lindl.

枇杷 枇杷叶

Eriobotrya japonica (Thunb.) Lindl.

凭证标本：隆安县普查队 450123130117017LY（IBK、GXMG、CMMI）

功效：叶，清肺止咳、降逆止呕。

功效来源：《中国药典》（2020年版）

桂樱属 *Laurocerasus* Duham.

大叶桂樱

Laurocerasus zippeliana (Miq.) T. T. Yü et L. T. Lu

凭证标本：隆安县普查队 450123140627029LY（IBK、GXMG、CMMI）

功效：根、叶，用于跌打损伤。叶，镇咳祛痰、祛风解毒。

功效来源：《药用植物辞典》

委陵菜属 *Potentilla* L.

蛇含委陵菜 蛇含

Potentilla kleiniana Wight et Arn.

凭证标本：隆安县普查队 450123130506014LY（IBK、GXMG、CMMI）

功效：全草，清热定惊、截疟、止咳化痰、解毒活血。

功效来源：《中华本草》

朝天委陵菜

Potentilla supina L.

凭证标本：陈秀香等 2–284（GXMI）

功效：全草，滋补、收敛、清热、止血、固精。

功效来源：《药用植物辞典》

梨属 *Pyrus* L.

豆梨

Pyrus calleryana Decne.

凭证标本：隆安县普查队 450123130310007LY（IBK、GXMG、CMMI）

功效：根皮、果，清热解毒、敛疮、健脾消食、涩肠止痢。

功效来源：《中华本草》

沙梨

Pyrus pyrifolia (Burm. f.) Nakai

功效：果实，生津、润燥、清热、化痰。

功效来源：《广西壮族自治区壮药质量标准 第三卷》（2018年版）

注：民间常见栽培物种。

石斑木属 *Rhaphiolepis* Lindl.

石斑木

Rhaphiolepis indica (L.) Lindl.

凭证标本：杨金财等 LH1621（IBK）

功效：根、叶，活血祛风、止痛、消肿解毒。

功效来源：《药用植物辞典》

蔷薇属 *Rosa* L.

月季花

Rosa chinensis Jacquem. var. *chinensis*

功效：花，活血调经、疏肝解郁。

功效来源：《中国药典》（2020年版）

注：《广西植物名录》有记载。

单瓣月季花

Rosa chinensis Jacquem. var. *spontanea* (Rehd. et Wils.) Yü et Ku

凭证标本：杨金财等 LH2064（IBK）

功效：花，用于月经不调、痛经、疮疖肿毒。

功效来源：文献

小果蔷薇 金樱根

Rosa cymosa Tratt.

凭证标本：杨金财等 LH1649（IBK）

功效：根及根状茎，清热解毒、利湿消肿、收敛止血、活血散瘀、固涩益肾。

功效来源：《广西壮族自治区瑶药材质量标准 第一卷》（2014年版）

金樱子

Rosa laevigata Michx.

凭证标本：隆安县普查队 450123130120010LY（IBK、GXMG、CMMI）

功效：成熟果实，固精缩尿、固崩止带、涩肠止泻。

功效来源：《中国药典》（2020年版）

悬钩子蔷薇

Rosa rubus H. Lév. et Vaniot

凭证标本：隆安县普查队 450123130118037LY（IBK、GXMG、CMMI）

功效：根，清热利湿、收敛、固涩。果实，清肝热、解毒。

功效来源：《药用植物辞典》

悬钩子属 *Rubus* L.

粗叶悬钩子

Rubus alceifolius Poir.

凭证标本：隆安县普查队 450123140625052LY（IBK、GXMG、CMMI）

功效：根、叶，清热利湿、止血、散瘀。

功效来源：《中华本草》

蛇泡筋 越南悬钩子

Rubus cochinchinensis Tratt.

凭证标本：隆安县普查队 450123130505086LY（IBK、GXMG、CMMI）

功效：根、叶，驱风、除湿行气。

功效来源：《全国中草药汇编》

黔桂悬钩子

Rubus feddei H. Lév. et Vaniot

凭证标本：隆安县普查队 450123140624123LY（IBK、GXMG、CMMI）

功效：根、叶，止血、清热利胆。

功效来源：《药用植物辞典》

白花悬钩子

Rubus leucanthus Hance

凭证标本：杨金财等 LH1494（IBK）

功效：根，用于赤痢、腹泻。

功效来源：《广西中药资源名录》

红泡刺藤 紫泡

Rubus niveus Thunb.

凭证标本：隆安县普查队 450123130310009LY（IBK、GXMG、CMMI）

功效：根、果，止泻痢、祛风止痛、清热利湿、消炎。

功效来源：《全国中草药汇编》

茅莓

Rubus parvifolius L.

凭证标本：隆安县普查队 450123130120023LY（IBK、GXMG、CMMI）

功效：地上部分、根，清热解毒、散瘀止血、杀虫疗疮。

功效来源：《广西壮族自治区壮药质量标准 第一卷》（2008年版）

梨叶悬钩子 红簕钩

Rubus pirifolius Sm.

凭证标本：隆安县普查队 450123130122040LY（IBK、GXMG、CMMI）

功效：根，清肺凉血、解郁。

功效来源：《全国中草药汇编》

大乌泡

Rubus pluribracteatus L. T. Lu et Boufford

凭证标本：梁健英 K0839（IBK）

功效：根及全株，清热利湿、止血接骨。

功效来源：《全国中草药汇编》

锈毛莓

Rubus reflexus Ker Gawl.

凭证标本：杨金财等 LH1068（IBK）

功效：根，用于风湿疼痛。

功效来源：《广西中药资源名录》

空心泡 倒触伞

Rubus rosifolius Sm.

凭证标本：隆安县普查队 450123130121023LY（IBK、GXMG、CMMI）

功效：根或嫩枝叶，清热解毒、止咳、收敛止血、接骨。

功效来源：《中华本草》

144. 毒鼠子科 Dichapetalaceae

毒鼠子属 *Dichapetalum* Thouars

毒鼠子

Dichapetalum gelonioides (Roxb.) Engl.

凭证标本：中植联广西队 0152（IBK）

功效：果实，用于灭鼠，为除"四害"药。

功效来源：《药用植物辞典》

146. 含羞草科 Mimosaceae

猴耳环属 *Abarema* Pittier

围涎树 尿桶弓

Abarema clypearia (Jack.) Kosterm.

凭证标本：杨金财等 LH0241（IBK）

功效：枝叶，祛风消肿、凉血解毒、收敛生肌。

功效来源：《中华本草》

亮叶猴耳环

Abarema lucida (Benth.) Kosterm.

功效：枝、叶，消肿、祛风湿、凉血、消炎生肌。

功效来源：《药用植物辞典》

注：《广西植物名录》有记载。

金合欢属 *Acacia* Mill.

大叶相思

Acacia auriculiformis A. Cunn. ex Benth.

凭证标本：杨金财等 LH0176（IBK）

功效：枝、叶，用于风湿肿胀。

功效来源：《药用植物辞典》

儿茶

Acacia catechu (L. f.) Willd.

功效：去皮枝、杆，活血止痛、止血生肌、收湿敛疮、清肺化痰。

功效来源：《中国药典》（2020年版）

注：《广西植物名录》有记载。

台湾相思

Acacia confusa Merr.

凭证标本：隆安县普查队 450123130504032LY（IBK、GXMG、CMMI）

功效：枝、叶，去腐生肌。

功效来源：《药用植物辞典》

羽叶金合欢

Acacia pennata (L.) Willd.

凭证标本：陈秀香等 2-243（GXMI）

功效：根、茎，祛风湿、强筋骨、活血止痛。

功效来源：《药用植物辞典》

藤金合欢

Acacia sinuata (Lour.) Merr.

凭证标本：杨金财等 LH0442（IBK）

功效：叶，解毒消肿。

功效来源：《全国中草药汇编》

海红豆属 *Adenanthera* L.

海红豆

Adenanthera pavonina L. var. *pavonina*

凭证标本：隆安县普查队 450123140625023LY（IBK、GXMG、CMMI）

功效：种子，疏风清热、燥湿止痒、润肤养颜。

功效来源：《中华本草》

小籽海红豆 海红豆

Adenanthera pavonina L. var. *microsperma* (Teijsm. et Binn.) I. C. Nielsen

凭证标本：隆安县普查队 450123130117003LY（IBK、GXMG、CMMI）

功效：种子，疏风清热、燥湿止痒、润肤养颜。

功效来源：《中华本草》

合欢属 *Albizia* Durazz.

楹树

Albizia chinensis (Osbeck) Merr.

凭证标本：梁健英 K1048（IBK）

功效：树皮，固涩止泻、收敛生肌。

功效来源：《药用植物辞典》

山槐

Albizia kalkora (Roxb.) Prain

凭证标本：隆安县普查队 450123140625004LY（IBK、GXMG、CMMI）

功效：根、树皮、花，舒筋活络、活血、消肿止痛、解郁安神。

功效来源：《药用植物辞典》

香合欢

Albizia odoratissima (L. f.) Benth.

凭证标本：欧祖兰 s.n.（IBK）

功效：根，用于风湿关节痛、跌打损伤、创伤出血、疥癣。

功效来源：《药用植物辞典》

朱缨花属 *Calliandra* Benth.

朱缨花

Calliandra haematocephala Hassk.

凭证标本：杨金财等 LH2058（IBK）

功效：树皮，利尿、驱虫。

功效来源：《药用植物辞典》

榼藤属 *Entada* Adans.

榼藤子 过岗龙

Entada phaseoloides (L.) Merr.

凭证标本：梁健英 K1024（IBK）

功效：藤茎，祛风湿、活络祛瘀。种仁，利湿消肿、解热。

功效来源：《广西壮族自治区壮药质量标准　第二卷》（2011年版）

南洋楹属 *Falcataria*

南洋楹

Falcataria moluccana (Miq.) Barneby et Grimes

功效：树皮，外治跌打肿痛、外伤出血。

功效来源：《广西中药资源名录》

注：民间常见栽培物种。

银合欢属 *Leucaena* Benth.

银合欢

Leucaena leucocephala (Lam.) de Wit

凭证标本：万煜83131（GXMI）

功效：种子，驱虫、消渴。

功效来源：《药用植物辞典》

含羞草属 *Mimosa* L.

无刺含羞草

Mimosa invisa Mart. ex Colla var. *inermis* Adelb.

凭证标本：杨金财等 LH0622（IBK）

功效：全草，有毒。根，止咳化痰。

功效来源：《药用植物辞典》

含羞草

Mimosa pudica L.

功效：全草，凉血解毒、清热利湿、镇静安神。

功效来源：《中华本草》

注：《广西植物名录》有记载。

147. 苏木科 Caesalpiniaceae

羊蹄甲属 *Bauhinia* L.

火索藤

Bauhinia aurea H. Lév.

凭证标本：杨金财等 LH1832（IBK）

功效：根、茎，祛风除湿、活络止痛。

功效来源：《药用植物辞典》

红花羊蹄甲
Bauhinia blakeana Dunn
凭证标本：杨金财等 LH2061（IBK）
功效：枝叶，抑制细菌活性。
功效来源：文献

刀果鞍叶羊蹄甲
Bauhinia brachycarpa Wall. ex Benth. var. *cavaleriei* (H. Lév.) T. C. Chen
凭证标本：隆安县普查队 450123130119001LY（IBK、GXMG、CMMI）
功效：嫩枝叶、种子，清热润肺、敛阴安神、除湿、杀虫。
功效来源：《药用植物辞典》

龙须藤 九龙藤
Bauhinia championii (Benth.) Benth.
凭证标本：隆安县普查队 450123130117037LY（IBK、GXMG、CMMI）
功效：藤茎，祛风除湿、活血止痛、健脾理气。
功效来源：《广西壮族自治区壮药质量标准 第一卷》（2008年版）

首冠藤
Bauhinia corymbosa Roxb. ex DC.
凭证标本：杨金财等 LH1163（IBK）
功效：根，清热利湿、消肿止痛。全株，去毒、敛疮。
功效来源：《药用植物辞典》

薄叶羊蹄甲
Bauhinia glauca (Wall. ex Benth.) Benth subsp. *tenuiflora* (Watt ex C. B. Clarke) K. Larsen et S. S. Larsen
凭证标本：中植联广西队 0158（IBK）
功效：根，用于跌打损伤。叶，外用治疮疖、湿疹。
功效来源：《广西中药资源名录》

褐毛羊蹄甲
Bauhinia ornata Kurz var. *kerrii* (Gagnep.) K. Larsen et S. S. Larsen
凭证标本：梁健英 K0699（IBK）
功效：枝叶，外用洗下肢溃疡。
功效来源：《药用植物辞典》

红毛羊蹄甲 九龙根
Bauhinia pyrrhoclada Drake
凭证标本：杨金财等 LH0806（IBK）
功效：根，通经、活血。
功效来源：《中华本草》

云南羊蹄甲
Bauhinia yunnanensis Franch.
凭证标本：梁健英 K0874（IBK）
功效：根，清热解毒。根、叶，止咳、止血。
功效来源：《药用植物辞典》

云实属 *Caesalpinia* L.
云实 云实根
Caesalpinia decapetala (Roth) Alston
凭证标本：隆安县普查队 450123130307023LY（IBK、GXMG、CMMI）
功效：根或茎，解表散寒、祛风除湿。
功效来源：《广西中药材标准》

喙荚云实 南蛇簕
Caesalpinia minax Hance
凭证标本：杨金财等 LH0444（IBK）
功效：茎，清热利湿、散瘀止痛。成熟果实，泻火解毒、祛湿。
功效来源：《广西壮族自治区壮药质量标准 第二卷》（2011年版）

苏木
Caesalpinia sappan L.
凭证标本：隆安县普查队 450123121204057LY（IBK、GXMG、CMMI）
功效：心材，行血祛瘀、消肿止痛。
功效来源：《中国药典》（2020年版）

鸡嘴簕
Caesalpinia sinensis (Hemsl.) J. E. Vidal
凭证标本：隆安县普查队 450123130309015LY（IBK、GXMG、CMMI）
功效：全株，清热解毒、消肿止痛、止痒。
功效来源：《药用植物辞典》

决明属 *Cassia* L.
茳芒决明
Cassia planitiicola Domin
凭证标本：杨金财等 LH1740（IBK）
功效：根，强壮利尿、健胃、消炎、止痛。
功效来源：《药用植物辞典》

矮含羞草属 *Chamaecrista* Moench
含羞草决明
Chamaecrista mimosoides (L.) Greene
功效：全草，清热解毒、散瘀化积、利尿通便。种子，利尿、健胃。
功效来源：《药用植物辞典》
注：《广西植物名录》有记载。

凤凰木属 *Delonix* Raf.
凤凰木

Delonix regia (Bojer ex Hook.) Raf.
凭证标本：万煜82425（GXMI）
功效：树皮、根，降血压、解热。
功效来源：《药用植物辞典》

格木属 *Erythrophleum* Afzel. ex G. Don
格木
Erythrophleum fordii Oliv.
功效：种子、树皮，强心、益气活血。
功效来源：《药用植物辞典》
注：《隆安县志》记载。

皂荚属 *Gleditsia* L.
小果皂荚 小果皂角
Gleditsia australis Hemsl.
凭证标本：杨金财等 LH0258（IBK）
功效：果，驱虫、解毒消肿。
功效来源：《中华本草》

仪花属 *Lysidice* Hance
仪花 铁罗伞
Lysidice rhodostegia Hance
凭证标本：隆安县普查队 450123140627073LY（IBK、GXMG、CMMI）
功效：根、叶，活血散瘀、消肿止痛。
功效来源：《全国中草药汇编》

老虎刺属 *Pterolobium* R. Br. ex Wight et Arn.
老虎刺
Pterolobium punctatum Hemsl.
凭证标本：隆安县普查队 450123130718010LY（IBK、GXMG、CMMI）
功效：根，消炎、解热、止痛。
功效来源：《全国中草药汇编》

无忧花属 *Saraca* L.
中国无忧花 四方木皮
Saraca dives Pierre
凭证标本：杨金财等 LH1021（IBK）
功效：树皮，祛风除湿、消肿止痛。
功效来源：《广西壮族自治区壮药质量标准 第一卷》（2008年版）

山扁豆属 *Senna* Mill.
望江南 望江南子
Senna occidentalis (L.) Link
凭证标本：隆安县普查队 450123130507055LY（IBK、GXMG、CMMI）
功效：种子，清肝明目、健胃、通便、解毒。
功效来源：《广西中药材标准》

黄槐决明
Senna surattensis (Burm. f.) H. S. Irwin et Barneby
凭证标本：隆安县普查队 450123121205002LY（IBK、GXMG、CMMI）
功效：叶、种子，清热解毒、润肺止咳、泻下。
功效来源：《药用植物辞典》

决明 决明子
Senna tora (L.) Roxb.
凭证标本：隆安县普查队 450123121204013LY（IBK、GXMG、CMMI）
功效：成熟种子，清热明目、润肠通便。
功效来源：《中国药典》（2020年版）

148. 蝶形花科 Papilionaceae
相思子属 *Abrus* Adans.
广东相思子 鸡骨草
Abrus cantoniensis Hance
功效：全草，清热解毒、舒肝止痛。
功效来源：《中国药典》
注：隆安县志记载。

泰豆属 *Afgekia* Craib
猪腰豆 黄皮血藤
Afgekia filipes (Dunn) R. Geesink var. *filipes*
凭证标本：隆安县普查队 450123130118033LY（IBK、GXMG、CMMI）
功效：藤茎，活血、祛瘀、消肿止痛。果实，滋养补肾。
功效来源：《广西中药材标准 第二册》

毛叶猪腰豆
Afgekia filipes (Dunn) R. Geesink var. *tomentosa* (Z. Wei) Y. f. Deng et H. N. Qin
凭证标本：杨金财等 LH0708（IBK）
功效：藤茎，活血通络。
功效来源：民间用药

落花生属 *Arachis* L.
落花生 花生衣
Arachis hypogaea L.
凭证标本：隆安县普查队 450123130509045LY（IBK、GXMG、CMMI）
功效：种皮，止血、散瘀、消肿。
功效来源：《全国中草药汇编》

黄芪属 *Astragalus* L.
紫云英 红花菜
Astragalus sinicus L.
功效：全草，清热解毒、祛风明目、凉血止血。
功效来源：《中华本草》

注：《广西植物名录》有记载。

藤槐属 *Bowringia* Champ. ex Benth.
藤槐
Bowringia callicarpa Champ. ex Benth.
凭证标本：梁健英 K0935（IBK）
功效：根、叶，清热凉血。
功效来源：《中华本草》

木豆属 *Cajanus* Adans.
木豆
Cajanus cajan (L.) Huth
功效：根，利湿消肿、散瘀止痛。
功效来源：《全国中草药汇编》
注：《广西植物名录》有记载。

蔓草虫豆
Cajanus scarabaeoides (L.) Thouars
凭证标本：隆安县普查队 450123121204020LY（IBK、GXMG、CMMI）
功效：叶，解暑利尿、止血生肌。
功效来源：《全国中草药汇编》

昆明鸡血藤属 *Callerya* Endl.
灰毛崖豆藤
Callerya cinerea (Benth.) Schot
凭证标本：万煜82337（GXMI）
功效：茎，用于风湿痹痛、跌打后遗关节不利。
功效来源：《广西中药资源名录》

宽序崖豆藤
Callerya eurybotrya (Drake) Schot
凭证标本：隆安县普查队 450123121205013LY（IBK）
功效：全株、茎藤，祛风湿、解毒。
功效来源：《药用植物辞典》

亮叶崖豆藤
Callerya nitida (Benth.) R. Geesink
凭证标本：黄长春等 0946（GXMI）
功效：根、藤茎，活血补血、通经活络、清热解毒、止痢。
功效来源：《药用植物辞典》

海南崖豆藤
Callerya pachyloba (Drake) H. Sun
凭证标本：杨金财等 LH0974（IBK）
功效：全株，杀虫止痒、逐湿痹、祛瘀、消炎止痛。
功效来源：《药用植物辞典》

网脉崖豆藤 鸡血藤
Callerya reticulata (Benth.) Schot

凭证标本：隆安县普查队 450123140627039LY（IBK、GXMG、CMMI）
功效：藤茎，补血、活血、通络。
功效来源：《中国药典》（2020年版）

美丽崖豆藤 牛大力
Callerya speciosa (Champ. ex Benth.) Schot
功效：根，补虚润肺、强筋活络。
功效来源：《广西壮族自治区壮药质量标准 第一卷》（2008年版）
注：《广西植物名录》有记载。

杭子梢属 *Campylotropis* Bunge
西南杭子梢 豆角柴
Campylotropis delavayi (Franch.) Schindl.
凭证标本：梁健英 K0631（IBK）
功效：根，疏风清热。
功效来源：《中华本草》

刀豆属 *Canavalia* Adans.
小刀豆
Canavalia cathartica Thouars
凭证标本：杨金财等 LH0214（IBK）
功效：全草，清热消肿、杀虫止痒。
功效来源：《药用植物辞典》

直生刀豆
Canavalia ensiformis (L.) DC.
凭证标本：隆安县普查队 450123130123010LY（IBK、GXMG、CMMI）
功效：种子，温中、下气、止呃、补肾。豆荚，益肾、温中、除湿。
功效来源：《药用植物辞典》

蝙蝠草属 *Christia* Moench
铺地蝙蝠草 半边钱
Christia obcordata (Poir.) Bakh. f. ex Meeuwen
凭证标本：隆安县普查队 450123130509001LY（IBK、GXMG、CMMI）
功效：全株，利水通淋、散瘀止血、清热解毒。
功效来源：《中华本草》

蝙蝠草 双飞蝴蝶
Christia vespertilionis (L. f.) Bakh. f.
凭证标本：隆安县普查队 450123121202018LY（IBK）
功效：全草，活血祛风、解毒消肿。
功效来源：《中华本草》

舞草属 *Codariocalyx* Hassk.
圆叶舞草
Codariocalyx gyroides (Roxb. ex Link) Z. Y. Zhu

凭证标本：梁健英 K0720（IBK）

功效：全株，用于小儿疳积、口腔炎、小便不利。

功效来源：《广西中药资源名录》

舞草

Codariocalyx motorius (Houtt.) H. Ohashi

凭证标本：高成芝等 73168（GXMI）

功效：全草，安神、镇静、化瘀生新、活血消肿。

功效来源：《全国中草药汇编》

猪屎豆属 *Crotalaria* L.

翅托叶猪屎豆

Crotalaria alata Buch.-Ham. ex D. Don

凭证标本：万煜81257（GXMI）

功效：全草，清热解毒、祛风除湿、消肿止痛。

功效来源：《药用植物辞典》

响铃豆

Crotalaria albida B. Heyne ex Roth

凭证标本：隆安县普查队 450123130119019LY（IBK、GXMG、CMMI）

功效：根及全草，清热解毒、止咳平喘。

功效来源：《全国中草药汇编》

假地蓝 响铃草

Crotalaria ferruginea Graham ex Benth.

凭证标本：杨金财等 LH0675（IBK）

功效：全草，敛肺气、补脾肾、利小便、消肿毒。

功效来源：《中药大辞典》

线叶猪屎豆 条叶猪屎豆

Crotalaria linifolia L. f.

凭证标本：杨金财等 LH0375（IBK）

功效：根，清热解毒、理气消积。

功效来源：《全国中草药汇编》

三尖叶猪屎豆

Crotalaria micans Link

功效：全草，祛风除湿、消肿止痛、抗肿瘤。

功效来源：《药用植物辞典》

注：民间常见栽培物种。

猪屎豆

Crotalaria pallida Aiton

凭证标本：隆安县普查队 450123130119026LY（IBK、GXMG、CMMI）

功效：全草，清热利湿、解毒散结。

功效来源：《中华本草》

黄檀属 *Dalbergia* L. f.

南岭黄檀

Dalbergia balansae Prain

凭证标本：隆安县普查队 450123130120019LY（IBK、GXMG、CMMI）

功效：木材，行气止痛、解毒消肿。

功效来源：《中华本草》

藤黄檀

Dalbergia hancei Benth.

功效：根，理气止痛、舒筋活络、强壮筋骨。

功效来源：《广西壮族自治区壮药质量标准 第二卷》（2011年版）

注：《广西植物名录》有记载。

降香

Dalbergia odorifera T. C. Chen

凭证标本：隆安县普查队 450123130505008LY（IBK、GXMG、CMMI）

功效：树干和根的心材，化瘀止血、理气止痛。

功效来源：《中国药典》（2020年版）

斜叶黄檀

Dalbergia pinnata (Lour.) Prain

凭证标本：杨金财等 LH1862（IBK）

功效：全株，消肿止痛。根、根皮，消炎解毒、截疟。

功效来源：《药用植物辞典》

多裂黄檀

Dalbergia rimosa Roxb.

功效：根，止痛、接骨。叶，疗疮。

功效来源：《药用植物辞典》

注：《广西植物名录》有记载。

假木豆属 *Dendrolobium* (Wight et Arn.) Benth.

假木豆

Dendrolobium triangulare (Retz.) Schindl.

凭证标本：隆安县普查队 450123121204034LY（IBK、GXMG、CMMI）

功效：根或叶，清热凉血、舒筋活络、健脾利湿。

功效来源：《中华本草》

鱼藤属 *Derris* Lour.

毛鱼藤

Derris elliptica (Wall.) Benth.

功效：根及根状茎，杀虫止痒。

功效来源：《药用植物辞典》

注：民间常见栽培物种。

亮叶中南鱼藤

Derris fordii Oliv. var. *lucida* f. C. How

凭证标本：隆安县普查队 450123140627046LY（IBK、

GXMG、CMMI）

功效：果实，凉血、补血。

功效来源：《药用植物辞典》

山蚂蝗属 *Desmodium* Desv.

大叶山蚂蝗 红母鸡草

Desmodium gangeticum (L.) DC.

凭证标本：隆安县普查队 450123121203022LY（IBK、GXMG、CMMI）

功效：茎叶，祛瘀调经、解毒、止痛。

功效来源：《中华本草》

小叶三点金草 小叶三点金

Desmodium microphyllum (Thunb.) DC.

凭证标本：黄东生等 11787（GXMI）

功效：根及全草，健脾利湿、止咳平喘、解毒消肿。

功效来源：《全国中草药汇编》

广东金钱草 广金钱草

Desmodium styracifolium (Osbeck) Merr.

凭证标本：隆安县普查队 450123130119016LY（IBK、GXMG、CMMI）

功效：地上部分，利湿退黄、利尿通淋。

功效来源：《中国药典》（2020年版）

三点金 三点金草

Desmodium triflorum (L.) DC.

凭证标本：隆安县普查队 450123130507040LY（IBK、GXMG、CMMI）

功效：全草，行气止痛、温经散寒、解毒。

功效来源：《全国中草药汇编》

野扁豆属 *Dunbaria* Wight & Arn.

长柄野扁豆

Dunbaria podocarpa Kurz

凭证标本：陆小鸿等 10994（GXMI）

功效：全株，清热解毒、消肿止痛。

功效来源：《药用植物辞典》

圆叶野扁豆

Dunbaria rotundifolia (Lour.) Merr.

凭证标本：隆安县普查队 450123130718023LY（IBK、GXMG、CMMI）

功效：全草，清热解毒、止血生肌。

功效来源：《全国中草药汇编》

鸡头薯属 *Eriosema* (DC.) D. Don

鸡头薯 猪仔笠

Eriosema chinense Vogel

功效：块根，清肺化痰、生津止渴、消肿。

功效来源：《中华本草》

注：《广西植物名录》有记载。

刺桐属 *Erythrina* L.

刺桐

Erythrina variegata L.

凭证标本：杨金财等 LH1277（IBK）

功效：杆皮或根皮，祛风除湿、舒筋通络、杀虫止痒。叶，消积驱蛔。

功效来源：《中华本草》

千斤拔属 *Flemingia* Roxb. ex W. T. Aiton

大叶千斤拔 千斤拔

Flemingia macrophylla (Willd.) Kuntze ex Prain

凭证标本：高成芝等 73146（GXMI）

功效：根，祛风湿、强腰膝。

功效来源：《广西中药材标准》

千斤拔

Flemingia prostrata Roxb. f. ex Roxb.

功效：根，祛风湿、强腰膝。

功效来源：《广西壮族自治区壮药质量标准 第一卷》（2008年版）

注：《广西植物名录》有记载。

干花豆属 *Fordia* Hemsl.

干花豆 水罗伞

Fordia cauliflora Hemsl.

凭证标本：隆安县普查队 450123121203005LY（IBK、GXMG、CMMI）

功效：块根，活血通络、消肿止痛、化痰止咳。

功效来源：《广西壮族自治区壮药质量标准 第二卷》（2011年版）

木蓝属 *Indigofera* L.

多花木蓝

Indigofera amblyantha Craib

功效：全草，清热解毒、消肿止痛。

功效来源：《药用植物辞典》

注：《广西植物名录》有记载。

假大青蓝

Indigofera galegoides DC.

凭证标本：杨金财等 LH0538（IBK）

功效：根，消肿止痛。

功效来源：《药用植物辞典》

木蓝

Indigofera tinctoria L.

凭证标本：隆安县普查队 450123130725009LY（IBK、GXMG、CMMI）

功效：根、茎叶，清热解毒、止痛。

功效来源：《中华本草》

三叶木蓝

Indigofera trifoliata L.

凭证标本：隆安县普查队 450123130723005LY（IBK、GXMG、CMMI）

功效：全草，清热消肿。

功效来源：《中药大辞典》

鸡眼草属 *Kummerowia* (A. K.) Schindl.

鸡眼草

Kummerowia striata (Thunb.) Schindl.

凭证标本：隆安县普查队 450123130505061LY（IBK、GXMG、CMMI）

功效：全草，清热解毒、健脾利湿、活血止血。

功效来源：《中华本草》

扁豆属 *Lablab* Adans.

扁豆 白扁豆

Lablab purpureus (L.) Sw.

功效：种子，健脾化湿、和中消暑。

功效来源：《中国药典》（2020年版）

注：《广西植物名录》有记载。

胡枝子属 *Lespedeza* Michx.

中华胡枝子 细叶马料梢

Lespedeza chinensis G. Don

凭证标本：杨金财等 LH1327（IBK）

功效：根或全株，清热解毒、宣肺平喘、截疟、祛风除湿。

功效来源：《中华本草》

截叶铁扫帚 铁扫帚

Lespedeza cuneata (Dum. Cours.) G. Don

凭证标本：隆安县普查队 450123121202006LY（IBK、GXMG、CMMI）

功效：地上部分，补肝肾、益肺阴、散瘀消肿。

功效来源：《广西壮族自治区壮药质量标准 第一卷》（2008年版）

鸡血藤属 *Millettia* Wight & Arn.

厚果崖豆藤 苦檀子

Millettia pachycarpa Benth.

凭证标本：陈秀香等 2–281（GXMI）

功效：根、叶及种子，散瘀消肿。

功效来源：《全国中草药汇编》

疏叶崖豆 玉郎伞

Millettia pulchra (Benth.) Kurz var. laxior (Dunn) Z. Wei

凭证标本：陈秀香等 2–249（GXMI）

功效：块根，散瘀、消肿、止痛、宁神。

功效来源：《广西壮族自治区壮药质量标准 第一卷》（2008年版）

油麻藤属 *Mucuna* Adans.

褶皮黧豆

Mucuna lamellata Wilmot-Dear

凭证标本：隆安县普查队 450123140626049LY（IBK、GXMG、CMMI）

功效：根，清热、活血散瘀、消肿止痛。

功效来源：《药用植物辞典》

大果油麻藤 老鸦花藤

Mucuna macrocarpa Wall.

凭证标本：隆安县普查队 450123140625045LY（IBK、GXMG、CMMI）

功效：茎，强筋壮骨、调经补血。

功效来源：《全国中草药汇编》

黧豆 猫豆

Mucuna pruriens (L.) DC. var. *utilis* (Wall. Ex Wignt) Baker ex Burck

功效：种子，温肾益气。

功效来源：《广西壮族自治区壮药质量标准 第二卷》（2011年版）

注：隆安市场收购药材。

大井属 *Ohwia* H. Ohashi

小槐花

Ohwia caudata (Thunb.) Ohashi

功效：根或全株，清热解毒、祛风利湿。

功效来源：《广西壮族自治区壮药质量标准 第一卷》（2008年版）

注：《广西植物名录》有记载。

红豆树属 *Ormosia* Jacks.

花榈木

Ormosia henryi Prain

凭证标本：梁健英 K0700（IBK）

功效：茎及叶，活血化瘀、祛风消肿。

功效来源：《全国中草药汇编》

排钱树属 *Phyllodium* Desv.

毛排钱树

Phyllodium elegans (Lour.) Desv.

凭证标本：隆安县普查队 450123130723010LY（IBK、GXMG、CMMI）

功效：全草，清热利湿、散瘀消肿、活血。

功效来源：《药用植物辞典》

排钱树

Phyllodium pulchellum (L.) Desv.

凭证标本：隆安县普查队 450123121202010LY（IBK、GXMG、CMMI）

功效：根、地上部分，清热利水。

功效来源：《广西壮族自治区壮药质量标准 第一卷》（2008年版）

豌豆属 *Pisum* L.

豌豆

Pisum sativum L.

功效：种子，和中下气、强壮、利小便、解疮毒。花、叶，清热除湿、清凉解暑、消肿散结。

功效来源：《药用植物辞典》

注：《广西植物名录》有记载。

葛属 *Pueraria* DC.

葛 葛根

Pueraria montana (Lour.) Merr. var. *lobata*

功效：根，解痉退热、生津止渴、透疹、升阳止泻、通经活络、解酒毒。

功效来源：《广西壮族自治区瑶药材质量标准 第一卷》（2014年版）

注：《广西植物名录》有记载。

粉葛

Pueraria montana (Lour.) Merr. var. *thomsonii* (Benth.) Wiersema ex D. B. Ward

凭证标本：杨金财等 LH0206（IBK）

功效：根，解痉退热、生津止渴、透疹、升阳止泻、通经活络、解酒毒。

功效来源：《广西壮族自治区瑶药材质量标准 第一卷》（2014年版）

密子豆属 *Pycnospora* R. Br. ex Wight et Arn.

密子豆

Pycnospora lutescens (Poir.) Schindl.

凭证标本：梁健英 K1030（IBK）

功效：全草，清热解毒、消肿利水、利尿通淋。

功效来源：《药用植物辞典》

鹿藿属 *Rhynchosia* Lour.

菱叶鹿藿 山黄豆藤

Rhynchosia dielsii Harms

凭证标本：黄长春等 0945（GXMI）

功效：全草或根，祛风、解热。

功效来源：《全国中草药汇编》

鹿藿

Rhynchosia volubilis Lour.

凭证标本：隆安县普查队 450123121204026LY（IBK、GXMG、CMMI）

功效：根、茎叶，活血止痛、解毒、消积。

功效来源：《中华本草》

田菁属 *Sesbania* Scop.

田菁

Sesbania cannabina (Retz.) Poir.

功效：叶、种子，消炎、止痛。

功效来源：《全国中草药汇编》

注：《广西植物名录》有记载。

宿苞豆属 *Shuteria* Wight et Arn.

光宿苞豆

Shuteria involucrata (Wall.) Wight et Arn. var. *glabrata* (Wight et Arn.) H. Ohashi

功效：根，用于月经不调。

功效来源：《药用植物辞典》

注：《广西植物名录》有记载。

槐属 *Sophora* L.

越南槐 山豆根

Sophora tonkinensis Gagnep.

凭证标本：万煜81081（GXMI）

功效：根及根状茎，清热解毒、消肿利咽。

功效来源：《中国药典》（2020年版）

密花豆属 *Spatholobus* Hassk.

密花豆 鸡血藤

Spatholobus suberectus Dunn

凭证标本：梁健英 K1022（IBK）

功效：藤茎，活血补血、调经止痛、舒筋活络。

功效来源：《中国药典》（2020年版）

葫芦茶属 *Tadehagi* H. Ohashi

葫芦茶

Tadehagi triquetrum (L.) H. Ohashi

凭证标本：隆安县普查队 450123130118027LY（IBK、GXMG、CMMI）

功效：根、枝叶，清热止咳、拔毒散结。

功效来源：《广西壮族自治区壮药质量标准 第一卷》（2008年版）

车轴草属 *Trifolium* L.

白车轴草

Trifolium repens L.

功效：全草，清热、凉血、宁心。

功效来源：《全国中草药汇编》

注：民间常见栽培物种。

狸尾豆属 *Uraria* Desv.

猫尾草 布狗尾

Uraria crinita (L.) Desv.

凭证标本：隆安县普查队 450123130718005LY（IBK、

GXMG、CMMI）

功效：全草，清热化痰、凉血止血、杀虫。

功效来源：《全国中草药汇编》

狸尾豆 狸尾草

Uraria lagopodioides (L.) Desv. ex DC.

凭证标本：隆安县普查队 450123121204023LY（IBK、GXMG、CMMI）

功效：全草，清热解毒、散结消肿。

功效来源：《全国中草药汇编》

山野豌豆属 *Vicia* L.

广布野豌豆

Vicia cracca L.

凭证标本：隆安县普查队 450123130508044LY（IBK、GXMG、CMMI）

功效：全草，祛风湿、活血、舒筋、止痛。

功效来源：《药用植物辞典》

蚕豆

Vicia faba L.

功效：花，凉血止血、止带降压。豆，健脾利湿。

功效来源：《全国中草药汇编》

注：《广西植物名录》有记载。

救荒野豌豆 野豌豆

Vicia sativa L.

凭证标本：中植联广西队 0290（IBK）

功效：全草，补肾调经、祛痰止咳。

功效来源：《全国中草药汇编》

豇豆属 *Vigna* Savi

赤豆 赤小豆

Vigna angularis (Willd.) Ohwi et H. Ohashi

功效：种子，利水消肿、解毒排脓。

功效来源：《中国药典》（2020年版）

注：《广西植物名录》有记载。

绿豆

Vigna radiata (L.) R. Wilczek

凭证标本：黄东生等 11819（GXMI）

功效：种皮，清暑止渴、利尿解毒、退目翳。种子，清热解毒、利水消暑。

功效来源：《中华本草》

豇豆

Vigna unguiculata (L.) Walp. subsp. *unguiculata*

功效：种子、全株，健脾利湿、清热解毒、止血。

功效来源：《全国中草药汇编》

注：民间常见栽培物种。

紫藤属 *Wisteria* Nutt.

紫藤

Wisteria sinensis (Sims) Sweet

功效：茎皮、花及种子，止痛、杀虫。

功效来源：《全国中草药汇编》

注：《广西植物名录》有记载。

151. 金缕梅科 Hamamelidaceae

蕈树属 *Altingia* Noronha

蕈树 半边风

Altingia chinensis (Champ. ex Benth.) Oliv. ex Hance

功效：根，祛风湿、通经络。

功效来源：《中华本草》

注：《广西植物名录》有记载。

蚊母树属 *Distylium* Sieb. et Zucc.

杨梅蚊母树

Distylium myricoides Hemsl.

功效：根，通络、消肿。

功效来源：《药用植物辞典》

注：《广西植物名录》有记载。

马蹄荷属 *Exbucklandia* R. W. Br.

大果马蹄荷

Exbucklandia tonkinensis (Lecomte) H. T. Chang

功效：树皮、根，祛风湿、活血舒筋、止痛。

功效来源：《药用植物辞典》

注：《广西植物名录》有记载。

枫香树属 *Liquidambar* L.

枫香树 枫香脂

Liquidambar formosana Hance

凭证标本：杨金财等 LH0592（IBK）

功效：树脂，活血止痛、解毒生肌、凉血止血。

功效来源：《中国药典》（2020年版）

檵木属 *Loropetalum* R. Br. ex Rchb.

红花檵木

Loropetalum chinense (R. Br.) Oliv. var. *rubrum* Yieh

功效：花，清热止血。根，活血止血、健脾化湿、通经活络。

功效来源：《药用植物辞典》

注：《广西植物名录》有记载。

154. 黄杨科 Buxaceae

黄杨属 *Buxus* L.

阔柱黄杨

Buxus latistyla Gagnep.

凭证标本：隆安县普查队 450123130307033LY（IBK、GXMG、CMMI）

功效：树皮，镇惊息风。叶，接骨生肌。

功效来源：《药用植物辞典》

156. 杨柳科 Salicaceae

杨属 *Populus* L.

响叶杨

Populus adenopoda Maxim.

功效：根、叶、茎，散瘀活血、止痛。

功效来源：《全国中草药汇编》

注：《广西植物名录》有记载。

柳属 *Salix* L.

垂柳 柳枝

Salix babylonica L.

功效：枝条，祛风、利湿、止痛、消肿。

功效来源：《广西中药材标准》

注：《广西植物名录》有记载。

四子柳

Salix tetrasperma Roxb.

凭证标本：方鼎等 0845（GXMI）

功效：树皮，清热。

功效来源：《药用植物辞典》

159. 杨梅科 Myricaceae

杨梅属 *Myrica* L.

青杨梅

Myrica adenophora Hance

凭证标本：黄东升等 11888（IBK）

功效：果实，祛痰、解酒、止吐。

功效来源：《药用植物辞典》

杨梅

Myrica rubra (Lour.) Siebold et Zucc.

功效：果，生津解烦、和中消食、解酒、止血。

功效来源：《中华本草》

注：《广西植物名录》有记载。

161. 桦木科 Betulaceae

桦木属 *Betula* L.

华南桦

Betula austrosinensis Chun ex P. C. Li

凭证标本：杨金财等 LH2405（IBK）

功效：树皮，利水通淋、清热解毒。

功效来源：《中华本草》

163. 壳斗科 Fagaceae

栗属 *Castanea* Mill.

栗

Castanea mollissima Blume

凭证标本：隆安县普查队 450123130504001LY（IBK、GXMG、CMMI）

功效：果实，滋阴补肾。花序，止泻。

功效来源：《全国中草药汇编》

茅栗

Castanea seguinii Dode

凭证标本：隆安县普查队 450123130307001LY（IBK、GXMG、CMMI）

功效：叶，消食健胃。根，清热解毒、消食。种仁，安神。

功效来源：《中华本草》

锥属 *Castanopsis* (D. Don) Spach

甜槠

Castanopsis eyrei (Champ. ex Benth.) Tutcher

功效：根皮，止泻。种仁，健胃燥湿、催眠。

功效来源：《药用植物辞典》

注：《广西植物名录》有记载。

黧蒴锥

Castanopsis fissa (Champ. ex Benth.) Rehder et E. H. Wilson

功效：叶，外用治跌打损伤、疮疖。果实，用于咽喉肿痛。

功效来源：《药用植物辞典》

注：《广西植物名录》有记载。

印度锥

Castanopsis indica (Roxb. ex Lindl.) A. DC.

凭证标本：杨金财等 LH1004（IBK）

功效：果实，用于痢疾。

功效来源：《药用植物辞典》

青冈属 *Cyclobalanopsis* Oersted

细叶青冈

Cyclobalanopsis gracilis (Rehder et E. H. Wils.) W. C. Cheng et T. Hong

凭证标本：杨金财等 LH0602（IBK）

功效：种仁，止渴、止痢、破恶血、健行。

功效来源：《药用植物辞典》

小叶青冈

Cyclobalanopsis myrsinifolia (Blume) Oerst.

凭证标本：杨金财等 LH0728（IBK）

功效：种仁，止泻痢、消食、健行。树皮、叶，止血、敛疮。

功效来源：《药用植物辞典》

165. 榆科 Ulmaceae

朴属 *Celtis* L.

紫弹树

Celtis biondii Pamp.

凭证标本：隆安县普查队 450123140625104LY（IBK、GXMG、CMMI）

功效：全株，清热解毒、祛痰、利小便。

功效来源：《全国中草药汇编》

菲律宾朴树

Celtis philippensis Blanco

凭证标本：韦发南 K1138（IBK）

功效：叶，用于外伤出血。花，用于肠胃病。

功效来源：《药用植物辞典》

朴树

Celtis sinensis Pers.

凭证标本：杨金财等 LH0520（IBK）

功效：树皮或根皮，调经。

功效来源：《药用植物辞典》

四蕊朴

Celtis tetrandra Roxb.

凭证标本：中植联广西队 0328（IBK）

功效：叶，外用治浮肿。

功效来源：《药用植物辞典》

假玉桂 香胶木叶

Celtis timorensis Span.

凭证标本：隆安县普查队 450123130307027LY（IBK、GXMG、CMMI）

功效：叶，祛瘀止血。

功效来源：《中华本草》

青檀属 *Pteroceltis* Maxim.

青檀

Pteroceltis tatarinowii Maxim.

凭证标本：隆安县普查队 450123130718040LY（IBK、GXMG、CMMI）

功效：茎、叶，祛风、止血、止痛。

功效来源：《药用植物辞典》

山黄麻属 *Trema* Lour.

银毛叶山黄麻

Trema nitida C. J. Chen

凭证标本：隆安县普查队 450123130113017LY（IBK、GXMG、CMMI）

功效：叶，外治外伤出血。

功效来源：《广西中药资源名录》

异色山黄麻 山黄麻

Trema orientalis (L.) Blume

凭证标本：隆安县普查队 450123130121013LY（IBK、GXMG、CMMI）

功效：根、叶，散瘀、消肿、止血。

功效来源：《全国中草药汇编》

山黄麻

Trema tomentosa (Roxb.) H. Hara

凭证标本：隆安县普查队 450123140625061LY（IBK、GXMG、CMMI）

功效：全株，清热解毒、止咳化痰、祛风止痒。

功效来源：《广西壮族自治区壮药质量标准 第三卷》（2018年版）

榆属 *Ulmus* L.

常绿榆 大树皮

Ulmus lanceifolia Roxb.

凭证标本：隆安县普查队 450123140628019LY（IBK、GXMG、CMMI）

功效：树皮或根皮，收敛止血、接骨消肿。

功效来源：《中华本草》

167. 桑科 Moraceae

波罗蜜属 *Artocarpus* J. R. Forst. et G. Forst.

白桂木 将军树

Artocarpus hypargyreus Hance

凭证标本：杨金财等 LH2320（IBK）

功效：根，祛风利湿、止痛。

功效来源：《全国中草药汇编》

胭脂

Artocarpus tonkinensis A. Chev. ex Gagnep.

凭证标本：隆安县普查队 450123140713010LY（IBK、GXMG、CMMI）

功效：用于风湿和咀嚼痛。

功效来源：《药用植物辞典》

构属 *Broussonetia* L'Her. ex Vent.

藤构 谷皮藤

Broussonetia kaempferi Sieb. var. *australis* T. Suzuki

凭证标本：杨金财等 LH1377（IBK）

功效：全株，清热养阴、平肝、益肾。

功效来源：《中华本草》

构树 楮实子

Broussonetia papyrifera (L.) L' Her. ex Vent.

凭证标本：隆安县普查队 450123130309017LY（IBK、GXMG、CMMI）

功效：成熟果实，明目、补肾、强筋骨、利尿。

功效来源：《中国药典》（2020年版）

水蛇麻属 *Fatoua* Gaudich.

水蛇麻

Fatoua villosa (Thunb.) Nakai

凭证标本：隆安县普查队 450123130720028LY（IBK、GXMG、CMMI）

功效：根皮，清热解毒、凉血止血。全株，清热解毒。

功效来源：《药用植物辞典》

榕属 Ficus L.

石榕树

Ficus abelii Miq.

凭证标本：隆安县普查队 450123121204001LY（IBK、GXMG、CMMI）

功效：全株，清热解毒、止血、消肿止痛、祛腐生新。

功效来源：《药用植物辞典》

高山榕

Ficus altissima Bl.

凭证标本：隆安县普查队 450123140626039LY（IBK、GXMG、CMMI）

功效：根、枝条，清热解毒、活血止痢。

功效来源：《药用植物辞典》

大果榕

Ficus auriculata Lour.

凭证标本：隆安县普查队 450123130507044LY（IBK、GXMG、CMMI）

功效：果实，祛风除湿。

功效来源：《药用植物辞典》

无花果

Ficus carica L.

功效：果，润肺止咳、清热润肠。

功效来源：《全国中草药汇编》

注：《广西植物名录》有记载。

纸叶榕

Ficus chartacea Wall. ex King

凭证标本：隆安县普查队 450123140625048LY（IBK、GXMG、CMMI）

功效：全株，跌打损伤、月经不调。

功效来源：《药用植物辞典》

雅榕 小叶榕

Ficus concinna (Miq.) Miq.

凭证标本：杨金财等 LH1662（IBK）

功效：根，祛风除湿、行气活血。

功效来源：《中华本草》

歪叶榕

Ficus cyrtophylla (Wall. ex Miq.) Miq.

凭证标本：隆安县普查队 450123130719008LY（IBK、GXMG、CMMI）

功效：叶，用于支气管炎。

功效来源：《广西中药资源名录》

矮小天仙果 天仙果

Ficus erecta Thunb.

凭证标本：隆安县普查队 450123140627047LY（IBK、GXMG、CMMI）

功效：果，润肠通便、解毒消肿。全株，补中健脾、祛风湿、活血通络。

功效来源：《中华本草》

水同木 水桐木

Ficus fistulosa Reinw. ex Bl.

凭证标本：隆安县普查队 450123130115001LY（IBK、GXMG、CMMI）

功效：根皮、叶，用于湿热小便不利、腹泻、跌打肿痛。

功效来源：《中华本草》

台湾榕 奶汁树

Ficus formosana Maxim.

凭证标本：杨金财等 LH0382（IBK）

功效：根、叶，活血补血、催乳、祛风利湿、清热解毒。

功效来源：《中华本草》

冠毛榕

Ficus gasparriniana Miq. var. *gasparriniana*

凭证标本：隆安县普查队 450123130123022LY（IBK、GXMG、CMMI）

功效：根，清热解毒。

功效来源：《药用植物辞典》

菱叶冠毛榕

Ficus gasparriniana Miq. var. *laceratifolia* (Lévl. et Vant.) Corner

凭证标本：覃德海 73238（GXMI）

功效：根，清热解毒。果序托，通乳。

功效来源：《药用植物辞典》

异叶榕 奶浆果

Ficus heteromorpha Hemsl.

凭证标本：黄东生等 11836（GXMI）

功效：果，通乳、补血。

功效来源：《全国中草药汇编》

粗叶榕 五指毛桃

Ficus hirta Vahl

凭证标本：隆安县普查队 450123130119005LY（IBK、GXMG、CMMI）

功效：根，健脾补肺、行气利湿、舒筋活络。茎叶，健脾化湿、祛瘀消肿、止咳。

功效来源：《广西壮族自治区壮药质量标准 第二卷》（2011年版）

对叶榕

Ficus hispida L. f.

凭证标本：隆安县普查队 450123130505036LY（IBK、GXMG、CMMI）

功效：根及茎，清热利湿、消积化痰。

功效来源：《广西壮族自治区壮药质量标准 第一卷》（2008年版）

瘦柄榕

Ficus ischnopoda Miq.

凭证标本：隆安县普查队 450123130308039LY（IBK、GXMG、CMMI）

功效：全株，清热解毒。根皮，舒筋活络。

功效来源：《药用植物辞典》

榕树

Ficus microcarpa L. f.

凭证标本：隆安县普查队 450123130306012LY（IBK、GXMG、CMMI）

功效：叶，清热祛湿、化痰止咳、活血散瘀。气根，发汗、清热、透疹。

功效来源：《广西壮族自治区壮药质量标准 第二卷》（2011年版）

九丁榕

Ficus nervosa B. Heyne ex Roth

凭证标本：杨金财等 LH0307（IBK）

功效：树皮，助消化。

功效来源：《药用植物辞典》

琴叶榕 五爪龙

Ficus pandurata Hance

凭证标本：隆安县普查队 450123130719014LY（IBK、GXMG、CMMI）

功效：全株，祛风除湿、解毒消肿、活血通经。

功效来源：《广西壮族自治区壮药质量标准 第三卷》（2018年版）

薜荔 王不留行

Ficus pumila L.

凭证标本：隆安县普查队 450123130114004LY（IBK、GXMG、CMMI）

功效：花序托，补肾固精、利湿、通乳。

功效来源：《广西壮族自治区壮药质量标准 第一卷》（2008年版）

聚果榕

Ficus racemosa L.

凭证标本：隆安县普查队 450123140624005LY（IBK、GXMG、CMMI）

功效：树皮，收敛止泻、止痢。果实，收敛、健胃、祛风。叶，煎剂可驱虫。

功效来源：《药用植物辞典》

珍珠榕 珍珠莲

Ficus sarmentosa Buch.-Ham. ex Sm. var. *henryi* (King ex Oliv.) Corner

凭证标本：杨金财等 LH0308（IBK）

功效：藤、根，祛风除湿、消肿解毒、杀虫。

功效来源：《全国中草药汇编》

薄叶爬藤榕

Ficus sarmentosa Buch.-Ham. ex Sm. var. *lacrymans* (Lév.) Corner

凭证标本：隆安县普查队 450123130122039LY（IBK、GXMG、CMMI）

功效：根、藤、种子，清热解毒、祛风通络、舒筋活血、止痛。

功效来源：《药用植物辞典》

地果 地瓜果

Ficus tikoua Bureau

凭证标本：隆安县普查队 450123130122032LY（IBK、GXMG、CMMI）

功效：榕果，清热解毒、涩精止遗。

功效来源：《中华本草》

斜叶榕

Ficus tinctoria G. Forst. subsp. *gibbosa* (Blume) Corner

凭证标本：隆安县普查队 450123130507042LY（IBK、GXMG、CMMI）

功效：树皮，清热利湿、解毒。

功效来源：《中华本草》

变叶榕

Ficus variolosa Lindl. ex Benth.

凭证标本：杨金财等 LH1071（IBK）

功效：根，祛风除湿、活血止痛。

功效来源：《中华本草》

黄葛树 雀榕叶

Ficus virens Aiton

凭证标本：隆安县普查队 450123130119012LY（IBK、GXMG、CMMI）

功效：叶，清热解毒、除湿止痒。根，清热解毒。

功效来源：《中华本草》

柘属 *Maclura* Nutt.

构棘 穿破石

Maclura cochinchinensis (Lour.) Corner

凭证标本：隆安县普查队 450123121203006LY（IBK、

GXMG、CMMI）

　　功效：根，祛风通络、清热除湿、解毒消肿。

　　功效来源：《广西壮族自治区壮药质量标准　第三卷》（2018年版）

柘 穿破石

Maclura tricuspidata Carrière

　　凭证标本：隆安县普查队 450123140625071LY（IBK、GXMG、CMMI）

　　功效：根，祛风通络、清热除湿、解毒消肿。

　　功效来源：《广西壮族自治区壮药质量标准　第三卷》（2018年版）

牛筋藤属 *Malaisia* Blanco

牛筋藤

Malaisia scandens (Lour.) Planch.

　　凭证标本：隆安县普查队 450123121205010LY（IBK、GXMG、CMMI）

　　功效：根，祛风除湿、止痛。

　　功效来源：《药用植物辞典》

桑属 *Morus* L.

桑 桑椹

Morus alba L.

　　凭证标本：梁健英 K1053（IBK）

　　功效：果穗，补血滋阴、生津润燥。

　　功效来源：《中国药典》（2020年版）

鸡桑 鸡桑叶

Morus australis Poir.

　　凭证标本：隆安县普查队 450123130305004LY（IBK、GXMG、CMMI）

　　功效：叶，清热解表、宣肺止咳。根或根皮，清肺、凉血、利湿。

　　功效来源：《中华本草》

蒙桑

Morus mongolica (Bureau) C. K. Schneid

　　功效：叶，清肺止咳、凉血明目。桑根白皮，利尿消肿、止咳平喘。果实，益肠胃、补肝肾、养血祛风。

　　功效来源：《药用植物辞典》

　　注：《广西植物名录》有记载。

鹊肾树属 *Streblus* Lour.

米扬噎

Streblus tonkinensis (Dub. et Eberh.) Corner

　　凭证标本：隆安县普查队 450123130117012LY（IBK、GXMG、CMMI）

　　功效：根皮，叶，拔毒消肿。

　　功效来源：《药用植物辞典》

169. 荨麻科 Urticaceae

苎麻属 *Boehmeria* Jacq.

野线麻 水禾麻

Boehmeria japonica (L. f.) Miq.

　　凭证标本：隆安县普查队 450123140627018LY（IBK、GXMG、CMMI）

　　功效：全草，祛风除湿、接骨、解表寒。

　　功效来源：《中药大辞典》

苎麻 苎麻根

Boehmeria nivea (L.) Gaudich. var. *nivea*

　　凭证标本：隆安县普查队 450123130123023LY（IBK、GXMG、CMMI）

　　功效：根及根状茎，清热毒、凉血止血。

　　功效来源：《广西壮族自治区壮药质量标准　第一卷》（2008年版）

青叶苎麻 青叶苎麻根

Boehmeria nivea (L.) Gaudich. var. *tenacissima* (Gaudich.) Miq.

　　凭证标本：隆安县普查队 450123140624109LY（IBK、GXMG、CMMI）

　　功效：根，止泻。

　　功效来源：《中华本草》

长叶苎麻 水苎麻

Boehmeria penduliflora Wedd. ex Long

　　凭证标本：隆安县普查队 450123121204037LY（IBK、GXMG、CMMI）

　　功效：全草，祛风除湿、通络止痛。

　　功效来源：《中华本草》

楼梯草属 *Elatostema* J. R. Forst. et G. Forst.

锐齿楼梯草 毛叶楼梯草

Elatostema cyrtandrifolium (Zoll. et Mor.) Miq.

　　凭证标本：隆安县普查队 450123130121034LY（IBK、GXMG、CMMI）

　　功效：全草，祛风除湿、解毒杀虫。

　　功效来源：《中华本草》

楼梯草

Elatostema involucratum Franch. et Savat.

　　凭证标本：中植联广西队 0203（IBK）

　　功效：全草，清热解毒、祛风除湿、利水消肿、活血止痛。

　　功效来源：《中华本草》

狭叶楼梯草 豆瓣七

Elatostema lineolatum Wight

　　凭证标本：隆安县普查队 450123130305009LY（IBK、GXMG、CMMI）

功效：全草，活血通络、消肿止痛、清热解毒。

功效来源：《中华本草》

糯米团属 Gonostegia Turcz.

糯米团 糯米藤

Gonostegia hirta (Blume ex Hassk.) Miq.

凭证标本：隆安县普查队 450123130509010LY（IBK、GXMG、CMMI）

功效：全草，清热解毒、止血、健脾。

功效来源：《中华本草》

五蕊糯米团

Gonostegia pentandra (Roxb.) Miq.

凭证标本：隆安县普查队 450123130509054LY（IBK、GXMG、CMMI）

功效：根、茎叶，外用治外伤出血、拔恶血。

功效来源：《药用植物辞典》

艾麻属 Laportea Gaudich.

葡萄叶艾麻 麻风草根

Laportea violacea Gagnep.

凭证标本：隆安县普查队 450123130122014LY（IBK、GXMG、CMMI）

功效：根，健胃、镇静。

功效来源：《广西中药材标准》

紫麻属 Oreocnide Miq.

紫麻

Oreocnide frutescens (Thunb.) Miq. subsp. *frutescens*

凭证标本：隆安县普查队 450123130115018LY（IBK、GXMG、CMMI）

功效：全株，行气、活血。

功效来源：《中华本草》

细梗紫麻

Oreocnide frutescens (Thunb.) Miq. subsp. *insignis* C. J. Chen

凭证标本：隆安县普查队 450123130307031LY（IBK、GXMG、CMMI）

功效：全草，用于感冒发热、牙痛、咽喉痛、跌打损伤。

功效来源：《广西中药资源名录》

广西紫麻 广西花点草根

Oreocnide kwangsiensis Hand.-Mazz.

凭证标本：隆安县普查队 450123130120031LY（IBK、GXMG、CMMI）

功效：根，接骨愈伤、解毒消肿。

功效来源：《中华本草》

赤车属 Pellionia Gaudich.

异被赤车

Pellionia heteroloba Wedd.

凭证标本：王鉴钧 5492（GXMI）

功效：全草，健脾消积、解毒敛疮。

功效来源：《中华本草》

长柄赤车

Pellionia latifolia (Blume) Boerl.

凭证标本：隆安县普查队 450123130121033LY（IBK）

功效：全草，清热解毒、疗疮燥湿。

功效来源：《药用植物辞典》

长梗赤车

Pellionia longipedunculata W. T. Wang

功效：全草，用于风热目赤、牙痛、喉痛、泄泻、淋浊。

功效来源：《广西中药资源名录》

注：《广西植物名录》有记载。

冷水花属 Pilea Lindl.

基心叶冷水花 接骨风

Pilea basicordata W. T. Wang ex C. J. Chen

凭证标本：隆安县普查队 450123130309014LY（IBK、GXMG、CMMI）

功效：全草，清热解毒、散瘀消肿。

功效来源：《全国中草药汇编》

石油菜

Pilea cavaleriei H. Lév.

功效：全草，清热解毒、润肺止咳、消肿止痛。

功效来源：《全国中草药汇编》

注：《广西植物名录》有记载。

山冷水花 苔水花

Pilea japonica (Maxim.) Hand.-Mazz.

凭证标本：隆安县普查队 450123130505024LY（IBK、GXMG、CMMI）

功效：全草，清热解毒、渗湿利尿。

功效来源：《全国中草药汇编》

长茎冷水花 白淋草

Pilea longicaulis Hand.-Mazz.

凭证标本：隆安县普查队 450123121204033LY（IBK、GXMG、CMMI）

功效：全草，散瘀消肿、解毒敛疮。

功效来源：《中华本草》

小叶冷水花 透明草

Pilea microphylla (L.) Liebm.

凭证标本：隆安县普查队 450123130509058LY（IBK、

GXMG、CMMI）

功效：全草，清热解毒。

功效来源：《全国中草药汇编》

冷水花

Pilea notata C. H. Wright

凭证标本：韦发南 K1114（IBK）

功效：全草，清热利湿。

功效来源：《全国中草药汇编》

盾叶冷水花 背花疮

Pilea peltata Hance

凭证标本：隆安县普查队 450123121204006LY（IBK、GXMG、CMMI）

功效：全草，清热解毒、祛痰化瘀。

功效来源：《中华本草》

矮冷水花 水石油菜

Pilea peploides (Gaudich.) Hook. et Arn.

凭证标本：隆安县普查队 450123130307045LY（IBK、GXMG、CMMI）

功效：全草，清热解毒、祛瘀止痛。

功效来源：《全国中草药汇编》

石筋草

Pilea plataniflora C. H. Wright

凭证标本：隆安县普查队 450123130307040LY（IBK、GXMG、CMMI）

功效：全草，舒筋活络、消肿利尿。

功效来源：《全国中草药汇编》

雾水葛属 *Pouzolzia* Gaudich.

红雾水葛 大粘药

Pouzolzia sanguinea (Blume) Merr.

凭证标本：杨金财等 LH0233（IBK）

功效：叶、根，祛风湿、舒筋络。

功效来源：《全国中草药汇编》

雾水葛

Pouzolzia zeylanica (L.) Benn. et R. Br. var. *zeylanica*

凭证标本：隆安县普查队 450123130509053LY（IBK、GXMG、CMMI）

功效：全草，清热利湿、解毒排脓。

功效来源：《全国中草药汇编》

多枝雾水葛 石珠

Pouzolzia zeylanica (L.) Benn. et R. Br. var. *microphylla* (Wedd.) W. T. Wang

凭证标本：中植联广西队 0291（IBK）

功效：全草，解毒消肿、接骨。

功效来源：《中华本草》

藤麻属 *Procris* Comm. ex Juss.

藤麻 眼睛草

Procris crenata C. B. Rob.

凭证标本：杨金财等 LH0503（IBK）

功效：茎叶，清热解毒、退翳明目。

功效来源：《全国中草药汇编》

170. 大麻科 Cannabinaceae

大麻属 *Cannabis* L.

大麻 火麻仁

Cannabis sativa L.

功效：种子，润肠通便。

功效来源：《中国药典》（2020年版）

注：《广西植物名录》有记载。

葎草属 *Humulus* L.

葎草

Humulus scandens (Lour.) Merr.

凭证标本：隆安县普查队 450123130505068LY（IBK、GXMG、CMMI）

功效：全草，清热解毒、利尿消肿。

功效来源：《全国中草药汇编》

171. 冬青科 Aquifoliaceae

冬青属 *Ilex* L.

冬青 四季青

Ilex chinensis Sims

凭证标本：杨金财等 LH0723（IBK）

功效：根皮、叶，清热解毒、生肌敛疮、活血止血。

功效来源：《全国中草药汇编》

海南冬青 山绿茶

Ilex hainanensis Merr.

功效：叶，清热平肝、消肿止痛、活血通脉。

功效来源：《广西壮族自治区壮药质量标准 第一卷》（2008年版）

注：《广西中药资源名录》有记载。

苦丁茶

Ilex kudingcha C. J. Tseng

凭证标本：隆安县普查队 450123130307010LY（IBK、GXMG、CMMI）

功效：嫩叶，疏风清热、明目生津。

功效来源：《广西壮族自治区壮药质量标准 第二卷》（2011年版）

毛冬青

Ilex pubescens Hook. et Arn.

凭证标本：陈秀香等 2-330（GXMI）

功效：根，清热解毒、活血通脉、消肿止痛。

功效来源：《广西壮族自治区壮药质量标准 第二

卷》（2011年版）

铁冬青 救必应
Ilex rotunda Thunb.
功效：树皮，清热解毒、利湿止痛。
功效来源：《中国药典》（2020年版）
注：《广西植物名录》有记载。

三花冬青 小冬青
Ilex triflora Blume
功效：根，清热解毒。
功效来源：《桂本草 第二卷》（上）
注：《广西植物名录》有记载。

173. 卫矛科 Celastraceae
南蛇藤属 *Celastrus* L.
独子藤 窄叶南蛇藤
Celastrus monospermus Roxb.
凭证标本：杨金财等 LH1684（IBK）
功效：根、茎，祛风除湿、解毒消肿、活血行气。
功效来源：《中华本草》

南蛇藤
Celastrus orbiculatus Thunb.
凭证标本：韦发南 K1102（IBK）
功效：全株，祛风活血、消肿止痛、解毒散瘀。果，
安神镇静。
功效来源：《全国中草药汇编》

灯油藤 灯油藤子
Celastrus paniculatus Willd.
功效：种子，祛风止痛、通便、催吐。
功效来源：《中华本草》
注：《广西植物名录》有记载。

短梗南蛇藤 短柄南蛇藤根
Celastrus rosthornianus Loes.
凭证标本：杨金财等 LH0922（IBK）
功效：全株，祛风除湿、活血止痛、解毒消肿。果，
宁心安神。
功效来源：《中华本草》

显柱南蛇藤 无毛南蛇藤
Celastrus stylosus Wall.
凭证标本：杨金财等 LH1872（IBK）
功效：茎，祛风消肿、解毒消炎。
功效来源：《全国中草药汇编》

卫矛属 *Euonymus* L.
棘刺卫矛
Euonymus echinatus Wall.
凭证标本：隆安县普查队 450123140713012LY（IBK）
功效：树皮，充杜仲用，用于腰酸背痛。
功效来源：《药用植物辞典》

扶芳藤
Euonymus fortunei (Turcz.) Hand.-Mazz.
凭证标本：隆安县普查队 450123130507026LY（IBK、
GXMG、CMMI）
功效：地上部分，益气血、补肝肾、舒筋活络。
功效来源：《广西壮族自治区壮药质量标准 第一
卷》（2008年版）

冬青卫矛 扶芳藤
Euonymus japonicus Thunb.
凭证标本：杨金财等 LH1760（IBK）
功效：地上部分，益气血、补肝肾、舒筋活络。
功效来源：《广西中药材标准》

疏花卫矛 山杜仲
Euonymus laxiflorus Champ. ex Benth.
凭证标本：杨金财等 LH1421（IBK）
功效：根皮、树皮，祛风湿、强筋骨。
功效来源：《全国中草药汇编》

沟瓣属 *Glyptopetalum* Thwaites
罗甸沟瓣
Glyptopetalum feddei (H. Lév.) D. Hou
凭证标本：杨金财等 LH1330（IBK）
功效：根，活血消肿、利水消肿。
功效来源：《中华本草》

美登木属 *Maytenus* Molina
密花美登木
Maytenus confertiflorus J. Y. Luo et X. X. Chen
凭证标本：隆安县普查队 450123130122033LY（IBK、
GXMG、CMMI）
功效：叶，祛瘀止痛、解毒消肿。
功效来源：《中华本草》

广西美登木
Maytenus guangxiensis C. Y. Cheng et W. L. Sha
凭证标本：隆安县普查队 450123130114011LY（IBK、
GXMG、CMMI）
功效：根、茎、叶，祛风止痛、解毒抗癌。
功效来源：《中华本草》

178. 翅子藤科 Hippocrateaceae
翅子藤属 *Loeseneriella* A. C. Sm.
程香仔树
Loeseneriella concinna A. C. Sm.
凭证标本：隆安县普查队 450123130119002LY（IBK、

GXMG、CMMI）

　　功效：根、茎，清热解毒。

　　功效来源：《药用植物辞典》

五层龙属 *Salacia* L.

无柄五层龙

Salacia sessiliflora Hand.-Mazz.

　　凭证标本：杨金财等 LH1346（IBK）

　　功效：果实，用于胃痛。

　　功效来源：《药用植物辞典》

179. 茶茱萸科 Icacinaceae

粗丝木属 *Gomphandra* Wall. ex Lindl.

粗丝木

Gomphandra tetrandra (Wall.) Sleum.

　　凭证标本：隆安县普查队 450123130306025LY（IBK、GXMG、CMMI）

　　功效：根，清热利湿、解毒。

　　功效来源：《药用植物辞典》

微花藤属 *Iodes* Blume

大果微花藤

Iodes balansae Gagn.

　　凭证标本：隆安县普查队 450123130306008LY（IBK、GXMG、CMMI）

　　功效：根，用于肾炎、风湿痹痛。

　　功效来源：《广西药用植物名录》

微花藤

Iodes cirrhosa Turcz.

　　凭证标本：隆安县普查队 450123140624085LY（IBK、GXMG、CMMI）

　　功效：根，祛风湿、止痛。

　　功效来源：《药用植物辞典》

瘤枝微花藤

Iodes seguinii (H. Lév.) Rehder

　　凭证标本：杨金财等 LH1297（IBK）

　　功效：茎，用于风湿痹痛、内伤积瘀疼痛、小儿疳积、胃痛、消化不良。枝叶，用于毒蛇咬伤。

　　功效来源：《广西中药资源名录》

小果微花藤 吹风藤

Iodes vitiginea (Hance) Hemsl.

　　凭证标本：隆安县普查队 450123130720002LY（IBK、GXMG、CMMI）

　　功效：根及藤茎，祛风散寒、除湿通络。

　　功效来源：《中华本草》

定心藤属 *Mappianthus* Hand.-Mazz.

定心藤 甜果藤

Mappianthus iodoides Hand.-Mazz.

　　凭证标本：杨金财等 LH1398（IBK）

　　功效：根、藤茎，活血调经、祛风除湿。

　　功效来源：《中华本草》

182. 铁青树科 Olacaceae

赤苍藤属 *Erythropalum* Blume

赤苍藤 腥藤

Erythropalum scandens Blume

　　凭证标本：杨金财等 LH2329（IBK）

　　功效：全株，清热利湿、祛风活血。

　　功效来源：《中华本草》

蒜头果属 *Malania* Chun et S. K. Lee

蒜头果

Malania oleifera Chun et S. Lee

　　凭证标本：杨金财等 LH2347（IBK）

　　功效：种子，含油率高，可合成麝香酮。

　　功效来源：文献

183. 山柚子科 Opiliaceae

山柑藤属 *Cansjera* Juss.

山柑藤

Cansjera rheedii J. f. Gmel.

　　凭证标本：隆安县普查队 450123121205011LY（IBK、GXMG、CMMI）

　　功效：茎，用于腹绞痛、腹泻。

　　功效来源：《广西中药资源名录》

台湾山柚属 *Champereia* Griff.

台湾山柚

Champereia manillana (Bl.) Merr. var. *manillana*

　　凭证标本：黄长春等 768（IBSC）

　　功效：茎叶，用于风寒湿热。

　　功效来源：《药用植物辞典》

茎花山柚

Champereia manillana (Bl.) Merr. var. *longistaminea* (W. Z. Li) H. S. Kiu

　　凭证标本：隆安县普查队 450123140625036LY（IBK、GXMG、CMMI）

　　功效：茎叶，用于风寒湿热。

　　功效来源：《药用植物辞典》

185. 桑寄生科 Loranthaceae

离瓣寄生属 *Helixanthera* Lour.

离瓣寄生 五瓣寄生

Helixanthera parasitica Lour.

　　凭证标本：隆安县普查队 450123130507039LY（IBK、GXMG、CMMI）

功效：带叶茎枝，祛风湿、止咳、止痢。

功效来源：《广西药用植物名录》

栗寄生属 *Korthalsella* Van Tiegh.

栗寄生

Korthalsella japonica (Thunb.) Engl.

功效：枝叶，祛风湿、补肝肾、行气活血、止痛。

功效来源：《中华本草》

注：《广西植物名录》有记载。

桑寄生属 *Loranthus* Jacq.

椆树桑寄生

Loranthus delavayi Tiegh.

凭证标本：杨金财等 LH1845（IBK）

功效：带叶茎枝，补肝肾、祛风湿、止血、安胎。

功效来源：《中华本草》

鞘花属 *Macrosolen* (Blume) Rchb.

双花鞘花

Macrosolen bibracteolatus (Hance) Danser

功效：带叶茎枝，祛风湿。

功效来源：《中华本草》

注：《广西植物名录》有记载。

鞘花 杉寄生

Macrosolen cochinchinensis (Lour.) Tiegh.

凭证标本：隆安县普查队 450123130310023LY（IBK、GXMG、CMMI）

功效：茎枝、叶，祛风湿、补肝肾、活血止痛、止咳。

功效来源：《中华本草》

梨果寄生属 *Scurrula* L.

卵叶梨果寄生 卵叶寄生

Scurrula chingii (W. C. Cheng) H. S. Kiu

凭证标本：高成芝等 73147（GXMI）

功效：带叶茎枝，祛风除湿、化痰止咳、解毒。

功效来源：《中华本草》

红花寄生

Scurrula parasitica L.

凭证标本：杨金财等 LH0179（IBK）

功效：枝叶，祛风湿、强筋骨、活血解毒。

功效来源：《中华本草》

钝果寄生属 *Taxillus* Tiegh.

栗毛钝果寄生

Taxillus balansae (Lecomte) Danser

功效：全株，用于腹泻、风湿骨痛、跌打损伤。

功效来源：《广西中药资源名录》

注：《广西植物名录》有记载。

广寄生 桑寄生

Taxillus chinensis (DC.) Danser

凭证标本：隆安县普查队 450123121204056LY（IBK、GXMG、CMMI）

功效：带叶茎枝，补肝肾、强筋骨、祛风湿、安胎。

功效来源：《中国药典》（2020年版）

桑寄生

Taxillus sutchuenensis (Lecomte) Danser

凭证标本：隆安县普查队 450123130123011LY（IBK、GXMG、CMMI）

功效：带叶茎枝，补肝肾、强筋骨、祛风湿、安胎。

功效来源：《广西壮族自治区壮药质量标准 第二卷》（2011年版）

大苞寄生属 *Tolypanthus* (Blume) Blume

大苞寄生

Tolypanthus maclurei (Merr.) Danser

功效：带叶茎枝，补肝肾、强筋骨、祛风除湿。

功效来源：《中华本草》

注：《广西植物名录》有记载。

槲寄生属 *Viscum* L.

棱枝槲寄生 柿寄生

Viscum diospyrosicola Hayata

凭证标本：隆安县普查队 450123140628041LY（IBK、GXMG、CMMI）

功效：带叶茎枝，祛风湿、强筋骨、止咳、降血压。

功效来源：《中华本草》

枫香槲寄生 枫香寄生

Viscum liquidambaricola Hayata

功效：带叶茎枝，祛风除湿、舒筋活血。

功效来源：《中华本草》

注：《广西植物名录》有记载。

瘤果槲寄生 柚树寄生

Viscum ovalifolium DC.

凭证标本：隆安县普查队 450123130119014LY（IBK、GXMG、CMMI）

功效：带叶茎枝，祛风除湿、化痰止咳、解毒。

功效来源：《中华本草》

186. 檀香科 Santalaceae

寄生藤属 *Dendrotrophe* Miq.

寄生藤

Dendrotrophe varians (Blume) Miq.

凭证标本：陈秀香等 2–325（GXMI）

功效：全株，疏风解热、活血祛瘀、消肿止痛。

功效来源：《药用植物辞典》

沙针属 *Osyris* L.

沙针 干檀香

Osyris quadripartita Salzm. ex Decne.

凭证标本：隆安县普查队 450123130114024LY（IBK、GXMG、CMMI）

功效：全株，疏风解表、活血调经。

功效来源：《中华本草》

189. 蛇菰科 Balanophoraceae

蛇菰属 *Balanophora* J. R. Forst. et G. Forst.

筒鞘蛇菰 鹿仙草

Balanophora involucrata Hook. f.

凭证标本：杨金财等 LH0931（IBK）

功效：全草，壮阳补肾、健脾理气、止血。

功效来源：《全国中草药汇编》

190. 鼠李科 Rhamnaceae

勾儿茶属 *Berchemia* Neck. ex DC.

多花勾儿茶

Berchemia floribunda (Wall.) Brongn.

功效：根，健脾利湿、通经活络。茎、叶，清热解毒、利尿。

功效来源：《药用植物辞典》

注：《广西植物名录》有记载。

铁包金

Berchemia lineata (L.) DC.

凭证标本：隆安县普查队 450123140628023LY（IBK、GXMG、CMMI）

功效：根，化瘀止血、镇咳止痛。

功效来源：《广西壮族自治区壮药质量标准　第二卷》（2011年版）

多叶勾儿茶 鸭公藤

Berchemia polyphylla Wall. ex Lawson var. *polyphylla*

凭证标本：隆安县普查队 450123130118029LY（IBK、GXMG、CMMI）

功效：全株，清热利湿、解毒散结。

功效来源：《中华本草》

光枝勾儿茶

Berchemia polyphylla Wall. ex Lawson var. *leioclada* (Hand.-Mazz.) Hand.-Mazz.

凭证标本：隆安县普查队 450123121202009LY（IBK、GXMG、CMMI）

功效：根，止咳、祛痰、平喘、安神。

功效来源：《全国中草药汇编》

咀签属 *Gouania* Jacq.

毛咀签

Gouania javanica Miq.

凭证标本：隆安县普查队 450123130117013LY（IBK、GXMG、CMMI）

功效：茎、叶，清热解毒、收敛止血。

功效来源：《药用植物辞典》

枳椇属 *Hovenia* Thunb.

枳椇 枳椇子

Hovenia acerba Lindl.

功效：带果序轴的果实，止渴除烦、解酒毒、利尿通便。

功效来源：《广西壮族自治区壮药质量标准　第二卷》（2011年版）

注：《广西植物名录》有记载。

马甲子属 *Paliurus* Mill.

铜钱树 金钱木根

Paliurus hemsleyanus Rehder

凭证标本：隆安县普查队 450123140628030LY（IBK、GXMG、CMMI）

功效：根，补气。

功效来源：《中华本草》

马甲子 铁篱笆

Paliurus ramosissimus (Lour.) Poir.

凭证标本：隆安县普查队 450123130506035LY（IBK、GXMG、CMMI）

功效：刺、花及叶，清热解毒。

功效来源：《中华本草》

猫乳属 *Rhamnella* Miq.

苞叶木 十两叶

Rhamnella rubrinervis (H. Lév.) Rehder

凭证标本：隆安县普查队 450123130117016LY（IBK、GXMG、CMMI）

功效：全株，利胆退黄、祛风止痛。

功效来源：《中华本草》

鼠李属 *Rhamnus* L.

长叶冻绿 黎辣根

Rhamnus crenata Sieb. et Zucc.

凭证标本：隆安县普查队 450123130723011LY（IBK、GXMG、CMMI）

功效：根或根皮，清热解毒、杀虫利湿。

功效来源：《中华本草》

贵州鼠李

Rhamnus esquirolii H. Lév.

凭证标本：隆安县普查队 450123140627037LY（IBK、GXMG、CMMI）

功效：根、叶、果，清热利湿、活血消积、理气止痛。

功效来源：《药用植物辞典》

薄叶鼠李 绛梨木
Rhamnus leptophylla C. K. Schneid.
凭证标本：隆安县普查队 450123140626015LY（IBK、GXMG、CMMI）
功效：根和果实，消食顺气、活血祛瘀。
功效来源：《全国中草药汇编》

尼泊尔鼠李
Rhamnus napalensis (Wall.) Lawson
凭证标本：隆安县普查队 450123121203041LY（IBK、GXMG、CMMI）
功效：叶、根、果实，祛风除湿、利水消肿。
功效来源：《药用植物辞典》

冻绿
Rhamnus utilis Decne.
凭证标本：杨金财等 LH0583（IBK）
功效：叶、果实，止痛、消食。
功效来源：《中华本草》

雀梅藤属 *Sageretia* Brongn.
梗花雀梅藤
Sageretia henryi Drumm. et Sprague
凭证标本：杨金财等 LH2181（IBK）
功效：果实，清热、降火。
功效来源：《中华本草》

皱叶雀梅藤
Sageretia rugosa Hance
凭证标本：杨金财等 LH0371（IBK）
功效：根，舒筋活络。
功效来源：《药用植物辞典》

雀梅藤
Sageretia thea (Osbeck) M. C. Johnst. var. *thea*
凭证标本：隆安县普查队 450123130114023LY（IBK、GXMG、CMMI）
功效：根，降气、化痰、祛风利湿。
功效来源：《中华本草》

毛叶雀梅藤
Sageretia thea (Osbeck) M. C. Johnst. var. *tomentosa* (C. K. Schneid.) Y. L. Chen et P. K. Chou
凭证标本：隆安县普查队 450123121202012LY（IBK、GXMG、CMMI）
功效：根，用于咳嗽、气喘、风湿骨痛、肾炎水肿。叶、果实，用于暑热口渴、食积腹胀。
功效来源：《广西中药资源名录》

翼核果属 *Ventilago* Gaertn.
海南翼核果
Ventilago inaequilateralis Merr. et Chun
凭证标本：隆安县普查队 450123130117033LY（IBK、GXMG、CMMI）
功效：全株，用于毒蛇咬伤。
功效来源：《广西中药资源名录》

枣属 *Ziziphus* Mill.
印度枣
Ziziphus incurva Roxb.
凭证标本：隆安县普查队 450123130505081LY（IBK、GXMG、CMMI）
功效：根，外治跌打损伤。
功效来源：《广西中药资源名录》

滇刺枣 缅枣
Ziziphus mauritiana Lam.
凭证标本：杨金财等 LH1819（IBK）
功效：树皮、果实，消热止痛、收敛止泻。
功效来源：《中华本草》

191. 胡颓子科 Elaeagnaceae
胡颓子属 *Elaeagnus* L.
密花胡颓子
Elaeagnus conferta Roxb.
凭证标本：杨金财等 LH2414（IBK）
功效：根，祛风通络、行气止痛。果实，收敛止泻。
功效来源：《药用植物辞典》

193. 葡萄科 Vitaceae
蛇葡萄属 *Ampelopsis* Michx.
广东蛇葡萄 甜茶藤
Ampelopsis cantoniensis (Hook. et Arn.) K. Koch
凭证标本：杨金财等 LH2351（IBK）
功效：茎叶或根，清热解毒、利湿消肿。
功效来源：《中华本草》

蛇葡萄 蝙蝠葛
Ampelopsis glandulosa (Wall.) Momiy. var. *glandulosa*
凭证标本：隆安县普查队 450123130508039LY（IBK、GXMG、CMMI）
功效：根或根状茎，利尿、消炎、止血。叶，清热解毒、消肿止痛。
功效来源：《广西壮族自治区壮药质量标准 第三卷》（2018年版）

异叶蛇葡萄
Ampelopsis glandulosa (Wall.) Momiy. var. *heterophylla* (Thunb.) Momiy.
凭证标本：隆安县普查队 450123140626027LY（IBK、

GXMG、CMMI）

功效：根、根皮，清热解毒、祛风活络。茎叶，利尿、消炎、止血。

功效来源：《药用植物辞典》

乌蔹莓属 Cayratia Juss.

膝曲乌蔹莓

Cayratia geniculata (Blume) Gagnep.

凭证标本：覃德海 73237（GXMI）

功效：茎，平喘。

功效来源：《药用植物辞典》

乌蔹莓

Cayratia japonica (Thunb.) Gagnep.

凭证标本：隆安县普查队 450123130504006LY（IBK、GXMG、CMMI）

功效：全草，解毒消肿、清热利湿。

功效来源：《中华本草》

白粉藤属 Cissus L.

翼茎白粉藤 四方藤

Cissus pteroclada Hayata

凭证标本：高成芝等 73192（GXMI）

功效：藤茎，祛风除湿、活血通络。

功效来源：《广西壮族自治区壮药质量标准 第一卷》（2008年版）

白粉藤

Cissus repens Lam..

凭证标本：杨金财等 LH2341（IBK）

功效：茎藤，清热利湿、解毒消肿。根，活血通络、化痰散结、解毒消痈。

功效来源：《中华本草》

火筒树属 Leea D. (v.) Royen ex L.

火筒树

Leea indica (Burm. f.) Merr.

凭证标本：隆安县普查队 450123130112008LY（IBK、GXMG、CMMI）

功效：根，祛风除湿、清热解毒。

功效来源：《桂本草 第一卷》（上）

地锦属 Parthenocissus Planch.

异叶地锦 异叶爬山虎

Parthenocissus dalzielii Gagnep.

凭证标本：杨金财等 LH1307（IBK）

功效：带叶藤茎，祛风除湿、散瘀止痛、解毒消肿。

功效来源：《广西壮族自治区壮药质量标准 第三卷》（2018年版）

崖爬藤属 Tetrastigma (Miq.) Planch.

茎花崖爬藤

Tetrastigma cauliflorum Merr.

凭证标本：隆安县普查队 450123140713015LY（IBK、GXMG、CMMI）

功效：藤茎，用于风湿痛。

功效来源：文献

红枝崖爬藤

Tetrastigma erubescens Planch.

凭证标本：杨金财等 LH0378（IBK）

功效：藤，清热利尿、散瘀活血、祛风湿。

功效来源：《药用植物辞典》

三叶崖爬藤 三叶青

Tetrastigma hemsleyanum Diels et Gilg

凭证标本：隆安县普查队 450123130505047LY（IBK、GXMG、CMMI）

功效：块根或全草，清热解毒、祛风化痰、活血止痛。

功效来源：《广西壮族自治区壮药质量标准 第三卷》（2018年版）

扁担藤

Tetrastigma planicaule (Hook. f.) Gagnep.

凭证标本：隆安县普查队 450123140624060LY（IBK、GXMG、CMMI）

功效：藤茎，祛风除湿、舒筋活络。

功效来源：《广西壮族自治区壮药质量标准 第二卷》（2011年版）

毛脉崖爬藤

Tetrastigma pubinerve Merr. et Chun

凭证标本：隆安县普查队 450123130506019LY（IBK、GXMG、CMMI）

功效：全株，外治跌打肿痛、痈疮肿毒。

功效来源：《广西中药资源名录》

越南崖爬藤 毛须崖爬藤

Tetrastigma tonkinense Gagnep.

凭证标本：隆安县普查队 450123130117051LY（IBK、GXMG、CMMI）

功效：全株，外治骨折。

功效来源：《广西中药资源名录》

葡萄属 Vitis L.

小果葡萄

Vitis balansana Planch.

凭证标本：隆安县普查队 450123130728005LY（IBK、GXMG、CMMI）

功效：根皮，舒筋活血、清热解毒、生肌利湿。茎叶，解毒、止痛、消肿。

功效来源：《药用植物辞典》

闽赣葡萄

Vitis chungii f. P. Metcalf

凭证标本：杨金财等 LH1298（IBK）

功效：全株，消肿拔毒。

功效来源：《药用植物辞典》

葛藟葡萄 葛藟

Vitis flexuosa Thunb.

凭证标本：隆安县普查队 450123140627075LY（IBK、GXMG、CMMI）

功效：根、茎、果实，补五脏、续筋骨、长肌肉。

功效来源：《全国中草药汇编》

毛葡萄

Vitis heyneana Roem. et Schult.

凭证标本：隆安县普查队 450123130724021LY（IBK、GXMG、CMMI）

功效：根皮，调经活血、补虚止带、清热解毒、生肌、利湿。全株，止血、祛风湿、安胎、解热。叶，清热利湿、消肿解毒。

功效来源：《药用植物辞典》

华东葡萄

Vitis pseudoreticulata W. T. Wang

凭证标本：杨金财等 LH2311（IBK）

功效：果实，补气血、利小便。

功效来源：文献

绵毛葡萄

Vitis retordii Roman.

凭证标本：隆安县普查队 450123140628040LY（IBK、GXMG、CMMI）

功效：根，用于风湿、跌打损伤。

功效来源：《药用植物辞典》

葡萄

Vitis vinifera L.

功效：果，解表透疹、利尿、安胎。根、藤，祛风湿、利尿。

功效来源：《全国中草药汇编》

注：《广西植物名录》有记载。

194. 芸香科 Rutaceae

酒饼簕属 *Atalantia* Corrêa

酒饼簕 东风桔

Atalantia buxifolia (Poir.) Oliv.

功效：根及茎，祛风解表、化痰止咳、理气止痛。

功效来源：《广西壮族自治区壮药质量标准 第三

卷》（2018年版）

注：《广西植物名录》有记载。

柑橘属 *Citrus* L.

酸橙 枳壳

Citrus aurantium L.

功效：果皮，理气宽中、行滞消胀。

功效来源：《中国药典》（2020年版）

注：民间常见栽培物种。

柠檬

Citrus limon (L.) Burm. f.

凭证标本：杨金财等 LH1524（IBK）

功效：果皮，行气、和胃、止痛。根，行气止血、止痛、止咳。叶，化痰止咳、理气和胃、止泻。果实，生津止渴、和胃、安胎。

功效来源：《中华本草》

黎檬 柠檬

Citrus limonia Osbeck

凭证标本：杨金财等 LH0833（IBK）

功效：果，化痰止咳、生津健胃。根，行气止痛、止咳平喘。

功效来源：《全国中草药汇编》

柚 橘红

Citrus maxima (Burm.) Merr.

凭证标本：隆安县普查队 450123130307035LY（IBK、GXMG、CMMI）

功效：未成熟或近成熟的外层果皮，理气宽中、燥湿化痰。叶，行气止痛、解毒消肿。花蕾或开放的花，行气、化痰、镇痛。

功效来源：《广西壮族自治区壮药质量标准 第二卷》（2011年版）

香橼

Citrus medica L. var. *medica*

功效：果实，疏肝理气、宽中、化痰。

功效来源：《中国药典》（2020年版）

注：《广西植物名录》有记载。

佛手

Citrus medica L. var. *sarcodactylis* Swingle

功效：果实，疏肝理气、和胃止痛、燥湿化痰。

功效来源：《中国药典》（2020年版）

注：《广西植物名录》有记载。

柑橘 青皮

Citrus reticulata Blanco

凭证标本：杨金财等 LH1592（IBK）

功效：幼果或未成熟果实的果皮，疏肝破气、消积化滞。

功效来源：《中国药典》（2020年版）

甜橙 枳实
Citrus sinensis (L.) Osbeck
功效：幼果，破气消积、化痰散痞。
功效来源：《中国药典》（2020年版）
注：《广西植物名录》有记载。

黄皮属 *Clausena* Burm. f.
细叶黄皮 小叶黄皮
Clausena anisumolens (Blanco) Merr.
凭证标本：隆安县普查队 450123130505006LY（IBK、GXMG、CMMI）
功效：根、果实，用于感冒发热、疟疾、水肿、胃脘痛、风湿痹痛。
功效来源：《广西中药资源名录》

齿叶黄皮 野黄皮
Clausena dunniana H. Lév.
功效：叶、根，疏风解表、除湿消肿、行气散瘀。
功效来源：《中华本草》
注：《广西植物名录》有记载。

小黄皮
Clausena emarginata C. C. Huang
凭证标本：隆安县普查队 450123140624039LY（IBK、GXMG、CMMI）
功效：全株，宣肺止咳、行气止痛、通经活络。
功效来源：《全国中草药汇编》

假黄皮 臭黄皮
Clausena excavata Burm. f.
凭证标本：梁健英 K0797（IBK）
功效：根、叶，疏风解表、行气利湿、截疟。
功效来源：《全国中草药汇编》

黄皮
Clausena lansium (Lour.) Skeels
凭证标本：隆安县普查队 450123130504028LY（IBK、GXMG、CMMI）
功效：叶，疏风解表、除痰行气。成熟种子，理气、消滞、散结、止痛。
功效来源：《广西壮族自治区壮药质量标准 第一卷》（2008年版）

山小橘属 *Glycosmis* Corrêa
小花山小橘 山小橘
Glycosmis parviflora (Sims) Kurz
凭证标本：隆安县普查队 450123121203017LY（IBK、GXMG、CMMI）
功效：叶，散瘀消肿、化痰、消积。

功效来源：《广西壮族自治区壮药质量标准 第一卷》（2008年版）

蜜茱萸属 *Melicope* J. R. Forst. & G. Forst.
三桠苦 三叉苦
Melicope pteleifolia (Champ. ex Benth.) Hartley
凭证标本：隆安县普查队 450123130115019LY（IBK、GXMG、CMMI）
功效：茎，清热解毒、祛风除湿、消肿止痛。
功效来源：《广西壮族自治区壮药质量标准 第一卷》（2008年版）

小芸木属 *Micromelum* Blume
小芸木
Micromelum integerrimum (Buch.-Ham. ex Colebr.) M. Roem. var. *integerrimum*
凭证标本：隆安县普查队 450123130112007LY（IBK、GXMG、CMMI）
功效：根、树皮或叶，疏风解表、温中行气、散瘀消肿。
功效来源：《中华本草》

毛叶小芸木
Micromelum integerrimum (Buch.-Ham. ex Colebr.) M. Roem. var. *mollissimum* Tanaka
凭证标本：隆安县普查队 450123121204041LY（IBK、GXMG、CMMI）
功效：根、树皮、叶，祛风解表、散瘀止痛、止血。
功效来源：《药用植物辞典》

九里香属 *Murraya* J. König ex L.
豆叶九里香 穿花针
Murraya euchrestifolia Hayata
凭证标本：杨金财等 LH0584（IBK）
功效：叶或带嫩枝的叶，祛风解表、行气止痛、活血化瘀。
功效来源：《广西壮族自治区壮药质量标准 第一卷》（2008年版）

九里香
Murraya exotica L.
凭证标本：隆安县普查队 450123130504009LY（IBK、GXMG、CMMI）
功效：叶和带叶嫩枝，行气止痛、活血散瘀。
功效来源：《中国药典》（2020年版）

广西九里香 广西九里香根
Murraya kwangsiensis (C. C. Huang) C. C. Huang
凭证标本：隆安县普查队 450123121203008LY（IBK、GXMG、CMMI）
功效：地上部分，疏风解表、活血消肿。

功效来源:《广西壮族自治区壮药质量标准 第三卷》(2018年版)

千里香 九里香
Murraya paniculata (L.) Jack.
凭证标本:隆安县普查队 450123130117002LY(IBK、GXMG、CMMI)
功效:叶和带叶嫩枝,行气止痛、活血散瘀。
功效来源:《中国药典》(2020年版)

四数九里香 千只眼
Murraya tetramera C. C. Huang
凭证标本:隆安县普查队 450123140713014LY(IBK、GXMG、CMMI)
功效:叶和根,祛风解表、行气止痛、活血散瘀。
功效来源:《全国中草药汇编》

裸芸香属 *Psilopeganum* Hemsl.
裸芸香 虱子草
Psilopeganum sinense Hemsl.
功效:全草,解表、止吐定喘。根,用于腰痛。
功效来源:《全国中草药汇编》
注:《广西植物名录》有记载。

吴茱萸属 *Tetradium* Lour.
棟叶吴萸
Tetradium glabrifolium (Champ. ex Benth.) Hartley
凭证标本:黄长春等 0970(GXMI)
功效:全株,温中散寒、理气止痛暖胃。根、叶,清热化痰、止咳。
功效来源:《药用植物辞典》

吴茱萸
Tetradium ruticarpum (A. Juss.) Hartley
功效:成熟果实,散寒止痛、降逆止吐、助阳止泻。
功效来源:《广西壮族自治区壮药质量标准 第三卷》(2018年版)
注:隆安县志记载。

飞龙掌血属 *Toddalia* Juss.
飞龙掌血
Toddalia asiatica (L.) Lam.
凭证标本:隆安县普查队 450123121202005LY(IBK、GXMG、CMMI)
功效:根,祛风止痛、散瘀止血。
功效来源:《广西壮族自治区壮药质量标准 第二卷》(2011年版)

花椒属 *Zanthoxylum* L.
竹叶花椒
Zanthoxylum armatum DC. var. *armatum*
凭证标本:隆安县普查队 450123130505059LY(IBK、GXMG、CMMI)
功效:成熟果实,散寒、止痛、驱蛔。
功效来源:《广西中药材标准》

毛竹叶花椒
Zanthoxylum armatum DC. var. *ferrugineum* (Rehd. et E. H. Wilson) C. C. Huang
凭证标本:陆小鸿等 11842(GXMI)
功效:全株,用于感冒、食积腹胀、风湿痹痛,外治跌打损伤、骨折、目赤肿痛。
功效来源:《广西中药资源名录》

石山花椒
Zanthoxylum calcicola C. C. Huang
凭证标本:隆安县普查队 450123140625101LY(IBK、GXMG、CMMI)
功效:根或果实,散寒除湿、活血止痛。
功效来源:《中华本草》

蚬壳花椒 大叶花椒
Zanthoxylum dissitum Hemsl.
凭证标本:杨金财等 LH0441(IBK)
功效:茎叶、果实或种子,消食助运、行气止痛。
功效来源:《中华本草》

刺壳花椒 单面针
Zanthoxylum echinocarpum Hemsl.
功效:根、根皮或茎、叶,消食助运、行气止痛。
功效来源:《中华本草》
注:《广西植物名录》有记载。

拟蚬壳花椒
Zanthoxylum laetum Drake
凭证标本:隆安县普查队 450123130116022LY(IBK、GXMG、CMMI)
功效:根,用于跌打损伤、扭挫伤、风湿痹痛、牙痛、疝气、月经过多。
功效来源:《药用植物辞典》

两面针
Zanthoxylum nitidum (Roxb.) DC. var. *nitidum*
凭证标本:隆安县普查队 450123121204027LY(IBK、GXMG、CMMI)
功效:根,行气止痛、活血化瘀、祛风通络。
功效来源:《中国药典》(2020年版)

毛叶两面针 两面针
Zanthoxylum nitidum (Roxb.) DC. var. *tomentosum* C. C. Huang
凭证标本:杨金财等 LH1557(IBK)
功效:根,活血、散瘀、镇痛、消肿。

功效来源：《广西壮族自治区壮药质量标准 第一卷》（2008年版）

异叶花椒 羊山刺
Zanthoxylum ovalifolium Wight
凭证标本：赖茂祥等 73231（GXMI）
功效：枝叶，散寒燥湿。
功效来源：《中华本草》

花椒簕
Zanthoxylum scandens Blume
凭证标本：韦发南 K1098（IBK）
功效：根及果实，活血化瘀、镇痛、清热解毒、祛风行气。
功效来源：《药用植物辞典》

195. 苦木科 Simaroubaceae
鸦胆子属 *Brucea* J. F. Mill.
鸦胆子
Brucea javanica (L.) Merr.
功效：果实，清热解毒、截疟、止痢，外用治腐蚀赘疣。
功效来源：《广西壮族自治区壮药质量标准 第二卷》（2011年版）
注：《广西中药资源名录》有记载。

苦树属 *Picrasma* Blume
苦树 苦木
Picrasma quassioides (D. Don) Benn.
凭证标本：隆安县普查队 450123140624010LY（IBK、GXMG、CMMI）
功效：枝和叶，清热解毒、燥湿杀虫。
功效来源：《广西壮族自治区壮药质量标准 第一卷》（2008年版）

196. 橄榄科 Burseraceae
橄榄属 *Canarium* L.
橄榄 青果核
Canarium album (Lour.) Raeuschel
凭证标本：杨金财等 LH2446（IBK）
功效：果核，清热解毒、敛疮止血。
功效来源：《广西壮族自治区壮药质量标准 第三卷》（2018年版）

嘉榄属 *Garuga* Roxb.
羽叶白头树
Garuga pinnata Roxb.
凭证标本：隆安县普查队 450123140626051LY（IBK）
功效：叶、树皮，清热解毒、祛腐生肌。
功效来源：《药用植物辞典》

197. 楝科 Meliaceae
米仔兰属 *Aglaia* Lour.
四瓣米仔兰
Aglaia lawii (Wight) C. J. Saldanha et Ramamorthy
凭证标本：杨金财等 LH1567（IBK）
功效：枝叶，抗炎。
功效来源：文献

米仔兰
Aglaia odorata Lour.
凭证标本：隆安县普查队 450123130117030LY（IBK、GXMG、CMMI）
功效：枝叶，活血化瘀、消肿止痛。花，行气解郁。
功效来源：《全国中草药汇编》

山楝属 *Aphanamixis* Blume
山楝
Aphanamixis polystachya (Wall.) R. Parker
凭证标本：杨金财等 LH1696（IBK）
功效：根皮及叶，祛风消肿。树皮，收敛。
功效来源：《药用植物辞典》

麻楝属 *Chukrasia* A. Juss.
麻楝
Chukrasia tabularis A. Juss.
凭证标本：梁健英 K0931（IBK）
功效：树皮，退热、祛风止痒。根，清热润肺、止咳。
功效来源：《药用植物辞典》

浆果楝属 *Cipadessa* Blume
灰毛浆果楝 野茶辣
Cipadessa baccifera (Roth) Miq.
凭证标本：隆安县普查队 450123121202019LY（IBK、GXMG、CMMI）
功效：根、叶，祛风化湿、行气止痛。
功效来源：《中华本草》

鹧鸪花属 *Heynea* Roxb. ex Sims
鹧鸪花
Heynea trijuga Roxb.
功效：根，清热解毒、祛风湿、利咽喉。
功效来源：《药用植物辞典》
注：《广西植物名录》有记载。

楝属 *Melia* L.
楝 苦楝
Melia azedarach L.
凭证标本：隆安县普查队 450123140627032LY（IBK、GXMG、CMMI）

功效：果实、叶、树皮及根皮，果实行气止痛、杀虫。

功效来源：《中华本草》

香椿属 Toona (Endl.) M. Roem.

香椿

Toona sinensis (Juss.) Roem.

凭证标本：隆安县普查队 450123140627042LY（IBK、GXMG、CMMI）

功效：果实、树皮或根皮韧皮部、花、树干流出的液汁，祛风、散寒、止痛。

功效来源：《中华本草》

割舌树属 Walsura Roxb.

割舌树

Walsura robusta Roxb.

凭证标本：杨金财等 LH1057（IBK）

功效：树皮，止泻、止痢。

功效来源：《药用植物辞典》

198. 无患子科 Sapindaceae

异木患属 Allophylus L.

波叶异木患 三叶茶

Allophylus caudatus Radlk.

凭证标本：隆安县普查队 450123130722007LY（IBK、GXMG、CMMI）

功效：全株，祛风除湿、解毒散瘀。

功效来源：《中华本草》

肖异木患

Allophylus racemosus Sw.

凭证标本：梁健英 K0919（IBK）

功效：叶，清热解毒。

功效来源：《药用植物辞典》

黄梨木属 Boniodendron Gagnep.

黄梨木

Boniodendron minius (Hemsl.) T. C. Chen

凭证标本：杨金财等 LH1075（IBK）

功效：花、果实，外治目赤、眼皮溃烂。

功效来源：《广西中药资源名录》

倒地铃属 Cardiospermum L.

倒地铃 三角泡

Cardiospermum halicacabum L.

凭证标本：隆安县普查队 450123121203011LY（IBK、GXMG、CMMI）

功效：全草，清热利湿、凉血解毒。

功效来源：《广西壮族自治区壮药质量标准 第二卷》（2011年版）

茶条木属 Delavaya Franch.

茶条木

Delavaya toxocarpa Franch.

凭证标本：隆安县普查队 450123130120041LY（IBK、GXMG、CMMI）

功效：种子油，用于疥癣。

功效来源：《药用植物辞典》

龙眼属 Dimocarpus Lour.

龙眼 龙眼肉

Dimocarpus longan Lour.

凭证标本：隆安县普查队 450123130504016LY（IBK、GXMG、CMMI）

功效：假种皮，补益心脾、养血安神。

功效来源：《广西壮族自治区壮药质量标准 第二卷》（2011年版）

车桑子属 Dodonaea Mill.

车桑子

Dodonaea viscosa Jacquem.

功效：根，消肿解毒。叶，清热解毒、祛瘀消肿、消炎镇咳、祛风湿。

功效来源：《药用植物辞典》

注：《广西植物名录》有记载。

栾树属 Koelreuteria Laxm.

复羽叶栾树

Koelreuteria bipinnata Franch.

凭证标本：杨金财等 LH0367（IBK）

功效：根，消肿止痛、活血、驱虫。花，清肝明目、清热止咳。

功效来源：《药用植物辞典》

荔枝属 Litchi Sonn.

荔枝 荔枝核

Litchi chinensis Sonn.

功效：果实，行气散结、祛寒止痛。

功效来源：《广西壮族自治区壮药质量标准 第二卷》（2011年版）

注：《隆安县志》记载。

韶子属 Nephelium L.

韶子

Nephelium chryseum Blume

凭证标本：杨金财等 LH0612（IBK）

功效：果实，解毒、散寒、止痢。果皮，收敛、消炎杀菌。

功效来源：《药用植物辞典》

无患子属 Sapindus L.

无患子

Sapindus saponaria L.

功效：种子，清热、祛痰、消积、杀虫。

功效来源：《广西壮族自治区壮药质量标准 第一卷》（2008年版）

注：《广西植物名录》有记载。

198a. 七叶树科 Hippocastanaceae

七叶树属 *Aesculus* L.

七叶树

Aesculus chinensis Bunge

凭证标本：韦发南 K1122（IBK）

功效：种子，理气宽中、和胃止痛。

功效来源：《药用植物辞典》

200. 槭树科 Aceraceae

槭属 *Acer* L.

罗浮槭 蝴蝶果

Acer fabri Hance

功效：果实，清热、利咽喉。

功效来源：《广西中药材标准》

注：《广西植物名录》有记载。

201. 清风藤科 Sabiaceae

泡花树属 *Meliosma* Blume

贵州泡花树

Meliosma henryi Diels

凭证标本：杨金财等 LH0940（IBK）

功效：树皮，清热解毒、消肿止痛、祛风除湿。

功效来源：《药用植物辞典》

清风藤属 *Sabia* Colebr.

柠檬清风藤

Sabia limoniacea Wall. ex Hook. f. et Thomson

凭证标本：隆安县普查队 450123130122042LY（IBK、GXMG、CMMI）

功效：根、茎，用于产后瘀血不尽、风湿痹痛。

功效来源：《药用植物辞典》

尖叶清风藤

Sabia swinhoei Hemsl.

凭证标本：隆安县普查队 450123130505078LY（IBK、GXMG、CMMI）

功效：根、茎、叶，祛风止痛。

功效来源：《药用植物辞典》

204. 省沽油科 Staphyleaceae

野鸦椿属 *Euscaphis* Sieb. et Zucc.

野鸦椿

Euscaphis japonica (Thunb.) Dippel

功效：根、果实、花，清热解表、利湿。

功效来源：《中华本草》

注：《广西植物名录》有记载。

205. 漆树科 Anacardiaceae

南酸枣属 *Choerospondias* Burtt et A. W. Hill

南酸枣 广枣

Choerospondias axillaris (Roxb.) B. L. Burtt et A. W. Hill

凭证标本：隆安县普查队 450123130506006LY（IBK、GXMG、CMMI）

功效：果实，行气活血、养心安神。

功效来源：《中国药典》（2020年版）

杧果属 *Mangifera* L.

杧果 杧果核

Mangifera indica L.

功效：叶，行气疏滞、祛痧积。成熟果核，清热消滞。

功效来源：《广西壮族自治区壮药质量标准 第一卷》（2008年版）

注：民间常见栽培物种。

扁桃

Mangifera persiciformis C. Y. Wu et T. L. Ming

凭证标本：杨金财等 LH1353（IBK）

功效：种子，润肺、止咳、化痰、下气。叶，止咳、化滞、止痒。

功效来源：《广西壮族自治区壮药质量标准 第二卷》（2011年版）

藤漆属 *Pegia* Colebr.

利黄藤 脉果漆

Pegia sarmentosa (Lecomte) Hand.-Mazz.

凭证标本：杨金财等 LH2310（IBK）

功效：茎、叶，清湿热、解毒。

功效来源：《中华本草》

黄连木属 *Pistacia* L.

黄连木 黄楝树

Pistacia chinensis Bunge

凭证标本：黄元高 2–0230（GXMI）

功效：叶芽、叶或根、树皮，清热解毒、生津。

功效来源：《中华本草》

清香木 紫油木叶

Pistacia weinmanniifolia J. Poisson ex Franch.

凭证标本：隆安县普查队 450123140625105LY（IBK、GXMG、CMMI）

功效：嫩叶，清热、祛湿、导滞。

功效来源：《中华本草》

盐肤木属 *Rhus* L.

盐肤木 五倍子

Rhus chinensis Mill. var. *chinensis*

功效：虫瘿，敛肺降火、涩肠止泻、敛汗止血、收湿敛疮。

功效来源：《中国药典》（2020年版）

注：《广西植物名录》有记载。

滨盐肤木 盐酸树

Rhus chinensis Mill. var. *roxburghii* (DC.) Rehder

凭证标本：杨金财等 LH0173（IBK）

功效：根、叶，解毒消肿、散瘀止痛。

功效来源：《中华本草》

漆属 *Toxicodendron* Mill.

野漆 野漆树

Toxicodendron succedaneum (L.) Kuntze

凭证标本：隆安县普查队 450123130118010LY（IBK、GXMG、CMMI）

功效：叶，散瘀止血、解毒。

功效来源：《中华本草》

山漆树 木蜡树根

Toxicodendron sylvestre (Sieb. et Zucc.) Kuntze

功效：根，祛瘀、止痛、止血。

功效来源：《中华本草》

注：《广西植物名录》有记载。

207. 胡桃科 Juglandaceae

黄杞属 *Engelhardia* Lesch. ex Bl.

黄杞 罗汉茶

Engelhardia roxburghiana Wall.

功效：叶，清热解毒、生津解渴、解暑利湿。

功效来源：《广西壮族自治区壮药质量标准 第二卷》（2011年版）

注：《广西植物名录》有记载。

化香树属 *Platycarya* Sieb. & Zucc.

圆果化香 化香树叶

Platycarya longipes Y. C. Wu

凭证标本：杨金财等 LH0751（IBK）

功效：叶，解毒疗疮、杀虫止痒。

功效来源：《中华本草》

枫杨属 *Pterocarya* Kunth

枫杨

Pterocarya stenoptera C. DC.

凭证标本：杨金财等 LH1016（IBK）

功效：树皮，解毒、杀虫止痒、祛风止痛。

功效来源：《药用植物辞典》

210. 八角枫科 Alangiaceae

八角枫属 *Alangium* Lam.

八角枫

Alangium chinense (Lour.) Harms

凭证标本：隆安县普查队 450123130504017LY（IBK、GXMG、CMMI）

功效：根、叶及花，祛风除湿、舒筋活络、散瘀止痛。

功效来源：《广西壮族自治区壮药质量标准 第一卷》（2008年版）

毛八角枫

Alangium kurzii Craib var. *kurzii*

凭证标本：中植联广西队 3432（IBK）

功效：根、叶，舒筋活血、化瘀止痛。花，清热解毒。种子，拔毒消炎。

功效来源：《药用植物辞典》

云山八角枫

Alangium kurzii Craib var. *handelii* (Schnarf) Fang

凭证标本：隆安县普查队 450123140624050LY（IBK、GXMG、CMMI）

功效：根、茎、枝条，松弛肌肉、镇痛。

功效来源：《药用植物辞典》

212. 五加科 Araliaceae

楤木属 *Aralia* L.

台湾毛楤木 鸟不企

Aralia decaisneana Hance

凭证标本：杨金财等 LH1227（IBK）

功效：根，祛风除湿、活血通经、解毒消肿。

功效来源：《广西壮族自治区壮药质量标准 第二卷》（2011年版）

长刺楤木 刺叶楤木

Aralia spinifolia Merr.

凭证标本：许为斌等 11898（IBK）

功效：根，祛风除湿、活血止血。

功效来源：《中华本草》

罗伞属 *Brassaiopsis* Decne. et Planch.

纤齿罗伞 假通草树皮

Brassaiopsis ciliata Dunn

凭证标本：梁健英 K1063（IBK）

功效：树皮，祛风除湿、舒筋消肿。

功效来源：《中华本草》

三叶罗伞

Brassaiopsis tripteris (H. Lév.) Rehder

凭证标本：梁冠权 2–20（GXMI）

功效：全株，舒筋活络、祛风、壮阳。

功效来源：《药用植物辞典》

刺五加属 Eleutherococcus Maxim.

白簕 三加

Eleutherococcus trifoliatus (L.) S. Y. Hu

凭证标本：隆安县普查队 450123121203047LY（IBK）

功效：根及茎，清热解毒、祛风利湿、舒筋活血。

功效来源：《广西壮族自治区壮药质量标准 第一卷》（2008年版）

幌伞枫属 Heteropanax Seem.

幌伞枫 幌伞枫皮

Heteropanax fragrans (D. Don) Seem.

凭证标本：梁健英 K0969（IBK）

功效：茎皮，清热解毒、消肿止痛。

功效来源：《广西壮族自治区壮药质量标准 第二卷》（2011年版）

人参属 Panax L.

田七 三七

Panax notoginseng (Burkill) f. H. Chen ex C. Chow et W. G. Huang

功效：根，止血、散血、定痛。叶，止血、消肿止痛。花，清热、平肝、降血压。

功效来源：《广西壮族自治区壮药质量标准 第一卷》（2008年版）

注：民间常见栽培物种。

鹅掌柴属 Schefflera J. R. Forst. et G. Forst.

鹅掌藤 七叶莲

Schefflera arboricola (Hayata) Merr.

凭证标本：杨金财等 LH1148（IBK）

功效：茎及叶，止痛散瘀、消肿。

功效来源：《全国中草药汇编》

短序鹅掌柴 川黔鸭脚木

Schefflera bodinieri (H. Lév.) Rehd.

凭证标本：杨金财等 LH1432（IBK）

功效：茎皮和根皮，祛风除湿、行气止痛。

功效来源：《中华本草》

鹅掌柴 鸭脚木根

Schefflera heptaphylla (L.) Frodin

凭证标本：隆安县普查队 450123130121015LY（IBK、GXMG、CMMI）

功效：根皮、树皮，发汗解表、祛风除湿、舒筋活络、消肿止痛。

功效来源：《广西壮族自治区壮药质量标准 第二卷》（2011年版）

白花鹅掌柴 汉桃叶

Schefflera leucantha R. Vig.

凭证标本：隆安县普查队 450123130113003LY（IBK、GXMG、CMMI）

功效：带叶的茎枝，祛风止痛、舒筋活络。

功效来源：《广西壮族自治区壮药质量标准 第一卷》（2008年版）

多叶鹅掌柴

Schefflera metcalfiana Merr. ex H. L. Li

凭证标本：杨金财等 LH2004（IBK）

功效：根、茎皮，用于风湿病。

功效来源：《药用植物辞典》

刺通草属 Trevesia Vis.

刺通草

Trevesia palmata (DC.) Vis.

凭证标本：隆安县普查队 450123130505060LY（IBK、GXMG、CMMI）

功效：叶，化瘀止痛。

功效来源：《中华本草》

213. 伞形科 Apiaceae

莳萝属 Anethum L.

莳萝 莳萝苗

Anethum graveolens L.

凭证标本：隆安县普查队 450123130120049LY（IBK、GXMG、CMMI）

功效：嫩茎叶或全草，行气利膈、降逆止吐、化痰止咳。

功效来源：《中华本草》

当归属 Angelica L.

紫花前胡 前胡

Angelica decursiva (Miq.) Franch. et Sav.

凭证标本：高成芝等 73206（GXMI）

功效：根，降气化痰、散风清热。

功效来源：《中国药典》（2020年版）

芹属 Apium L.

旱芹

Apium graveolens L.

功效：全草，平肝、清热、祛风、利水、止血、解毒。

功效来源：《桂本草 第一卷》（上）

注：《广西植物名录》有记载。

积雪草属 Centella L.

积雪草

Centella asiatica (L.) Urb.

凭证标本：隆安县普查队 450123130505085LY（IBK、

GXMG、CMMI）

功效：全草，清热利湿、解毒消肿。

功效来源：《中国药典》（2020年版）

蛇床属 Cnidium Cuss.

蛇床 蛇床子

Cnidium monnieri (L.) Cusson

凭证标本：隆安县普查队 450123130120048LY（IBK、GXMG、CMMI）

功效：果实，燥湿祛风、杀虫止痒、温肾壮阳。

功效来源：《中国药典》（2020年版）

芫荽属 Coriandrum L.

芫荽 胡荽

Coriandrum sativum L.

功效：根及全草，发表透疹、消食开胃、止痛解毒。

功效来源：《中华本草》

注：《广西植物名录》有记载。

鸭儿芹属 Cryptotaenia DC.

鸭儿芹

Cryptotaenia japonica Hassk.

凭证标本：陆小鸿等 11873（GXMI）

功效：茎叶，祛风止咳、活血祛瘀。

功效来源：《中华本草》

刺芹属 Eryngium L.

刺芹 野芫荽

Eryngium foetidum L.

凭证标本：陈秀香等 2-312（GXMI）

功效：带根全草，透疹解毒、理气止痛、利尿消肿。

功效来源：《中华本草》

茴香属 Foeniculum Mill.

茴香 小茴香

Foeniculum vulgare Mill.

功效：果实，散寒止痛、理气和胃。

功效来源：《中国药典》（2020年版）

注：《广西植物名录》有记载。

天胡荽属 Hydrocotyle L.

红马蹄草

Hydrocotyle nepalensis Hook.

凭证标本：陈秀香等 2-386（GXMI）

功效：全草，清肺止咳、止血活血。

功效来源：《中华本草》

天胡荽

Hydrocotyle sibthorpioides Lam. var. *sibthorpioides*

凭证标本：隆安县普查队 450123130507018LY（IBK、GXMG、CMMI）

功效：全草，清热利尿、解毒消肿、祛痰止咳。

功效来源：《广西壮族自治区壮药质量标准 第一卷》（2008年版）

破铜钱 天胡荽

Hydrocotyle sibthorpioides Lam. var. *batrachaum* (Hance) Hand.-Mazz. ex Shan

功效：全草，清热利湿、解毒消肿。

功效来源：《广西中药材标准》

注：《广西植物名录》有记载。

水芹属 Oenanthe L.

水芹

Oenanthe javanica (Blume) DC.

功效：根及全草，清热利湿、止血、降血压。

功效来源：《全国中草药汇编》

注：《广西植物名录》有记载。

茴芹属 Pimpinella L.

异叶茴芹 鹅脚板

Pimpinella diversifolia DC.

功效：全草、根，祛风活血、解毒消肿。

功效来源：《中华本草》

注：《广西植物名录》有记载。

窃衣属 Torilis Adans.

小窃衣 窃衣

Torilis japonica (Houtt.) DC.

凭证标本：隆安县普查队 450123130505072LY（IBK、GXMG、CMMI）

功效：果实、全草，杀虫止泻、收湿止痒。

功效来源：《中华本草》

窃衣

Torilis scabra (Thunb.) DC.

凭证标本：杨金财等 LH2361（IBK）

功效：果实、全草，杀虫止泻、收湿止痒。

功效来源：《中华本草》

215. 杜鹃花科 Ericaceae

金叶子属 Craibiodendron W. W. Sm.

假木荷 狗脚草根

Craibiodendron stellatum (Pierre) W. W. Smith

凭证标本：杨金财等 LH0642（IBK）

功效：根，祛风湿、通络止痛。

功效来源：《中华本草》

杜鹃花属 Rhododendron L.

羊踯躅 闹羊花

Rhododendron molle (Blume) G. Don

功效：花，祛风除湿、散瘀定痛。

功效来源：《中国药典》（2020年版）

注：《隆安县志》记载。

毛棉杜鹃 丝线吊芙蓉

Rhododendron moulmainense Hook. f.

功效：根皮、茎皮，利水、活血。

功效来源：《中华本草》

注：《广西植物名录》有记载。

杜鹃 杜鹃花根

Rhododendron simsii Planch.

凭证标本：杨金财等 LH0621（IBK）

功效：根及根茎，祛风湿、活血去瘀、止血。

功效来源：《广西中药材标准》

221. 柿科 Ebenaceae

柿属 *Diospyros* L.

崖柿

Diospyros chunii Metc. et L. Chen

凭证标本：杨金财等 LH1840（IBK）

功效：树皮，止疴。

功效来源：《药用植物辞典》

乌材

Diospyros eriantha Champ. ex Benth.

凭证标本：隆安县普查队 450123130120003LY（IBK、GXMG、CMMI）

功效：叶，外敷治创伤。

功效来源：《药用植物辞典》

山柿

Diospyros japonica Sieb. et Zucc.

凭证标本：杨金财等 LH1898（IBK）

功效：树皮，提取物抑制艾氏腹水癌生长。叶，用作毒鱼剂。提取物，抗炎、解热、镇痛、解痉和中枢抑制作用。

功效来源：《药用植物辞典》

柿 柿叶

Diospyros kaki Thunb.

凭证标本：隆安县普查队 450123130508031LY（IBK、GXMG、CMMI）

功效：叶，止咳定喘、生津止渴、活血止血。

功效来源：《广西壮族自治区壮药质量标准 第二卷》（2011年版）

罗浮柿

Diospyros morrisiana Hance

凭证标本：杨金财等 LH1898（IBK）

功效：叶、茎皮，解毒消炎、收敛止泻。

功效来源：《中华本草》

油柿

Diospyros oleifera Cheng

凭证标本：杨金财等 LH2422（IBK）

功效：果实，清热、润肺。

功效来源：《药用植物辞典》

山榄叶柿

Diospyros siderophylla H. L. Li

凭证标本：隆安县普查队 450123130718037LY（IBK、GXMG、CMMI）

功效：根，用于肝区痛、跌打瘀痛。叶，外治跌打肿痛。

功效来源：《广西中药资源名录》

信宜柿

Diospyros sunyiensis Chun et L. Chen

功效：果实，开胃、消痰。

功效来源：《药用植物辞典》

注：《广西植物名录》有记载。

222. 山榄科 Sapotaceae

金叶树属 *Chrysophyllum* L.

金叶树

Chrysophyllum lanceolatum (Blume) A. DC. var. *stellatocarpon* P. Royen

凭证标本：杨金财等 LH1911（IBK）

功效：根、叶，用于风湿痹痛、跌打肿痛、骨折。

功效来源：《广西中药资源名录》

223. 紫金牛科 Myrsinaceae

紫金牛属 *Ardisia* Sw.

九管血 血党

Ardisia brevicaulis Diels

凭证标本：韦雄生 2–205（GXMI）

功效：全株，祛风湿、活血调经、消肿止痛。

功效来源：《广西壮族自治区壮药质量标准 第二卷》（2011年版）

凹脉紫金牛

Ardisia brunnescens E. Walker

凭证标本：隆安县普查队 450123121204028LY（IBK、GXMG、CMMI）

功效：根，清热解毒。

功效来源：《桂本草 第二卷》（上）

朱砂根

Ardisia crenata Sims

凭证标本：隆安县普查队 450123130118012LY（IBK、GXMG、CMMI）

功效：根，行血祛风、解毒消肿。

功效来源：《中国药典》（2020年版）

月月红
Ardisia faberi Hemsl.
凭证标本：杨金财等 LH1192（IBK）
功效：全株，清热解毒、祛痰利湿、活血止血。
功效来源：《药用植物辞典》

狭叶紫金牛 咳喘木
Ardisia filiformis E. Walker
凭证标本：杨金财等 LH1741（IBK）
功效：全株，止咳平喘。
功效来源：《中华本草》

走马胎
Ardisia gigantifolia Stapf
凭证标本：隆安县普查队 450123130305033LY（IBK、GXMG、CMMI）
功效：根及根状茎，祛风湿、壮筋骨、活血祛瘀。
功效来源：《广西壮族自治区壮药质量标准 第一卷》（2008年版）

郎伞树 凉伞盖珍珠
Ardisia hanceana Mez
凭证标本：马迁年 2–8（GXMI）
功效：根，活血止痛。
功效来源：《中华本草》

块根紫金牛 土生地
Ardisia pseudocrispa Pit.
凭证标本：隆安县普查队 450123140626004LY（IBK、GXMG、CMMI）
功效：块根，祛风除湿、活血散瘀、消肿止痛。
功效来源：《广西壮族自治区壮药质量标准 第三卷》（2018年版）

海南罗伞树 大罗伞树
Ardisia quinquegona Blume
凭证标本：隆安县普查队 450123130121004LY（IBK、GXMG、CMMI）
功效：地上部分，止咳化痰、祛风解毒、活血止痛。
功效来源：《广西壮族自治区壮药质量标准 第三卷》（2018年版）

南方紫金牛
Ardisia thyrsiflora D. Don
凭证标本：隆安县普查队 450123130115005LY（IBK、GXMG、CMMI）
功效：嫩叶，清热解毒、止渴。
功效来源：《药用植物辞典》

酸藤子属 *Embelia* Burm. f.
当归藤
Embelia parviflora Wall. ex A. DC.

功效：地上部分，补血调经、强腰膝。
功效来源：《广西壮族自治区壮药质量标准 第一卷》（2008年版）

酸藤子
Embelia laeta (L.) Mez
凭证标本：隆安县普查队 450123130114059LY（IBK、GXMG、CMMI）
功效：根，清热解毒、散瘀止血。
功效来源：《广西壮族自治区瑶药材质量标准 第一卷》（2014年版）

白花酸藤子 咸酸蔃
Embelia ribes Burm. f. subsp. *ribes*
凭证标本：杨金财等 LH2298（IBK）
功效：根或叶，活血调经、清热利湿、消肿解毒。
功效来源：《中华本草》

厚叶白花酸藤子 咸酸蔃
Embelia ribes Burm. f. subsp. *pachyphylla* (Chun ex C. Y. Wu et C. Chen) Pipoly et C. Chen
凭证标本：陈秀香等 2–339（GXMI）
功效：根或叶，活血调经、清热利湿、消肿解毒。
功效来源：《中华本草》

瘤皮孔酸藤子 假刺藤
Embelia scandens (Lour.) Mez
凭证标本：隆安县普查队 450123121202015LY（IBK、GXMG、CMMI）
功效：根或叶，舒筋活络、敛肺止咳。
功效来源：《中华本草》

平叶酸藤子
Embelia undulata (Wall.) Mez
凭证标本：中植联广西队 0360（IBK）
功效：全株，利湿散瘀。用于水肿、泄泻、跌打瘀肿。
功效来源：文献

杜茎山属 *Maesa* Forssk.
中越杜茎山 顶花杜茎山
Maesa balansae Mez
凭证标本：隆安县普查队 450123121204059LY（IBK、GXMG、CMMI）
功效：根，用于吐血。叶，用于小儿消化不良。
功效来源：《广西中药资源名录》

包疮叶
Maesa indica (Roxb.) A. DC.
凭证标本：中植联广西队 0171（IBK）
功效：全株，清热解毒。
功效来源：《药用植物辞典》

杜茎山

Maesa japonica (Thunb.) Moritzi et Zoll.

凭证标本：隆安县普查队 450123130509004LY（IBK、GXMG、CMMI）

功效：根、茎叶，祛风邪、解疫毒、消肿胀。

功效来源：《中华本草》

金珠柳

Maesa montana A. DC.

凭证标本：陈秀香等 2-313（GXMI）

功效：叶、根，清湿热。

功效来源：《中华本草》

鲫鱼胆

Maesa perlarius (Lour.) Merr.

凭证标本：隆安县普查队 450123121203044LY（IBK、GXMG、CMMI）

功效：全株，接骨消肿、生肌祛腐。

功效来源：《全国中草药汇编》

铁仔属 *Myrsine* L.

广西密花树

Myrsine kwangsiensis (E. Walker) Pipoly et C. Chen

凭证标本：杨金财等 TK007（IBK）

功效：根，用于跌打损伤。

功效来源：《药用植物辞典》

打铁树

Myrsine linearis (Lour.) Poir.

凭证标本：杨金财等 LH2186（IBK）

功效：叶，外治疮疡肿毒。

功效来源：《广西中药资源名录》

密花树

Myrsine seguinii H. Lév.

凭证标本：梁健英 K1068（IBK）

功效：根皮、叶，清热解毒、凉血、祛湿。

功效来源：《药用植物辞典》

224. 安息香科 Styracaceae

赤杨叶属 *Alniphyllum* Matsum.

赤杨叶 豆渣树

Alniphyllum fortunei (Hemsl.) Makino

功效：根、叶，祛风除湿、利水消肿。

功效来源：《中华本草》

注：《广西植物名录》有记载。

安息香属 *Styrax* L.

赛山梅

Styrax confusus Hemsl.

功效：果实，清热解毒、消痈散结。全株，止泻、

止痒。

功效来源：《药用植物辞典》

注：《广西植物名录》有记载。

225. 山矾科 Symplocaceae

山矾属 *Symplocos* Jacq.

越南山矾

Symplocos cochinchinensis (Lour.) S. Moore

凭证标本：隆安县普查队 450123130119007LY（IBK、GXMG、CMMI）

功效：根，用于咳嗽、腹痛、泄泻。

功效来源：《广西中药资源名录》

白檀

Symplocos paniculata (Thunb.) Miq.

凭证标本：隆安县普查队 450123130507014LY（IBK、GXMG、CMMI）

功效：根、叶、花或种子，清热解毒、调气散结、祛风止痒。

功效来源：《中华本草》

珠仔树 山矾叶

Symplocos racemosa Roxb.

凭证标本：隆安县普查队 450123130119003LY（IBK、GXMG、CMMI）

功效：叶，清热解毒、收敛止血。

功效来源：《中华本草》

228. 马钱科 Loganiaceae

醉鱼草属 *Buddleja* L.

白背枫 白鱼尾

Buddleja asiatica Lour.

凭证标本：隆安县普查队 450123130307012LY（IBK、GXMG、CMMI）

功效：全株，祛风利湿、行气活血。

功效来源：《中华本草》

醉鱼草

Buddleja lindleyana Fortune

凭证标本：梁健英 K1104（IBK）

功效：茎叶，祛风湿、壮筋骨、活血祛瘀。

功效来源：《中华本草》

密蒙花

Buddleja officinalis Maxim.

凭证标本：隆安县普查队 450123130307014LY（IBK、GXMG、CMMI）

功效：花蕾及其花序，清热养肝、明目退翳。

功效来源：《中国药典》（2020年版）

喉药醉鱼草

Buddleja paniculata Wall.

凭证标本：黄燮才 7400（GXMI）

功效：根、叶，用于黄疸、疳积、刀伤、疮疥。

功效来源：文献

钩吻属 *Gelsemium* Juss.

钩吻 断肠草

Gelsemium elegans (Gardn. et Champ.) Benth.

凭证标本：隆安县普查队 450123130119023LY（IBK、GXMG、CMMI）

功效：根和茎，祛风、攻毒、止痛。

功效来源：《广西壮族自治区壮药质量标准 第一卷》（2008年版）

度量草属 *Mitreola* L.

大叶度量草

Mitreola pedicellata Benth.

凭证标本：隆安县普查队 450123130720013LY（IBK、GXMG、CMMI）

功效：全株，用于跌打损伤、筋骨痛。

功效来源：《药用植物辞典》

马钱属 *Strychnos* L.

毛柱马钱

Strychnos nitida D. Don

功效：种子，用于四肢麻木。

功效来源：《广西中药资源名录》

注：《广西植物名录》有记载。

229. 木犀科 Oleaceae

流苏树属 *Chionanthus* L.

枝花流苏树 枝花李榄

Chionanthus ramiflorus Roxb.

凭证标本：杨金财等 LH1102（IBK）

功效：根，清热解毒、散瘀。

功效来源：《药用植物辞典》

梣属 *Fraxinus* L.

苦枥木

Fraxinus insularis Hemsl.

凭证标本：杨金财等 LH0891（IBK）

功效：枝叶，外治风湿痹痛。

功效来源：《广西中药资源名录》

白枪杆

Fraxinus malacophylla Hemsl.

功效：根，清热、截疟、利尿、通便。

功效来源：《药用植物辞典》

注：《广西植物名录》有记载。

素馨属 *Jasminum* L.

白萼素馨

Jasminum albicalyx Kobuski

凭证标本：隆安县普查队 450123121203048LY（IBK）

功效：根，驱虫。叶、全株，生肌。

功效来源：《药用植物辞典》

扭肚藤

Jasminum elongatum (Bergius) Willd.

凭证标本：隆安县普查队 450123130114045LY（IBK、GXMG、CMMI）

功效：枝叶，清热利湿、解毒、消滞。

功效来源：《中华本草》

素馨花

Jasminum grandiflorum L.

凭证标本：梁健英 K0666（IBK）

功效：花蕾，舒肝解郁、行气止痛。

功效来源：《药用植物辞典》

清香藤 破骨风

Jasminum lanceolaria Roxb.

凭证标本：隆安县普查队 450123140713020LY（IBK）

功效：全株，行血破瘀、理气止痛。

功效来源：《广西壮族自治区瑶药材质量标准 第一卷》（2014年版）

栀花素馨

Jasminum lang Gagnep.

凭证标本：中植联广西队 0261（IBK）

功效：茎，用于慢性肝炎、肝硬化腹水、水肿、淋症、胆囊炎、肺炎、肺痨。

功效来源：《药用植物辞典》

小萼素馨

Jasminum microcalyx Hance

凭证标本：隆安县普查队 450123140626016LY（IBK、GXMG、CMMI）

功效：茎、叶、花，清湿热、拔脓生肌。

功效来源：文献

青藤仔

Jasminum nervosum Lour.

凭证标本：隆安县普查队 450123130309009LY（IBK、GXMG、CMMI）

功效：地上部分，清热利湿、消肿拔脓。

功效来源：《广西壮族自治区壮药质量标准 第三卷》（2018年版）

茉莉花

Jasminum sambac (L.) Aiton

凭证标本：杨金财等 LH0617（IBK）

功效：花蕾及初开的花，理气止痛、辟秽开郁。

功效来源：《广西壮族自治区壮药质量标准　第二卷》（2011年版）

亮叶素馨 亮叶茉莉

Jasminum seguinii H. Lév.

凭证标本：隆安县普查队 450123130507025LY（IBK、GXMG、CMMI）

功效：根、叶，散瘀、止痛、止血。

功效来源：《中华本草》

女贞属 *Ligustrum* L.

女贞 女贞子

Ligustrum lucidum W. T. Aiton

凭证标本：隆安县普查队 450123130509048LY（IBK、GXMG、CMMI）

功效：果实，滋补肝肾、明目乌发。

功效来源：《中国药典》（2020年版）

小蜡 小蜡树叶

Ligustrum sinense Lour. var. *sinense*

凭证标本：隆安县普查队 450123130310024LY（IBK、GXMG、CMMI）

功效：叶，清热利湿、解毒消肿。

功效来源：《广西壮族自治区壮药质量标准　第二卷》（2011年版）

多毛小蜡

Ligustrum sinense Lour. var. *coryanum* (W. W. Smith) Hand.-Mazz.

凭证标本：隆安县普查队 450123130116035LY（IBK、GXMG、CMMI）

功效：叶，用于咽喉痛。

功效来源：《广西中药资源名录》

木犀榄属 *Olea* L.

木犀榄 毛女贞

Olea europaea L.

功效：种子油，外治烧烫伤。

功效来源：《广西中药资源名录》

注：民间常见栽培物种。

木犀属 *Osmanthus* Lour.

牛矢果 羊屎木

Osmanthus matsumuranus Hayata

凭证标本：杨金财等 LH1601（IBK）

功效：叶、树皮，解毒、排脓消痈。

功效来源：《中华本草》

230. 夹竹桃科 Apocynaceae

香花藤属 *Aganosma* (Blume) G. Don

广西香花藤

Aganosma siamensis Craib

凭证标本：万煜82054（GXMI）

功效：全株，用于水肿。

功效来源：《药用植物辞典》

黄蝉属 *Allamanda* L.

黄蝉

Allamanda schottii Pohl

凭证标本：隆安县普查队 450123130505002LY（IBK、GXMG、CMMI）

功效：全株，外用杀虫、灭孑孓。

功效来源：《药用植物辞典》

软枝黄蝉

Allemanda cathartica L.

凭证标本：杨金财等 LH0529（IBK）

功效：全株，有毒、杀虫。树皮、茎、叶、种子，用作泻药。

功效来源：《药用植物辞典》

鸡骨常山属 *Alstonia* R. Br.

糖胶树 灯台树

Alstonia scholaris (L.) R. Br.

凭证标本：隆安县普查队 450123121204029LY（IBK、GXMG、CMMI）

功效：叶或嫩枝，消炎、化痰止咳、止痛。

功效来源：《全国中草药汇编》

清明花属 *Beaumontia* Wall.

广西清明花

Beaumontia pitardii Tsiang

凭证标本：杨金财等 LH1034（IBK）

功效：根、茎，用于风湿骨痛、四肢麻胀。叶，外治跌打肿痛。

功效来源：《广西中药资源名录》

长春花属 *Catharanthus* G. Don

长春花

Catharanthus roseus (L.) G. Don

凭证标本：隆安县普查队 450123130718021LY（IBK、GXMG、CMMI）

功效：全草，抗癌、降血压。

功效来源：《全国中草药汇编》

腰骨藤属 *Ichnocarpus* R. Br.

腰骨藤

Ichnocarpus frutescens (L.) W. T. Aiton

凭证标本：隆安县普查队 450123140625014LY（IBK、GXMG、CMMI）

功效：种子，祛风除湿、通络止痛。

功效来源：《中华本草》

夹竹桃属 *Nerium* L.
夹竹桃
Nerium oleander L.
功效：叶，强心、利尿、祛痰、杀虫。
功效来源：《全国中草药汇编》
注：《广西植物名录》有记载。

鸡蛋花属 *Plumeria* L.
鸡蛋花
Plumeria rubra L.
功效：花，清热、解暑、利湿、止咳。
功效来源：《广西中药材标准》
注：《广西植物名录》有记载。

帘子藤属 *Pottsia* Hook. & Arn.
帘子藤 花拐藤根
Pottsia laxiflora (Blume) Kuntze
凭证标本：隆安县普查队 450123130725004LY（IBK）
功效：根，祛风除湿、活血通络。
功效来源：《中华本草》

萝芙木属 *Rauvolfia* L.
萝芙木
Rauvolfia verticillata (Lour.) Baill.
凭证标本：隆安县普查队 450123130310017LY（IBK、GXMG、CMMI）
功效：根和茎，清热、降血压、宁神。
功效来源：《广西壮族自治区壮药质量标准　第一卷》（2008年版）

络石属 *Trachelospermum* Lem.
络石 络石藤
Trachelospermum jasminoides (Lindl.) Lem.
凭证标本：杨金财等 LH2275（IBK）
功效：带叶藤茎，凉血消肿、祛风通络。
功效来源：《中国药典》（2020年版）

水壶藤属 *Urceola* Roxb.
杜仲藤 红杜仲
Urceola micrantha (Wall. ex G. Don) D. J. Middleton
凭证标本：隆安县普查队 450123130727006LY（IBK、GXMG、CMMI）
功效：树皮，祛风活络、壮腰膝、强筋骨、消肿。
功效来源：《广西壮族自治区壮药质量标准　第二卷》（2011年版）

酸叶胶藤 红背酸藤
Urceola rosea (Hook. et Arn.) D. J. Middleton
凭证标本：杨金财等 LH0626（IBK）

功效：根、叶，清热解毒、利尿消肿。
功效来源：《中华本草》

倒吊笔属 *Wrightia* R. Br.
胭木
Wrightia arborea (Dennst.) Mabb.
凭证标本：中植联广西队 0231（IBK）
功效：茎、根，解毒消肿。茎皮，健胃、催产、治胆病、蝎蜇伤，乳汁可止痢。
功效来源：《药用植物辞典》

倒吊笔 倒吊笔叶
Wrightia pubescens R.Br.
凭证标本：杨金财等 LH1409（IBK）
功效：叶，祛风解表、清热解毒。
功效来源：《中华本草》

231. 萝藦科 Asclepiadaceae
乳突果属 *Adelostemma* Hook. f.
乳突果
Adelostemma gracillimum (Wall. ex Wight) Hook. f.
凭证标本：隆安县普查队 450123130718039LY（IBK、GXMG、CMMI）
功效：根，消食健胃、理气止痛。
功效来源：《药用植物辞典》

马利筋属 *Asclepias* L.
马利筋 莲生桂子花
Asclepias curassavica L.
凭证标本：隆安县普查队 450123130116016LY（IBK、GXMG、CMMI）
功效：全草，清热解毒、活血止血、消肿止痛。
功效来源：《中华本草》

白叶藤属 *Cryptolepis* R. Br.
古钩藤
Cryptolepis buchananii Schult.
凭证标本：隆安县普查队 450123130113019LY（IBK、GXMG、CMMI）
功效：根，舒筋活络、消肿解毒、利尿。
功效来源：《中华本草》

白叶藤
Cryptolepis sinensis (Lour.) Merr.
凭证标本：隆安县普查队 450123130720001LY（IBK、GXMG、CMMI）
功效：全株，清热解毒、散瘀止痛、止血。
功效来源：《全国中草药汇编》

鹅绒藤属 *Cynanchum* L.
牛皮消 飞来鹤

Cynanchum auriculatum Royle ex Wight

凭证标本：隆安县普查队 450123140713009LY（IBK、GXMG、CMMI）

功效：根、全草，健胃消积、解毒消肿。

功效来源：《全国中草药汇编》

柳叶白前 白前

Cynanchum stauntonii (Decne.) Schltr. ex H. Lév.

凭证标本：杨金财等 LH1184（IBK）

功效：根状茎及根，降气、消痰、止咳。

功效来源：《中国药典》（2020年版）

昆明杯冠藤 断节参

Cynanchum wallichii Wight

凭证标本：隆安县普查队 450123130720008LY（IBK、GXMG、CMMI）

功效：根，补肝肾、强筋骨。

功效来源：《中华本草》

眼树莲属 *Dischidia* R. Br.

尖叶眼树莲

Dischidia australis Tsiang et P. T. Li

凭证标本：隆安县普查队 450123130308005LY（IBK、GXMG、CMMI）

功效：全株，清热解毒、止咳、平喘、化痰、凉血、祛风。

功效来源：《药用植物辞典》

眼树莲 石瓜子

Dischidia chinensis Champ. ex Benth.

凭证标本：隆安县普查队 450123130307042LY（IBK、GXMG、CMMI）

功效：全草，清肺热、化痰、凉血解毒。

功效来源：《全国中草药汇编》

滴锡眼树莲

Dischidia tonkinensis Costantin

凭证标本：杨金财等 LH1833（IBK）

功效：全株，用于肺热咳嗽、咳血。

功效来源：《广西中药资源名录》

南山藤属 *Dregea* E. Mey.

南山藤

Dregea volubilis (L. f.) Benth. ex Hook. f.

凭证标本：杨金财等 LH0519（IBK）

功效：茎，用于心胃气痛、风湿关节痛、小便不利、水肿。

功效来源：《广西中药资源名录》

匙羹藤属 *Gymnema* R. Br.

广东匙羹藤

Gymnema inodorum (Lour.) Decne.

凭证标本：中植联广西队 0344（IBK）

功效：用于糖尿病、风湿、痛风、肥胖病。

功效来源：《药用植物辞典》

匙羹藤 匙羹藤叶

Gymnema sylvestre (Retz.) Schult.

凭证标本：隆安县普查队 450123121204058LY（IBK、GXMG、CMMI）

功效：叶，祛风止痛、生肌、消肿。

功效来源：《广西中药材标准 第二册》

球兰属 *Hoya* R. Br.

球兰

Hoya carnosa (L. f.) R. Br.

凭证标本：隆安县普查队 450123130507004LY（IBK、GXMG、CMMI）

功效：藤茎或叶，清热化痰、消肿止痛、通经下乳。

功效来源：《中华本草》

荷秋藤

Hoya griffithii Hook. f.

凭证标本：杨金财等 LH0286（IBK）

功效：茎叶，活血散瘀、祛风除湿。

功效来源：《中华本草》

毛球兰

Hoya villosa Costantin

凭证标本：杨金财等 LH1123（IBK）

功效：叶、全株，舒筋活络、除风祛湿。

功效来源：《药用植物辞典》

牛奶菜属 *Marsdenia* R. Br.

蓝叶藤

Marsdenia tinctoria R. Br.

凭证标本：隆安县普查队 450123130720014LY（IBK、GXMG、CMMI）

功效：果，祛风除湿、化瘀散结。

功效来源：《中华本草》

尖槐藤属 *Oxystelma* R. Br.

尖槐藤

Oxystelma esculentum (L. f.) Sm.

凭证标本：高成芝等 73177（GXMI）

功效：全株，有抗癌作用。根，用于黄疸。

功效来源：《全国中草药汇编》

鲫鱼藤属 *Secamone* R. Br.

鲫鱼藤

Secamone elliptica R. Br.

凭证标本：隆安县普查队 450123130123035LY（IBK、

GXMG、CMMI）

功效：根，用于乳汁不足、风湿骨痛、跌打损伤。

功效来源：《广西药用植物名录》

催吐鲫鱼藤

Secamone minutiflora (Woodson) Tsiang

凭证标本：隆安县普查队 450123140626013LY（IBK、GXMG、CMMI）

功效：根，催吐。

功效来源：《药用植物辞典》

吊山桃

Secamone sinica Hand.-Mazz.

凭证标本：隆安县普查队 450123130114041LY（IBK、GXMG、CMMI）

功效：叶，强筋壮骨、补精催奶。

功效来源：《全国中草药汇编》

马莲鞍属 *Streptocaulon* Wight & Arn.

暗消藤 古羊藤

Streptocaulon juventas (Lour.) Merr.

凭证标本：隆安县普查队 450123140625095LY（IBK、GXMG、CMMI）

功效：根和茎，健脾胃。乳汁，去目翳。

功效来源：《广西壮族自治区壮药质量标准 第一卷》（2008年版）

夜来香属 *Telosma* Coville

卧茎夜来香

Telosma procumbens (Blanco) Merr.

凭证标本：隆安县普查队 450123130506034LY（IBK、GXMG、CMMI）

功效：花，清肝明目。

功效来源：民间用药

弓果藤属 *Toxocarpus* Wight & Arn.

弓果藤

Toxocarpus wightianus Hook. et Arn.

凭证标本：陈秀香等 2-273（GXMI）

功效：全株，祛瘀止痛。

功效来源：《全国中草药汇编》

娃儿藤属 *Tylophora* R. Br.

人参娃儿藤

Tylophora kerrii Craib

凭证标本：隆安县普查队 450123130719009LY（IBK、GXMG、CMMI）

功效：根，止痛。

功效来源：《全国中草药汇编》

娃儿藤

Tylophora ovata (Lindl.) Hook. ex Steud.

凭证标本：隆安县普查队 450123130718018LY（IBK、GXMG、CMMI）

功效：根，祛风化痰、解毒散瘀。

功效来源：《中药大辞典》

232. 茜草科 Rubiaceae

水团花属 *Adina* Salisb.

水团花

Adina pilulifera (Lam.) Franch. ex Drake

凭证标本：隆安县普查队 450123140713018LY（IBK、GXMG、CMMI）

功效：根、枝叶、花果，清热利湿、解毒消肿。

功效来源：《中华本草》

茜树属 *Aidia* Lour.

茜树

Aidia cochinchinensis Lour.

凭证标本：杨金财等 LH0842（IBK）

功效：根，清热利湿、润肺止咳。全株，清热解毒、利湿消肿、润肺止咳。

功效来源：《药用植物辞典》

丰花草属 *Borreria* G. Mey.

阔叶丰花草

Borreria latifolia (Aubl.) K. Schum.

凭证标本：杨金财等 LH1552（IBK）

功效：全草，用于疟疾发热。

功效来源：《药用植物辞典》

鱼骨木属 *Canthium* Lam.

鱼骨木

Canthium dicoccum (Gaertn.) Merr.

凭证标本：隆安县普查队 450123130123036LY（IBK、GXMG、CMMI）

功效：树皮，解热。

功效来源：《广西药用植物名录》

猪肚木

Canthium horridum Blume

凭证标本：隆安县普查队 450123130506010LY（IBK、GXMG、CMMI）

功效：叶、根及树皮，清热利尿、活血解毒。

功效来源：《中华本草》

山石榴属 *Catunaregam* Wolf

山石榴

Catunaregam spinosa (Thunb.) Tirveng.

凭证标本：隆安县普查队 450123140624041LY（IBK、GXMG、CMMI）

功效：根、叶、果，祛瘀消肿、解毒、止血。

功效来源：《中华本草》

弯管花属 *Chasalia* D. Don

弯管花

Chasalia curviflora Thwaites

凭证标本：高成芝等 73128（GXMI）

功效：根或全株，清热解毒、祛风利湿。

功效来源：《中华本草》

拉拉藤属 *Galium* L.

四叶葎

Galium bungei Steud.

凭证标本：杨金财等 LH1301（IBK）

功效：全草，清热解毒、利尿、止血、消食。

功效来源：《全国中草药汇编》

猪殃殃 八仙草

Galium spurium L.

功效：全草，清热解毒、利尿消肿。

功效来源：《全国中草药汇编》

注：《广西植物名录》有记载。

栀子属 *Gardenia* J. Ellis

栀子

Gardenia jasminoides J. Ellis

功效：成熟果实，泻火除烦、清热利湿、凉血解毒、消肿止痛。

功效来源：《中国药典》（2020年版）

注：《广西植物名录》有记载。

爱地草属 *Geophila* D. Don

爱地草

Geophila herbacea (Jacq.) K. Schum.

凭证标本：陆小鸿等 11912（GXMI）

功效：全草，消肿、排脓、止痛。

功效来源：《药用植物辞典》

耳草属 *Hedyotis* L.

纤花耳草

Hedyotis angustifolia Cham. et Schltdl.

凭证标本：杨金财等 LH0047（IBK）

功效：全草，清热解毒、消肿止痛。

功效来源：《全国中草药汇编》

双花耳草

Hedyotis biflora (L.) Lam.

凭证标本：隆安县普查队 450123140628001LY（IBK、GXMG、CMMI）

功效：全草，用于感冒发热、咳嗽、小便不利。

功效来源：《广西中药资源名录》

伞房花耳草 水线草

Hedyotis corymbosa (L.) Lam.

凭证标本：隆安县普查队 450123130123018LY（IBK、GXMG、CMMI）

功效：全草，清热解毒、利尿消肿、活血止痛。

功效来源：《中药大辞典》

脉耳草

Hedyotis costata (Roxb.) Kurz

凭证标本：隆安县普查队 450123121202011LY（IBK、GXMG、CMMI）

功效：全草，清热除湿、消炎接骨。

功效来源：《全国中草药汇编》

白花蛇舌草

Hedyotis diffusa Willd.

凭证标本：杨金财等 LH0041（IBK）

功效：全草，清热解毒、利湿消肿。

功效来源：《广西壮族自治区壮药质量标准　第一卷》（2008年版）

牛白藤

Hedyotis hedyotidea (DC.) Merr.

凭证标本：隆安县普查队 450123130121017LY（IBK、GXMG、CMMI）

功效：根、藤及叶，消肿止血、祛风活络。

功效来源：《广西壮族自治区壮药质量标准　第一卷》（2008年版）

翅果耳草

Hedyotis pterita Bl.

凭证标本：隆安县普查队 450123130718032LY（IBK、GXMG、CMMI）

功效：全草，清热解毒、活血祛瘀、消肿止痛。

功效来源：《药用植物辞典》

粗叶耳草

Hedyotis verticillata (L.) Lam.

凭证标本：隆安县普查队 450123130724010LY（IBK、GXMG、CMMI）

功效：全草，清热解毒、消肿止痛、止血、杀虫。

功效来源：《药用植物辞典》

龙船花属 *Ixora* L.

龙船花

Ixora chinensis Lam.

凭证标本：隆安县普查队 450123130723001LY（IBK、GXMG、CMMI）

功效：地上部分，清肝火、化瘀血、止疼痛。

功效来源：《广西壮族自治区壮药质量标准　第三卷》（2018年版）

白花龙船花

Ixora henryi H. Lév.

凭证标本：隆安县普查队 450123130112003LY（IBK、GXMG、CMMI）

功效：全株，清热消肿、止痛、接骨。

功效来源：《广西药用植物名录》

粗叶木属 *Lasianthus* Jack

锡金粗叶木

Lasianthus sikkimensis Hook. f.

凭证标本：罗荣伟 2-025（GXMI）

功效：地上部分、茎、叶，用于跌打损伤、内伤。

功效来源：《药用植物辞典》

滇丁香属 *Luculia* Sweet

滇丁香

Luculia pinceana Hook.

凭证标本：隆安县普查队 450123130120028LY（IBK、GXMG、CMMI）

功效：花、果，止咳化痰。

功效来源：《中华本草》

玉叶金花属 *Mussaenda* L.

展枝玉叶金花　白常山

Mussaenda divaricata Hutch.

凭证标本：隆安县普查队 450123130508003LY（IBK、GXMG、CMMI）

功效：根，解热抗疟。

功效来源：《中华本草》

楠藤

Mussaenda erosa Champ. ex Benth.

凭证标本：中植联广西队 0357（IBK）

功效：茎叶，清热解毒。

功效来源：《中华本草》

贵州玉叶金花　大叶白纸扇

Mussaenda esquirolii H. Lév.

凭证标本：中植联广西队 0164（IBK）

功效：茎叶或根，清热解毒、解暑利湿。

功效来源：《中华本草》

粗毛玉叶金花

Mussaenda hirsutula Miq.

凭证标本：隆安县普查队 450123130121041LY（IBK、GXMG、CMMI）

功效：根、茎、叶，清热解毒、祛风利湿。

功效来源：《药用植物辞典》

玉叶金花

Mussaenda pubescens W. T. Aiton

凭证标本：隆安县普查队 450123130505083LY（IBK、GXMG、CMMI）

功效：茎和根，清热利湿、解毒消肿。

功效来源：《广西壮族自治区壮药质量标准　第一卷》（2008年版）

团花属 *Neolamarckia* Bosser

团花

Neolamarckia cadamba (Roxb.) Bosser

凭证标本：杨金财等 LH1079（IBK）

功效：树皮，解热。

功效来源：《药用植物辞典》

蛇根草属 *Ophiorrhiza* L.

广州蛇根草　朱砂草

Ophiorrhiza cantoniensis Hance

凭证标本：隆安县普查队 450123130719003LY（IBK、GXMG、CMMI）

功效：根状茎，清热止咳、镇静安神、消肿止痛。

功效来源：《中华本草》

中华蛇根草

Ophiorrhiza chinensis H. S. Lo

凭证标本：杨金财等 LH1550（IBK）

功效：全草，咳嗽、关节炎、骨折。

功效来源：《广西中药资源名录》

鸡爪勒属 *Oxyceros* Lour.

鸡爪簕

Oxyceros sinensis Lour.

凭证标本：隆安县普查队 450123121205009LY（IBK、GXMG、CMMI）

功效：全株，清热解毒、祛风除湿、散瘀消肿。

功效来源：《中华本草》

鸡矢藤属 *Paederia* L.

白毛鸡矢藤

Paederia pertomentosa Merr. ex H. L. Li

凭证标本：隆安县普查队 450123140627023LY（IBK、GXMG、CMMI）

功效：根、叶，平肝息风、健脾消食、壮肾固涩、祛风湿。

功效来源：《药用植物辞典》

鸡矢藤

Paederia scandens (Lour.) Merr. var. *scandens*

凭证标本：隆安县普查队 450123130116023LY（IBK、GXMG、CMMI）

功效：根或全草，祛风利湿、消食化积、止咳、止痛。

功效来源：《广西壮族自治区壮药质量标准　第一

卷》（2008年版）

毛鸡矢藤 鸡矢藤
Paederia scandens (Lour.) Merr. var. *tomentosa* (Blume) Hand.-Mazz.
凭证标本：隆安县普查队 450123121204040LY（IBK、GXMG、CMMI）
功效：根或全草，祛风利湿、消食化积、止咳、止痛。
功效来源：《全国中草药汇编》

大沙叶属 *Pavetta* L.
香港大沙叶 大沙叶
Pavetta hongkongensis Bremek.
凭证标本：万煜 80061（IBK）
功效：全株、根、叶，清热解暑、活血祛瘀。
功效来源：《全国中草药汇编》

九节属 *Psychotria* L.
驳骨九节 花叶九节木
Psychotria prainii H. Lév.
凭证标本：隆安县普查队 450123130505037LY（IBK、GXMG、CMMI）
功效：全株，清热解毒、祛风止痛、散瘀止血。
功效来源：《中华本草》

九节 九节木
Psychotria rubra (Lour.) Poir.
凭证标本：隆安县普查队 450123121204052LY（IBK、GXMG、CMMI）
功效：地上部分，清热解毒、祛风除湿、活血止痛。
功效来源：《广西壮族自治区壮药质量标准 第三卷》（2018年版）

云南九节
Psychotria yunnanensis Hutch.
凭证标本：杨金财等 LH0267（IBK）
功效：全株，用于风湿骨痛、跌打损伤。
功效来源：《广西中药资源名录》

茜草属 *Rubia* L.
金剑草
Rubia alata Roxb.
凭证标本：隆安县普查队 450123130117044LY（IBK、GXMG、CMMI）
功效：根及根状茎，用于月经不调、风湿痹痛。
功效来源：《广西中药资源名录》

茜草
Rubia cordifolia L.
凭证标本：隆安县普查队 450123140627006LY（IBK、GXMG、CMMI）
功效：根和根状茎，凉血、祛瘀、止血、通经。
功效来源：《中国药典》（2020年版）

多花茜草
Rubia wallichiana Decne.
凭证标本：梁健英 K0936（IBK）
功效：根茎及根，清热凉血，用于血病、扩散伤热、肺肾热邪、肠热。
功效来源：《药用植物辞典》

裂果金花属 *Schizomussaenda* H. L. Li
裂果金花 大树甘草
Schizomussaenda henryi (Hutch.) X. f. Deng et D. X. Zhang
凭证标本：隆安县普查队 450123130727013LY（IBK、GXMG、CMMI）
功效：根、茎，清热解毒、止咳化痰、利尿消肿。
功效来源：《中华本草》

白马骨属 *Serissa* Comm. ex Juss.
白马骨
Serissa serissoides (DC.) Druce
凭证标本：杨金财等 LH1860（IBK）
功效：全草，祛风利湿、清热解毒。
功效来源：《中华本草》

鸡仔木属 *Sinoadina* Ridsdale
鸡仔木 水冬瓜
Sinoadina racemosa (Sieb. et Zucc.) Ridsdale
凭证标本：杨金财等 LH0575（IBK）
功效：全株，清热解毒、活血散瘀。
功效来源：《中华本草》

螺序草属 *Spiradiclis* Blume
长叶螺序草
Spiradiclis oblanceolata W. L. Sha et X. X. Chen
凭证标本：中植联广西队 0306（IBK）
功效：根，外用治痔疮肿痛。
功效来源：《广西药用植物名录》

匙叶螺序草
Spiradiclis spathulata X. X. Chen et C. C. Huang
凭证标本：隆安县普查队 450123140624093LY（IBK、GXMG、CMMI）
功效：全草，用于刀伤、跌打损伤。
功效来源：文献

乌口树属 *Tarenna* Gaertn.
假桂乌口树 乌口树
Tarenna attenuata (Voigt) Hutch.

凭证标本：隆安县普查队 450123130123034LY（IBK、GXMG、CMMI）

功效：全株，祛风消肿、散瘀止痛。

功效来源：《全国中草药汇编》

白皮乌口树

Tarenna depauperata Hutch.

凭证标本：杨金财等 LH2222（IBK）

功效：叶，用于痈疮溃疡。

功效来源：《广西药用植物名录》

钩藤属 *Uncaria* Schreb.

毛钩藤 钩藤

Uncaria hirsuta Havil.

凭证标本：杨金财等 LH0701（IBK）

功效：带钩茎枝，清热平肝、息风定惊。

功效来源：《中国药典》（2020年版）

北越钩藤 四楞通

Uncaria homomalla Miq.

凭证标本：黄冬生 2-203（GXMI）

功效：根，祛风通络、平肝息风。

功效来源：《中华本草》

大叶钩藤 钩藤

Uncaria macrophylla Wall.

凭证标本：隆安县普查队 450123130115014LY（IBK、GXMG、CMMI）

功效：带钩茎枝，清热平肝、息风定惊。

功效来源：《中国药典》（2020年版）

钩藤

Uncaria rhynchophylla (Miq.) Miq. ex Havil.

功效：带钩茎枝，清热平肝、息风定惊。

功效来源：《中国药典》（2020年版）

注：《广西植物名录》有记载。

水锦树属 *Wendlandia* Bartl. ex DC.

粗毛水锦树

Wendlandia tinctoria (Roxb.) DC. subsp. *barbata* Cowan

凭证标本：陈秀香等 2-237（GXMI）

功效：叶，外用治跌打损伤。

功效来源：《药用植物辞典》

水锦树

Wendlandia uvariifolia Hance

凭证标本：隆安县普查队 450123121204049LY（IBK、GXMG、CMMI）

功效：根、叶，祛风除湿、散瘀消肿、止血生肌。

功效来源：《全国中草药汇编》

233. 忍冬科 Caprifoliaceae

忍冬属 *Lonicera* L.

华南忍冬 山银花

Lonicera confusa (Sweet) DC.

功效：花蕾、嫩枝，清热解毒、凉散风热。

功效来源：《广西壮族自治区壮药质量标准　第一卷》（2008年版）

注：《广西植物名录》有记载。

菰腺忍冬 山银花

Lonicera hypoglauca Miq.

凭证标本：隆安县普查队 450123130116008LY（IBK、GXMG、CMMI）

功效：花蕾或带初开的花，清热解毒、疏散风热。

功效来源：《中国药典》（2020年版）

大花忍冬

Lonicera macrantha (D. Don) Spreng.

凭证标本：隆安县普查队 450123130119009LY（IBK、GXMG、CMMI）

功效：全株，镇惊、祛风、败毒、清热。花蕾、叶，祛热解毒、消炎。

功效来源：《药用植物辞典》

细毡毛忍冬

Lonicera similis Hemsl.

凭证标本：杨金财等 LH1265（IBK）

功效：花蕾，清热解毒、截疟。全株，镇惊、祛风、败毒。

功效来源：《药用植物辞典》

接骨木属 *Sambucus* L.

接骨草 走马风

Sambucus javanica Reinw. ex Blume

功效：全株，活血消肿、祛风除湿。

功效来源：《广西壮族自治区壮药质量标准　第一卷》（2008年版）

注：《广西植物名录》有记载。

荚蒾属 *Viburnum* L.

南方荚蒾 满山红

Viburnum fordiae Hance

凭证标本：隆安县普查队 450123130309012LY（IBK、GXMG、CMMI）

功效：根，祛风清热、散瘀活血。

功效来源：《广西壮族自治区壮药质量标准　第二卷》（2011年版）

珊瑚树 早禾树

Viburnum odoratissimum Ker Gawl.

功效：叶、树皮及根，祛风除湿、通经活络。

功效来源：《中华本草》

注：《广西植物名录》有记载。

三脉叶荚蒾

Viburnum triplinerve Hand.-Mazz.

凭证标本：隆安县普查队 450123130118034LY（IBK、GXMG、CMMI）

功效：全株，止血、消肿止痛、接骨续筋。

功效来源：《药用植物辞典》

235. 败酱科 Valerianaceae

败酱属 *Patrinia* Juss.

少蕊败酱

Patrinia monandra C. B. Clarke

凭证标本：隆安县普查队 450123130118038LY（IBK）

功效：全草，清热解毒、消肿消炎、宁心安神、利湿、祛瘀、排脓、止血止痛。

功效来源：《药用植物辞典》

败酱

Patrinia scabiosifolia Fisch. ex Trevir.

凭证标本：隆安县普查队 450123130509027LY（IBK、GXMG、CMMI）

功效：全草，清热解毒、活血排脓。

功效来源：《中华本草》

白花败酱 败酱草

Patrinia villosa (Thunb.) Juss.

凭证标本：杨金财等 LH0813（IBK）

功效：根状茎和根、全草，清热解毒、消痈排脓、活血化瘀。

功效来源：《全国中草药汇编》

238. 菊科 Asteraceae

下田菊属 *Adenostemma* J. R. Forst. et G. Forst.

下田菊

Adenostemma lavenia (L.) Kuntze

凭证标本：杨金财等 LH1146（IBK）

功效：全草，清热解毒、利湿、消肿。

功效来源：《全国中草药汇编》

藿香蓟属 *Ageratum* L.

藿香蓟 胜红蓟

Ageratum conyzoides L.

凭证标本：隆安县普查队 450123121204046LY（IBK、GXMG、CMMI）

功效：全草，清热解毒、利咽消肿。

功效来源：《广西壮族自治区壮药质量标准 第三卷》（2018年版）

兔儿风属 *Ainsliaea* DC.

杏香兔儿风 金边兔耳

Ainsliaea fragrans Champ. ex Benth.

功效：全草，清热补虚、凉血止血、利湿解毒。

功效来源：《中华本草》

注：《广西植物名录》有记载。

长穗兔儿风 二郎剑

Ainsliaea henryi Diels

功效：全草，散瘀清热、止咳平喘。

功效来源：《中华本草》

注：《广西植物名录》有记载。

山黄菊属 *Anisopappus* Hook. et Arn.

山黄菊

Anisopappus chinensis (L.) Hook. et Arn.

功效：花，清热化痰。

功效来源：《广西中药材标准》

注：《广西植物名录》有记载。

蒿属 *Artemisia* L.

黄花蒿 青蒿

Artemisia annua L.

凭证标本：隆安县普查队 450123140626009LY（IBK、GXMG、CMMI）

功效：地上部分，清虚热、除骨蒸、解暑热、截疟、退黄。

功效来源：《中国药典》（2020年版）

艾 艾叶

Artemisia argyi H. Lév. et Vaniot

凭证标本：杨金财等 LH2352（IBK）

功效：叶，温经止血、散寒止痛。

功效来源：《中国药典》（2020年版）

青蒿

Artemisia carvifolia Buch.-Ham. ex Roxb.

凭证标本：隆安县普查队 450123130505088LY（IBK、GXMG、CMMI）

功效：全草，清热、解暑、除蒸。

功效来源：《药用植物辞典》

五月艾

Artemisia indica Willd.

凭证标本：隆安县普查队 450123130122020LY（IBK、GXMG、CMMI）

功效：叶，理气血、逐寒湿、止血通经、安胎。全草，利膈开胃、温经。

功效来源：《药用植物辞典》

牡蒿 牡蒿根

Artemisia japonica Thunb.

凭证标本：隆安县普查队 450123130509014LY（IBK、GXMG、CMMI）

功效：根，祛风、补虚、杀虫截疟。

功效来源：《中华本草》

白苞蒿 刘寄奴

Artemisia lactiflora Wall. ex DC.

凭证标本：杨金财等 LH1880（IBK）

功效：全草，活血散瘀、通经止痛、利湿消肿、消积除胀。

功效来源：《广西中药材标准》

魁蒿

Artemisia princeps Pamp.

凭证标本：隆安县普查队 450123121203026LY（IBK、GXMG、CMMI）

功效：叶，解毒消肿、散寒除湿、温经止血。全草，驱风消肿、止痛止痒、调经止血。

功效来源：《药用植物辞典》

北艾

Artemisia vulgaris C. B. Clarke

凭证标本：杨金财等 LH0827（IBK）

功效：叶，温经散寒、止血安胎。

功效来源：《药用植物辞典》

紫菀属 *Aster* L.

微糙三脉紫菀 三脉紫菀微糙变种

Aster ageratoides Turcz. var. *scaberulus* (Miq.) Ling

凭证标本：万煜82427（GXMI）

功效：全草，用于虫蛇咬伤。

功效来源：《广西药用植物名录》

钻叶紫菀 瑞连草

Aster subulatus Michx.

功效：全草，清热解毒。

功效来源：《全国中草药汇编》

注：《广西植物名录》有记载。

鬼针草属 *Bidens* L.

白花鬼针草 鬼针草

Bidens alba (L.) DC.

凭证标本：隆安县普查队 450123130115015LY（IBK、GXMG、CMMI）

功效：全草，疏表清热、解毒、散瘀。

功效来源：《广西壮族自治区壮药质量标准 第二卷》（2011年版）

金盏银盘

Bidens biternata (Lour.) Merr. et Sherff

凭证标本：杨金财等 LH0775（IBK）

功效：全草，清热解毒、凉血止血。

功效来源：《中华本草》

鬼针草

Bidens pilosa L.

凭证标本：隆安县普查队 450123121202025LY（IBK、GXMG、CMMI）

功效：全草，疏表清热、解毒、散瘀。

功效来源：《广西壮族自治区壮药质量标准 第二卷》（2011年版）

百能葳属 *Blainvillea* Cass.

百能葳 鱼鳞菜

Blainvillea acmella (L.) Philipson

凭证标本：隆安县普查队 450123130113012LY（IBK、GXMG、CMMI）

功效：全草，疏风清热、止咳。

功效来源：《中华本草》

艾纳香属 *Blumea* DC.

艾纳香 大风艾

Blumea balsamifera (L.) DC.

凭证标本：杨金财等 LH2368（IBK）

功效：地上部分，祛风除湿、温中活血、调经、杀虫。

功效来源：《广西壮族自治区壮药质量标准 第三卷》（2018年版）

见霜黄

Blumea lacera (Burm. f.) DC.

凭证标本：杨金财等 LH2094（IBK）

功效：全草，清热解毒、消肿止痛。

功效来源：《药用植物辞典》

六耳铃 走马风

Blumea laciniata (Roxb.) DC.

凭证标本：陈秀香等 2-211（GXMI）

功效：全草或叶，祛风除湿、通经活络。

功效来源：《全国中草药汇编》

千头艾纳香

Blumea lanceolaria (Roxb.) Druce

凭证标本：隆安县普查队 450123130306016LY（IBK、GXMG、CMMI）

功效：全草，用于气管炎、鹅口疮。

功效来源：《广西药用植物名录》

东风草

Blumea megacephala (Randeria) C. C. Chang et Y. Q. Tseng

凭证标本：隆安县普查队 450123121203039LY（IBK、

功效：全草，清热明目、祛风止痒、解毒消肿。

功效来源：《中华本草》

柔毛艾纳香

Blumea mollis (D. Don) Merr.

凭证标本：陈秀香等 2–219（GXMI）

功效：全草、叶，消炎、解热。

功效来源：《全国中草药汇编》

长圆叶艾纳香 大黄草

Blumea oblongifolia Kitam.

凭证标本：隆安县普查队 450123130123027LY（IBK、GXMG、CMMI）

功效：全草，清热解毒、利水消肿。

功效来源：《中华本草》

假东风草 白花九里明

Blumea riparia (Bl.) DC.

凭证标本：杨金财等 LH0954（IBK）

功效：全草，祛风除湿、散瘀止血。

功效来源：《中华本草》

金盏花属 *Calendula* L.

金盏花 金盏菊根

Calendula officinalis L.

功效：根，活血散瘀、行气利尿。花，凉血、止血。

功效来源：《全国中草药汇编》

注：《广西植物名录》有记载。

天名精属 *Carpesium* L.

天名精 鹤虱

Carpesium abrotanoides L.

凭证标本：隆安县普查队 450123130307008LY（IBK、GXMG、CMMI）

功效：成熟果实，杀虫消积。

功效来源：《中国药典》（2020年版）

烟管头草 挖耳草

Carpesium cernuum L.

凭证标本：隆安县普查队 450123130718008LY（IBK、GXMG、CMMI）

功效：全草，清热解毒、消肿止痛。

功效来源：《全国中草药汇编》

金挖耳

Carpesium divaricatum Sieb. et Zucc.

凭证标本：杨金财等 LH2345（IBK）

功效：全草，清热解毒、消肿止痛。根，止痛、解毒。

功效来源：《中华本草》

石胡荽属 *Centipeda* Lour.

石胡荽 鹅不食草

Centipeda minima (L.) A. Braun et Asch.

凭证标本：杨金财等 LH1984（IBK）

功效：干燥全草，发散风寒、通鼻窍、止咳。

功效来源：《中国药典》（2020年版）

飞机草属 *Chromolaena* DC.

飞机草

Chromolaena odorata (L.) R. King et H. Rob.

凭证标本：隆安县普查队 450123121202022LY（IBK、GXMG、CMMI）

功效：全草，散瘀消肿、止血、杀虫。

功效来源：《全国中草药汇编》

茼蒿属 *Chrysanthemum* L.

野菊

Chrysanthemum indicum L.

凭证标本：隆安县普查队 450123121203003LY（IBK、GXMG、CMMI）

功效：头状花序，清热解毒、泻火平肝。

功效来源：《中国药典》（2020年版）

菊花

Chrysanthemum morifolium Ramat.

功效：花，散风清热、平肝明目、清热解毒。

功效来源：《中国药典》（2020年版）

注：《广西植物名录》有记载。

南茼蒿 茼蒿

Chrysanthemum segetum Forssk. ex DC.

功效：茎、叶，和脾胃、消淡饮、安心神。

功效来源：《中华本草》

注：民间常见栽培物种。

蓟属 *Cirsium* Mill.

小蓟

Cirsium chinense Gardner et Champ.

凭证标本：杨金财等 LH2155（IBK）

功效：全草，凉血止血、祛瘀消肿。根状茎，用于肝炎。

功效来源：《全国中草药汇编》

大蓟

Cirsium japonicum (Thunb.) Fisch. ex DC.

凭证标本：陈秀香等 2–352（GXMI）

功效：地上部分或根，凉血止血、祛瘀消肿。

功效来源：《中华本草》

白酒草属 *Conyza* Less.

小蓬草 小飞蓬

Conyza canadensis (L.) Cronq.

凭证标本：隆安县普查队 450123140628015LY（IBK、GXMG、CMMI）

功效：全草，清热利湿、散瘀消肿。

功效来源：《中华本草》

苏门白酒草 竹叶艾

Conyza sumatrensis (Retz.) Walker

凭证标本：隆安县普查队 450123130119027LY（IBK、GXMG、CMMI）

功效：全草，化痰、通络、止血。

功效来源：《中华本草》

山芫荽属 Cotula L.

芫荽菊

Cotula anthemoides L.

凭证标本：隆安县普查队 450123130310025LY（IBK、GXMG、CMMI）

功效：全草，用于孕妇呕吐。

功效来源：《药用植物辞典》

野茼蒿属 Crassocephalum Moench

野茼蒿 假茼蒿

Crassocephalum crepidioides (Benth.) S. Moore

凭证标本：隆安县普查队 450123121204030LY（IBK、GXMG、CMMI）

功效：全草，清热解毒、健脾利湿。

功效来源：《广西壮族自治区壮药质量标准　第三卷》（2018年版）

杯菊属 Cyathocline Cass.

杯菊

Cyathocline purpurea (Buch.-Ham. ex D. Don) Kuntze

凭证标本：隆安县普查队 450123130118022LY（IBK、GXMG、CMMI）

功效：全草，清热解毒、消炎止血、除湿利尿、杀虫。

功效来源：《药用植物辞典》

鱼眼草属 Dichrocephala L'Her. ex DC.

鱼眼草 蚯疽草

Dichrocephala auriculata (Thunb.) Druce

凭证标本：隆安县普查队 450123130305001LY（IBK、GXMG、CMMI）

功效：全草，活血调经、消肿解毒。

功效来源：《中华本草》

鳢肠属 Eclipta L.

鳢肠 墨旱莲

Eclipta prostrata (L.) L.

凭证标本：隆安县普查队 450123121202037LY（IBK、GXMG、CMMI）

功效：地上部分，滋补肝肾、凉血止血。

功效来源：《中国药典》（2020年版）

地胆草属 Elephantopus L.

地胆草 苦地胆根

Elephantopus scaber L.

凭证标本：杨金财等 LH1105（IBK）

功效：根，清热解毒、除湿。

功效来源：《广西壮族自治区壮药质量标准　第一卷》（2008年版）

一点红属 Emilia (Cass.) Cass.

小一点红

Emilia prenanthoidea DC.

功效：全草，清热解毒、消肿止痛、利水、凉血。

功效来源：《药用植物辞典》

注：《广西植物名录》有记载。

一点红

Emilia sonchifolia DC.

凭证标本：隆安县普查队 450123121202034LY（IBK、GXMG、CMMI）

功效：全草，清热解毒、散瘀消肿。

功效来源：《广西壮族自治区壮药质量标准　第一卷》（2008年版）

飞蓬属 Erigeron L.

一年蓬

Erigeron annuus Pers.

凭证标本：隆安县普查队 450123130308033LY（IBK、GXMG、CMMI）

功效：根、全草，清热解毒、助消化、抗疟。

功效来源：《药用植物辞典》

泽兰属 Eupatorium L.

假臭草

Eupatorium catarium Veldkamp

凭证标本：隆安县普查队 450123130114028LY（IBK、GXMG、CMMI）

功效：全草，抗炎、抑菌、抗氧化。

功效来源：文献

多须公 华泽兰

Eupatorium chinense L.

凭证标本：陆小鸿等 11701（GXMI）

功效：根，清热解毒、凉血利咽。

功效来源：《广西中药材标准》

佩兰

Eupatorium fortunei Turcz.

功效：地上部分，芳香化湿、醒脾开胃、发表解暑。

功效来源：《中国药典》（2020年版）

注：《广西植物名录》有记载。

白头婆 山佩兰

Eupatorium japonicum Thunb.

凭证标本：陆小鸿等 11622（GXMI）

功效：全草，祛暑发表、化湿和中、理气活血、解毒。

功效来源：《中华本草》

大丁草属 *Gerbera* L.

毛大丁草

Gerbera piloselloides (L.) Cass.

凭证标本：陈秀香等 2-351（GXMI）

功效：全草，清热解毒、润肺止咳、活血化瘀。

功效来源：《广西中药材标准》

鼠麴草属 *Gnaphalium* L.

鼠麴草 鼠曲草

Gnaphalium affine D. Don

凭证标本：杨金财等 LH1979（IBK）

功效：全草，化痰止咳、祛风除湿、解毒。

功效来源：《中华本草》

多茎鼠麴草

Gnaphalium polycaulon Pers.

凭证标本：隆安县普查队 450123130114033LY（IBK、GXMG、CMMI）

功效：全草，用于痢疾、咽喉炎、月经不调、感冒发热。

功效来源：《广西药用植物名录》

田基黄属 *Grangea* Adans.

田基黄

Grangea maderaspatana (L.) Poir.

凭证标本：隆安县普查队 450123140626021LY（IBK、GXMG、CMMI）

功效：全草，清热利湿、解毒、散瘀消肿。

功效来源：《中华本草》

菊三七属 *Gynura* Cass.

白子菜

Gynura divaricata (L.) DC.

凭证标本：隆安县普查队 450123130310015LY（IBK、GXMG、CMMI）

功效：全草，清热解毒、舒筋接骨、凉血止血。

功效来源：《全国中草药汇编》

平卧菊三七 蛇接骨

Gynura procumbens (Lour.) Merr.

凭证标本：方鼎 73120（GXMI）

功效：全草，散瘀消肿、清热止咳。

功效来源：《中华本草》

向日葵属 *Helianthus* L.

向日葵 向日葵茎髓

Helianthus annuus L.

功效：茎髓，清热、利尿、止咳。

功效来源：《中华本草》

注：《广西植物名录》有记载。

菊芋

Helianthus tuberosus L.

功效：块茎、茎叶，清热凉血、活血消肿、利尿、接骨。

功效来源：《药用植物辞典》

注：《广西植物名录》有记载。

泥胡菜属 *Hemistepta* Bunge

泥胡菜

Hemistepta lyrata (Bunge) Bunge

凭证标本：隆安县普查队 450123130307016LY（IBK、GXMG、CMMI）

功效：全草、根，清热解毒、利尿、消肿祛瘀、止咳、止血、活血。

功效来源：《药用植物辞典》

旋覆花属 *Inula* L.

羊耳菊

Inula cappa (Buch.-Ham. ex D. Don) DC.

凭证标本：隆安县普查队 450123130118026LY（IBK、GXMG、CMMI）

功效：地上部分，祛风、利湿、行气化滞。

功效来源：《广西壮族自治区壮药质量标准 第一卷》（2008年版）

苦荬菜属 *Ixeris* (Cass.) Cass.

剪刀股

Ixeris japonica (Burm. f.) Nakai

凭证标本：杨金财等 LH2017（IBK）

功效：全草，清热解毒、消痈肿、凉血、利尿。

功效来源：《药用植物辞典》

苦荬菜 多头苦荬

Ixeris polycephala Cass.

凭证标本：杨金财等 LH1342（IBK）

功效：全草，清热解毒、利湿消痞，外用消炎退肿。

功效来源：《全国中草药汇编》

马兰属 *Kalimeris* (Cass.) Cass.

马兰 路边菊

Kalimeris indica (L.) Sch. Bip.

凭证标本：隆安县普查队 450123130117050LY（IBK、GXMG、CMMI）

功效：全草，健脾利湿、解毒止血。

功效来源：《广西壮族自治区壮药质量标准 第二卷》（2011年版）

莴苣属 *Lactuca* L.

莴苣 莴苣子

Lactuca sativa L.

功效：种子，通乳汁、利小便、活血行瘀。

功效来源：《中华本草》

注：《广西植物名录》有记载。

六棱菊属 *Laggera* Sch. Bip. ex Benth.

六棱菊

Laggera alata (D. Don) Sch.-Bip. ex Oliv.

凭证标本：陆小鸿等 11700（GXMI）

功效：全草，祛风利湿、活血解毒。

功效来源：《广西中药材标准》

翼齿六棱菊 臭灵丹

Laggera pterodonta Sch. Bip. ex Oliv.

凭证标本：隆安县普查队 450123140625006LY（IBK、GXMG、CMMI）

功效：全草，清热解毒、活血。

功效来源：《中华本草》

栓果菊属 *Launaea* Cass.

光茎栓果菊 滑背草鞋

Launaea acaulis (Roxb.) Babc. ex Kerr

功效：全草，清热解毒、利尿。

功效来源：《中华本草》

注：《广西植物名录》有记载。

小舌菊属 *Microglossa* DC.

小舌菊

Microglossa pyrifolia (Lam.) Kuntze

凭证标本：陈秀香等 2–245（GXMI）

功效：全株，用于目赤肿痛。

功效来源：《广西药用植物名录》

银胶菊属 *Parthenium* L.

银胶菊

Parthenium hysterophorus L.

凭证标本：隆安县普查队 450123121202031LY（IBK、GXMG、CMMI）

功效：全草，强壮、解热、通经、镇痛。

功效来源：《药用植物辞典》

苇谷草属 *Pentanema* Cass.

苇谷草

Pentanema indicum (L.) Ling

凭证标本：陆小鸿等 11964（GXMI）

功效：全草，清热解毒、止血、利尿通淋。

功效来源：《药用植物辞典》

翅果菊属 *Pterocypsela* C. Shih

翅果菊

Pterocypsela indica (L.) C. Shih

功效：全草，清热解毒、活血祛瘀、利湿排脓。

功效来源：《药用植物辞典》

注：《广西植物名录》有记载。

匹菊属 *Pyrethrum* Zinn.

除虫菊

Pyrethrum cinerariifolium Trevis.

功效：花或全草，杀虫。

功效来源：《全国中草药汇编》

注：《广西植物名录》有记载。

风毛菊属 *Saussurea* DC.

风毛菊

Saussurea japonica (Thunb.) DC.

凭证标本：隆安县普查队 450123130309002LY（IBK、GXMG、CMMI）

功效：全草，祛风活血、散瘀止痛。

功效来源：《药用植物辞典》

千里光属 *Senecio* L.

千里光

Senecio scandens Buch.-Ham. ex D. Don

凭证标本：隆安县普查队 450123121202021LY（IBK、GXMG、CMMI）

功效：全草，清热解毒、明目退翳、杀虫止痒。

功效来源：《中华本草》

豨莶属 *Siegesbeckia* L.

豨莶 豨莶草

Siegesbeckia orientalis L.

凭证标本：隆安县普查队 450123130120053LY（IBK、GXMG）

功效：地上部分，祛风湿、通经络、清热解毒。

功效来源：《广西壮族自治区壮药质量标准 第二卷》（2011年版）

一枝黄花属 *Solidago* L.

一枝黄花

Solidago decurrens Lour.

凭证标本：陆小鸿等 11900（GXMI）

功效：全草或根，疏风泄热、解毒消肿。

功效来源：《广西壮族自治区壮药质量标准 第一卷》（2008年版）

苦苣菜属 Sonchus L.

苣荬菜

Sonchus arvensis L.

凭证标本：隆安县普查队 450123130116034LY（IBK、GXMG、CMMI）

功效：全草，清热解毒、凉血利湿。

功效来源：《全国中草药汇编》

花叶滇苦菜

Sonchus asper (L.) Hill

凭证标本：隆安县普查队 450123130114049LY（IBK、GXMG、CMMI）

功效：全草，清热解毒、消炎止血、消肿止痛、祛瘀。

功效来源：《药用植物辞典》

苦苣菜 滇苦菜

Sonchus oleraceus L.

功效：全草，清热解毒、凉血止血。

功效来源：《全国中草药汇编》

注：《广西植物名录》有记载。

金钮扣属 Spilanthes Jacq.

金钮扣

Spilanthes paniculata Wall. ex DC.

凭证标本：隆安县普查队 450123130115012LY（IBK、GXMG、CMMI）

功效：全草，清热解毒、消肿止痛、祛风除湿、止咳定喘。

功效来源：《广西壮族自治区壮药质量标准 第三卷》（2018年版）

金腰箭属 Synedrella Gaertn.

金腰箭

Synedrella nodiflora (L.) Gaertn.

凭证标本：隆安县普查队 450123121203016LY（IBK、GXMG、CMMI）

功效：全草，清热解毒、散瘀消肿。

功效来源：《全国中草药汇编》

蒲公英属 Taraxacum F. H. Wigg.

蒲公英

Taraxacum mongolicum Hand.-Mazz.

功效：全草，清热解毒、消肿散结、利尿通淋。

功效来源：《中国药典》（2020年版）

注：《广西植物名录》有记载。

肿柄菊属 Tithonia Desf. *ex* Juss.

肿柄菊

Tithonia diversifolia A. Gray

凭证标本：隆安县普查队 450123121202027LY（IBK、GXMG、CMMI）

功效：叶，清热解毒、燥湿止泻。

功效来源：《广西壮族自治区壮药质量标准 第三卷》（2018年版）

斑鸠菊属 Vernonia Schreb.

广西斑鸠菊 大阳关

Vernonia chingiana Hand.-Mazz.

凭证标本：杨金财等 LH0853（IBK）

功效：根、叶，清热解毒、止痉。

功效来源：《中华本草》

夜香牛 伤寒草

Vernonia cinerea (L.) Less.

凭证标本：隆安县普查队 450123130307015LY（IBK、GXMG、CMMI）

功效：全草，疏风清热、凉血解毒、安神。

功效来源：《广西壮族自治区壮药质量标准 第三卷》（2018年版）

毒根斑鸠菊 发痧藤

Vernonia cumingiana Benth.

凭证标本：隆安县普查队 450123130121018LY（IBK、GXMG、CMMI）

功效：藤茎或根，祛风解表、舒筋活络。

功效来源：《中华本草》

咸虾花 狗仔花

Vernonia patula (Dryand.) Merr.

凭证标本：隆安县普查队 450123121202038LY（IBK、GXMG、CMMI）

功效：全草，发表散寒、凉血解毒、清热止泻。

功效来源：《广西壮族自治区壮药质量标准 第三卷》（2018年版）

茄叶斑鸠菊 斑鸠木

Vernonia solanifolia Benth.

凭证标本：黄长春等 894（IBK）

功效：根和叶，凉血止血、润肺止咳。

功效来源：《全国中草药汇编》

蟛蜞菊属 Wedelia Jacq.

麻叶蟛蜞菊 滴血根

Wedelia urticifolia DC.

凭证标本：隆安县普查队 450123130309021LY（IBK、GXMG、CMMI）

功效：根，补肾、养血、通络。

功效来源：《中华本草》

山蟛蜞菊 血参
Wedelia wallichii Less.
凭证标本：杨金财等 LH0012（IBK）
功效：全草，补血、活血。
功效来源：《全国中草药汇编》

苍耳属 *Xanthium* L.
北美苍耳
Xanthium chinense Mill.
凭证标本：隆安县普查队 450123121202036LY（IBK、GXMG、CMMI）
功效：成熟带总苞的果实，散风寒、通鼻窍、祛风湿。
功效来源：《中国药典》（2020年版）

黄鹌菜属 *Youngia* Cass.
异叶黄鹌菜
Youngia heterophylla (Hemsl.) Babc. et Stebbins
凭证标本：隆安县普查队 450123121203027LY（IBK、GXMG、CMMI）
功效：全株，消炎镇痛。
功效来源：《药用植物辞典》

黄鹌菜
Youngia japonica (L.) DC.
凭证标本：隆安县普查队 450123140627070LY（IBK、GXMG、CMMI）
功效：全草或根，清热解毒、利尿消肿、止痛。
功效来源：《全国中草药汇编》

百日菊属 *Zinnia* L.
百日菊 百日草
Zinnia elegans Jacq.
功效：全草，清热利尿。
功效来源：《全国中草药汇编》
注：民间常见栽培物种。

239. 龙胆科 Gentianaceae
穿心草属 *Canscora* Lam.
穿心草
Canscora lucidissima (H. Lév. et Vaniot) Hand.-Mazz.
凭证标本：隆安县普查队 450123130122024LY（IBK、GXMG、CMMI）
功效：全草，清热解毒、理气活血。
功效来源：《中华本草》

藻百年属 *Exacum* L.
藻百年
Exacum tetragonum Roxb.

凭证标本：高成芝等 73213（GXMI）
功效：全草，用于口腔炎、骨折、跌打损伤。
功效来源：《药用植物辞典》

240. 报春花科 Primulaceae
点地梅属 *Androsace* L.
点地梅 喉咙草
Androsace umbellata (Lour.) Merr.
凭证标本：隆安县普查队 450123130308035LY（IBK、GXMG、CMMI）
功效：全草或果实，清热解毒、消肿止痛。
功效来源：《中华本草》

珍珠菜属 *Lysimachia* L.
石山细梗香草 香排草
Lysimachia capillipes Hemsl. var. *cavaleriei* (H. Lév.) Hand.-Mazz.
凭证标本：隆安县普查队 450123130720019LY（IBK、GXMG、CMMI）
功效：全草，祛风除湿、行气止痛、调经、解毒。
功效来源：《中华本草》

临时救 风寒草
Lysimachia congestiflora Hemsl.
凭证标本：隆安县普查队 450123130509013LY（IBK、GXMG、CMMI）
功效：全草，祛风散寒、止咳化痰、消积解毒。
功效来源：《中华本草》

延叶珍珠菜 疬子草
Lysimachia decurrens G. Forst.
凭证标本：隆安县普查队 450123130307025LY（IBK、GXMG、CMMI）
功效：全草，清热解毒、活血散结。
功效来源：《中华本草》

独山香草
Lysimachia dushanensis f. H. Chen et C. M. Hu
凭证标本：广西中药资源普查队 17（GXMI）
功效：全草，用于跌打损伤。
功效来源：《广西药用植物名录》

星宿菜 大田基黄
Lysimachia fortunei Maxim.
功效：全草或根，清热利湿、凉血活血、解毒消肿。
功效来源：《中华本草》
注：《广西植物名录》有记载。

三叶香草 三张叶
Lysimachia insignis Hemsl.
凭证标本：隆安县普查队 450123130117021LY（IBK、

GXMG、CMMI）

功效：全草或根，祛风通络、行气活血。

功效来源：《中华本草》

241. 白花丹科 Plumbaginaceae
白花丹属 *Plumbago* L.
白花丹
Plumbago zeylanica L.

凭证标本：隆安县普查队 450123121203007LY（IBK、GXMG、CMMI）

功效：全草，祛风、散瘀、解毒、杀虫。

功效来源：《广西壮族自治区壮药质量标准 第一卷》（2008年版）

242. 车前科 Plantaginaceae
车前属 *Plantago* L.
车前 车前草
Plantago asiatica L.

凭证标本：隆安县普查队 450123130116032LY（IBK、GXMG、CMMI）

功效：全草，清热、利尿通淋、祛痰、凉血、解毒。种子，清热利尿、渗湿通淋、明目、祛痰。

功效来源：《中国药典》（2020年版）

243. 桔梗科 Campanulaceae
金钱豹属 *Campanumoea* Blume
桂党参 土党参
Campanumoea javanica Blume

凭证标本：隆安县普查队 450123130122036LY（IBK、GXMG、CMMI）

功效：根，补中益气、润肺生津。

功效来源：《全国中草药汇编》

土党参属 *Cyclocodon* Griff.
长叶轮钟草 红果参
Cyclocodon lancifolius (Roxb.) Kurz

凭证标本：高成芝等 73157（GXMI）

功效：根，益气、祛瘀、止痛。

功效来源：《中华本草》

243a. 五膜草科 Pentaphragmataceae
五膜草属 *Pentaphragma* Wall. ex G. Don
直序五膜草
Pentaphragma spicatum Merr.

凭证标本：高成芝等 73188（GXMI）

功效：全草，用于无名肿毒、跌打肿痛。

功效来源：文献

244. 半边莲科 Lobeliaceae
半边莲属 *Lobelia* L.

铜锤玉带草
Lobelia angulata Forst.

凭证标本：隆安县普查队 450123130121029LY（IBK、GXMG、CMMI）

功效：全草，祛风利湿、活血散瘀。

功效来源：《广西壮族自治区壮药质量标准 第三卷》（2018年版）

半边莲
Lobelia chinensis Lour.

功效：全草，利尿消肿、清热解毒。

功效来源：《中国药典》（2020年版）

注：《广西植物名录》有记载。

卵叶半边莲 肉半边莲
Lobelia zeylanica L.

凭证标本：陈秀香等 2-375（GXMI）

功效：根状茎和全草，清热解毒、消肿止痛。

功效来源：《全国中草药汇编》

249. 紫草科 Boraginaceae
斑种草属 *Bothriospermum* Bunge
柔弱斑种草 鬼点灯
Bothriospermum zeylanicum (J. Jacq.) Druce

凭证标本：隆安县普查队 450123121203030LY（IBK、GXMG、CMMI）

功效：全草，止咳、止血。

功效来源：《中华本草》

基及树属 *Carmona* Cav.
福建茶
Carmona microphylla (Lam.) G. Don

功效：全株，用于咯血、便血。叶，用于疔疮。

功效来源：《药用植物辞典》

注：民间常见栽培物种。

琉璃草属 *Cynoglossum* L.
倒提壶
Cynoglossum amabile Stapf et Drumm.

凭证标本：隆安县普查队 450123140628048LY（IBK、GXMG、CMMI）

功效：根及全草，清热利湿、散瘀止血、止咳。

功效来源：《全国中草药汇编》

小花琉璃草 牙痈草
Cynoglossum lanceolatum Forssk.

凭证标本：杨金财等 LH2336（IBK）

功效：全草，清热解毒、利水消肿。

功效来源：《中华本草》

厚壳树属 *Ehretia* P. Browne

长花厚壳树

Ehretia longiflora Champ. ex Benth.

凭证标本：万煜82152（GXMI）

功效：根，用于产后腹痛。

功效来源：《广西药用植物名录》

上思厚壳树

Ehretia tsangii I. M. Johnst.

凭证标本：隆安县普查队 450123121204002LY（IBK、GXMG、CMMI）

功效：叶，用于毒蛇咬伤、食物中毒。

功效来源：《药用植物辞典》

盾果草属 *Thyrocarpus* Hance

盾果草

Thyrocarpus sampsonii Hance

凭证标本：隆安县普查队 450123130310014LY（IBK、GXMG、CMMI）

功效：全草，清热解毒、消肿。

功效来源：《全国中草药汇编》

紫丹属 *Tournefortia* L.

紫丹

Tournefortia montana Lour.

凭证标本：万煜82001（GXMI）

功效：全株，用于风湿骨痛。

功效来源：《药用植物辞典》

250. 茄科 Solanaceae

颠茄属 *Atropa* L.

颠茄 颠茄草

Atropa belladonna L.

凭证标本：杨金财等 LH0061（IBK）

功效：全草，用于抗胆碱药。

功效来源：《中国药典》（2020年版）

辣椒属 *Capsicum* L.

辣椒 辣椒叶

Capsicum annuum L. var. *annuum*

凭证标本：隆安县普查队 450123140628039LY（IBK、GXMG、CMMI）

功效：叶，消肿涤络、杀虫止痒。

功效来源：《中华本草》

夜香树属 *Cestrum* L.

夜香树

Cestrum nocturnum L.

功效：叶，清热消肿。花，行气止痛、散寒。

功效来源：《药用植物辞典》

注：《广西植物名录》有记载。

曼陀罗属 *Datura* L.

曼陀罗

Datura stramonium L.

功效：叶，麻醉、镇痛平喘、止咳。

功效来源：《广西壮族自治区壮药质量标准 第二卷》（2011年版）

注：《广西植物名录》有记载。

红丝线属 *Lycianthes* (Dunal) Hassl.

红丝线 毛药

Lycianthes biflora (Lour.) Bitter

凭证标本：隆安县普查队 450123140624089LY（IBK、GXMG、CMMI）

功效：全株，清热解毒、祛痰止咳。

功效来源：《中华本草》

枸杞属 *Lycium* L.

枸杞 地骨皮

Lycium chinense Mill.

功效：根皮，凉血除蒸、清肺降火。

功效来源：《中国药典》（2020年版）

注：《广西植物名录》有记载。

番茄属 *Lycopersicon* Mill.

番茄 西红柿

Lycopersicon esculentum Mill.

凭证标本：隆安县普查队 450123130310016LY（IBK、GXMG、CMMI）

功效：果实，生津止渴、健胃消食。

功效来源：《中华本草》

假酸浆属 *Nicandra* Adan.

假酸浆

Nicandra physalodes (L.) Gaertn.

凭证标本：杨金财等 LH2281（IBK）

功效：全草、果实和花，清热解毒、利尿镇静。

功效来源：《中华本草》

烟草属 *Nicotiana* L.

烟草

Nicotiana tabacum L.

功效：全草，消肿解毒、杀虫。

功效来源：《全国中草药汇编》

注：《广西植物名录》有记载。

酸浆属 *Physalis* L.

酸浆

Physalis alkekengi L.

凭证标本：隆安县普查队 450123140626006LY（IBK、GXMG、CMMI）

功效：全草，清热毒、利咽喉、通便利尿。

功效来源：《中华本草》

苦蘵

Physalis angulata L.

凭证标本：隆安县普查队 450123130724022LY（IBK、GXMG、CMMI）

功效：全草，清热利尿、解毒消肿。

功效来源：《中华本草》

毛酸浆

Physalis pubescens L.

凭证标本：陈秀香等 2–207（GXMI）

功效：全草、根，清热解毒、消肿利尿、止血。

功效来源：《药用植物辞典》

茄属 *Solanum* L.

喀西茄　野颠茄

Solanum aculeatissimum Jacquem.

凭证标本：隆安县普查队 450123130117028LY（IBK、GXMG、CMMI）

功效：全株，镇咳平喘、散瘀止痛。

功效来源：《中华本草》

少花龙葵　古钮菜

Solanum americanum Mill.

凭证标本：隆安县普查队 450123121202035LY（IBK、GXMG、CMMI）

功效：全草，清热解毒、利湿消肿。

功效来源：《中华本草》

假烟叶树　野烟叶

Solanum erianthum D. Don

凭证标本：隆安县普查队 450123121202026LY（IBK、GXMG、CMMI）

功效：全株，清热解毒、祛风止痛。

功效来源：《广西壮族自治区壮药质量标准　第三卷》（2018年版）

紫花茄　金钮扣

Solanum indicum L.

凭证标本：隆安县普查队 450123121203010LY（IBK、GXMG、CMMI）

功效：根及全草，解毒消肿、散瘀止痛。

功效来源：《全国中草药汇编》

白英

Solanum lyratum Thunb.

凭证标本：隆安县普查队 450123130506009LY（IBK、GXMG、CMMI）

功效：全草，清热利湿、解毒消肿。

功效来源：《广西壮族自治区壮药质量标准　第二卷》（2011年版）

乳茄　五指茄

Solanum mammosum L.

凭证标本：杨金财等 LH1671（IBK）

功效：果实，散瘀消肿。

功效来源：《全国中草药汇编》

茄　茄叶

Solanum melongena L.

功效：叶，散血消肿。

功效来源：《中华本草》

注：《广西植物名录》有记载。

龙葵

Solanum nigrum L.

凭证标本：杨金财等 LH0735（IBK）

功效：地上部分，清热解毒、活血消肿、消炎利尿。

功效来源：《广西壮族自治区壮药质量标准　第三卷》（2018年版）

珊瑚樱　玉珊瑚根

Solanum pseudocapsicum L. var. *pseudocapsicum*

功效：根，活血止痛。

功效来源：《中华本草》

注：民间常见栽培物种。

珊瑚豆　冬珊瑚

Solanum pseudocapsicum L. var. *diflorum* (Vell.) Bitter

功效：根，止痛。

功效来源：《全国中草药汇编》

注：民间常见栽培物种。

水茄　丁茄根

Solanum torvum Sw.

凭证标本：隆安县普查队 450123130118039LY（IBK、GXMG、CMMI）

功效：根及老茎，活血散瘀、消肿止痛。

功效来源：《广西壮族自治区壮药质量标准　第二卷》（2011年版）

马铃薯

Solanum tuberosum L.

功效：块茎，补气、健脾、消炎。

功效来源：《药用植物辞典》

注：民间常见栽培物种。

野茄

Solanum undatum Lam.

凭证标本：隆安县普查队 450123130307048LY（IBK、GXMG、CMMI）

功效：全株，清热解表、止痛。

功效来源：《药用植物辞典》

刺天茄 丁茄根

Solanum violaceum Ortega

凭证标本：杨金财等 LH1190（IBK）

功效：根及老茎，活血散瘀、消肿止痛。

功效来源：《广西壮族自治区壮药质量标准　第二卷》（2011年版）

251. 旋花科 Convolvulaceae

银背藤属 *Argyreia* Lour.

白鹤藤 一匹绸

Argyreia acuta Lour.

功效：地上部分，祛风除湿、化痰止咳、止血活络、解毒消痈。

功效来源：《广西壮族自治区壮药质量标准　第二卷》（2011年版）

注：《广西植物名录》有记载。

头花银背藤

Argyreia capitiformis (Poir.) Ooststr.

凭证标本：杨金财等 LH1217（IBK）

功效：叶，用于跌打损伤。

功效来源：《广西药用植物名录》

东京银背藤

Argyreia pierreana Boiss.

凭证标本：隆安县普查队 450123121203045LY（IBK、GXMG、CMMI）

功效：根状茎，用于咳嗽。茎、叶，用于风湿骨痛、乳腺炎。

功效来源：《广西药用植物名录》

打碗花属 *Calystegia* R. Br.

旋花 旋花根

Calystegia sepium (L.) R. Br.

凭证标本：杨金财等 LH0832（IBK）

功效：根，益气补虚、续筋接骨、解毒、杀虫。

功效来源：《中华本草》

菟丝子属 *Cuscuta* L.

南方菟丝子 菟丝子

Cuscuta australis R. Br.

凭证标本：隆安县普查队 450123130508030LY（IBK、GXMG、CMMI）

功效：种子，补益肝肾、固精缩尿、安胎、明目、止泻。

功效来源：《中国药典》（2020年版）

菟丝子

Cuscuta chinensis Lam.

凭证标本：杨金财等 LH0203（IBK）

功效：种子，补肾益精、养肝明目、安胎、止泻。

功效来源：《广西壮族自治区壮药质量标准　第二卷》（2011年版）

金灯藤 菟丝

Cuscuta japonica Choisy

凭证标本：隆安县普查队 450123130115020LY（IBK、GXMG、CMMI）

功效：全草，清热解毒、凉血止血、健脾利湿。

功效来源：《中华本草》

马蹄金属 *Dichondra* J. R. Forst. et G. Forst.

马蹄金 小金钱草

Dichondra micrantha Urb.

凭证标本：隆安县普查队 450123130309011LY（IBK、GXMG、CMMI）

功效：全草，清热利湿、解毒。

功效来源：《广西壮族自治区壮药质量标准　第一卷》（2008年版）

丁公藤属 *Erycibe* Roxb.

丁公藤

Erycibe obtusifolia Benth.

功效：藤茎，祛风除湿、消肿止痛。

功效来源：《广西壮族自治区壮药质量标准　第一卷》（2008年版）

注：隆安市场收购药材。

土丁桂属 *Evolvulus* L.

土丁桂

Evolvulus alsinoides (L.) L.

凭证标本：隆安县普查队 450123130123016LY（IBK、GXMG、CMMI）

功效：全草，清热、利湿、解毒。

功效来源：《中华本草》

番薯属 *Ipomoea* L.

月光花

Ipomoea alba L.

功效：种子，用于跌打肿痛、骨折。

功效来源：《全国中草药汇编》

注：《广西植物名录》有记载。

蕹菜

Ipomoea aquatica Forssk.

功效：全草及根，清热解毒、利尿、止血。

功效来源：《全国中草药汇编》

注：《广西植物名录》有记载。

番薯 甘薯

Ipomoea batatas (L.) Lam.

凭证标本：隆安县普查队 450123130505014LY（IBK、

GXMG、CMMI）

功效：根，补中、生津、止血、排脓。

功效来源：《全国中草药汇编》

五爪金龙 五叶藤

Ipomoea cairica (L.) Sweet

凭证标本：杨金财等 LH1887（IBK）

功效：花，清热解毒、止咳、除寒、通淋利水。

功效来源：《全国中草药汇编》

牵牛 牵牛子

Ipomoea nil (L.) Roth

凭证标本：许为斌等 11891（IBK）

功效：成熟种子，利水通便、祛痰逐饮、消积杀虫。

功效来源：《中华本草》

圆叶牵牛 牵牛子

Ipomoea purpurea (L.) Roth

功效：成熟种子，利水通便、祛痰逐饮、消积杀虫。

功效来源：《中华本草》

注：《广西植物名录》有记载。

茑萝

Ipomoea quamoclit L.

功效：根，用于头痛和作泻剂。

功效来源：《药用植物辞典》

注：民间常见栽培物种。

鱼黄草属 *Merremia* Dennst. ex Endl.

金钟藤

Merremia boisiana (Gagnep.) Ooststr.

凭证标本：方鼎等 808（GXMI）

功效：茎，用于血虚。

功效来源：《药用植物辞典》

篱栏网 篱栏子

Merremia hederacea (Burm. f.) Hallier f.

凭证标本：隆安县普查队 450123121202032LY（IBK、GXMG、CMMI）

功效：种子或全株，清热、利咽、凉血。

功效来源：《广西壮族自治区壮药质量标准 第一卷》（2008年版）

山猪菜

Merremia umbellata (L.) Hallier f. subsp. *Orientalis* (Hallier f.) Ooststr.

凭证标本：杨金财等 LH0828（IBK）

功效：全草，用于乳汁不下。

功效来源：《广西药用植物名录》

三翅藤属 *Tridynamia* Gagnep.

大花三翅藤 美飞蛾藤

Tridynamia megalantha (Merr.) Staples

凭证标本：高成芝等 73140（GXMI）

功效：全株，用于子宫脱垂、跌打损伤。

功效来源：《广西药用植物名录》

252. 玄参科 Scrophulariaceae

毛麝香属 *Adenosma* R. Br.

毛麝香 黑头茶

Adenosma glutinosum (L.) Druce

凭证标本：杨金财等 LH1112（IBK）

功效：全草，祛风止痛、散瘀消肿、解毒止痒。

功效来源：《广西中药材标准 第二册》

球花毛麝香 大头陈

Adenosma indianum (Lour.) Merr.

凭证标本：黄长春等 11537（GXMI）

功效：全草，疏风解表、化湿消滞。

功效来源：《广西壮族自治区壮药质量标准 第一卷》（2008年版）

石龙尾属 *Limnophila* R. Br.

中华石龙尾

Limnophila chinensis (Osbeck) Merr.

凭证标本：陆小鸿等 11775（GXMI）

功效：全草，清热利尿、凉血解毒。

功效来源：《药用植物辞典》

大叶石龙尾 水茴香

Limnophila rugosa (Roth) Merr.

凭证标本：陆小鸿等 11585（GXMI）

功效：全草，清热解表、祛风除湿、止咳止痛。

功效来源：《全国中草药汇编》

钟萼草属 *Lindenbergia* Lehm.

钟萼草 茸草

Lindenbergia philippensis (Cham. et Schltdl.) Benth.

凭证标本：隆安县普查队 450123130117040LY（IBK、GXMG、CMMI）

功效：叶，祛风除湿、解毒敛疮。

功效来源：《中华本草》

母草属 *Lindernia* All.

长蒴母草 鸭嘴癀

Lindernia anagallis (Burm. f.) Pennell

功效：全草，清热利湿、解毒消肿。

功效来源：《全国中草药汇编》

注：《广西植物名录》有记载。

泥花母草 水虾子草

Lindernia antipoda (L.) Alston

凭证标本：杨金财等 LH1349（IBK）

功效：全草，清热、解毒、消肿。

功效来源：《全国中草药汇编》

刺齿泥花草 锯齿草

Lindernia ciliata (Colsm.) Pennell

凭证标本：杨金财等 LH0481（IBK）

功效：全草，清热解毒、祛瘀消肿、止痛。

功效来源：《全国中草药汇编》

母草

Lindernia crustacea (L.) f. Muell.

凭证标本：陆小鸿等 11611（GXMI）

功效：全草，清热利湿、活血止痛。

功效来源：《中华本草》

旱田草

Lindernia ruellioides (Colsm.) Pennell

凭证标本：隆安县普查队 450123130725016LY（IBK、GXMG、CMMI）

功效：全草，理气活血、消肿止痛。

功效来源：《广西壮族自治区壮药质量标准 第三卷》（2018年版）

通泉草属 *Mazus* Lour.

通泉草

Mazus pumilus (Burm. f.) Steenis

凭证标本：隆安县普查队 450123130307006LY（IBK、GXMG、CMMI）

功效：全草，清热解毒、消炎消肿、利尿、止痛、健胃消积。

功效来源：《药用植物辞典》

泡桐属 *Paulownia* Sieb. et Zucc.

白花泡桐 泡桐叶

Paulownia fortunei (Seem.) Hemsl.

功效：叶，清热解毒、止血消肿。

功效来源：《中华本草》

注：《广西植物名录》有记载。

苦玄参属 *Picria* Lour.

苦玄参

picria felterrae Lour.

凭证标本：杨金财等 LH0815（IBK）

功效：全草，清热解毒、消肿止痛。

功效来源：《广西壮族自治区壮药质量标准 第一卷》（2008年版）

独脚金属 *Striga* Lour.

独脚金

Striga asiatica (L.) Kuntze

凭证标本：隆安县普查队 450123130118024LY（IBK、GXMG、CMMI）

功效：全草，清肝、健脾、消积、杀虫。

功效来源：《广西中药材标准》

蝴蝶草属 *Torenia* L.

单色蝴蝶草 蓝猪耳

Torenia concolor Lindl.

凭证标本：隆安县普查队 450123130509019LY（IBK、GXMG、CMMI）

功效：全草，清热解毒、利湿、止咳、和胃止吐、化瘀。

功效来源：《全国中草药汇编》

黄花蝴蝶草

Torenia flava Buch.-Ham. ex Benth.

凭证标本：杨金财等 LH0059（IBK）

功效：全草，用于阴囊肿大。

功效来源：《广西药用植物名录》

婆婆纳属 *Veronica* L.

水苦荬

Veronica undulata Wall. ex Jack

功效：带虫瘿果的全草，活血止血、解毒消肿。

功效来源：《全国中草药汇编》

注：《广西植物名录》有记载。

256. 苦苣苔科 Gesneriaceae

芒毛苣苔属 *Aeschynanthus* Jack

芒毛苣苔 石榕

Aeschynanthus acuminatus Wall. ex A. DC.

凭证标本：杨金财等 LH1759（IBK）

功效：全草，宁心、养肝、止咳、止痛。

功效来源：《中华本草》

唇柱苣苔属 *Chirita* Buch.-Ham. ex D. Don

钩序唇柱苣苔

Chirita hamosa R. Br.

凭证标本：隆安县普查队 450123130720032LY（IBK、GXMG、CMMI）

功效：全草，用于毒蛇咬伤、小便不利。

功效来源：《药用植物辞典》

肥牛草

Chirita hedyotidea (Chun) W. T. Wang

凭证标本：杨金财等 LH0948（IBK）

功效：全草，外用治骨折。

功效来源：《广西药用植物名录》

弄岗唇柱苣苔 红药
Chirita longgangensis W. T. Wang
功效：根状茎，用于跌打损伤、风湿骨痛。
功效来源：《广西药用植物名录》
注：隆安市场收购药材。

线叶唇柱苣苔
Chirita linearifolia W. T. Wang
凭证标本：隆安县普查队 450123130117025LY（IBK、GXMG、CMMI）
功效：根状茎，用于劳伤咳嗽，外用治骨折、跌打肿痛、疔疮。
功效来源：《药用植物辞典》

条叶唇柱苣苔
Chirita ophiopogoides D. Fang et W. T. Wang
凭证标本：隆安县普查队 450123121203031LY（IBK）
功效：根状茎，用于风湿骨痛、跌打损伤、骨折、劳伤咳嗽。
功效来源：《广西药用植物名录》

盾座苣苔属 *Epithema* Blume
盾座苣苔
Epithema carnosum (G. Don) Benth.
凭证标本：杨金财等 LH0703（IBK）
功效：全株，止咳、止血、镇痛。
功效来源：《药用植物辞典》

半蒴苣苔属 *Hemiboea* C. B. Clarke
华南半蒴苣苔
Hemiboea follicularis C. B. Clarke
凭证标本：覃德海 73234（GXMI）
功效：全草，用于咳嗽、肺炎、骨折。
功效来源：《广西药用植物名录》

龙州半蒴苣苔
Hemiboea longzhouensis W. T. Wang ex Z. Y. Li
凭证标本：杨金财等 LH1439（IBK）
功效：根、叶，用于毒蛇咬伤。
功效来源：《药用植物辞典》

红苞半蒴苣苔
Hemiboea rubribracteata Z. Y. Li et Yan Liu
凭证标本：隆安县普查队 450123130508005LY（IBK、GXMG、CMMI）
功效：全草，抗菌、抗炎、抗病毒等。
功效来源：文献

半蒴苣苔 降龙草
Hemiboea subcapitata C. B. Clarke
凭证标本：杨金财等 LH0316（IBK）

功效：全草，清暑利湿、解毒。
功效来源：《中华本草》

吊石苣苔属 *Lysionotus* D. Don
吊石苣苔 石吊兰
Lysionotus pauciflorus Maxim.
功效：全株，清热利湿、祛痰止咳、活血调经。
功效来源：《中国药典》
注：隆安县志记载。

马铃苣苔属 *Oreocharis* Benth.
大叶石上莲
Oreocharis benthamii C. B. Clarke var. *benthamii*
功效：全草，用于跌打损伤、咳嗽。
功效来源：《广西药用植物名录》
注：《广西植物名录》有记载。

石上莲
Oreocharis benthamii C. B. Clarke var. *reticulata* Dunn
功效：叶，外用治湿疹。
功效来源：《广西药用植物名录》
注：《广西植物名录》有记载。

蛛毛苣苔属 *Paraboea* (C. B. Clarke) Ridl.
锈色蛛毛苣苔
Paraboea rufescens (Franch.) B. L. Burtt
凭证标本：隆安县普查队 450123130114016LY（IBK、GXMG、CMMI）
功效：全草，止咳、解毒、镇痛、生肌、固脱。
功效来源：《药用植物辞典》

蛛毛苣苔
Paraboea sinensis (Oliv.) B. L. Burtt
凭证标本：杨金财等 LH1831（IBK）
功效：全草，疏风清热、止咳平喘、利湿、凉血生新、接骨止痛。
功效来源：《药用植物辞典》

锥序蛛毛苣苔
Paraboea swinhoii (Hance) B. L. Burtt
凭证标本：隆安县普查队 450123130506002LY（IBK、GXMG、CMMI）
功效：全株，用于小儿疳积、子宫脱垂、骨折。
功效来源：《广西药用植物名录》

伞花蛛毛苣苔
Paraboea umbellata (Drake) B. L. Burtt
凭证标本：隆安县普查队 450123140627022LY（IBK、GXMG、CMMI）
功效：全草，用于咳嗽、胃痛、月经不调、崩漏、风湿骨痛、跌打损伤。

功效来源：《广西中药资源名录》

线柱苣苔属 *Rhynchotechum* Blume
线柱苣苔
Rhynchotechum ellipticum (Wall. ex D. Dietr.) A. DC.
凭证标本：杨金财等 LH0979（IBK）
功效：全草，清肝、解毒。
功效来源：《药用植物辞典》

257. 紫葳科 Bignoniaceae
梓属 *Catalpa* Scop.
梓
Catalpa ovata G. Don
功效：根，用于湿热黄疸、咳嗽痰多，外用治小儿热痱；有小毒。
功效来源：《广西中药资源名录》
注：《广西植物名录》有记载。

火烧花属 *Mayodendron* Kurz
火烧花
Mayodendron igneum (Kurz) Kurz
凭证标本：杨金财等 LH2237（IBK）
功效：根皮，用于恶露不尽、产后体虚。
功效来源：《广西中药资源名录》

木蝴蝶属 *Oroxylum* Vent.
木蝴蝶
Oroxylum indicum (L.) Benth. ex Kurz
凭证标本：杨金财等 LH2367（IBK）
功效：成熟种子，清肺利咽、疏肝和胃。
功效来源：《中国药典》（2020年版）

菜豆树属 *Radermachera* Zoll. & Moritzi
菜豆树
Radermachera sinica (Hance) Hemsl.
凭证标本：隆安县普查队 450123130122019LY（IBK、GXMG、CMMI）
功效：根、叶或果实，清暑解毒、散瘀消肿。
功效来源：《中华本草》

羽叶楸属 *Stereospermum* Cham.
羽叶楸
Stereospermum colais (Buch.-Ham. ex Dillwyn) Mabb.
凭证标本：杨金财等 LH1074（IBK）
功效：全株，用于感冒、蝎蜇伤。花、果，用于蝎蜇伤。
功效来源：《药用植物辞典》

硬骨凌霄属 *Tecomaria* Spach
硬骨凌霄
Tecomaria capensis (Thunb.) Spach
功效：茎叶，散瘀消肿。花，通经利尿。
功效来源：《全国中草药汇编》
注：《广西植物名录》有记载。

258. 胡麻科 Pedaliaceae
胡麻属 *Sesamum* L.
芝麻 黑芝麻
Sesamum indicum L.
凭证标本：隆安县普查队 450123130718012LY（IBK、GXMG、CMMI）
功效：种子，补益肝肾、养血益精、润肠通便。
功效来源：《中华本草》

259. 爵床科 Acanthaceae
穿心莲属 *Andrographis* Wall. ex Nees
穿心莲
Andrographis paniculata (Burm. f.) Nees
凭证标本：隆安县普查队 450123121204003LY（IBK、GXMG、CMMI）
功效：地上部分，清热解毒、凉血、消肿。
功效来源：《中国药典》（2020年版）

十万错属 *Asystasia* Blume
十万错
Asystasia chelonoides Nees
凭证标本：杨金财等 LH1101（IBK）
功效：全草，外治跌打肿痛、骨折。
功效来源：《广西中药资源名录》

白接骨属 *Asystasiella* Lindau
白接骨
Asystasiella neesiana (Wall.) Lindau
凭证标本：梁冠权 2-27（GXMI）
功效：全草，化瘀止血、续筋接骨、利尿消肿、清热解毒。
功效来源：《中华本草》

假杜鹃属 *Barleria* L.
假杜鹃 紫靛
Barleria cristata L.
凭证标本：隆安县普查队 450123130119035LY（IBK、GXMG、CMMI）
功效：全株，清肺化痰、祛风利湿、解毒消肿。
功效来源：《中华本草》

钟花草属 *Codonacanthus* Nees
钟花草
Codonacanthus pauciflorus (Nees) Nees
凭证标本：杨金财等 LH0944（IBK）

功效：全草，清心火、活血通络。

功效来源：《中华本草》

狗肝菜属 *Dicliptera* Juss.

狗肝菜

Dicliptera chinensis (L.) Juss.

凭证标本：隆安县普查队 450123130123019LY（IBK、GXMG、CMMI）

功效：全草，清热、凉血、利湿、解毒。

功效来源：《广西壮族自治区壮药质量标准 第一卷》（2008年版）

喜花草属 *Eranthemum* L.

喜花草

Eranthemum pulchellum Andrews

功效：叶，清热解毒、散瘀消肿。

功效来源：《药用植物辞典》

注：《广西植物名录》有记载。

水蓑衣属 *Hygrophila* R. Br.

贵港水蓑衣

Hygrophila salicifolia (Vahl) Nees var. *longihirsuta* H. S. Lo et D. Fang

凭证标本：杨金财等 LH1789（IBK）

功效：全草、种子，清热解毒、化瘀止痛。

功效来源：《药用植物辞典》

爵床属 *Justicia* L.

鸭嘴花

Justicia adhatoda L.

功效：全株，祛风活血、散瘀止痛、接骨。

功效来源：《全国中草药汇编》

注：《广西植物名录》有记载。

小驳骨

Justicia gendarussa L. f.

凭证标本：隆安县普查队 450123130307047LY（IBK、GXMG、CMMI）

功效：地上部分，祛瘀止痛、续筋接骨。

功效来源：《广西壮族自治区壮药质量标准 第一卷》（2008年版）

南岭爵床

Justicia leptostachya Hemsley

凭证标本：谭德辉 11118（GXMI）

功效：全草，散瘀止血、止痛、驳骨，用于跌打损伤、骨折。

功效来源：《药用植物辞典》

爵床

Justicia procumbens L.

凭证标本：隆安县普查队 450123130116028LY（IBK、GXMG、CMMI）

功效：全草，清热解毒、利湿消积、活血止痛。

功效来源：《中华本草》

观音草属 *Peristrophe* Nees

九头狮子草

Peristrophe japonica (Thunb.) Bremek.

功效：全草，发汗解表、清热解毒、镇痉。

功效来源：《全国中草药汇编》

注：《广西植物名录》有记载。

山壳骨属 *Pseuderanthemum* Radlk.

山壳骨

Pseuderanthemum latifolium (Vahl) B. Hansen

凭证标本：方鼎等 0796（GXMI）

功效：根，止血，用于跌打损伤。

功效来源：《药用植物辞典》

孩儿草属 *Rungia* Nees

孩儿草

Rungia pectinata (L.) Nees

凭证标本：隆安县普查队 450123130119030LY（IBK、GXMG、CMMI）

功效：全草，消积滞、泻肝火、清湿热。

功效来源：《桂本草 第二卷》（下）

紫云菜属 *Strobilanthes* Blume

肖笼鸡

Strobilanthes affinis (Griff.) Terash. ex J. R. I. Wood et J. R. Benett.

凭证标本：隆安县普查队 450123130308036LY（IBK、GXMG、CMMI）

功效：全草，解毒、凉血、消肿止痛。

功效来源：《药用植物辞典》

板蓝 青黛

Strobilanthes cusia (Nees) Kuntze

凭证标本：隆安县普查队 450123121204018LY（IBK、GXMG、CMMI）

功效：叶或茎叶经加工制得的粉末、团块或颗粒，清热解毒、凉血消斑、泻火定惊。

功效来源：《中国药典》（2020年版）

曲枝假蓝

Strobilanthes dalziellii (W. W. Sm.) R. Ben

功效：全草，清热解毒、利湿。

功效来源：《中华本草》

注：《广西植物名录》有记载。

球花马蓝 温大青
Strobilanthes dimorphotricha Hance
凭证标本：杨金财等 LH2039（IBK）
功效：地上部分或根，清热解毒、凉血消斑。
功效来源：《中华本草》

山牵牛属 *Thunbergia* Retz.
山牵牛 老鸦嘴
Thunbergia grandiflora Roxb.
凭证标本：隆安县普查队 450123140625029LY（IBK、GXMG、CMMI）
功效：全株，舒筋活络、散瘀消肿。
功效来源：《广西壮族自治区壮药质量标准 第一卷》（2008年版）

263. 马鞭草科 Verbenaceae
紫珠属 *Callicarpa* L.
紫珠 珍珠风子
Callicarpa bodinieri H. Lév.
凭证标本：隆安县普查队 450123130117011LY（IBK、GXMG、CMMI）
功效：果实，发表散寒。
功效来源：《中华本草》

白棠子树 紫珠
Callicarpa dichotoma (Lour.) K. Koch
功效：叶，收敛止血、清热解毒。
功效来源：《中华本草》
注：《广西植物名录》有记载。

杜虹花 紫珠叶
Callicarpa formosana Rolfe
凭证标本：杨金财等 LH1440（IBK）
功效：叶，凉血、收敛止血、散瘀、解毒消肿。
功效来源：《中国药典》（2020年版）

尖萼紫珠
Callicarpa loboapiculata f. P. Metcalf
凭证标本：隆安县普查队 450123140626018LY（IBK、GXMG、CMMI）
功效：叶，外治体癣。
功效来源：《广西中药资源名录》

长叶紫珠
Callicarpa longifolia Lam. var. *longifolia*
凭证标本：杨金财等 LH0724（IBK）
功效：根，祛风除湿。叶，止血。
功效来源：《药用植物辞典》

白毛长叶紫珠
Callicarpa longifolia Lam. var. *floccosa* Schauer

凭证标本：隆安县普查队 450123130307032LY（IBK、GXMG、CMMI）
功效：叶，外治中耳炎。
功效来源：《广西中药资源名录》

大叶紫珠
Callicarpa macrophylla Vahl
凭证标本：隆安县普查队 450123121202041LY（IBK、GXMG、CMMI）
功效：叶或带叶嫩枝，散瘀止血、消肿止痛。
功效来源：《广西壮族自治区壮药质量标准 第三卷》（2018年版）

红紫珠
Callicarpa rubella Lindl. f. *rubella*
凭证标本：D.C.W 940313（GXMI）
功效：叶及嫩枝，解毒消肿、凉血止血。
功效来源：《中华本草》

狭叶红紫珠
Callicarpa rubella Lindl. f. *angustata* C. P'ei
凭证标本：隆安县普查队 450123140625094LY（IBK、GXMG、CMMI）
功效：全株，止血散瘀、消炎、截疟。
功效来源：《药用植物辞典》

钝齿红紫珠
Callicarpa rubella Lindl. f. *crenata* C. P'ei
凭证标本：隆安县普查队 450123130121047LY（IBK、GXMG、CMMI）
功效：根、叶，清热、止血、消肿止痛。根、全草，清热止血、消肿止痛。
功效来源：《药用植物辞典》

莸属 *Caryopteris* Bunge
兰香草
Caryopteris incana (Thunb. ex Houtt.) Miq.
凭证标本：隆安县普查队 450123121202003LY（IBK、GXMG、CMMI）
功效：全草，疏风解表、祛痰止咳、散瘀止痛。
功效来源：《药用植物辞典》

大青属 *Clerodendrum* L.
灰毛大青 大叶白花灯笼
Clerodendrum canescens Wall. ex Walp.
凭证标本：隆安县普查队 450123130718031LY（IBK、GXMG、CMMI）
功效：全株，清热解毒、凉血止血。
功效来源：《中华本草》

重瓣臭茉莉
Clerodendrum chinense (Osbeck) Mabb.

功效：根、叶，祛风利湿、化痰止咳、活血消肿。

功效来源：《药用植物辞典》

注：《广西植物名录》有记载。

大青 路边青

Clerodendrum cyrtophyllum Turcz.

凭证标本：隆安县普查队 450123140624069LY（IBK、GXMG、CMMI）

功效：全株，清热解毒、凉血、利湿。

功效来源：《广西壮族自治区壮药质量标准　第二卷》（2011年版）

白花灯笼

Clerodendrum fortunatum L.

功效：根或全株，清热解毒、止咳定痛。

功效来源：《全国中草药汇编》

注：《广西植物名录》有记载。

海南赪桐

Clerodendrum hainanense Hand.-Mazz.

凭证标本：杨金财等 LH1644（IBK）

功效：全株，用于感冒发烧、泄泻、痢疾、湿热黄疸、小便不利。根，用于小儿肺炎。

功效来源：《广西中药资源名录》

赪桐

Clerodendrum japonicum (Thunb.) Sweet

凭证标本：隆安县普查队 450123130504026LY（IBK、GXMG、CMMI）

功效：地上部分，清肺热、散瘀肿、凉血止血、利小便。

功效来源：《广西壮族自治区壮药质量标准　第二卷》（2011年版）

广东大青

Clerodendrum kwangtungense Hand.-Mazz.

凭证标本：韦发南 K1116（IBK）

功效：根，清热利湿、祛风止咳、壮腰、健胃。

功效来源：《药用植物辞典》

尖齿臭茉莉 过墙风

Clerodendrum lindleyi Decne. ex Planch.

凭证标本：隆安县普查队 450123121203038LY（IBK、GXMG、CMMI）

功效：全株，祛风除湿、活血消肿。

功效来源：《中华本草》

海通

Clerodendrum mandarinorum Diels

凭证标本：隆安县普查队 450123130119025LY（IBK、GXMG、CMMI）

功效：根、枝、叶，清热解毒、通经活络、祛风除

痹、利水。

功效来源：《药用植物辞典》

三对节

Clerodendrum serratum (L.) Moon var. *serratum*

凭证标本：隆安县普查队 450123130727002LY（IBK）

功效：全株或根、叶，清热解毒、截疟、接骨、祛风除湿。

功效来源：《全国中草药汇编》

草本三对节

Clerodendrum serratum (L.) Moon var. *herbaceum* (Roxb. ex Schauer) C. Y. Wu

凭证标本：高成芝等 73214（GXMI）

功效：根、茎皮、叶、全草，清热利湿、散瘀消肿、壮筋骨、截疟、避孕。

功效来源：《药用植物辞典》

龙吐珠

Clerodendrum thomsoniae Balf. f.

功效：全株、叶，解毒。

功效来源：《药用植物辞典》

注：民间常见栽培物种。

假连翘属 *Duranta* L.

假连翘

Duranta erecta L.

凭证标本：杨金财等 LH0557（IBK）

功效：叶、果，散热逐邪、行血祛瘀、止痛杀虫、消肿解毒。

功效来源：《全国中草药汇编》

马缨丹属 *Lantana* L.

马缨丹 五色梅

Lantana camara L.

凭证标本：隆安县普查队 450123121202042LY（IBK、GXMG、CMMI）

功效：根、花及叶，清热泻火、解毒散结。

功效来源：《中华本草》

过江藤属 *Phyla* Lour.

过江藤 蓬莱草

Phyla nodiflora (L.) E. L. Greene

凭证标本：隆安县普查队 450123130505094LY（IBK、GXMG、CMMI）

功效：全草，清热解毒。

功效来源：《中华本草》

豆腐柴属 *Premna* L.

滇桂豆腐柴

Premna confinis C. P'ei et S. L. Chen ex C. Y. Wu

功效：根、茎，用于风湿骨痛、跌打损伤。叶，外治跌打肿痛。

功效来源：《广西中药资源名录》

注：《广西植物名录》有记载。

石山豆腐柴

Premna crassa Hand.-Mazz.

凭证标本：隆安县普查队 450123140627082LY（IBK、GXMG、CMMI）

功效：根、茎，用于风湿骨痛、跌打损伤、瘰疬。叶，外治结膜炎。

功效来源：《广西中药资源名录》

黄毛豆腐柴 战骨

Premna fulva Craib

凭证标本：隆安县普查队 450123130505075LY（IBK、GXMG、CMMI）

功效：茎，活血散瘀、强筋健骨、祛风止痛。

功效来源：《广西壮族自治区壮药质量标准 第一卷》（2008年版）

狐臭柴 长柄臭黄荆

Premna puberula Pamp.

凭证标本：黄元高 2016（GXMI）

功效：根、叶，清湿热、调经解毒。

功效来源：《全国中草药汇编》

假马鞭属 *Stachytarpheta* Vahl

假马鞭 玉龙鞭

Stachytarpheta jamaicensis (L.) Vahl

凭证标本：隆安县普查队 450123130307009LY（IBK、GXMG、CMMI）

功效：全草，清热利湿、解毒消肿。

功效来源：《中华本草》

柚木属 *Tectona* L. f.

柚木 紫柚木

Tectona grandis L. f.

功效：茎、叶，和中止吐、祛风止痒。

功效来源：《中华本草》

注：民间常见栽培物种。

马鞭草属 *Verbena* L.

马鞭草

Verbena officinalis L.

凭证标本：隆安县普查队 450123130116037LY（IBK、GXMG、CMMI）

功效：地上部分，活血散瘀、解毒、利水、退黄、截疟。

功效来源：《中国药典》（2020年版）

牡荆属 *Vitex* L.

黄荆 五指柑

Vitex negundo L. var. *negundo*

凭证标本：隆安县普查队 450123130120008LY（IBK、GXMG、CMMI）

功效：全株，祛风解表、止咳化痰、理气止痛。

功效来源：《广西壮族自治区壮药质量标准 第一卷》（2008年版）

牡荆 五指柑

Vitex negundo L. var. *cannabifolia* (Sieb. et Zucc.) Hand.-Mazz.

凭证标本：隆安县普查队 450123130505005LY（IBK、GXMG、CMMI）

功效：全株，祛风解表、止咳化痰、理气止痛。

功效来源：《广西壮族自治区壮药质量标准 第一卷》（2008年版）

山牡荆

Vitex quinata (Lour.) f. N. Williams

凭证标本：杨金财等 LH0729（IBK）

功效：根和茎，止咳定喘、镇静退热。

功效来源：《广西壮族自治区壮药质量标准 第三卷》（2018年版）

蔓荆 蔓荆子

Vitex trifolia L.

功效：果实，疏散风热、清利头目。

功效来源：《中国药典》（2020年版）

注：《广西植物名录》有记载。

264. 唇形科 Labiatae

筋骨草属 *Ajuga* L.

筋骨草 缘毛筋骨草

Ajuga ciliata Bunge

凭证标本：隆安县普查队 450123121203029LY（IBK、GXMG、CMMI）

功效：全草，清热、凉血、消肿。

功效来源：《全国中草药汇编》

金疮小草 白毛夏枯草

Ajuga decumbens Thunb.

凭证标本：杨金财等 LH1983（IBK）

功效：全草，清热解毒、化痰止咳、凉血散血。

功效来源：《中华本草》

紫背金盘 紫背金盘草

Ajuga nipponensis Makino

凭证标本：中植联广西队 0271（IBK）

功效：全草或根，清热解毒、凉血散瘀、消肿止痛。

功效来源：《中华本草》

广防风属 *Anisomeles* R. Br.

广防风

Anisomeles indica (L.) Kuntze

凭证标本：隆安县普查队 450123121203018LY（IBK、GXMG、CMMI）

功效：全草，祛风解表、理气止痛。

功效来源：《药用植物辞典》

肾茶属 *Clerodendranthus* Kudo

肾茶 猫须草

Clerodendranthus spicatus (Thunb.) C. Y. Wu ex H. W. Li

功效：茎、叶，清热祛湿、排石利尿。

功效来源：《全国中草药汇编》

注：《广西植物名录》有记载。

风轮菜属 *Clinopodium* L.

邻近风轮菜

Clinopodium confine (Hance) Kuntze

凭证标本：陈秀香等 2–210（GXMI）

功效：全草，清热解毒、散瘀消肿、止血。

功效来源：《药用植物辞典》

细风轮菜

Clinopodium gracile (Benth.) Matsum.

凭证标本：隆安县普查队 450123130122002LY（IBK、GXMG、CMMI）

功效：全草，清热解毒、消肿止痛、凉血止痢、祛风止痒、止血。

功效来源：《药用植物辞典》

鞘蕊花属 *Coleus* Lour.

肉叶鞘蕊花 小洋紫苏

Coleus carnosifolius (Hemsl.) Dunn

凭证标本：高成芝等 73179（GXMI）

功效：全草，清热解毒、消疳杀虫。

功效来源：《中华本草》

活血丹属 *Glechoma* L.

活血丹 连钱草

Glechoma longituba (Nakai) Kuprian

功效：地上部分，利湿通淋、清热解毒、散瘀消肿。

功效来源：《广西壮族自治区壮药质量标准 第一卷》（2008年版）

注：《广西植物名录》有记载。

香茶菜属 *Isodon* (Schrad. ex Benth.) Spach

香茶菜

Isodon amethystoides (Benth.) H. Hara

凭证标本：隆安县普查队 450123140624129LY（IBK、GXMG、CMMI）

功效：地上部分，清热利湿、活血散瘀、解毒消肿。

功效来源：《中华本草》

显脉香茶菜 大叶蛇总管

Isodon nervosus (Hemsl.) Kudo

功效：全草，清热利湿、解毒。

功效来源：《全国中草药汇编》

注：隆安市场收购药材。

牛尾草 三叶香茶菜

Isodon ternifolius (D. Don) Kudo

凭证标本：万煜82004（GXMI）

功效：全草，清热解毒、利湿。

功效来源：《广西中药材标准》

益母草属 *Leonurus* L.

益母草

Leonurus japonicus Houtt.

凭证标本：隆安县普查队 450123130506036LY（IBK、GXMG、CMMI）

功效：地上部分，活血调经、利尿消肿、清热解毒。

功效来源：《中国药典》（2020年版）

薄荷属 *Mentha* L.

薄荷

Mentha canadensis L.

功效：地上部分，疏散风热、清利头目、利咽、透疹、疏肝行气。

功效来源：《中国药典》（2020年版）

注：《广西植物名录》有记载。

留兰香

Mentha spicata L.

功效：全草，祛风散寒、止咳、消肿解毒。

功效来源：《全国中草药汇编》

注：民间常见栽培物种。

石荠苎属 *Mosla* (Benth.) Buch.-Ham. ex Maxim.

石香薷 香薷

Mosla chinensis Maxim.

功效：地上部分，发汗解表、和中利湿。

功效来源：《中国药典》（2020年版）

注：《广西植物名录》有记载。

石荠苎 小鱼仙草

Mosla scabra (Thunb.) C. Y. Wu et H. W. Li

凭证标本：杨金财等 LH1755（IBK）

功效：全草，疏风解表、清暑除热、解毒止痒。

功效来源：《广西中药材标准》

罗勒属 *Ocimum* L.

罗勒 九层塔

Ocimum basilicum L. var. *basilicum*

功效：全草，疏风解表、化湿和中、行气活血、解毒消肿。

功效来源：《广西中药材标准 第一册》

注：《广西植物名录》有记载。

疏柔毛罗勒

Ocimum basilicum L. var. *pilosum* (Willd.) Benth.

凭证标本：杨金财等 LH0648（IBK）

功效：全草，发汗解表、祛风利湿、散瘀止痛。

功效来源：《药用植物辞典》

鸡脚参属 Orthosiphon Benth.

石生鸡脚参 熊尾草

Orthosiphon marmoritis (Hance) Dunn

凭证标本：隆安县普查队 450123130505022LY（IBK、GXMG、CMMI）

功效：全草，清热解毒。

功效来源：《中华本草》

假糙苏属 Paraphlomis Prain

假糙苏

Paraphlomis javanica (Blume) Prain

凭证标本：隆安县普查队 450123140624048LY（IBK、GXMG、CMMI）

功效：全草，清肝、发表、滋阴润燥、润肺止咳、补血调经。叶、茎，清肝火、发表。

功效来源：《药用植物辞典》

紫苏属 Perilla L.

紫苏

Perilla frutescens (L.) Britton var. *frutescens*

凭证标本：杨金财等 LH1364（IBK）

功效：果实，降气化痰、止咳平喘、润肠通便。茎，理气宽中、止痛、安胎。

功效来源：《中国药典》（2020年版）

回回苏

Perilla frutescens (L.) Britton var. *crispa* (Benth.) Deane ex Bailey

功效：果实（苏子），下气消痰、平喘润肺、润肠。叶，发表散寒、理气和胃。梗，理气、舒郁、止痛安胎。

功效来源：《药用植物辞典》

注：《广西植物名录》有记载。

刺蕊草属 Pogostemon Desf.

水珍珠菜 蛇尾草

Pogostemon auricularius (L.) Hassk.

凭证标本：隆安县普查队 450123130508042LY（IBK、GXMG、CMMI）

功效：全草，清热解毒、消肿止痛。

功效来源：《广西壮族自治区壮药质量标准 第三卷》（2018年版）

广藿香

Pogostemon cablin (Blanco) Benth.

功效：地上部分，芳香化浊、开胃止吐、发表解暑。

功效来源：《中国药典》（2020年版）

注：《广西植物名录》有记载。

夏枯草属 Prunella L.

夏枯草

Prunella vulgaris L.

功效：果穗，清肝泻火、明目、散结消肿。

功效来源：《中国药典》（2020年版）

注：《广西植物名录》有记载。

鼠尾草属 Salvia L.

朱唇

Salvia coccinea Buc'hoz ex Etl.

凭证标本：覃海宁等 529015（IBK）

功效：全草，凉血止血、清热利湿。

功效来源：《中华本草》

荔枝草

Salvia plebeia R. Br.

凭证标本：隆安县普查队 450123130118013LY（IBK、GXMG、CMMI）

功效：全草，清热解毒、利水消肿。

功效来源：《中华本草》

一串红

Salvia splendens Ker Gawl.

凭证标本：杨金财等 LH0618（IBK）

功效：全草，清热、凉血、消肿。

功效来源：《全国中草药汇编》

四棱草属 Schnabelia Hand.–Mazz.

四棱草 四棱筋骨草

Schnabelia oligophylla Hand.-Mazz.

凭证标本：杨金财等 LH1155（IBK）

功效：全草，祛风除湿、活血通络。

功效来源：《中华本草》

黄芩属 Scutellaria L.

半枝莲

Scutellaria barbata D. Don

功效：全草，清热解毒、散瘀止血、利尿消肿。

功效来源：《广西壮族自治区壮药质量标准 第二卷》（2011年版）

注：《广西植物名录》有记载。

韩信草
Scutellaria indica L.
凭证标本：隆安县普查队 450123130118005LY（IBK、GXMG、CMMI）
功效：全草，祛风活血、解毒止痛。
功效来源：《中药大辞典》

香科科属 *Teucrium* L.
铁轴草
Teucrium quadrifarium Buch.-Ham. ex D. Don
功效：全草、根或叶，利湿消肿、祛风解暑、凉血解表。
功效来源：《中华本草》
注：《广西植物名录》有记载。

血见愁 山藿香
Teucrium viscidum Blume
凭证标本：隆安县普查队 450123140624070LY（IBK、GXMG、CMMI）
功效：全草，消肿解毒、凉血止血。
功效来源：《中华本草》

266. 水鳖科 Hydrocharitaceae
水鳖属 *Hydrocharis* L.
水鳖
Hydrocharis dubia (Blume) Backer
功效：全草，清热解毒、利尿祛湿。
功效来源：《药用植物辞典》
注：《广西植物名录》有记载。

267. 泽泻科 Alismataceae
慈姑属 *Sagittaria* L.
野慈姑
Sagittaria trifolia L. var. *trifolia*
功效：球茎，用于哮喘、狂犬咬伤。
功效来源：《广西中药资源名录》
注：《广西中药资源名录》有记载。

慈姑
Sagittaria trifolia L. var. *sinensis* Sims
凭证标本：杨金财等 LH0666（IBK）
功效：球茎，活血凉血、止咳通淋、散结解毒。
功效来源：《中华本草》

276. 眼子菜科 Potamogetonaceae
眼子菜属 *Potamogeton* L.
竹叶眼子菜
Potamogeton wrightii Morong
凭证标本：隆安县普查队 450123130123006LY（IBK、GXMG、CMMI）

功效：全草，清热、解毒、利尿、止血、消肿、消积、驱蛔。
功效来源：《药用植物辞典》

280. 鸭跖草科 Commelinaceae
穿鞘花属 *Amischotolype* Hassk.
穿鞘花
Amischotolype hispida (A. Rich.) D. Y. Hong
凭证标本：杨金财等 TK042（IBK）
功效：全株，清热利尿、解毒。
功效来源：《中华本草》

鸭跖草属 *Commelina* L.
饭包草
Commelina benghalensis L.
凭证标本：隆安县普查队 450123121202014LY（IBK、GXMG、CMMI）
功效：全草，清热解毒、利湿消肿。
功效来源：《全国中草药汇编》

鸭跖草
Commelina communis L.
凭证标本：杨金财等 LH0321（IBK）
功效：地上部分，清热泻火、解毒、利水消肿。
功效来源：《中国药典》（2020年版）

大苞鸭跖草 大苞甲跖草
Commelina paludosa Blume
凭证标本：隆安县普查队 450123140625068LY（IBK、GXMG、CMMI）
功效：全草，利水消肿、清热解毒、凉血止血。
功效来源：《中华本草》

蓝耳草属 *Cyanotis* D. Don
四孔草 竹叶菜
Cyanotis cristata (L.) D. Don
凭证标本：杨金财等 LH1480（IBK）
功效：全草，清热、解毒、止血。
功效来源：《中华本草》

聚花草属 *Floscopa* Lour.
聚花草
Floscopa scandens Lour.
凭证标本：隆安县普查队 450123130121049LY（IBK、GXMG、CMMI）
功效：全草，清热解毒、利水。
功效来源：《中华本草》

水竹叶属 *Murdannia* Royle
大苞水竹叶 痰火草
Murdannia bracteata (C. B. Clarke) J. K. Morton ex D. Y.

Hong

凭证标本：杨金财等 LH0196（IBK）

功效：全草，化痰散结、利尿通淋。

功效来源：《广西壮族自治区壮药质量标准 第三卷》（2018年版）

荸花水竹叶 阔叶水竹叶

Murdannia edulis (Stokes) Faden

凭证标本：杨金财等 LH1218（IBK）

功效：块根，止咳、止血。

功效来源：《中华本草》

牛轭草

Murdannia loriformis (Hassk.) R. S. Rao et Kammathy

凭证标本：隆安县普查队 450123130119022LY（IBK）

功效：全草，清热止咳、解毒、利尿。

功效来源：《中华本草》

裸花水竹叶 红毛草

Murdannia nudiflora (L.) Brenan

凭证标本：隆安县普查队 450123121204032LY（IBK、GXMG、CMMI）

功效：全草，清肺止咳、凉血止血。

功效来源：《全国中草药汇编》

水竹叶

Murdannia triquetra (Wall. ex C. B. Clarke) Brückner

凭证标本：杨金财等 LH0949（IBK）

功效：全草，清热解毒、利尿。

功效来源：《中华本草》

杜若属 *Pollia* Thunb.

杜若 竹叶莲

Pollia japonica Thunb.

凭证标本：杨金财等 LH2252（IBK）

功效：根茎或全草，清热利尿、解毒消肿。

功效来源：《中华本草》

长柄杜若

Pollia siamensis (Craib) Faden ex D. Y. Hong

凭证标本：隆安县普查队 450123130117045LY（IBK、GXMG、CMMI）

功效：全草，祛风除湿、温中止痛。

功效来源：《中国本草图录》

紫万年青属 *Tradescantia* L.

紫背万年青 蚌花

Tradescantia spathacea Sw.

功效：花叶，清热化痰、凉血止痢。

功效来源：《全国中草药汇编》

注：《广西植物名录》有记载。

吊竹梅

Tradescantia zebrina Bosse

凭证标本：隆安县普查队 450123130507046LY（IBK、GXMG、CMMI）

功效：全草，清热解毒、凉血、利尿、止咳。

功效来源：《药用植物辞典》

287. 芭蕉科 Musaceae

芭蕉属 *Musa* L.

大蕉

Musa × paradisiaca L.

功效：果实，止渴、润肺、解酒、清脾滑肠。

功效来源：《药用植物辞典》

注：《广西植物名录》有记载。

野蕉 山芭蕉子

Musa balbisiana Colla

凭证标本：杨金财等 LH2544（IBK）

功效：种子，破瘀血、通大便。

功效来源：《中华本草》

芭蕉

Musa basjoo Siebold

功效：叶，清热利尿。种子，生食可止渴、润肺。仁仁，通血脉、填精髓。茎液汁，止渴、解毒。

功效来源：《药用植物辞典》

注：民间常见栽培物种。

290. 姜科 Zingiberaceae

山姜属 *Alpinia* Roxb.

红豆蔻

Alpinia galanga (L.) Willd

凭证标本：隆安县普查队 450123130724014LY（IBK、GXMG、CMMI）

功效：果实，燥湿散寒、醒脾消食。

功效来源：《中国药典》（2020年版）

桂南山姜

Alpinia guinanensis D. Fang et X. X. Chen

凭证标本：杨金财等 LH1698（IBK）

功效：茎、叶，含挥发油、香料。

功效来源：文献

山姜

Alpinia japonica (Thunb.) Miq.

凭证标本：韦发南 K1155（IBK）

功效：根茎，温中散寒、祛风活血。

功效来源：《中华本草》

长柄山姜

Alpinia kwangsiensis T. L. Wu et S. J. Chen

凭证标本：隆安县普查队 450123130507072LY（IBK、GXMG、CMMI）

功效：根状茎及果实、种子，用于脘腹冷痛、呃逆、寒湿吐泻。

功效来源：《药用植物辞典》

华山姜

Alpinia oblongifolia Hayata

凭证标本：高成芝等 73196（GXMI）

功效：根状茎，温中暖胃、散寒止痛、消食、除风湿、解疮毒。种子，祛寒暖胃、燥湿、止呃。

功效来源：《药用植物辞典》

多花山姜

Alpinia polyantha D. Fang

凭证标本：高成芝等 73191（GXMI）

功效：果实，用于胸腹胀痛、反胃呕吐、食积。

功效来源：《广西中药资源名录》

滑叶山姜 白蔻

Alpinia tonkinensis Gagnep.

凭证标本：杨金财等 LH0767（IBK）

功效：果实，行气开胃。

功效来源：《中华本草》

豆蔻属 *Amomum* Roxb.

长序砂仁

Amomum gagnepainii T. L. Wu et al.

凭证标本：中植联广西队 0364（IBK）

功效：根状茎，用于疟疾。

功效来源：《广西中药资源名录》

九翅豆蔻

Amomum maximum Roxb.

凭证标本：邓锡青 73109（GXMI）

功效：果实或根，温中止痛、开胃消食。

功效来源：《中华本草》

砂仁

Amomum villosum Lour.

凭证标本：隆安县普查队 450123130725018LY（IBK、GXMG、CMMI）

功效：成熟果实，化湿开胃、温脾止泻、理气安胎。

功效来源：《中国药典》（2020年版）

闭鞘姜属 *Costus* L.

闭鞘姜 樟柳头

Costus speciosus (Koen.) Sm.

凭证标本：隆安县普查队 450123130719026LY（IBK、GXMG、CMMI）

功效：根状茎，利水消肿、解毒止痒。

功效来源：《中华本草》

光叶闭鞘姜

Costus tonkinensis Gagnep.

凭证标本：隆安县普查队 450123140624097LY（IBK、GXMG、CMMI）

功效：根状茎，利水消肿、祛风湿、解毒。

功效来源：《中华本草》

姜黄属 *Curcuma* L.

郁金

Curcuma aromatica Salisb.

凭证标本：隆安县普查队 450123130507073LY（IBK、GXMG、CMMI）

功效：块根，行气化瘀、清心解郁、利胆退黄。

功效来源：《广西壮族自治区壮药质量标准 第一卷》（2008年版）

姜黄 郁金

Curcuma longa L.

功效：根状茎，活血止痛、行气解郁、清心凉血、利胆退黄。

功效来源：《中国药典》（2020年版）

注：民间常见栽培物种。

莪术 郁金

Curcuma phaeocaulis Valeton

凭证标本：隆安县普查队 450123130725007LY（IBK、GXMG、CMMI）

功效：块根，活血止痛、行气解郁、清心凉血、利胆退黄。

功效来源：《中国药典》（2020年版）

温郁金 郁金

Curcuma wenyujin Y. H. Chen et C. Ling

凭证标本：隆安县普查队 450123130725005LY（IBK、GXMG、CMMI）

功效：块根，活血止痛、行气解郁、清心凉血、利胆退黄。

功效来源：《中国药典》（2020年版）

山柰属 *Kaempferia* L.

山柰 沙姜

Kaempferia galanga L.

功效：根状茎，温中止痛、行气消食。

功效来源：《桂本草 第一卷》（上）

注：民间常见栽培物种。

姜属 *Zingiber* Mill.

姜 生姜

Zingiber officinale Roscoe

功效：根状茎，解表散寒、温中止吐、化痰止咳、解鱼蟹毒。

功效来源：《中国药典》（2020年版）

注：《广西植物名录》有记载。

红球姜

Zingiber zerumbet (L.) Roscoe ex Sm.

凭证标本：隆安县普查队 450123130725013LY（IBK、GXMG、CMMI）

功效：根状茎，祛瘀消肿、解毒止痛。

功效来源：《新华本草纲要》

291. 美人蕉科 Cannaceae

美人蕉属 *Canna* L.

美人蕉

Canna indica L.

功效：根状茎、花，清热利湿、安神降压。

功效来源：《全国中草药汇编》

注：《广西植物名录》有记载。

292. 竹芋科 Marantaceae

竹芋属 *Maranta* L.

竹芋

Maranta arundinacea L.

功效：块茎，清肺、利尿。

功效来源：《全国中草药汇编》

注：民间常见栽培物种。

花叶竹芋

Maranta bicolor Ker Gawl.

功效：根状茎，清热消肿。

功效来源：《全国中草药汇编》

注：《广西植物名录》有记载。

柊叶属 *Phrynium* Willd.

尖苞柊叶 尖苞柊叶根

Phrynium placentarium (Lour.) Merr.

凭证标本：杨金财等 LH0970（IBK）

功效：根状茎，清热解毒、凉血止血。

功效来源：《中华本草》

柊叶 粽粑叶

Phrynium rheedei Suresh et Nicolson

凭证标本：高成芝等 73161（GXMI）

功效：全草，清热解毒、凉血止血、利尿。

功效来源：《全国中草药汇编》

293. 百合科 Liliaceae

葱属 *Allium* L.

洋葱

Allium cepa L.

功效：鳞茎，散寒、理气、解毒、杀虫。

功效来源：《药用植物辞典》

注：《广西植物名录》有记载。

韭 韭菜

Allium tuberosum Rottler ex Spreng.

功效：根，补肾、温中行气、散瘀、解毒。

功效来源：《广西壮族自治区壮药质量标准 第二卷》（2011年版）

注：《广西植物名录》有记载。

芦荟属 *Aloe* L.

芦荟

Aloe vera (L.) Burm. f.

功效：叶或叶的干浸膏，用于肝经实热头晕、头痛、耳鸣、烦躁、便秘、小儿惊痫、疳积。花，用于咳血、吐血、尿血。

功效来源：《全国中草药汇编》

注：《广西植物名录》有记载。

天门冬属 *Asparagus* L.

天门冬 天冬

Asparagus cochinchinensis (Lour.) Merr.

凭证标本：隆安县普查队 450123130118031LY（IBK、GXMG、CMMI）

功效：块根，清肺生津、养阴润燥。

功效来源：《中国药典》（2020年版）

短梗天门冬 一窝鸡

Asparagus lycopodineus (Baker) f. T. Wang et T. Tang

凭证标本：万煜83524（GXMI）

功效：块茎，止咳化痰、平喘。

功效来源：《全国中草药汇编》

蜘蛛抱蛋属 *Aspidistra* Ker Gawl.

蜘蛛抱蛋

Aspidistra elatior Blume

功效：根状茎，活血散瘀、补虚止咳。

功效来源：《全国中草药汇编》

注：民间常见栽培物种。

隆安蜘蛛抱蛋

Aspidistra longanensis Y. Wan

凭证标本：隆安县普查队 450123130507049LY（IBK）

功效：根状茎，用于风湿骨痛、跌打损伤。

功效来源：文献

长瓣蜘蛛抱蛋

Aspidistra longipetala S. Z. Huang

凭证标本：林春蕊 1061（IBK）

功效：根状茎，用于咳嗽。

功效来源：《药用植物辞典》

小花蜘蛛抱蛋

Aspidistra minutiflora Stapf

凭证标本：杨金财等 LH1875（IBK）

功效：根茎状，活血通淋、泄热痛络。

功效来源：《药用植物辞典》

石山蜘蛛抱蛋

Aspidistra saxicola Y. Wan

凭证标本：杨金财等 LH0965（IBK）

功效：根状茎，用于风湿骨痛、跌打损伤。

功效来源：文献

吊兰属 *Chlorophytum* Ker Gawl.

吊兰

Chlorophytum comosum (Thunb.) Baker

功效：全草，养阴清热、润肺止咳。

功效来源：《全国中草药汇编》

注：民间常见栽培物种。

朱蕉属 *Cordyline* Comm. ex R. Br.

朱蕉

Cordyline fruticosa (L.) A. Chev.

功效：花，清热化痰、凉血止血。叶或根，凉血止血、散瘀定痛。

功效来源：《中华本草》

注：《广西植物名录》有记载。

山菅属 *Dianella* Lam.

山菅 山猫儿

Dianella ensifolia (L.) DC.

凭证标本：隆安县普查队 450123130508015LY（IBK）

功效：根状茎或全草，拔毒消肿、散瘀止痛。

功效来源：《中华本草》

竹根七属 *Disporopsis* Hance

长叶竹根七

Disporopsis longifolia Craib

凭证标本：杨金财等 LH0695（IBK）

功效：根茎，益气养阴、润肺、活血。

功效来源：《中华本草》

万寿竹属 *Disporum* Salisb. ex D. Don

万寿竹 竹叶参

Disporum cantoniense (Lour.) Merr.

凭证标本：高成芝等 73205（GXMI）

功效：根状茎，祛风湿、舒筋活血、清热、祛痰止咳。

功效来源：《中华本草》

龙血树属 *Dracaena* Vand. ex L.

剑叶龙血树

Dracaena cochinchinensis (Lour.) S. C. Chen

凭证标本：杨金财等 LH2451（IBK）

功效：含脂木材，活血散瘀、定痛止血、敛疮生肌。

功效来源：《广西壮族自治区壮药质量标准　第一卷》（2008年版）

萱草属 *Hemerocallis* L.

黄花菜 金针菜

Hemerocallis citrina Baroni

凭证标本：隆安县普查队 450123130719006LY（IBK、GXMG、CMMI）

功效：花蕾，清热利湿、宽胸解郁、凉血解毒。

功效来源：《中华本草》

百合属 *Lilium* L.

野百合 百合

Lilium brownii f. E. Br. ex Miellez

凭证标本：隆安县普查队 450123130507032LY（IBK、GXMG、CMMI）

功效：肉质鳞茎，清心安神、养阴润肺。

功效来源：《中国药典》（2020年版）

沿阶草属 *Ophiopogon* Ker Gawl.

长茎沿阶草

Ophiopogon chingii f. T. Wang et T. Tang

凭证标本：杨金财等 LH0360（IBK）

功效：块根，清热润肺、养阴生津。

功效来源：《药用植物辞典》

球子草属 *Peliosanthes* Andrews

大盖球子草

Peliosanthes macrostegia Hance

凭证标本：中植联广西队 0363（IBK）

功效：根及根状茎，祛痰止咳、舒肝止痛。全草，止血开胃、健脾补气。

功效来源：《药用植物辞典》

簇花球子草

Peliosanthes teta Andrews

凭证标本：杨金财等 LH2135（IBK）

功效：根及根状茎，祛痰止咳、舒肝止痛。

功效来源：《药用植物辞典》

黄精属 *Polygonatum* Mill.

多花黄精 黄精

Polygonatum cyrtonema Hua

凭证标本：黄长春等 00757（GXMI）

功效：根状茎，补气养阴、健脾润肺、益肾。

功效来源：《中国药典》（2020年版）

长柱开口箭属 *Tupistra* Ker Gawl.

长穗开口箭

Tupistra longispica Y. Wan et X. H. Lu

凭证标本：杨金财等 LH0691（IBK）

功效：根状茎，含甾体皂甙和甾体皂甙元，清热解毒、散瘀止痛。

功效来源：文献

295. 延龄草科 Trilliaceae

重楼属 *Paris* L.

华重楼 七叶一枝花

Paris polyphylla Sm.

功效：根状茎，清热解毒、消肿止痛、凉肝定惊。

功效来源：《中国药典》（2020年版）

注：《隆安县志》记载。

296. 雨久花科 Pontederiaceae

凤眼蓝属 *Eichhornia* Kunth

凤眼蓝 凤眼兰

Eichhornia crassipes (Mart.) Solms

凭证标本：隆安县普查队 450123130509057LY（IBK、GXMG、CMMI）

功效：全草，清热解暑、利尿消肿。

功效来源：《全国中草药汇编》

雨久花属 *Monochoria* C. Presl

鸭舌草

Monochoria vaginalis (Burm. f.) C. Presl ex Kunth

功效：全草，清热解毒。

功效来源：《全国中草药汇编》

注：《广西植物名录》有记载。

297. 菝葜科 Smilacaceae

肖菝葜属 *Heterosmilax* Kunth

合丝肖菝葜 土太片

Heterosmilax gaudichaudiana (Kunth) Maxim.

凭证标本：黄东升等 12001（IBK）

功效：根状茎，清热利湿。

功效来源：《广西壮族自治区壮药质量标准 第二卷》（2011年版）

肖菝葜 白土茯苓

Heterosmilax japonica Kunth

凭证标本：隆安县普查队 450123130308014LY（IBK、GXMG、CMMI）

功效：块茎，清热利湿、解毒消肿。

功效来源：《中华本草》

短柱肖菝葜 土太片

Heterosmilax septemnervia f. T. Wang et T. Tang

凭证标本：隆安县普查队 450123130723007LY（IBK、GXMG、CMMI）

功效：根状茎，清热利湿。

功效来源：《广西壮族自治区壮药质量标准 第二卷》（2011年版）

菝葜属 *Smilax* L.

尖叶菝葜

Smilax arisanensis Hayata

凭证标本：隆安县普查队 450123130116011LY（IBK、GXMG、CMMI）

功效：根状茎，清热利湿、活血。

功效来源：《药用植物辞典》

圆锥菝葜

Smilax bracteata C. Presl

凭证标本：隆安县普查队 450123121204055LY（IBK、GXMG、CMMI）

功效：根状茎，祛风除湿、消肿止痛。

功效来源：《药用植物辞典》

菝葜

Smilax china L.

凭证标本：杨金财等 LH0486（IBK）

功效：根状茎，利湿去浊、祛风除痹、解毒散瘀。

功效来源：《中国药典》（2020年版）

小果菝葜

Smilax davidiana A. DC.

凭证标本：杨金财等 LH1691（IBK）

功效：根状茎、叶，清湿热、强筋骨、解毒。

功效来源：《药用植物辞典》

土茯苓

Smilax glabra Roxb.

凭证标本：杨金财等 LH1834（IBK）

功效：根茎，除湿、解毒、通利关节。

功效来源：《中国药典》（2020年版）

粉背菝葜 金刚藤头

Smilax hypoglauca Benth.

凭证标本：杨金财等 LH1528（IBK）

功效：根茎或嫩叶，祛风、清热、利湿、解毒。

功效来源：《中华本草》

抱茎菝葜 九牛力

Smilax ocreata A. DC.

凭证标本：隆安县普查队 450123130310010LY（IBK、GXMG、CMMI）

功效：根状茎，健脾胃、强筋骨。

功效来源：《中华本草》

牛尾菜

Smilax riparia A. DC.

凭证标本：隆安县普查队 450123121204017LY（IBK、GXMG、CMMI）

功效：根及根状茎或全草，补气活血、舒筋通络、祛痰止咳。

功效来源：《广西壮族自治区壮药质量标准　第一卷》（2008年版）

302. 天南星科 Araceae

菖蒲属 *Acorus* L.

石菖蒲

Acorus tatarinowii Schott

凭证标本：隆安县普查队 450123130118017LY（IBK、GXMG、CMMI）

功效：根茎，醒神益智、化湿开胃、开窍豁痰。

功效来源：《中国药典》（2020年版）

广东万年青属 *Aglaonema* Schott

广东万年青

Aglaonema modestum Schott.

凭证标本：隆安县普查队 450123130122041LY（IBK、GXMG、CMMI）

功效：根状茎及叶，清热凉血、消肿拔毒、止痛。

功效来源：《中华本草》

海芋属 *Alocasia* (Schott) G. Don

海芋　广狼毒

Alocasia odora (Roxb.) K. Koch

凭证标本：杨金财等 LH1994（IBK）

功效：根状茎或茎，清热解毒、行气止痛、散结消肿。

功效来源：《广西中药材标准　第一册》

磨芋属 *Amorphophallus* Blume

磨芋　蒟蒻

Amorphophallus konjac K. Koch

凭证标本：万煜81133（GXMI）

功效：块茎，化痰散积、行瘀消肿。

功效来源：《中药大辞典》

芋属 *Colocasia* Schott

芋　芋头

Colocasia esculenta (L.) Schott

凭证标本：隆安县普查队 450123130505032LY（IBK、GXMG、CMMI）

功效：花序，理气止痛、散瘀止血。根茎，健脾补虚、散结解毒。

功效来源：《中华本草》

大野芋　山野芋

Colocasia gigantea (Blume) Hook. f.

凭证标本：杨金财等 LH2403（IBK）

功效：根茎，解毒、消肿止痛。

功效来源：《中华本草》

隐棒花属 *Cryptocoryne* Fisch. ex Wydler

隐棒花

Cryptocoryne crispatula Engl.

凭证标本：黄长春等 11916（GXMI）

功效：全草，舒筋活络、祛风除湿、活血止痛。

功效来源：《药用植物辞典》

麒麟叶属 *Epipremnum* Schott

麒麟叶　麒麟尾

Epipremnum pinnatum (L.) Engl.

功效：茎叶或根，清热凉血、活血散瘀、解毒消肿。

功效来源：《中华本草》

注：《广西植物名录》有记载。

千年健属 *Homalomena* Schott

千年健

Homalomena occulta (Lour.) Schott

功效：根状茎，祛风湿、健筋骨。

功效来源：《药用植物辞典》

注：《广西植物名录》有记载。

刺芋属 *Lasia* Lour.

刺芋　笋慈姑

Lasia spinosa (L.) Thwaites

凭证标本：黄元高 2-389（GXMI）

功效：根状茎或全草，清热利湿、解毒消肿、健胃消食。

功效来源：《中华本草》

半夏属 *Pinellia* Ten.

半夏

Pinellia ternata (Thunb.) Breitenb.

功效：块茎，燥湿化痰、健脾和胃、消肿消结。

功效来源：《中华本草》

注：《广西植物名录》有记载。

大藻属 *Pistia* L.

大藻

Pistia stratiotes L.

凭证标本：隆安县普查队 450123130123009LY（IBK、GXMG、CMMI）

功效：全草，凉血活血、疏风解表、祛湿止痒。

功效来源：《广西壮族自治区壮药质量标准　第二卷》（2011年版）

石柑属 *Pothos* L.

石柑子

Pothos chinensis (Raf.) Merr.

凭证标本：隆安县普查队 450123130122015LY（IBK、GXMG、CMMI）

功效：全草，舒筋活络、散瘀消肿、导滞去积。

功效来源：《广西壮族自治区壮药质量标准 第三卷》（2018年版）

地柑

Pothos pilulifer Buchet ex Gagnep.

凭证标本：隆安县普查队 450123121204014LY（IBK、GXMG、CMMI）

功效：全草，清心泻火、凉血止血。

功效来源：《全国中草药汇编》

百足藤

Pothos repens (Lour.) Druce

凭证标本：隆安县普查队 450123140625032LY（IBK、GXMG）

功效：全草，散瘀接骨、消肿止痛。

功效来源：《中华本草》

崖角藤属 *Rhaphidophora* Hassk.

爬树龙 大过山龙

Rhaphidophora decursiva (Roxb.) Schott

凭证标本：杨金财等 LH0317（IBK）

功效：根或茎，活血舒筋、解表镇咳、消肿解毒。

功效来源：《中华本草》

狮子尾

Rhaphidophora hongkongensis Schott

凭证标本：隆安县普查队 450123130115008LY（IBK、GXMG、CMMI）

功效：全株，祛风湿、散瘀肿、止痛。

功效来源：《广西壮族自治区壮药质量标准 第三卷》（2018年版）

犁头尖属 *Typhonium* Schott

犁头尖

Typhonium blumei Nicolson et Sivadasan

凭证标本：杨金财等 LH2426（IBK）

功效：块茎或全草，解毒消肿、散瘀止血。

功效来源：《中华本草》

鞭檐犁头尖 水半夏

Typhonium flagelliforme (Lodd.) Blume

凭证标本：杨金财等 LH1726（IBK）

功效：块茎，燥湿化痰、止咳。

功效来源：《广西壮族自治区壮药质量标准 第二卷》（2011年版）

马蹄犁头尖 三裂叶犁头尖

Typhonium trilobatum (L.) Schott

凭证标本：隆安县普查队 450123130509056LY（IBK、GXMG、CMMI）

功效：块茎，祛风寒、消肿、止痛。

功效来源：《全国中草药汇编》

303. 浮萍科 Lemnaceae

浮萍属 *Lemna* L.

浮萍

Lemna minor L.

功效：全草，发汗解表、透疹止痒、利水消肿、清热解毒。

功效来源：《中华本草》

注：《广西植物名录》有记载。

紫萍属 *Spirodela* Schleid.

紫萍 浮萍

Spirodela polyrrhiza (L.) Schleiden

功效：全草，宣散风热、透疹、利尿。

功效来源：《中国药典》（2020年版）

注：《广西植物名录》有记载。

306. 石蒜科 Amaryllidaceae

文殊兰属 *Crinum* L.

文殊兰

Crinum asiaticum var. *sinicum* (Roxb. ex Herb.) Baker

功效：叶和鳞茎，行血散瘀、消肿止痛。

功效来源：《全国中草药汇编》

注：《广西植物名录》有记载。

水鬼蕉属 *Hymenocallis* Salisb.

水鬼蕉

Hymenocallis littoralis (Jacq.) Salisb.

功效：叶，舒筋活血、消肿止痛。

功效来源：《中华本草》

注：民间常见栽培物种。

石蒜属 *Lycoris* Herb.

忽地笑 铁色箭

Lycoris aurea (L'Hér.) Herb.

凭证标本：隆安县普查队 450123130119010LY（IBK、GXMG、CMMI）

功效：鳞茎，润肺止咳、解毒消肿。

功效来源：《中华本草》

葱莲属 *Zephyranthes* Herb.

葱莲 玉帘

Zephyranthes candida (Lindl.) Herb.

功效：全草，平肝息风。

功效来源：《全国中草药汇编》

注：民间常见栽培物种。

韭莲 赛番红花

Zephyranthes grandiflora Lindl.

功效：全草，活血凉血、解毒消肿。

功效来源：《中华本草》

注：民间常见栽培物种。

307. 鸢尾科 Iridaceae

射干属 *Belamcanda* Adans.

射干

Belamcanda chinensis (L.) DC.

凭证标本：隆安县普查队 450123130728001LY（IBK、GXMG、CMMI）

功效：根茎，清热解毒、消痰利咽。

功效来源：《中国药典》（2020年版）

红葱属 *Eleutherine* Herb.

红葱 小红蒜根

Eleutherine plicata Herb.

功效：鳞茎，养血补虚、活血止血。

功效来源：《中华本草》

注：民间常见栽培物种。

唐菖蒲属 *Gladiolus* L.

唐菖蒲 搜山黄

Gladiolus gandavensis Van Houtte

功效：球茎，清热解毒、散瘀消肿。

功效来源：《中华本草》

注：民间常见栽培物种。

310. 百部科 Stemonaceae

百部属 *Stemona* Lour.

大百部 百部

Stemona tuberosa Lour.

凭证标本：隆安县普查队 450123130116001LY（IBK、GXMG、CMMI）

功效：块根，润肺下气止咳、杀虫灭虱。

功效来源：《中国药典》（2020年版）

311. 薯蓣科 Dioscoreaceae

薯蓣属 *Dioscorea* L.

参薯 毛薯

Dioscorea alata L.

功效：块茎，健脾止泻、益肺滋肾、解毒敛疮。

功效来源：《中华本草》

注：《广西植物名录》有记载。

黄独

Dioscorea bulbifera L.

凭证标本：杨金财等 LH0255（IBK）

功效：块茎，化痰消积、止咳、止血。

功效来源：《广西壮族自治区壮药质量标准 第三卷》（2018年版）

山葛薯

Dioscorea chingii Prain et Burkill

凭证标本：杨金财等 LH2300（IBK）

功效：根状茎，消肿、止痛。

功效来源：《药用植物辞典》

薯莨

Dioscorea cirrhosa Lour.

凭证标本：高成芝等 73210（GXMI）

功效：块茎，活血补血、收敛固涩。

功效来源：《中华本草》

叉蕊薯蓣

Dioscorea collettii Hook. f.

凭证标本：陈秀香等 2–311（GXMI）

功效：根状茎，解毒消肿、祛瘀止血、祛风除湿、止痒、止痛。

功效来源：《药用植物辞典》

七叶薯蓣 七叶薯

Dioscorea esquirolii Prain et Burkill

凭证标本：隆安县普查队 450123130113006LY（IBK、GXMG、CMMI）

功效：块根，凉血止血、消肿止痛。

功效来源：《全国中草药汇编》

山薯

Dioscorea fordii Prain et Burkill

凭证标本：杨金财等 LH2407（IBK）

功效：块茎，补脾养胃、生津益肺、补肾涩精。

功效来源：《药用植物辞典》

光叶薯蓣 红山药

Dioscorea glabra Roxb.

凭证标本：杨金财等 LH0855（IBK）

功效：根，通经活络、止血、止痢。

功效来源：《全国中草药汇编》

五叶薯蓣 五叶薯

Dioscorea pentaphylla L.

凭证标本：隆安县普查队 450123140624029LY（IBK、GXMG、CMMI）

功效：块茎，补脾益肾、利湿消肿。

功效来源：《中华本草》

褐苞薯蓣 山药（广山药）
Dioscorea persimilis Prain et Burkill
凭证标本：陈秀香等 73285（GXMI）
功效：块茎，补脾养胃、生津益肺、补肾涩精。
功效来源：《广西壮族自治区壮药质量标准 第一卷》（2008年版）

薯蓣
Dioscorea polystachya Turcz.
功效：块茎，补脾养胃、生津益肺、止咳平喘、补肾涩精、止泻。珠芽，补虚损、强腰脚、益肾。
功效来源：《药用植物辞典》
注：《广西植物名录》有记载。

马肠薯蓣
Dioscorea simulans Prain et Burkill
凭证标本：隆安县普查队 450123130123013LY（IBK、GXMG、CMMI）
功效：块茎，解毒、散血、消肿。
功效来源：《中华本草》

313. 龙舌兰科 Agavaceae
龙舌兰属 *Agave* L.
龙舌兰
Agave americana L. var. *americana*
功效：叶，解毒拔脓、杀虫、止血。
功效来源：《中华本草》
注：《广西植物名录》有记载。

金边龙舌兰
Agave americana L. var. *variegata* Nichols.
功效：鲜叶，润肺止咳、平喘、透疹、祛瘀生新。
功效来源：《全国中草药汇编》
注：民间常见栽培物种。

剑麻
Agave sisalana Perrine ex Engelm.
凭证标本：杨金财等 LH2458（IBK）
功效：叶，凉血止血、消肿解毒。
功效来源：《中华本草》

虎尾兰属 *Sansevieria* Thunb.
虎尾兰
Sansevieria trifasciata Prain
功效：叶，清热解毒、去腐生肌。
功效来源：《全国中草药汇编》
注：民间常见栽培物种。

314. 棕榈科 Arecaceae
假槟榔属 *Archontophoenix* H. Wendl. et Drude
假槟榔
Archontophoenix alexandrae (F. Muell.) H. Wendl. et Drude
功效：根，用于劳伤咳嗽。叶鞘纤维，用于外伤出血。
功效来源：《广西中药资源名录》
注：民间常见栽培物种。

桄榔属 *Arenga* Labill.
桄榔 桄榔子
Arenga westerhoutii Griff.
凭证标本：杨金财等 LH0247（IBK）
功效：果实，祛瘀破积、止痛。
功效来源：《中华本草》

省藤属 *Calamus* L.
杖藤
Calamus rhabdocladus Burret
凭证标本：杨金财等 LH0357（IBK）
功效：幼苗，用于跌打损伤。
功效来源：《药用植物辞典》

鱼尾葵属 *Caryota* L.
短穗鱼尾葵 董棕粉
Caryota mitis Lour.
功效：髓部加工后的淀粉，健脾、止泻。
功效来源：《中华本草》
注：《广西植物名录》有记载。

单穗鱼尾葵
Caryota monostachya Becc.
凭证标本：杨金财等 LH0652（IBK）
功效：根，用于高热抽搐。
功效来源：《广西药用植物名录》

鱼尾葵
Caryota ochlandra Hance
凭证标本：杨金财等 LH0197（IBK）
功效：叶鞘纤维、根，收敛止血、强筋骨。
功效来源：《全国中草药汇编》

散尾葵属 *Chrysalidocarpus* H. Wendl.
散尾葵
Chrysalidocarpus lutescens H. Wendl.
功效：叶鞘纤维，收敛止血。
功效来源：《中华本草》
注：民间常见栽培物种。

蒲葵属 *Livistona* R. Br.
蒲葵 蒲葵子
Livistona chinensis (Jacq.) R. Br.
功效：成熟果实，抗癌。

功效来源：《广西中药材标准 第二册》

注：《广西植物名录》有记载。

刺葵属 Phoenix L.

海枣 无漏子

Phoenix dactylifera L.

功效：果实，益气补虚、消食除痰。

功效来源：《中华本草》

注：《广西植物名录》有记载。

棕竹属 Rhapis L. f. ex W. Aiton

矮棕竹

Rhapis humilis Bl.

凭证标本：杨金财等 LH0926（IBK）

功效：叶鞘（煅炭），收敛止血，用于吐血、咯血、月经过多。

功效来源：《药用植物辞典》

粗棕竹 粗棕竹根

Rhapis robusta Burret

凭证标本：隆安县普查队 450123130724003LY（IBK、GXMG、CMMI）

功效：根，用于疗伤接骨。

功效来源：《中华本草》

棕榈属 Trachycarpus H. Wendl.

棕榈

Trachycarpus fortunei (Hook.) H. Wendl.

功效：叶柄，收敛止血。

功效来源：《中国药典》（2020年版）

注：《广西植物名录》有记载。

315. 露兜树科 Pandanaceae

露兜树属 Pandanus Parkinson

露兜树

Pandanus tectorius Soland.

凭证标本：杨金财等 LH1661（IBK）

功效：根，清热利湿、利水行气。

功效来源：《广西壮族自治区壮药质量标准 第三卷》（2018年版）

318. 仙茅科 Hypoxidaceae

仙茅属 Curculigo Gaertn.

短葶仙茅

Curculigo breviscapa S. C. Chen

凭证标本：杨金财等 LH1117（IBK）

功效：根状茎，利尿通淋、祛湿消肿。

功效来源：《药用植物辞典》

大叶仙茅 大地棕根

Curculigo capitulata (Lour.) Kuntze

凭证标本：陈秀香等 2–378（GXMI）

功效：根状茎，补肾壮阳、祛风除湿、活血调经。

功效来源：《中华本草》

仙茅

Curculigo orchioides Gaertn.

凭证标本：杨金财等 LH1652（IBK）

功效：根茎，补肾壮阳、祛除寒湿。

功效来源：《广西壮族自治区壮药质量标准 第二卷》（2011年版）

321. 蒟蒻薯科 Taccaceae

裂果薯属 Schizocapsa Hance

裂果薯 水田七

Schizocapsa plantaginea Hance

凭证标本：隆安县普查队 450123130505038LY（IBK、GXMG、CMMI）

功效：块根，清热解毒、止咳祛痰、理气止痛、散瘀止血。

功效来源：《广西壮族自治区壮药质量标准 第二卷》（2011年版）

蒟蒻薯属 Tacca J. R. Forst. et G. Forst.

箭根薯 蒟蒻薯

Tacca chantrieri André

凭证标本：隆安县普查队 450123130114010LY（IBK、GXMG、CMMI）

功效：根状茎，清热解毒、理气止痛。

功效来源：《中华本草》

326. 兰科 Orchidaceae

脆兰属 Acampe Lindl.

多花脆兰

Acampe rigida (Buch.-Ham. ex J. E. Sm.) P. f. Hunt

凭证标本：隆安县普查队 450123130117047LY（IBK、GXMG、CMMI）

功效：全株，用于身骨痛、经期腰腹痛。叶，用于咳嗽、喉痛，生嚼咽汁治骨鲠喉。

功效来源：《广西中药资源名录》

开唇兰属 Anoectochilus Blume

花叶开唇兰 金线莲

Anoectochilus roxburghii (Wall.) Lindl.

凭证标本：邓锡青 73116（GXMI）

功效：全草，清热解毒、祛风除湿、凉血平肝、壮阳固肾。

功效来源：《广西壮族自治区壮药质量标准 第三卷》（2018年版）

石豆兰属 Bulbophyllum Thouars

梳帽卷瓣兰 一匹草

Bulbophyllum andersonii (Hook. f.) J. J. Sm.

凭证标本：隆安县普查队 450123140624035LY（IBK、GXMG、CMMI）

功效：全草，润肺止咳、益肾补虚、消食、祛风活血。

功效来源：《中华本草》

密花石豆兰 果上叶

Bulbophyllum odoratissimum (J. E. Smith) Lindl.

凭证标本：杨金财等 LH2430（IBK）

功效：全草，润肺化痰、通络止痛。

功效来源：《中华本草》

虾脊兰属 Calanthe R. Br.

银带虾脊兰

Calanthe argenteo-striata C. Z. Tang et S. J. Cheng

凭证标本：隆安县普查队 450123140627089LY（IBK、GXMG、CMMI）

功效：全草，清热解毒。

功效来源：文献

密花虾脊兰

Calanthe densiflora Lindl.

凭证标本：万煜82322（GXMI）

功效：全草，活血化瘀、消肿散结、祛风除湿。

功效来源：《药用植物辞典》

叉柱兰属 Cheirostylis Blume

云南叉柱兰

Cheirostylis yunnanensis Rolfe

凭证标本：杨金财等 LH1999（IBK）

功效：根状茎，用于肺虚咳嗽、瘰疬，鲜汁滴治中耳炎。

功效来源：《广西中药资源名录》

隔距兰属 Cleisostoma Blume

尖喙隔距兰

Cleisostoma rostratum (Lodd.) Seidenf. ex Aver.

凭证标本：隆安县普查队 450123130507010LY（IBK、GXMG、CMMI）

功效：全草，用于风湿骨痛、关节肿胀、跌打内外伤。

功效来源：《广西中药资源名录》

红花隔距兰 龙角草

Cleisostoma williamsonii (Rchb. f.) Garay

凭证标本：隆安县普查队 450123130310019LY（IBK、GXMG、CMMI）

功效：全草，清热解毒、舒筋活络。

功效来源：《中华本草》

兰属 Cymbidium Sw.

纹瓣兰

Cymbidium aloifolium (L.) Sw.

凭证标本：隆安县普查队 450123130120024LY（IBK、GXMG、CMMI）

功效：全草、根、茎、叶、种子，清热润肺、化痰止咳、散瘀消肿、消炎、止血、调经。

功效来源：《药用植物辞典》

硬叶兰

Cymbidium mannii Rchb. f.

凭证标本：隆安县普查队 450123130506008LY（IBK、GXMG、CMMI）

功效：叶，用于咳嗽、哮喘、风湿骨痛、跌打损伤、崩漏、白带异常。

功效来源：《广西中药资源名录》

石斛属 Dendrobium Sw.

流苏石斛 石斛

Dendrobium fimbriatum Hook.

凭证标本：杨金财等 LH0877（IBK）

功效：茎，益胃生津、滋阴清热。

功效来源：《广西壮族自治区壮药质量标准 第二卷》（2011年版）

重唇石斛 石斛

Dendrobium hercoglossum Rchb. f.

凭证标本：杨金财等 LHZ432（IBK）

功效：茎，生津益胃、清热养阴。

功效来源：《中药大辞典》

聚石斛 上树虾

Dendrobium lindleyi Steud.

凭证标本：杨金财等 LH0218（IBK）

功效：全草，润肺止咳、滋阴养胃。

功效来源：《广西壮族自治区壮药质量标准 第三卷》（2018年版）

美花石斛 石斛

Dendrobium loddigesii Rolfe

凭证标本：隆安县普查队 450123130122045LY（IBK）

功效：茎，生津益胃、滋阴清热、润肺益肾、明目强腰。

功效来源：《中华本草》

铁皮石斛

Dendrobium officinale Kimura et Migo

功效：茎，益胃生津、滋阴清热。

功效来源：《药用植物辞典》

注：民间常见栽培物种。

蛇舌兰属 Diploprora Hook. f.
蛇舌兰
Diploprora championii (Lindl.) Hook. f.
凭证标本：王鉴钧 5493（GXMI）
功效：全草，用于跌打损伤、骨折。
功效来源：《药用植物辞典》

毛兰属 Eria Lindl.
半柱毛兰 蜢臂兰
Eria corneri Rchb. f.
凭证标本：杨金财等 LH1928（IBK）
功效：全草，滋阴清热、生津止渴。
功效来源：《中华本草》

足茎毛兰
Eria coronaria (Lindl.) Rchb. f.
凭证标本：梁绍佳 000012（GXMI）
功效：全草，清热解毒、益胃生津。
功效来源：《药用植物辞典》

金石斛属 Flickingeria A. D. Hawkes
滇金石斛
Flickingeria albopurpurea Seidenf.
凭证标本：杨金财等 LH1272（IBK）
功效：全草，抗氧化、抗血小板凝聚。
功效来源：文献

地宝兰属 Geodorum G. Jacks.
地宝兰
Geodorum densiflorum (Lam.) Schltr.
凭证标本：隆安县普查队 450123130117053LY（IBK、GXMG、CMMI）
功效：块茎，外用治跌打损伤、疮疖肿毒。
功效来源：《药用植物辞典》

斑叶兰属 Goodyera R. Br.
高斑叶兰 石风丹
Goodyera procera (Ker Gawl.) Hook.
凭证标本：陈秀香等 2–377（GXMI）
功效：全草，祛风除湿、行气活血、止咳平喘。
功效来源：《中华本草》

玉凤花属 Habenaria Willd.
毛葶玉凤花 肾经草
Habenaria ciliolaris Kraenzl.
凭证标本：隆安县普查队 450123140624054LY（IBK、GXMG、CMMI）
功效：块茎，壮腰补肾、清热利水、解毒。
功效来源：《中华本草》

鹅毛玉凤花 白花草
Habenaria dentata (Sw.) Schltr.
凭证标本：隆安县普查队 450123130720003LY（IBK、GXMG、CMMI）
功效：茎叶、块茎，清热利湿。
功效来源：《中华本草》

线瓣玉凤花
Habenaria fordii Rolfe
凭证标本：戴斌 1980（GXMI）
功效：块根，消食化积。
功效来源：《药用植物辞典》

羊耳蒜属 Liparis Rich.
见血青 见血清
Liparis nervosa (Thunb. ex A. Murray) Lindl.
凭证标本：高成芝等 73183（GXMI）
功效：全草，凉血止血、清热解毒。
功效来源：《中华本草》

钗子股属 Luisia Gaudich.
钗子股
Luisia morsei Rolfe
凭证标本：隆安县普查队 450123130310020LY（IBK、GXMG、CMMI）
功效：全草，清热解毒、祛风利湿。
功效来源：《中华本草》

沼兰属 Malaxis Sol. ex Sw.
阔叶沼兰
Malaxis latifolia J. E. Sm.
凭证标本：杨金财等 LH2433（IBK）
功效：全草，清热解毒、利尿、消肿。
功效来源：《药用植物辞典》

芋兰属 Nervilia Comm. ex Gaudich.
毛唇芋兰 青天葵
Nervilia fordii (Hance) Schltr.
凭证标本：隆安县普查队 450123130507030LY（IBK、GXMG、CMMI）
功效：块茎和全草，润肺止咳、清热解毒、散瘀止痛。
功效来源：《广西壮族自治区壮药质量标准 第二卷》（2011年版）

毛叶芋兰
Nervilia plicata (Andrews) Schltr.
凭证标本：杨金财等 LH2434（IBK）
功效：块茎、全草，清热解毒、润肺止咳、镇痉止痛、散瘀消肿、益肾、止带、止血。
功效来源：《药用植物辞典》

羽唇兰属 *Ornithochilus* (Lindl.) Wall. ex Benth.

羽唇兰

Ornithochilus difformis (Wall. ex Lindl.) Schltr.

凭证标本：隆安县普查队 450123140625018LY（IBK、GXMG、CMMI）

功效：全草，用于风湿病、关节疼痛、跌打损伤。

功效来源：《药用植物辞典》

兜兰属 *Paphiopedilum* Pfitzer

同色兜兰 巴掌草

Paphiopedilum concolor (Bateman) Pfitz.

凭证标本：隆安县普查队 450123130122044LY（IBK）

功效：全草，清热解毒、散瘀消肿。

功效来源：《全国中草药汇编》

阔蕊兰属 *Peristylus* Blume

阔蕊兰 山砂姜

Peristylus goodyeroides (D. Don) Lindl.

凭证标本：杨金财等 LH2390（IBK）

功效：块根，清热解毒。

功效来源：《中华本草》

鹤顶兰属 *Phaius* Lour.

中越鹤顶兰

Phaius tonkinensis (Aver.) Aver.

凭证标本：杨金财等 LH1436（IBK）

功效：假鳞茎，化痰止咳、活血止血。

功效来源：文献

石仙桃属 *Pholidota* Lindl. ex Hook.

石仙桃

Pholidota chinensis Lindl.

凭证标本：杨金财等 LH1878（IBK）

功效：全草，养阴润肺、清热解毒、利湿、消瘀。

功效来源：《中华本草》

单叶石仙桃

Pholidota leveilleana Schltr.

凭证标本：隆安县普查队 450123130120039LY（IBK、GXMG、CMMI）

功效：假鳞茎，肺热咳嗽、肺炎。

功效来源：文献

云南石仙桃 叶上果

Pholidota yunnanensis Rolfe

凭证标本：杨金财等 LH1746（IBK）

功效：假鳞茎或全草，润肺止咳、清热利湿。

功效来源：《广西中药材标准 第一册》

独蒜兰属 *Pleione* D. Don

独蒜兰 山慈姑

Pleione bulbocodioides (Franch.) Rolfe

凭证标本：黄东生等 11834（GXMI）

功效：鳞茎，清热解毒、化痰散结。

功效来源：《中国药典》（2020年版）

绶草属 *Spiranthes* Rich.

绶草 盘龙参

Spiranthes sinensis (Pers.) Ames

凭证标本：陈秀香等 2-350（GXMI）

功效：根、全草，滋阴益气、清热解毒。

功效来源：《广西壮族自治区壮药质量标准 第一卷》（2008年版）

万代兰属 *Vanda* Jones ex R. Br.

琴唇万代兰

Vanda concolor Blume

凭证标本：隆安县普查队 450123130310021LY（IBK、GXMG、CMMI）

功效：全草，祛湿解毒。

功效来源：《中华本草》

香荚兰属 *Vanilla* Mill.

越南香荚兰

Vanilla annamica Gagnep.

凭证标本：杨金财等 LH1838（IBK）

功效：全草，用于肺热咳嗽。

功效来源：《广西中药资源名录》

327. 灯心草科 Juncaceae

灯心草属 *Juncus* L.

星花灯心草 螃蟹脚

Juncus diastrophanthus Buchenau

凭证标本：杨金财等 LH1728（IBK）

功效：全草，清热、消食、利尿。

功效来源：《全国中草药汇编》

331. 莎草科 Cyperaceae

薹草属 *Carex* L.

浆果薹草 山稗子

Carex baccans Nees

功效：种子，透疹止咳、补中利水。

功效来源：《中华本草》

注：《广西植物名录》有记载。

莎草属 *Cyperus* L.

长尖莎草

Cyperus cuspidatus Kunth

凭证标本：隆安县普查队 450123130509043LY（IBK、GXMG、CMMI）

功效：全草，清热、止咳。

功效来源：《广西药用植物名录》

畦畔莎草
Cyperus haspan L.
凭证标本：隆安县普查队 450123130724006LY（IBK、GXMG、CMMI）
功效：全草，解热、息风止痉、镇惊。
功效来源：《药用植物辞典》

碎米莎草 野席草
Cyperus iria L.
功效：全草，祛风除湿、调经利尿。
功效来源：《全国中草药汇编》
注：《广西植物名录》有记载。

垂穗莎草
Cyperus nutans Vahl
凭证标本：隆安县普查队 450123130509061LY（IBK、GXMG、CMMI）
功效：根，用于小儿发热。
功效来源：《广西药用植物名录》

毛轴莎草
Cyperus pilosus Vahl
凭证标本：杨金财等 LH1729（IBK）
功效：全草，活血散瘀、利水消肿。
功效来源：《中华本草》

香附子 香附
Cyperus rotundus L.
凭证标本：隆安县普查队 450123140624116LY（IBK、GXMG、CMMI）
功效：根状茎，疏肝解郁、理气宽中、调经止痛。
功效来源：《中国药典》（2020年版）

荸荠属 *Eleocharis* R. Br.
荸荠
Eleocharis dulcis (Burm. f.) Trin. ex Hensch.
功效：球茎，清热生津、化痰消积。
功效来源：《中华本草》
注：《广西植物名录》有记载。

羊胡子草属 *Eriophorum* L.
丛毛羊胡子草 岩棕
Eriophorum comosum Nees
功效：全草，祛风除湿、通经活络。
功效来源：《中华本草》
注：《广西植物名录》有记载。

水蜈蚣属 *Kyllinga* Rottb.
短叶水蜈蚣 水蜈蚣

Kyllinga brevifolia Rottb.
凭证标本：隆安县普查队 450123121203023LY（IBK、GXMG、CMMI）
功效：全草，祛风利湿、止咳化痰。
功效来源：《广西壮族自治区壮药质量标准 第一卷》（2008年版）

单穗水蜈蚣 一箭球
Kyllinga nemoralis (J. R. et G. Forst.) Dandy ex Hatch. et Dalziel
凭证标本：隆安县普查队 450123121204031LY（IBK、GXMG、CMMI）
功效：全草，宣肺止咳、清热解毒、散瘀消肿、杀虫截疟。
功效来源：《中华本草》

砖子苗属 *Mariscus* Vahl
砖子苗
Mariscus sumatrensis (Retz.) J. Raynal
凭证标本：隆安县普查队 450123140627092LY（IBK）
功效：根状茎，调经止痛、行气解表。全草，祛风止痒、解郁调经。
功效来源：《药用植物辞典》

水葱属 *Schoenoplectus* (Rchb.) Palla
萤蔺
Schoenoplectus juncoides (Roxb.) Palla
凭证标本：隆安县普查队 450123121204036LY（IBK、GXMG、CMMI）
功效：全草，清热解毒、凉血利水、清心火、止吐血。
功效来源：《药用植物辞典》

珍珠茅属 *Scleria* P. J. Bergius
高秆珍珠茅
Scleria terrestris (L.) Fass
凭证标本：陈秀香等 2–366（GXMI）
功效：全草，除风湿、通经络。
功效来源：《药用植物辞典》

332. 禾本科 Poaceae
水蔗草属 *Apluda* L.
水蔗草
Apluda mutica L.
凭证标本：隆安县普查队 450123121202002LY（IBK、GXMG、CMMI）
功效：根、茎叶，祛腐解毒、壮阳。
功效来源：《中华本草》

荩草属 *Arthraxon* P. Beauv.
荩草

Arthraxon hispidus (Thunb.) Makino

凭证标本：隆安县普查队 450123130114039LY（IBK、GXMG、CMMI）

功效：全草，清热、降逆、止咳平喘、解毒、祛风湿。

功效来源：《全国中草药汇编》

野古草属 *Arundinella* Raddi

毛杆野古草

Arundinella hirta (Thunb.) Tanaka

功效：全草，清热、凉血。

功效来源：《药用植物辞典》

注：《广西植物名录》有记载。

芦竹属 *Arundo* L.

芦竹

Arundo donax L.

凭证标本：梁健英 K1045（IBK）

功效：根状茎，清热泻火。

功效来源：《全国中草药汇编》

燕麦属 *Avena* L.

燕麦

Avena sativa L.

功效：种仁，退虚热、益气、止汗、解毒。

功效来源：《药用植物辞典》

注：民间常见栽培物种。

簕竹属 *Bambusa* Schreb.

粉单竹 竹心

Bambusa chungii McClure

凭证标本：许为斌等 LH2453（IBK）

功效：卷而未放的叶芽，清心除烦、解暑止渴。竹沥，清热、除痰。

功效来源：《广西中药材标准 第一册》

撑篙竹 竹心

Bambusa pervariabilis McClure

凭证标本：杨金财等 LH1133（IBK）

功效：卷而未放的叶芽，清心除烦、解暑止渴。

功效来源：《广西中药材标准 第一册》

车筒竹 刺竹茹

Bambusa sinospinosa McClure

功效：茎秆除去外皮后刮下的中间层，清热、和胃降逆。

功效来源：《中华本草》

注：《广西植物名录》有记载。

佛肚竹

Bambusa ventricosa McClure

功效：嫩叶，清热除烦。

功效来源：《药用植物辞典》

注：《广西植物名录》有记载。

酸模芒属 *Centotheca* Desv.

假淡竹叶

Centotheca lappacea (L.) Desv.

凭证标本：杨金财等 LH1143（IBK）

功效：全草，清热除烦、利尿。

功效来源：《药用植物辞典》

金须茅属 *Chrysopogon* Trin.

竹节草 鸡谷草

Chrysopogon aciculatus (Retz.) Trin.

凭证标本：杨金财等 LH1890（IBK）

功效：全草，清热利湿。

功效来源：《全国中草药汇编》

薏苡属 *Coix* L.

薏苡

Coix lacryma-jobi L.

凭证标本：隆安县普查队 450123121204038LY（IBK、GXMG、CMMI）

功效：根，健脾和中、清热祛湿、利尿、杀虫。种仁，健脾补肺、清热、渗湿、止泻、排脓、杀虫。

功效来源：《药用植物辞典》

香茅属 *Cymbopogon* Spreng.

香茅

Cymbopogon citratus (DC.) Stapf

功效：全草，祛风通络、温中止痛、止泻。

功效来源：《广西壮族自治区壮药质量标准 第二卷》（2011年版）

注：民间常见栽培物种。

狗牙根属 *Cynodon* Rich.

狗牙根

Cynodon dactylon (L.) Pers.

功效：全草，祛风活络、凉血止血、解毒。

功效来源：《中华本草》

注：《广西植物名录》有记载。

龙爪茅属 *Dactyloctenium* Willd.

龙爪茅

Dactyloctenium aegyptium (L.) Willd.

凭证标本：隆安县普查队 450123121202017LY（IBK、GXMG、CMMI）

功效：全草，补虚益气、健脾。

功效来源：《药用植物辞典》

牡竹属 *Dendrocalamus* Nees
麻竹
Dendrocalamus latiflorus Munro
凭证标本：杨金财等 LH1510（IBK）
功效：花，止咳化痰。竹笋，解毒。
功效来源：《药用植物辞典》

吊丝竹
Dendrocalamus minor (McClure) L. C. Chia et H. L. Fung
凭证标本：隆安县普查队 450123130509046LY（IBK、GXMG、CMMI）
功效：秆除去外皮后刮下的中间层，清热、止咳、祛风湿。
功效来源：《药用植物辞典》

马唐属 *Digitaria* Haller
马唐
Digitaria sanguinalis (L.) Scopoli
凭证标本：隆安县普查队 450123130509060LY（IBK、GXMG、CMMI）
功效：全草，明目、润肺。
功效来源：《中华本草》

稗属 *Echinochloa* P. Beauv.
光头稗
Echinochloa colona (L.) Link
凭证标本：隆安县普查队 450123140624122LY（IBK、GXMG、CMMI）
功效：全草，利尿、止血。
功效来源：《药用植物辞典》

稗 稗根苗
Echinochloa crusgalli (L.) P. Beauv.
凭证标本：隆安县普查队 450123130509062LY（IBK、GXMG、CMMI）
功效：根、苗叶，凉血止血。
功效来源：《中华本草》

穇属 *Eleusine* Gaertn.
穇 穇子
Eleusine coracana (L.) Gaertn.
功效：种仁，补中益气。
功效来源：《中华本草》
注：民间常见栽培物种。

牛筋草
Eleusine indica (L.) Gaertn.
凭证标本：隆安县普查队 450123130504024LY（IBK、GXMG、CMMI）
功效：全草，清热解毒、祛风利湿、散瘀止血。

功效来源：《全国中草药汇编》

画眉草属 *Eragrostis* Wolf
画眉草
Eragrostis pilosa (L.) P. Beauv.
功效：全草，利尿通淋、清热活血。
功效来源：《中华本草》
注：《广西植物名录》有记载。

黄金茅属 *Eulalia* Kunth
金茅
Eulalia speciosa (Debeaux) Kuntze
功效：根、茎，行气破血、止血。
功效来源：《药用植物辞典》
注：《广西植物名录》有记载。

拟金茅属 *Eulaliopsis* Honda
拟金茅 蓑草
Eulaliopsis binata (Retz.) C. E. Hubb.
功效：全草，清热消炎、平肝明目、止血。
功效来源：《全国中草药汇编》
注：《广西植物名录》有记载。

球穗草属 *Hackelochloa* Kuntze
球穗草
Hackelochloa granularis (L.) Kuntze
凭证标本：隆安县普查队 450123140624126LY（IBK、GXMG、CMMI）
功效：全草，用于小儿发热、淋证。
功效来源：《药用植物辞典》

牛鞭草属 *Hemarthria* R. Br.
扁穗牛鞭草
Hemarthria compressa (L. f.) R. Br.
凭证标本：隆安县普查队 450123140625049LY（IBK、GXMG、CMMI）
功效：全草，用于感冒发烧。
功效来源：《药用植物辞典》

黄茅属 *Heteropogon* Pers.
黄茅
Heteropogon contortus (L.) P. Beauv. ex Roemer
凭证标本：隆安县普查队 450123140625100LY（IBK、GXMG、CMMI）
功效：全草，祛风除湿、散寒、止咳。
功效来源：《全国中草药汇编》

白茅属 *Imperata* Cirillo
白茅
Imperata cylindrica (L.) Raeuschel var. *cylindrica*

凭证标本：杨金财等 LH1372（IBK）

功效：根、茎，清热、抗炎、祛瘀、利尿、凉血、止血。

功效来源：《药用植物辞典》

大白茅 白茅根

Imperata cylindrica (L.) Raeuschel var. *major* (Nees) C. E. Hubb.

凭证标本：隆安县普查队 450123130120038LY（IBK、GXMG、CMMI）

功效：根状茎、初生未放花序、花穗及叶，凉血止血、清热利尿。

功效来源：《中国药典》（2020年版）

大节竹属 *Indosasa* McClure

大节竹

Indosasa crassiflora McClure

凭证标本：杨金财等 LH1548（IBK）

功效：杆伤流液干燥物，清热、祛痰、定惊、安神。

功效来源：《药用植物辞典》

淡竹叶属 *Lophatherum* Brongn.

淡竹叶

Lophatherum gracile Brongn.

凭证标本：梁健英 K0805（IBK）

功效：茎叶，清热泻火、除烦止渴、利尿通淋。

功效来源：《中国药典》（2020年版）

芒属 *Miscanthus* Andersson

五节芒 苦芦骨

Miscanthus floridulus (Labill.) Warburg ex K. Schumann

凭证标本：隆安县普查队 450123130121005LY（IBK、GXMG、CMMI）

功效：虫瘿，发表、理气、调经。

功效来源：《全国中草药汇编》

类芦属 *Neyraudia* Hook. f.

类芦 篱笆竹

Neyraudia reynaudiana (Kunth) Keng ex Hitchc.

凭证标本：杨金财等 LH1214（IBK）

功效：嫩苗，清热利湿、消肿解毒。

功效来源：《全国中草药汇编》

求米草属 *Oplismenus* P. Beauv.

竹叶草

Oplismenus compositus (L.) P. Beauv.

凭证标本：杨金财等 LH1568（IBK）

功效：全草，清肺热、行血、消肿毒。

功效来源：民间用药

稻属 *Oryza* L.

稻 稻芽

Oryza sativa L.

功效：经发芽干燥的种子，消食和中、健脾开胃。

功效来源：《中国药典》（2020年版）

注：民间常见栽培物种。

雀稗属 *Paspalum* L.

圆果雀稗

Paspalum scrobiculatum L. var. *orbiculare* (G. Forst.) Hack.

凭证标本：杨金财等 LH0535（IBK）

功效：全草，清热、利尿。

功效来源：《药用植物辞典》

雀稗

Paspalum thunbergii Kunth ex steud.

功效：全草，用于目赤肿痛、风热咳喘、肝炎、跌打损伤。

功效来源：《药用植物辞典》

注：《广西植物名录》有记载。

狼尾草属 *Pennisetum* Rich. ex Pers.

狼尾草

Pennisetum alopecuroides (L.) Spreng.

凭证标本：隆安县普查队 450123121205007LY（IBK、GXMG、CMMI）

功效：根、根状茎、全草，清肺止咳、凉血明目。

功效来源：《全国中草药汇编》

芦苇属 *Phragmites* Adans.

芦苇

Phragmites australis (Cav.) Trin. ex Steud.

凭证标本：隆安县普查队 450123130114035LY（IBK、GXMG、CMMI）

功效：根状茎，清热、生津、止吐。

功效来源：《广西药用植物名录》

刚竹属 *Phyllostachys* Sieb. et Zucc.

毛竹 毛笋

Phyllostachys edulis (Carrière) J. Houz.

功效：苗，化痰、消胀、透疹。

功效来源：《中华本草》

注：民间常见栽培物种。

苦竹属 *Pleioblastus* Nakai

苦竹

Pleioblastus amarus (Keng) Keng f.

功效：根状茎，清热、除烦、清痰。茎秆除去外皮的中间层，清热、化痰、凉血。茎秆经火烤后流出的液汁，清火、解毒利窍。嫩苗，清热除烦、除湿、利水。嫩叶，清心、利尿、明目、解毒。

功效来源：《中华本草》

注：《广西植物名录》有记载。

金发草属 *Pogonatherum* P. Beauv.

金丝草

Pogonatherum crinitum (Thunb.) Kunth

凭证标本：万煜 82124（GXMI）

功效：全草，清热凉血、利尿通淋。

功效来源：《广西药用植物名录》

矢竹属 *Pseudosasa* Makino ex Nakai

篲竹

Pseudosasa hindsii (Munro) C. D. Chu et C. S. Chao

功效：叶，用于热病烦渴、小便不利。

功效来源：《广西中药资源名录》

注：《广西植物名录》有记载。

筒轴茅属 *Rottboellia* L. f.

筒轴茅　筒轴草

Rottboellia cochinchinensis (Lour.) Clayton

凭证标本：隆安县普查队 450123130509064LY（IBK、GXMG、CMMI）

功效：全草，用于小便不利。

功效来源：《广西中药资源名录》

囊颖草属 *Sacciolepis* Nash

囊颖草

Sacciolepis indica (L.) Chase

凭证标本：陈秀香等 2–324（GXMI）

功效：全草，生肌敛口、止血。

功效来源：《药用植物辞典》

狗尾草属 *Setaria* P. Beauv.

狗尾草

Setaria viridis (L.) P. Beauv.

凭证标本：杨金财等 LH1371（IBK）

功效：全草，祛风明目、清热利尿。

功效来源：《全国中草药汇编》

高粱属 *Sorghum* Moench

高粱

Sorghum bicolor (L.) Moench

功效：种仁，温中、涩肠胃、止泻、止霍乱、利气、利尿、碎石。根，平喘、利尿、止血。

功效来源：《药用植物辞典》

注：民间常见栽培物种。

鼠尾粟属 *Sporobolus* R. Br.

鼠尾粟

Sporobolus fertilis (Steud.) Clayton

凭证标本：杨金财等 LH0662（IBK）

功效：全草、根，清热、凉血、解毒、利尿。

功效来源：《中华本草》

钝叶草属 *Stenotaphrum* Trin.

钝叶草

Stenotaphrum helferi Munro ex Hook. f.

凭证标本：黄东生等 11399（GXMI）

功效：全草，益气、催产。

功效来源：《中华本草》

菅草属 *Themeda* Forssk.

菅　菅茅根

Themeda villosa (Poir.) A. Camus

凭证标本：罗荣辉等 11416（GXMI）

功效：根茎，祛风散寒、除湿通络、利尿消肿。

功效来源：《中华本草》

棕叶芦属 *Thysanolaena* Nees

棕叶芦　棕叶芦

Thysanolaena latifolia (Roxb. ex Hornem.) Honda

功效：根或笋，清热截疟、止咳平喘。

功效来源：《中华本草》

注：《隆安县志》记载。

玉蜀黍属 *Zea* L.

玉蜀黍

Zea mays L.

功效：花柱、花头，利尿消肿、平肝利胆。

功效来源：《全国中草药汇编》

注：民间常见栽培物种。

菰属 *Zizania* L.

菰　菰米

Zizania latifolia (Griseb.) Stapf

功效：果实，除烦止渴、和胃理肠。

功效来源：《中华本草》

注：民间常见栽培物种。

隆安县药用动物名录

环节动物门 Annelida
寡毛纲 Oligochaeta
后孔寡毛目 Opisthopora
背暗异唇蚓
Allolobophora caliginosa trapezoides
功效来源：《中国药典》（2020年版）

蛭纲 Hirudinea
无吻蛭目 Arynchobdella
日本医蛭
Hirudo nipponica
功效来源：《中国动物药资源》

光润金线蛭
Whitmania laevis
功效来源：《中国动物药资源》

宽体金线蛭
Whitmania pigra
功效来源：《广西中药资源名录》

软体动物门 Granulifusus kiranus
腹足纲 Gastropoda
中腹足目 Mesogastropoda
方形环棱螺
Bellamya quadrata
功效来源：《广西中药资源名录》

梨形环棱螺
Bellamya purificata
功效来源：《中国动物药资源》

中国圆田螺
Cipangopaludina chinensis
功效来源：《中国动物药资源》

长螺旋圆田螺
Cipangopaludina longispira
功效来源：《广西中药资源名录》

胀肚圆田螺
Cipangopaludina ventricosa
功效来源：《广西中药资源名录》

柄眼目 Stylommatophora
野蛞蝓
Agriolimax agrestis
功效来源：《广西中药资源名录》

黄蛞蝓
Limax flavus
功效来源：《中国动物药资源》

双线嗜粘液蛞蝓
Philomycus bilineatus
功效来源：《广西中药资源名录》

江西巴蜗牛
Bradybaena kiangsiensis
功效来源：《中国动物药资源》

灰巴蜗牛
Bradybaena ravida ravida
功效来源：《中国动物药资源》

同型巴蜗牛
Bradybaena similaris
功效来源：《中国动物药资源》

褐云玛瑙螺
Achatina fulica
功效来源：《中国动物药资源》

皱疤坚螺
Camaena cicatricosa
功效来源：《广西中药资源名录》

双壳纲 Bivalvia
真瓣鳃目 Eulamellibranchia
圆蚌
Anodonta pacifica
功效来源：《广西中药资源名录》

背角无齿蚌
Anodonta woodiana
功效来源：《广西中药资源名录》

褶纹冠蚌
Cristaria plicata
功效来源：《广西中药资源名录》

河蚬
Corbicula fluminea
功效来源：《中国动物药资源》

节肢动物门 Arthropoda
甲壳纲 Crustacea
十足目 Decapoda
平甲虫
Armadillidium vulgare
功效来源：《广西中药资源名录》

日本沼虾
Macrobrachium nipponense
功效来源：《广西中药资源名录》

罗氏沼虾
Macrobrachium rosenbergii
功效来源：《广西中药资源名录》

秀丽白虾
Palaemon modestus
功效来源：《广西中药资源名录》

中华绒螯蟹
Eriocheir sinensis
功效来源：《中国动物药资源》

蛛形纲 Arachnida
蜘蛛目 Araneae
大腹园蛛
Araneus ventricosus
功效来源：《中国动物药资源》

迷路漏斗网蛛
Agelena labyrinthica
功效来源：《中国动物药资源》

螲蟷
Latouchia pavlovi
功效来源：《广西中药资源名录》

华南壁钱
Uroctea compactilis
功效来源：《中国动物药资源》

花背跳蛛
Menemerus confusus
功效来源：《广西中药资源名录》

倍足纲 Diplopoda
蟠形目 Sphaerotheriida
宽跗陇马陆
Kronopolites svenhedini
功效来源：《广西中药资源名录》

燕山蛩
Spirobolus bungii
功效来源：《广西中药资源名录》

唇足纲 Chilopoda
蜈蚣目 Scolopendromorpha
少棘蜈蚣
Scolopendra mutilans
功效来源：《中国动物药资源》

内颚纲 Entognatha
衣鱼目 Iygentoma
毛衣鱼
Ctenolepisma villosa
功效来源：《广西中药资源名录》

衣鱼
Lepisma saccharina
功效来源：《中国动物药资源》

昆虫纲 Insecta
蜻蜓目 Odonata
大蜻蜓
Anax parthenope
功效来源：《广西中药资源名录》

赤蜻蜓
Crocothemis servilia
功效来源：《广西中药资源名录》

蜚蠊目 Blattaria
东方蜚蠊
Blatta orientalis
功效来源：《广西中药资源名录》

澳洲蜚蠊
Periplaneta australasiae
功效来源：《广西中药资源名录》

中华地鳖
Eupolyphaga sinensis
功效来源：《中国动物药资源》

等翅目 Isoptera
家白蚁
Coptotermes formosanus
功效来源：《广西中药资源名录》

螳螂目 Mantodea
拒斧螳螂

Hierodula saussurei
功效来源：《广西中药资源名录》

薄翅螳螂
Mantis religiosa
功效来源：《广西中药资源名录》

长螳螂
Paratenodera sinensis
功效来源：《广西中药资源名录》

直翅目 Orthoptera
中华蚱蜢
Acrida cinerea
功效来源：《广西中药资源名录》

飞蝗
Locusta migratoria
功效来源：《广西中药资源名录》

二齿稻蝗
Oxya bidentata
功效来源：《广西中药资源名录》

中华稻蝗
Oxya chinensis
功效来源：《中国动物药资源》

小稻蝗
Oxya intricata
功效来源：《广西中药资源名录》

长翅稻蝗
Oxya velox
功效来源：《广西中药资源名录》

蝈蝈
Gampsocleis gratiosa
功效来源：《广西中药资源名录》

纺织娘
Mecopoda elongata
功效来源：《广西中药资源名录》

花生大蟋蟀
Brachytrapes portentosus
功效来源：《广西中药资源名录》

油葫芦
Gryllus testaceus
功效来源：《广西中药资源名录》

棺头蟋蟀
Loxoblemmus doenitzi
功效来源：《广西中药资源名录》

蟋蟀
Scapsipedus aspersus
功效来源：《广西中药资源名录》

非洲蝼蛄
Gryllotalpa africana
功效来源：《中国动物药资源》

台湾蝼蛄
Gryllotalpa formosana
功效来源：《中国动物药资源》

半翅目 Hemiptera
黑蚱蝉
Cryptotympana atrata
功效来源：《中国动物药资源》

华南蚱蝉
Cryptotympana mandarina
功效来源：《广西中药资源名录》

蚱蝉
Cryptotympana pastulata
功效来源：《中国动物药资源》

褐翅红娘子
Huechys philamata
功效来源：《广西中药资源名录》

黑翅红娘子
Huechys sanguine
功效来源：《广西中药资源名录》

九香虫
Aspongonpus chinensis
功效来源：《中国动物药资源》

水黾
Rhagadotarsus kraepelini
功效来源：《广西中药资源名录》

臭虫
Cimex lectularius
功效来源：《广西中药资源名录》

脉翅目 Neuroptera
黄足蚁蛉
Hagenomyia micans

功效来源：《广西中药资源名录》

蚁狮
Myrmeleon formicarius
功效来源：《广西中药资源名录》

鳞翅目 Lepidoptera
黄刺蛾
Cnidocampa flavescens
功效来源：《广西中药资源名录》

高粱条螟
Proceras venosatus
功效来源：《广西中药资源名录》

玉米螟
Ostrinia nubilalis
功效来源：《广西中药资源名录》

家蚕
Bombyx mori
功效来源：《广西中药资源名录》

柞蚕
Antheraea pernyi
功效来源：《广西中药资源名录》

蓖麻蚕
Philosamia cynthia ricin
功效来源：《广西中药资源名录》

灯蛾
Arctia caja phaeosoma
功效来源：《广西中药资源名录》

白粉蝶
Pieris rapae
功效来源：《广西中药资源名录》

黄凤蝶
Papilio machaon
功效来源：《广西中药资源名录》

凤蝶
Papilio xuthus
功效来源：《广西中药资源名录》

香蕉弄蝶
Erionota thorax
功效来源：《广西中药资源名录》

双翅目 Diptera
江苏虻
Tabanus kiangsuensis
功效来源：《广西中药资源名录》

中华虻
Tabanus mandarinus
功效来源：《广西中药资源名录》

褐虻
Tabanus sapporoensis
功效来源：《广西中药资源名录》

黧虻
Tabanus trigeminus
功效来源：《广西中药资源名录》

花蝇
Eristalis tenax
功效来源：《广西中药资源名录》

大头金蝇
Chrysomyia megacephala
功效来源：《广西中药资源名录》

鞘翅目 Coleoptera
豉虫
Gyrinus curtus
功效来源：《广西中药资源名录》

黄边大龙虱
Cybister japonicus
功效来源：《广西中药资源名录》

东方潜龙虱
Cybister tripunctatus
功效来源：《广西中药资源名录》

虎斑步甲
Pheropsophus jessoensis
功效来源：《中国动物药资源》

行夜
Pheropsophus jessoensis
功效来源：《广西中药资源名录》

萤火
Luciola vitticollis
功效来源：《广西中药资源名录》

有沟叩头虫
Pleonomus canaliculatus

功效来源：《广西中药资源名录》

中华豆芜菁
Epicauta chinensis
功效来源：《广西中药资源名录》

锯角豆芜菁
Epicauta gorhami
功效来源：《广西中药资源名录》

毛角豆芜菁
Epicauta hirticornis
功效来源：《广西中药资源名录》

毛胫豆芜菁
Epicauta tibialis
功效来源：《广西中药资源名录》

绿芜菁
Lytta caraganae
功效来源：《广西中药资源名录》

眼斑芜菁
Mylabris cichorii
功效来源：《广西中药资源名录》

大斑芜菁
Mylabris phalerata
功效来源：《广西中药资源名录》

竹蠹虫
Lyctus brunneus
功效来源：《广西中药资源名录》

桑褐天牛
Apriona germari
功效来源：《广西中药资源名录》

云斑天牛
Batocera horsfieldi
功效来源：《中国动物药资源》

桔褐天牛
Nadezhdiella cantori
功效来源：《广西中药资源名录》

柑橘星天牛
Anoplophora chinensis
功效来源：《广西中药资源名录》

黑色金龟子
Alissonotum impreassicolle

功效来源：《广西中药资源名录》

蜣螂虫
Catharsius molossus
功效来源：《广西中药资源名录》

独角蜣螂虫
Allomyrina dichotomus
功效来源：《广西中药资源名录》

竹象鼻虫
Cyrtotrachelus longimanus
功效来源：《广西中药资源名录》

日本吉丁虫
Chalcophora japonica
功效来源：《广西中药资源名录》

膜翅目 Hymenoptera
华黄蜂
Polistes chinensis
功效来源：《广西中药资源名录》

胡蜂
Polistes jadwigae
功效来源：《广西中药资源名录》

长足蜂
Polistes hebraeus
功效来源：《广西中药资源名录》

大胡蜂
Vespa magnifica
功效来源：《广西中药资源名录》

斑胡蜂
vespa mandarinia
功效来源：《广西中药资源名录》

蜾蠃
Allorhychium chinese
功效来源：《中国动物药资源》

中华蜜蜂
Apis cerana
功效来源：《中国动物药资源》

意大利蜂
Apis mellifera
功效来源：《中国动物药资源》

黄胸竹蜂
Xylocopa appendiculata
功效来源：《广西中药资源名录》

竹蜂
Xylocopa dissimilis
功效来源：《广西中药资源名录》

灰胸竹蜂
Xylocopa phalothorax
功效来源：《广西中药资源名录》

中华竹蜂
Xylocopa sinensis
功效来源：《广西中药资源名录》

黑蚂蚁
Formica fusca
功效来源：《广西中药资源名录》

脊索动物门 Chordata
硬骨鱼纲 Osteichthyes
鲤形目 Cypriniformes
鳙鱼
Aristichthys nobilis
功效来源：《广西中药资源名录》

鲫鱼
Carassius auratus
功效来源：《广西中药资源名录》

金鱼
Carassius auratus
功效来源：《广西中药资源名录》

鲮
Cirrhinus molitorella
功效来源：《广西中药资源名录》

草鱼
Ctenopharyngodon idellus
功效来源：《广西中药资源名录》

鲤鱼
Cyprinus carpio
功效来源：《广西中药资源名录》

鲦鱼
Hemiculter leucisculus
功效来源：《广西中药资源名录》

鲢鱼
Hypophthalmichthys molitrix
功效来源：《广西中药资源名录》

青鱼
Mylopharyngodon piceus
功效来源：《广西中药资源名录》

泥鳅
Misgurnus anguillicaudatus
功效来源：《广西中药资源名录》

鲇形目 Siluriformes
海鲇
Arius thalassinus
功效来源：《广西中药资源名录》

小胡子鲇
Clarias abbreviatus
功效来源：《广西中药资源名录》

胡子鲇
Clarias fuscus
功效来源：《广西中药资源名录》

鲇
Parasilurus asotus
功效来源：《广西中药资源名录》

鳗鲡目 Anguilliformes
鳗鲡
Anguilla japonica
功效来源：《广西中药资源名录》

合鳃鱼目 Sgnbranchiformes
黄鳝
Monopterus albus
功效来源：《广西中药资源名录》

鲈形目 Perciformes
鳜鱼
Siniperca chuatsi
功效来源：《广西中药资源名录》

圆尾斗鱼
Macropodus chinensis
功效来源：《广西中药资源名录》

叉尾斗鱼
Macropodus opercularis
功效来源：《广西中药资源名录》

月鳢
Channa asiatica
功效来源：《广西中药资源名录》

斑鳢
Channa maculata
功效来源：《广西中药资源名录》

两栖纲 Amphibia
无尾目 Anura
黑眶蟾蜍
Bufo melanostictus
功效来源：《中国动物药资源》

沼蛙
Rana guentheri
功效来源：《广西中药资源名录》

泽蛙
Rana limnocharis
功效来源：《广西中药资源名录》

虎纹蛙
Rana tigrina rugulosa
功效来源：《中国动物药资源》

斑腿树蛙
Rhacophorus leucomystax megacephalus
功效来源：《广西中药资源名录》

花姬蛙
Microhyla pulchra
功效来源：《广西中药资源名录》

爬行纲 Reptilia
龟鳖目 Tesudines
乌龟
Chinemys reevesii
功效来源：《广西中药资源名录》

眼斑水龟
Clemmys bealei
功效来源：《广西中药资源名录》

黄喉水龟
Clemmys mutiea
功效来源：《广西中药资源名录》

三线闭壳龟
Cuora trifasciata
功效来源：《广西中药资源名录》

花龟
Ocadia sinensis
功效来源：《广西中药资源名录》

平胸龟
Platysternon megacephalum
功效来源：《广西中药资源名录》

中华鳖
Trionyx sinensis
功效来源：《爬行类动物药概述》《中国动物药资源》

山瑞鳖
Trionyx steindachneri
功效来源：《中国动物药资源》

有鳞目 Squamata
变色树蜥
Calotes versicolor
功效来源：《中国动物药资源》

中国壁虎
Gekko chinensis
功效来源：《广西中药资源名录》

蛤蚧
Gekko gecko
功效来源：《广西中药资源名录》

蹼趾壁虎
Gekko subpalmatus
功效来源：《广西中药资源名录》

纵斑蜥虎
Hemidactylus bowringii
功效来源：《广西中药资源名录》

半叶趾虎
Hemiphyllodactylus yunnanensis
功效来源：《广西中药资源名录》

石龙子
Eumeces chinensis
功效来源：《广西中药资源名录》

蟒蛇
Python molurus bivittatus
功效来源：《广西中药资源名录》

白唇竹叶青
Trimeresurus albolabris

功效来源：《广西中药资源名录》

竹叶青
Trimeresurus stejnegeri
功效来源：《广西中药资源名录》

王锦蛇
Elaphe carinata
功效来源：《中国动物药资源》

玉斑锦蛇
Elaphe mandarina
功效来源：《广西中药资源名录》

百花锦蛇
Elaphe moellendorffi
功效来源：《中国动物药资源》

三索锦蛇
Elaphe radiata
功效来源：《中国动物药资源》

黑眉锦蛇
Elaphe taeniura
功效来源：《中国动物药资源》

中国水蛇
Enhydris chinensis
功效来源：《广西中药资源名录》

铅色水蛇
Enhydris plumbea
功效来源：《中国动物药资源》

锈链游蛇
Natrix craspedogaster
功效来源：《广西中药资源名录》

乌游蛇
Natrix percarinata
功效来源：《广西中药资源名录》

渔游蛇
Natrix piscator
功效来源：《中国动物药资源》

草游蛇
Natrix stolata
功效来源：《广西中药资源名录》

灰鼠蛇
Ptyas korros

功效来源：《广西中药资源名录》

滑鼠蛇
Ptyas mucosus
功效来源：《广西中药资源名录》

乌风蛇
Zaocys dhumnades
功效来源：《广西中药资源名录》

金环蛇
Bungarus fasciatus
功效来源：《广西中药资源名录》

银环蛇
Bungarus multicinctus
功效来源：《爬行类动物药概述》

眼镜蛇
Naja naja
功效来源：《广西中药资源名录》

眼镜王蛇
Ophiophagus hannah
功效来源：《广西中药资源名录》

鸟纲 Aves
鹈形目 Pelecaniformes
鸬鹚
Phalacrocorax carbo
功效来源：《广西中药资源名录》

鹳形目 Ciconiiformes
池鹭
Ardeola bacchus
功效来源：《中国动物药资源》

雁形目 Anseriformes
绿头鸭
Anas platyrhynchos
功效来源：《广西中药资源名录》

家鸭
Anas platyrhynchos domestica
功效来源：《中国动物药资源》

家鹅
Anser cygnoides domestica
功效来源：《中国动物药资源》

番鸭
Cairina moschata
功效来源：《广西中药资源名录》

隼形目 Falconi formes
苍鹰普通亚种
Accipiter gentilis schvedowi
功效来源：《广西中药资源名录》

草原鹞
Circus macrourus
功效来源：《广西中药资源名录》

鸡形目 Galliformes
灰胸竹鸡指名亚种
Bambusicola thoracica thoracica
功效来源：《广西中药资源名录》

鹌鹑
Coturnix coturnix
功效来源：《中国动物药资源》

鹧鸪
Francolinus pintadeanus
功效来源：《广西中药资源名录》

家鸡
Gallus gallus domesticus
功效来源：《中国动物药资源》

乌骨鸡
Gallus gallus domesticus
功效来源：《中国动物药资源》

白鹇指名亚种
Lophura nycthemera nycthemera
功效来源：《广西中药资源名录》

环颈雉
Phasianus colchicus
功效来源：《广西中药资源名录》

鸽形目 Columbiformes
家鸽
Columba livia domestica
功效来源：《中国动物药资源》

佛法僧目 Coraciiformes
普通翠鸟
Alcedo atthis
功效来源：《中国动物药资源》

䴕形目 Piciformes
黑枕绿啄木鸟华南亚种
Picus canus sobrinus
功效来源：《广西中药资源名录》

雀形目 Passeriformes
家燕普通亚种
Hirundo rustica gutturalis
功效来源：《广西中药资源名录》

八哥指名亚种
Acridotheres cristatellus cristatellus
功效来源：《广西中药资源名录》

喜鹊普通亚种
Pica pica sericea
功效来源：《广西中药资源名录》

麻雀
Passer montanus
功效来源：《广西中药资源名录》

山麻雀
Passer rutilans
功效来源：《广西中药资源名录》

黄胸鹀指名亚种
Emberiza aureola aureola
功效来源：《广西中药资源名录》

灰头东方亚种
Emberiza spodocephala sordida
功效来源：《广西中药资源名录》

哺乳纲 Mammalia
灵长目 Primatea
猕猴
Macaca mulatta
功效来源：《广西中药资源名录》

啮齿目 Rodentia
赤腹松鼠
Callosciurus erythraeus
功效来源：《中国动物药资源》

扫尾豪猪
Atherurus macrourus
功效来源：《广西中药资源名录》

豪猪华南亚种
Hystrix hodgsoni subcristata

功效来源：《广西中药资源名录》

银星竹鼠
Rhizomys pruinosus
功效来源：《广西中药资源名录》

中华竹鼠
Rhizomys sinensis
功效来源：《广西中药资源名录》

黄胸鼠
Rattus flavipectus
功效来源：《中国动物药资源》

大家鼠
Rattus norvegicus
功效来源：《广西中药资源名录》

沼泽田鼠
Microtus fortis
功效来源：《广西中药资源名录》

兔形目 Lagomorpha
灰尾兔
Lepus oiostolus
功效来源：《广西中药资源名录》

华南兔
Lepus sinensis
功效来源：《广西中药资源名录》

家兔
Oryctolagus cuniculus domesticus
功效来源：《广西中药资源名录》

翼手目 Chiroptera
犬蝠
Cynopterus sphinx
功效来源：《广西中药资源名录》

长舌果蝠
Eonycteris spelaea
功效来源：《广西中药资源名录》

棕果蝠
Rousettus leschenaulti
功效来源：《广西中药资源名录》

三叶蹄蝠
Aselliscus Stoliczkanus
功效来源：《中国动物药资源》

大蹄蝠指名亚种
Hipposideros armiger armiger
功效来源：《广西中药资源名录》

普通伏翼
Pipistrellus abramus
功效来源：《广西中药资源名录》

斯里兰卡伏翼广西亚种
Pipistrellus ceylonicus raptor
功效来源：《广西中药资源名录》

大黄蝠海南亚种
Scotophilus heathi insularis
功效来源：《广西中药资源名录》

小黄蝠华南亚种
Scotophilus temmincki consobrinus
功效来源：《广西中药资源名录》

鳞甲目 Pholidota
中国穿山甲
Manis pentadactyla
功效来源：《广西中药资源名录》

食肉目 Carnivora
狗
Canislupus familiaris
功效来源：《广西中药资源名录》

鼬獾
Melogale moschata
功效来源：《广西中药资源名录》

黄鼬
Mustela sibrica davidiana
功效来源：《中国动物药资源》

豹猫
Felis bengalensis
功效来源：《中国动物药资源》

家猫
Felis catus
功效来源：《中国动物药资源》

大灵猫
Viverra zibetha
功效来源：《广西中药资源名录》

小灵猫
Viverricula indica pallida
功效来源：《广西中药资源名录》

偶蹄目 Artiodactyla
野猪华南亚种
Sus scrofa chirodontus
功效来源：《广西中药资源名录》

家猪
Sus scrofa domestica
功效来源：《中国动物药资源》

赤麂
Muntiacus muntjak
功效来源：《广西中药资源名录》

黄牛
Bos taurus
功效来源：《中国动物药资源》

水牛
Bubalus bubalis
功效来源：《中国动物药资源》

山羊
Capra hircus
功效来源：《中国动物药资源》

鬣羚
Capricornis sumatraensis
功效来源：《广西中药资源名录》

奇蹄目 Perissodactyla
驴
Equus asinus
功效来源：《中国动物药资源》

马 Equus caballus
功效来源：《中国动物药资源》

隆安县药用矿物名录

伏龙肝

久经草或木柴熏烧的灶心土。在修拆柴火灶或柴火烧的窑时，将烧结成的土块取下，用刀削去焦黑部分及杂质即得。

功效：温中，止呕，止血。

功效来源：《广西中药资源名录》

黄土

含三氧化二铝和二氧化硅的黄土层地带地下黄土。

功效：用于野蕈中毒。

功效来源：《广西中药资源名录》

石膏

为硫酸盐类矿物硬石膏族石膏，主含含水硫酸钙。采挖后除去杂石及泥沙。

功效：清热泻火，除烦止渴。

功效来源：《中国药典》（2020年版）

钟乳石

碳酸盐类矿物方解石族方解石，主要含碳酸钙。采挖后除去杂石，洗净，砸成小块，干燥。

功效：温肺，助阳，平喘，制酸，通乳。

功效来源：《中国药典》（2020年版）

钟乳鹅管石

含碳酸钙的碳酸盐类矿物钟乳石顶端细长而中空如管状部分。

功效：功用与钟乳石相同，常作为钟乳石入药。

功效来源：《广西中药资源名录》

石灰

含碳酸钙的石灰岩，经加热煅烧而成的白色块状生石灰，水解后而成的白色粉末状熟石灰。

功效：用于烧烫伤，外伤出血。有毒，忌内服。

功效来源：《广西中药资源名录》

金箔

黄金锤成的纸状薄片，多入丸剂或为丸药挂衣。

功效：用于耳流脓水。

功效来源：《广西中药资源名录》

银箔

自然银锤成的纸状薄片，多入丸剂或为丸药挂衣。

功效：用于胎动欲落腹痛。

功效来源：《广西中药资源名录》

寒水石

含碳酸钙的碳酸盐类矿物方解石的矿石。

功效：用于发热、烧烫伤。

功效来源：《广西中药资源名录》

参考文献

［1］广西植物研究所.广西植物志（第1~6卷）［M］.南宁：广西科学技术出版社，1991-2017.

［2］广西中药资源普查办公室.广西中药资源名录［M］.南宁：广西民族出版社，1993.

［3］广西壮族自治区发展和改革委员会，广西壮族自治区卫生和计划生育委员会，广西壮族自治区中医药管理局.广西中医药壮瑶医药发展“十三五”规划［R］.2016.

［4］广西壮族自治区食品药品监督管理局.广西壮族自治区壮药质量标准（第一卷、第二卷、第三卷）［M］.南宁：广西科学技术出版社，2008，2011，2018.

［5］广西壮族自治区统计局.广西统计年鉴［M］.北京：中国统计出版社，2018.

［6］广西壮族自治区卫生厅.广西中药材标准（第一册、第二册）［M］.南宁：广西科学技术出版社，1990，1996.

［7］国家药典委员会.中华人民共和国药典（2020年版）.北京：中国医药科技出版社，2020.

［8］国家中医药管理局.中华本草［M］.上海：上海科学技术出版社，1999.

［9］国务院办公厅.中药材保护和发展规划（2015-2020年）［Z］.2015.

［10］国务院办公厅.中医药发展战略规划纲要（2016-2030年）［Z］.2016.

［11］黄汉儒.壮医理论体系概述［J］.中国中医基础医学杂志，1996，2（6）：3-7.

［12］黄璐琦，王永炎.全国中药资源普查技术规范［M］.上海：上海科学技术出版社，2015.

［13］Huang YS, Shi S, Liang YY, et al. *Diospyros leei*（Ebenaceae）, a new species from limestones areas in Guangxi, China［J］. Annales Botanici Fennici, 2015（52）：335-339.

［14］IUCN. IUCN Red List Categories and criteria（version 3.1）［M］. IUCN Pulications service Unit, Gland Switzerland and Cambridge, 2001.

［15］贾敏如，李星伟.中国民族药志要［M］.北京：中国医药科技出版社，2005.

［16］江纪武，靳朝东.药用植物辞典［M］.天津：天津科学技术出版社，2005.

［17］隆安县人民政府办公室.隆安县中医药壮瑶医药发展规划（2016-2020年）.2018.

［18］隆安县志编纂委员会.隆安县志（1986-2006）［M］.南宁：广西人民出版社，2011.

［19］缪剑华.广西药用植物资源的保护与开发利用［J］.广西科学院学报，2007，23（2）：113-116.

［20］南京中医药大学.中药大辞典［M］.上海：上海科学技术出版社，2006.

［21］覃海宁，刘演.广西植物名录［M］.北京：科学出版社，2010.

［22］《全国中草药汇编》编写组.全国中草药汇编［M］.北京：人民卫生出版社，1996.

［23］汪松，解焱.中国物种红色名录（第一卷）.北京：高等教育出版社，2004.

［24］钟鸣，黄瑞松，梁启成.中国壮药学［M］.南宁：广西民族出版社，2016.

［25］中国药材公司.中国中药资源志要［M］.北京：科学出版社，1994.

［26］中国科学院中国植物志编辑委员会.中国植物志（第2~80卷）［M］.北京：科学出版社，1959-2004.